河南省“十二五”普通高等教育规划教材
经河南省普通高等教育教材建设指导委员会审定
（审定人员　方家选）

临床医学概论

（第2版）

主　编　胡殿宇　包再梅　宣永华
副主编　蒲永莉　林爱琴　杨春兰
编　者　(按姓名笔画排序)
王　雪　重庆三峡医药高等专科学校
邓双全　郑州铁路职业技术学院
包再梅　益阳医学高等专科学校
任守忠　海南医学院
关雪茹　郑州铁路职业技术学院
杨春兰　滨州职业学院
林昌勇　滨州职业学院
林爱琴　郑州铁路职业技术学院
郑　丽　邢台医学高等专科学校
胡殿宇　郑州铁路职业技术学院
宣永华　滨州职业学院
谢桂英　重庆三峡医药高等专科学校
蒲永莉　重庆三峡医药高等专科学校

華中科技大學出版社
http://www.hustp.com
中国·武汉

内容提要

本书共分绪论、诊断学基础、急诊疾病、常见系统疾病、妇产科常见疾病和传染性疾病及皮肤病6篇，包括24章。

本书可供药学、医学检验技术、医学影像技术等相关医学类专业使用。

图书在版编目(CIP)数据

临床医学概论/胡殿宇，包再梅，宣永华主编. —2版. —武汉：华中科技大学出版社，2016.3(2020.8重印)

全国高等卫生职业教育工学结合“十三五”规划教材

ISBN 978-7-5680-0768-9

Ⅰ.①临… Ⅱ.①胡… ②包… ③宣… Ⅲ.①临床医学-高等职业教育-教材 Ⅳ.①R4

中国版本图书馆CIP数据核字(2015)第064312号

临床医学概论(第2版) 胡殿宇 包再梅 宣永华 主编

Linchuang Yixue Gailun

策划编辑：史燕丽

责任编辑：史燕丽 叶丽萍

封面设计：原色设计

责任校对：张会军

责任监印：周治超

出版发行：华中科技大学出版社(中国·武汉)

武昌喻家山 邮编：430074 电话：(027)81321913

录 排：华中科技大学惠友文印中心

印 刷：武汉科源印刷设计有限公司

开 本：880mm×1230mm 1/16

印 张：24

字 数：793千字

版 次：2012年8月第1版 2020年8月第2版第4次印刷

定 价：66.00元

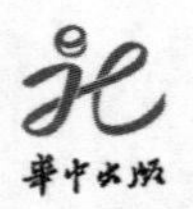

前言

QIANYAN

本教材主要供高职高专药学、医学检验技术及其他医学相关类专业学生使用。编写前编者广泛走访了医院及有关企事业单位，了解药学、医学检验技术及其他医学相关类专业岗位对临床医学知识的需求，同时对第一版教材的使用情况进行了调研，对教材体例及部分章节内容进行了调整。在此基础上，根据本教材的适用对象为高职高专非临床医学专业学生，学生毕业后并不直接从事临床工作，所以在编写中一方面主要是针对临床知识的普及，以介绍常见病、多发病及急诊疾病为主，简化理论知识的阐述，力求浅显易懂，强调知识的实用性；紧扣专业要求，突出专业性和岗位需要，参考相关职业资格考试大纲和专业岗位对临床医学知识的要求并查阅了后续专业课相关内容，突出人才培养的针对性。同时又适当兼顾知识的系统性、完整性，关注学生职业生涯和可持续发展的需要。据此制定了编写大纲和内容，在内容的选取上既满足专业要求又避免了与专业课内容重复，做到了详略得当。

本教材与过去同类教材相比，压缩了一些相对少见的疾病如一些传染病，增加了常见症状、急诊医学和随着疾病谱的改变近年来发病率有所升高的疾病等内容。为突出该教材与药学、检验专业的密切联系，增强教材的实用性和体现教材特色，本书除将常见病、多发病、急诊医学作为重点进行编写外，还将执业药师考试大纲中要求的相关医学知识、疾病及以实验室检查为主要诊断依据和由病原体致病的疾病作为重点进行阐述。在教学中各专业可根据专业要求进行取舍。同时介绍了近年来临床医学领域中的一些新进展，以拓展读者知识面。在每章开头写有学习要点，使读者了解该章节主要内容和学习目标，为拓展读者知识面，提高读者学习兴趣，在内容中还穿插了知识链接，增强了教材的趣味性，体现了教材特色。

本教材系集体编写而成。各编写人员完成初稿后，经编者互审、副主编审稿、主编审稿，最后由主编统一整理、定稿等流程完成了编写工作。全书共分 6 篇 24 章。

本教材内容和插图参考了国内各种版本的《临床医学概论》、《诊断学》、《内科学》、《外科学》、《妇产科学》、《儿科学》、《外科护理学》及其他相关书籍和网站，在此一并对作者深表谢意！

在编写过程中，除得到各参编单位和华中科技大学出版社的大力支持外，还得到了河南省人民医院药剂科、郑州大学第五附属医院眼科、郑州市人民医院急诊科等各位专家的指导，在此一并致谢！

由于时间紧、涉及学科多，未能广泛地征求意见，加上编者水平所限，在编写中难免有不妥之处，恳望同行专家和读者批评指正，以使本教材进一步完善和提高。

编　者

目录

MULU

第五篇 妇产科常见疾病

第六篇 传染性疾病及皮肤病

第一篇　绪论

第一章　临床医学及其与相关医学类专业的关系

学习要点：本章简要介绍了临床医学概论的范畴、现代临床医学的发展、临床疾病分类及临床医学与相关医学类专业的关系。使学生通过学习了解本课程的重要性及其与专业的关系，同时了解医学模式的转变及现代临床医学的发展和未来的发展趋势，树立正确的学习观。

一、临床医学概论的范畴

医学是研究人类健康与疾病的科学，包括基础医学、预防医学和临床医学等。其中，临床医学是研究疾病发生、发展规律及诊断、治疗和预防疾病的自然学科群，在现代医学中具有重要地位，内容丰富，涉及面广，由一系列二级学科构成，包括内科学、外科学、妇产科学、儿科学、耳鼻咽喉科学、眼科学、急诊医学等。近年来，随着基础医学、物理学、化学、生物学的飞速发展，临床医学研究的内容也不断更新。

20 世纪以前的 400 余年间，医学在生物学发展的基础上，形成了“以疾病为中心”的生物医学模式，医生致力于搜集各种资料作为疾病证据，来解释就诊者的症状和体征，以作为评价患者健康状况的标准，但这种模式对患者心理和社会方面的问题不予评价，忽略了患者的主观感受和需求，其重点是对某一种疾病的诊断和治疗，仅以单纯防治疾病为目的。虽然这种模式过去在各种疾病的诊断和治疗上取得了伟大的成就，但是随着现代人类文明的进步和科学技术的发展，人群中年龄结构、疾病谱、死因谱、生活方式和行为、生活环境及社会环境均发生了明显变化，人类对疾病与健康的认识也不断深化，生物医学模式日益显示出它的片面性和局限性。随着现代社会的发展，医学有了巨大的进步，一些由生物因素（如细菌、病毒、寄生虫等）所致的疾病已被控制，而由社会因素或（和）心理因素所致的疾病（如心脑血管疾病、肿瘤、精神病等）已成为人类健康的主要危害。据统计，在 20 世纪 50 年代，在疾病死因中居前四位的依次是呼吸系统疾病、急性传染病、结核病和消化系统疾病，而目前居疾病死因前四位的依次是脑血管疾病、心血管疾病、恶性肿瘤和意外死亡。世界卫生组织的报告指出，在影响人类健康长寿的有关因素中，遗传因素占 15%，社会因素占 10%，医疗条件占 8%，气象条件占 7%，而其余 60%取决于个人的生活方式和行为嗜好。现代医学显示，心理因素、社会因素是决定人类健康的重要因素。于是，出现了综合生理因素、心理因素和社会因素对人类健康与疾病影响的医学观，1977 年美国恩格尔教授首次提出了“以患者为中心”的“生物-心理-社会医学模式”，突出了卫生服务的整体观，即把患者视为一个患有疾病、有心理活动、处于现实社会中的整体来对待。其宗旨是促进健康、防治疾病、提高生活质量。

医学模式的转变是现代社会发展的必然趋势，也是临床医学发展的必然结果。新的医学模式提示在预防和治疗疾病时，不仅仅注意影响人群健康的生物学因素，同时也要注意疾病防治过程中的心理和社会问题，服务对象从个体扩展到群体，服务范围从医院延伸到社区和家庭，服务宗旨从对患者的治疗扩展到对健康的维护和促进，研究内容从原来的医学范畴扩展到社会医学、心理医学等。因此，临床医学概论的教学内容，也将随着医学模式的改变而不断更新。

临床医学概论是供非临床医学专业学生了解临床医学基本知识而设立的一门课程，以研究临床医学基本理论、基本知识和基本技能为重点，介绍诊断学的基本知识和临床各科常见病、多发病、急诊疾病的临床表现、诊断要点和防治要点，培养学生分析问题、解决问题的思维方法和能力。通过学习使学生能对常用的诊断技术,临床上的常见病、多发病、急诊疾病有一个基本的认识,并从中找出与本专业的结合点,从而为学好自己的专业及毕业后从事健康服务性工作或解决工作中所遇到的健康问题奠定坚实的医学基础。

二、现代临床医学的发展

近年来,随着分子生物学等基础医学、物理学、化学、计算机技术的飞速发展,临床诊疗技术也得到了迅速发展,特别是影像学技术、腔镜技术、基因诊断技术等在临床上的应用,使越来越多的疾病得以早期诊断。在治疗方面,除各类新药不断应用于临床外,介入性治疗技术、微创外科技术、器官移植技术、生物治疗技术等新技术不断应用于临床。在病因和发病机制方面,近年来,由于分子生物学、免疫学等基础医学的迅速发展,对不少疾病的病因和发病机制有了新的认识。在管理方面,随着计算机网络技术的发展,信息化管理已在医院广泛开展,电子病历、电子医嘱、电子处方等现代化办公手段已在临床广泛应用;数字化门诊系统、数字化医技系统、数字化病房医疗护理系统、数字化社区信息系统等已粗具规模。依据循证医学发展而来的疾病临床路径管理也是近年来医疗服务模式的一次新变革。

21世纪被认为是生命科学的世纪,分子生物学将成为新世纪医学发展的龙头学科,后基因组学、转基因技术、基因治疗、生物多样性保护、脑科学等都将成为现代生命科学研究的重大课题。医学与多学科的融合发展,医学各学科间的相互渗透,形成了新的边缘交叉学科,既为疾病的诊断与治疗带来了新的突破,也为医学发展提供了更大的发展空间。随着人类进入老龄化社会,老年医学也将成为21世纪重要的医学课题。

三、临床疾病分类及科室设置

目前,各医院在科室机构设置上不尽相同,例如:按照疾病治疗手段可分为内科、外科、理疗科、整形科等;按照治疗对象可分为妇产科、儿科等;按照病种可分为肿瘤科、传染科、精神科等;按照人体系统、解剖部位可分为呼吸科、消化科、心血管科、口腔科、皮肤科、五官科等。随着临床医学的发展,疾病分类越来越细,疾病分类不同,科室设置也不尽相同,一般有以下几种。

(1)内科:研究、诊断和处理以药物、调养治疗为主的内科疾病的一门学科。临床上常按照人体系统、解剖部位分类,并设置相应科室,如心血管内科、呼吸内科、消化内科、神经内科、血液内科、内分泌科等。

(2)外科:研究、诊断和处理以手术或手法治疗为主的外科疾病的一门学科。临床上常按照人体系统、解剖部位分类,并设置相应科室,如普通外科、心胸外科、颅脑外科、泌尿外科、骨科等。

(3)妇产科:研究、诊断和处理妇女特有的生理和病理变化的一门学科。临床上一般设置有妇科和产科。

(4)儿科:研究、诊断和处理胎儿出生后至青少年各年龄期疾病的一门学科。以小儿内科疾病为主,小儿外科多设置在外科中。

(5)其他:耳鼻喉科、眼科、皮肤科、整形科、心理治疗科、康复科等。

四、临床医学与相关医学类专业的关系

(一)学习本课程的重要性

尽管相关医学类专业不是培养直接服务于患者的临床医生,但这些专业仍属于医学范畴,或是与医学交叉的学科,工作中都会间接为患者或医学服务,所以这些专业的学生只有具备必要的临床医学知识,才能更好地学习专业课并符合岗位要求。由此可见,临床医学概论在相关医学类专业的教学中占有重要地位,是相关医学类专业学生的必修课之一,也是学生毕业后顺利从事专业工作的重要基础与前提。

(二)学习本课程的要求和方法

临床医学概论涉及临床各科,知识范围广,而且不同专业对疾病知识点的要求不同,所以在教学中教师要根据专业要求各取所需,重点讲解与专业相关的内容,但同时还要注意医学基本知识、基本理论的普及。学生在学习中注意点、面结合,在全面了解的基础上把握重点。同时要树立全心全意为人民服务的思

想，以高度的责任感和同情心，满腔热忱地对待患者，培养良好的服务意识。

本课程内容多、范围广、学时少，因此，在教学中每节课的知识容量较大，这就要求学生课前做到很好的预习，复习相关的基础医学知识，课后注意知识的归纳整理，加强不同学科间知识点的衔接，达到举一反三、融会贯通的目的，探索适合自己的学习方法，树立"终身学习"的观念。

临床上相同疾病不同患者间临床表现不尽相同，存在着个体差异性，本书中提到的只是普通的一般规律，是由众多病例的临床表现统计归纳而得出的结果，不可能包括临床上千变万化的各种现象，所以在学习中切忌死记硬背，要在理解的基础上加以记忆，注重理论联系实际，学会运用科学的临床思维方法去分析、解决问题，这也是一个医务工作者必备的素质和要求。

现今社会是一个信息化社会，学习中要注意收集相关信息，有效利用好各类课程资源，以拓宽知识面，培养自己获取信息的能力。

知识链接

健康的概念

健康是指身体上、精神上、社会适应上完全处于良好的状态，而不是单纯指疾病或病弱，包括躯体健康、心理健康、社会适应良好及道德健康四个方面。

人们对健康的需求不再仅仅满足于治疗，更重要的是强调预防与保健，使自己的身心处于良好状态。

能力测试

1. 本课程研究的范畴有哪些？
2. 学习本课程与所学专业的关系是什么？
3. 如何学好本课程？

（胡殿宇）

第二章　临床常用治疗方法

学习要点：本章只对临床常用的药物治疗、手术治疗、介入治疗、心理治疗等治疗方法进行简要介绍，使学生对临床上常用的治疗方法有一个初步的认识。每种治疗方法的具体内容会在以后的专业课或相应疾病的治疗中进一步阐述，这里不再赘述。

一、药物治疗

药物治疗是内科疾病主要的治疗手段。常用药物可分为处方药和非处方药。处方药是指经过医师处方才能从药房或药店获取并要在医师监控和指导下使用的药物；非处方药是指那些不需要医师处方，消费者可直接从药店（房）购取的药物，简称 OTC(over the counter)。国家药品监督管理局专门制定了非处方药专有标志图案，专有标志图案分红色和绿色两种。红色专有标志图案代表甲类非处方药药品，它像处方药一样，只能在具有药品经营企业许可证的药店（房）购买，但购买时不需要出示医师的“处方”，这类药物使用后会出现轻微不良反应，一般建议在医师或药师的指导下严格按照说明书使用。绿色专有标志图案代表乙类非处方药药品，该类药是最常用的非处方药，安全性较高，一般很少出现不良反应，消费者可以按照说明书使用，它除可以在药店（房）购买外，还可以在普通商业企业（如超市、百货商店等）购买。

在临床上一般要诊断明确后再用药，选用药物时应遵循安全用药原则，根据患者的具体情况并考虑影响药物作用的各种因素，制定个体化用药方案，按照临床用药的原则和方法合理选用有效药物，注意药物间的配伍禁忌，以发挥药物的最大效能，防止不良反应，达到临床药物治疗的目的。同时要遵循有效、经济的用药原则，避免增加患者不必要的经济负担。目前，不合理用药已成为一个全球性的问题，不合理用药与药物的不良反应成正相关。在我国，抗生素的滥用已成为临床不容忽视的问题。

二、手术治疗

手术治疗是外科疾病主要的治疗手段，是通过手术切除或修补体内病灶，以达到治疗疾病的目的。在临床上根据手术的急缓程度可将外科手术分为三类。①择期手术：手术施行的早晚，不致影响患者的健康和治疗效果，可以选择适当时期进行，如胃、十二指肠溃疡的胃大部切除手术等。这类手术应当做好充分的术前准备。②限期手术：开始手术的时间虽也可选择，但由于病情需要，不宜过久延迟，开始手术的时间有一定的限制，如各种恶性肿瘤根治术等。这类手术应在限期内尽可能做到充分的术前准备。③急诊手术：因病情紧急，需要在最短的时间内迅速进行的手术，如外伤性肝、脾破裂等情况。这类手术遵循救命第一的原则，根据情况可进行一些必要的术前准备。根据手术对疾病的治疗程度可分为根治术和姑息术，一般是针对恶性肿瘤手术而言。根治术是指手术切除范围广，能彻底地切除病灶，如乳腺癌根治术等；姑息术是指不能彻底切除病灶，为了延长患者的生命、减轻患者的痛苦，所采取的一种暂时手术方法，如恶性肿瘤晚期所进行的单纯病灶切除、造瘘等手术。另外，根据手术中切口污染的可能性可将手术切口分为如下三种。①清洁切口：非外伤性无菌切口，如甲状腺次全切除术、非炎性乳腺手术等切口，记录为Ⅰ类切口。②可能污染切口：手术时可能污染的缝合切口，如胃大部切除术、胆道手术等切口，记录为Ⅱ类切口。③污染切口：临近感染区或组织直接暴露于感染物的切口，如化脓性阑尾炎手术等切口，记录为Ⅲ类切口。不论哪种手术，都要重视围手术期处理，即在手术前重视术前准备，手术中严格遵循无菌原则，重视每个操作环节，手术后重视术后处理，特别是并发症的预防和处理，应尽可能减少术后并发症的发生，以最大限度地达到手术的安全性和有效性。

近年来，随着腔镜技术的发展，微创外科手术在临床上得以广泛应用。

三、介入治疗

介入治疗学是20世纪70年代发展起来的一门医学影像学和临床治疗学相结合的新兴边缘学科，是介于内科治疗和外科治疗之间的一种新兴治疗方法，经过多年的发展，现在已和内科、外科并列称为三大支柱性学科。特别是近年来的迅速发展，对许多以往临床上认为不治或难治之症，开辟了新的有效治疗途径，尤其在肿瘤的诊疗方面，日益发挥着重要的作用。

介入治疗是在医学影像设备的引导下，将特制的导管、导丝等精密器械引入人体，对体内病灶进行诊断和治疗的一种微创治疗方法，避免了传统的开放性手术。介入治疗包括血管内介入治疗和非血管介入治疗。目前在临床上主要应用于恶性肿瘤的血管内介入治疗和人体管道狭窄的扩张及支架治疗。

介入治疗具有创伤小、简便、安全、有效、并发症少、恢复快的优点，但价格昂贵。

四、心理治疗

随着医学模式的转变，心理治疗在临床医学中的地位愈显重要。心理治疗又称精神治疗，是指以临床心理学的理论系统为指导，以良好的医患关系为桥梁，运用临床心理学的技术与方法治疗患者心理疾病的过程，也是心理治疗师对求助者的心理与行为问题进行矫治的过程。心理治疗不仅广泛运用于精神科临床，而且在综合医院的其他科室和预防医学中也起着重要作用，甚至还可应用于一般正常人。

心理治疗虽流派很多，方法各异，但目的都在于解决患者所面对的心理困难与心理障碍，减少焦虑、忧郁、恐慌等精神症状，改善患者的非适应性行为，减轻心理因素对健康的影响。常用的方法有催眠疗法、暗示疗法、行为疗法、疏导疗法、娱乐疗法、生物反馈疗法等。

五、其他

1. 放射治疗 放射治疗是指利用放射线(如放射性同位素产生的α射线、β射线、γ射线)和各类X射线治疗机或加速器产生的X射线、电子线、质子束及其他粒子束等治疗恶性肿瘤的一种方法。

2. 理疗 理疗即采用物理的方法对疾病进行治疗。常用的有热疗法、电疗法、磁疗法、光疗法、超声疗法、冷敷疗法、运动疗法等。

3. 中医中药 中国医学博大精深，在临床治疗中发挥着不可替代的作用，特别是在对一些慢性病的治疗和身体机能的调理上有独特的效果。近年来，伴随着中医中药发展而发展起来的食疗也越来越受到人们的重视。中医素有“药食同源”之说，对于一些需要长期用药物治疗的慢性疾病，通过科学膳食可以取得安全可靠的效果。

知识链接

运动疗法

运动疗法是指利用器械、徒手或患者自身力量，通过某些运动方式(如主动运动或被动运动等)使患者获得全身或局部运动功能、感觉功能恢复的训练方法。运动疗法已成为康复治疗的核心治疗手段。同时也可作为强健身体、预防疾病的一种方法。常用的方法有医疗体操、有氧训练、民族传统体疗等。

能力测试

1. 临床上常用的疾病治疗方法有哪些？
2. 临床药物治疗中遵循的基本原则有哪些？

(胡殿宇)

第二篇　诊断学基础

第三章　常见症状

学习要点：本章重点介绍临床常见症状，要求掌握常见症状的临床表现，熟悉常见症状的伴随症状，了解常见症状的病因和发病机制。

症状是指在疾病状态下，机体生理功能发生异常时人体主观感到的不舒适、异常感觉或病态改变，如发热、头痛、咳嗽、乏力等。症状是诊断疾病的重要线索和依据。疾病的症状很多，本章仅对临床上较为常见的症状加以阐述。

第一节　发　热

正常人的体温保持相对恒定。体温调节中枢在致热原作用下或在体温调节中枢功能紊乱时，产热增多，散热减少，导致体温升高超过正常范围的现象称为发热。

一、病因

引起发热的原因很多，临床上可分为感染性发热与非感染性发热。

1. 感染性发热　引起发热的原因包括各种病原微生物，如病毒、细菌、支原体、衣原体、立克次体、螺旋体、真菌、寄生虫等。

2. 非感染性发热　非感染性发热包括：①无菌性坏死物质的吸收，如大面积烧伤、手术、肢体坏死等；②免疫性疾病，如风湿热等；③内分泌代谢性疾病，如甲状腺功能亢进症（简称甲亢）等；④皮肤散热减少，如广泛性皮炎、慢性心力衰竭等；⑤体温调节中枢功能紊乱，如中暑、脑出血等；⑥自主神经功能紊乱。

二、临床表现

（一）发热的临床经过与特点

1. 体温上升期　常表现为乏力、肌肉酸痛、皮肤苍白、畏寒或寒战、无汗，此期因产热大于散热使体温升高。体温上升的方式有以下两种类型。

(1) 骤升型：体温在数小时内达到39～40 ℃甚至以上，常伴寒战。常见于疟疾、大叶性肺炎、败血症、流行性感冒、急性肾盂肾炎、输液反应等。

(2) 缓升型：体温在数日内逐渐达到高峰，多不伴寒战。常见于伤寒、结核病及布氏杆菌病等。

2. 高热期　高热期是指体温上升达到高峰后保持一定时间，持续时间长短可因病因不同而不同。此期产热与散热过程在较高的水平上保持相对平衡。

3. 体温下降期　由于病因消除，致热原的作用减弱或消失，体温中枢的体温调定点逐渐恢复正常，产热减少，散热增加，使体温降至正常水平。此期表现为出汗多、皮肤潮湿。体温下降有以下两种方式。

(1) 骤降型：体温在数小时内迅速下降至正常水平，常伴大汗淋漓，见于疟疾、急性肾盂肾炎、流行性感冒、输液反应等。

(2) 缓降型：体温在数天内逐渐降至正常，如结核病、风湿热等。

（二）临床分度和热期

以口腔温度为例，按发热高低可将其分为：

低热	37.3～38 ℃
中等度热	38.1～39 ℃
高热	39.1～41 ℃
超高热	41 ℃以上

发热在 2 周内者称为急性发热；体温在 38 ℃以上，持续 2 周或更长时间者称为长期中、高热；体温在 38 ℃以下，持续 1 个月以上者称为长期低热。

（三）热型及临床意义

热型即不同形态的体温曲线。不同的疾病可表现不同的热型，热型不同其临床意义也不相同。

1. 稽留热 体温恒定维持在 39～40 ℃甚至以上水平达数日或数周，24 h 内波动范围不超过 1 ℃(图 3-1)。常见于大叶性肺炎、伤寒等。

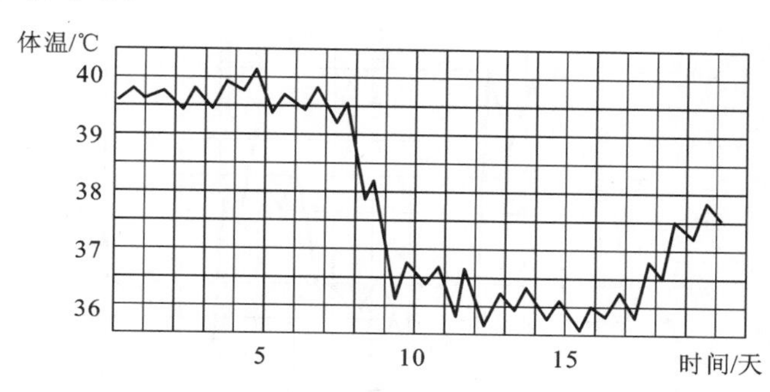

图 3-1 稽留热

2. 弛张热 体温常在 39 ℃以上，24 h 内波动范围大于 2 ℃，但最低仍高于正常水平(图 3-2)。常见于败血症、风湿热、重症结核病及其他化脓性感染等。

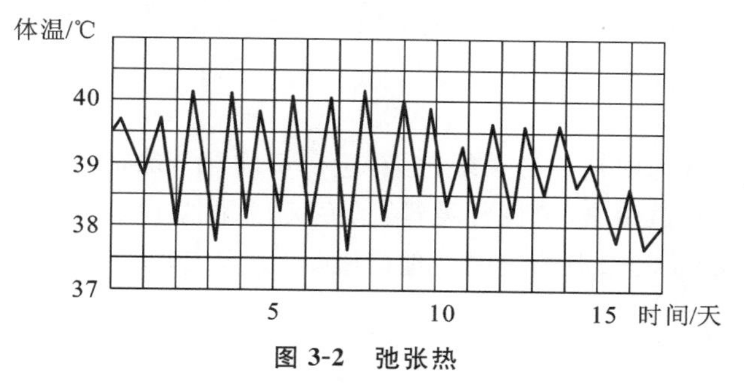

图 3-2 弛张热

3. 间歇热 体温骤升达高峰后持续数小时，又骤降至正常水平，无热期可持续 1 天或数天，高热期与无热期反复交替出现(图 3-3)。常见于疟疾、肾盂肾炎等。

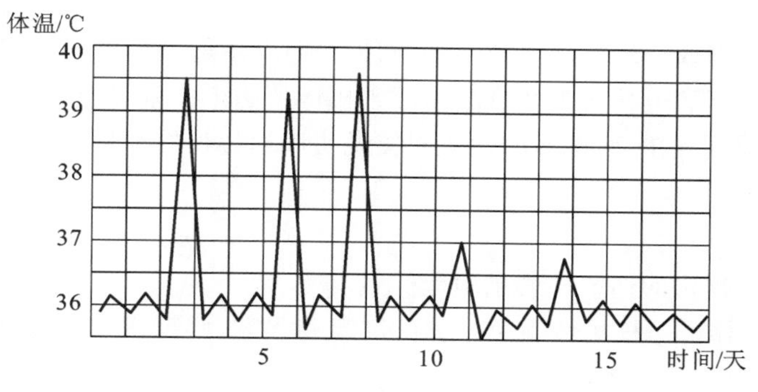

图 3-3 间歇热

4. 波状热 体温逐渐上升达 39 ℃或以上，持续数日后又逐渐下降至正常水平，再过数日后体温又逐渐升高,如此反复交替出现(图3-4)。常见于布鲁菌病。

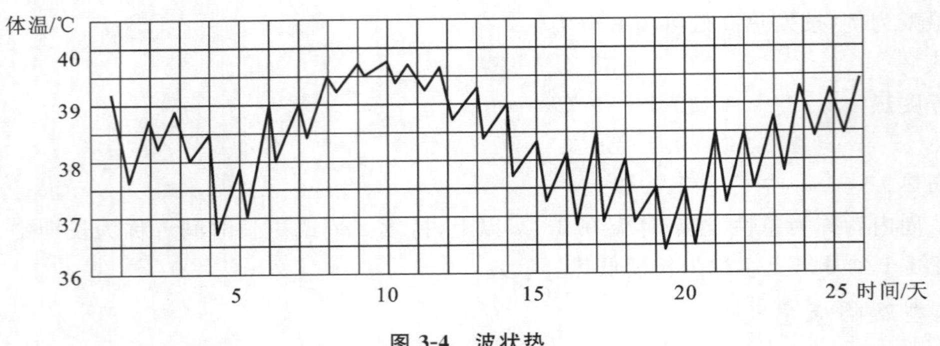

图3-4 波状热

5. 回归热 体温急剧上升至39℃或以上,持续数天后又骤然下降至正常水平,数日后又出现高热,这样高热期与无热期各持续数日规律地交替出现(图3-5)。常见于回归热、周期热等。

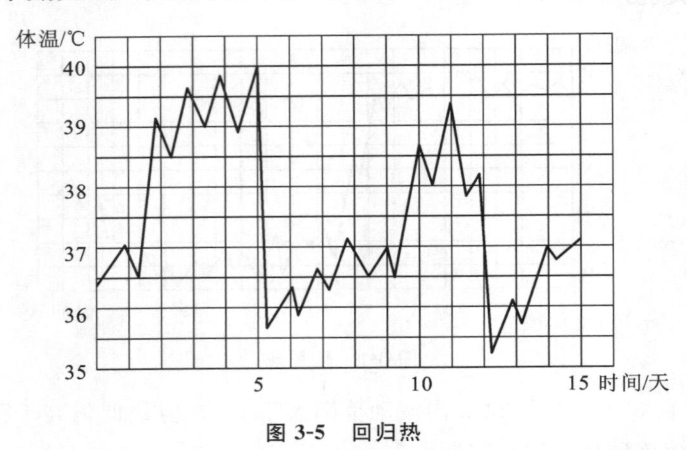

图3-5 回归热

6. 不规则热 体温曲线无一定规律,可见于结核病、风湿热、支气管肺炎、胸膜炎等。

三、伴随症状

伴昏迷与脑膜刺激征者常为中枢神经系统感染,应密切注意观察瞳孔、意识和生命体征变化;伴寒战的高热,常见于败血症、急性胆道感染、急性肾盂肾炎、疟疾、急性溶血、输血或输液反应等。对有伴随症状的高热应及时作出正确判断,及时采取相应的处理措施。

(林爱琴)

第二节 疼痛

疼痛是一种复杂的生理或心理活动,是机体受到损伤时发生的一种不愉快的感觉和情绪性体验,是临床上最常见的症状之一。疼痛包括伤害性刺激作用于机体所引起的痛感觉,以及机体对伤害性刺激的痛反应。它的位置常指示病灶所在,而疼痛的性质间接说明病理过程的类型。

一、病因

疼痛通常由导致组织损伤的伤害性刺激引起。

1. 外部因素 刀割、棒击等机械性刺激,电流、高温和强酸、强碱等物理及化学因素均可成为伤害性刺激。

2. 内部因素 疾病如癌症等导致组织细胞出现炎症反应或损伤时,释放入细胞外液中的钾离子、5-羟色胺、乙酰胆碱、缓激肽、组胺等生物活性物质可引起疼痛或痛觉过敏。受损局部前列腺素的存在极大地加强了这些化学物质的致痛作用。

3. 其他因素 受凉、潮湿、过度劳累和长期不适当的体位后也可发生疼痛。

二、程度和分度

(一) 疼痛的程度

世界卫生组织(WHO)将疼痛等级分为以下5种程度。

0度:不痛。

Ⅰ度:轻度痛,为间歇痛,可不用药。

Ⅱ度:中度痛,为持续痛,影响休息,需用止痛药。

Ⅲ度:重度痛,为持续痛,不用药不能缓解疼痛。

Ⅳ度:严重痛,为持续剧痛伴血压、脉搏等变化。

(二) 疼痛的分类

(1) 依病理学特征,疼痛可以分为伤害感受性疼痛和神经病理性疼痛。

(2) 依疼痛持续时间和性质,疼痛可分为急性疼痛和慢性疼痛,慢性疼痛又分为慢性非癌痛和慢性癌痛。急性疼痛是指短期存在(少于2个月)、通常发生于伤害性刺激之后的疼痛。慢性疼痛的时间界限说法不一,多数将无明显组织损伤,但持续3个月的疼痛定义为慢性疼痛。

(3) 其他特殊的疼痛类型还包括反射性疼痛、心因性疼痛、躯体痛、内脏痛、特发性疼痛等。

三、临床上常见的几种疼痛

(一) 头痛

1. 病因

(1) 颅脑病变 感染,如脑膜炎、脑脓肿;血管病变,如脑出血、脑血栓形成;占位性病变,如脑肿瘤;颅脑外伤,如脑挫伤、硬膜下血肿;其他,如偏头痛、丛集性头痛。

(2) 颅外病变 颅骨疾病,如颅底凹入症、颅骨肿瘤;神经痛,如三叉神经痛;颈部疾病,如颈椎病及颈部其他疾病;其他,如眼、耳、鼻和牙齿疾病所致的头痛。

(3) 全身性疾病 急性感染,如流行性感冒、肺炎;心血管疾病,如高血压病;中毒,如一氧化碳、有机磷农药等中毒;其他,如低血糖、肺性脑病。

(4) 神经症 神经衰弱及癔症性头痛。

2. 临床表现

(1) 发病情况:头部剧痛,持续不减,伴有不同程度意识障碍,但无发热者,提示血管性病变;慢性进行性头痛伴有颅内高压表现者,应注意颅内占位性病变;慢性头痛突然加剧并伴有意识障碍者,提示可能发生脑疝;青壮年长期反复发作头痛,常因焦虑、紧张导致,无颅内高压表现者,多为肌肉收缩性头痛。

(2) 头痛的部位:偏头痛及丛集性头痛多在一侧;高血压引起的头痛多在额部或整个头部;全身性或颅内感染性疾病的头痛,多为全头部痛。

(3) 头痛程度与性质:头痛的轻重程度与病情严重性不一定一致。三叉神经痛、偏头痛及脑膜刺激的疼痛最为剧烈;脑肿瘤的头痛多较轻;血管性头痛多为胀痛、搏动性痛;神经痛多为电击、烧灼样痛或刺痛。

(4) 头痛发生与持续的时间:神经性头痛多短暂;颅内占位性病变引起的头痛多为持续性,往往清晨加剧;丛集性头痛常在晚间发生;鼻窦炎引起的头痛常于清晨或上午发生,逐渐加重,至午后减轻;女性偏头痛常与月经周期有关。

(5) 影响头痛的因素:用力、转体、摇头、咳嗽等可加剧血管性头痛、颅内高压性头痛及脑肿瘤性头痛;颈肌收缩性头痛可经按摩颈肌而减轻;丛集性头痛在直立时可减轻;偏头痛于应用麦角胺后常可缓解。

3. 伴随症状 头痛伴发热常见于全身感染性疾病(包括颅内感染);头痛伴剧烈喷射状呕吐提示颅内压增高;头痛伴眩晕见于小脑肿瘤、椎-基底动脉供血不足等;头痛伴脑膜刺激征阳性提示脑膜炎、蛛网膜下腔出血等;头痛伴癫痫发作提示脑血管畸形、脑肿瘤等。

(二) 胸痛

胸痛一般由胸部疾病引起,少数其他部位的疾病也可引起胸痛。由于个体对疼痛的耐受性不一,胸痛的程度与原发病的病情轻重不一定相平行。

1. 病因 引起胸痛的原因主要为胸部疾病。引起胸痛的病因如下。

(1) 胸壁胸廓疾病:如肋骨骨折、创伤等。

(2) 呼吸系统疾病:如胸膜炎、气胸等。

(3) 心脏与大血管疾病:如心绞痛、急性心肌梗死等。

(4) 纵隔疾病:如纵隔脓肿、纵隔肿瘤等。

(5) 其他:如食管癌、脾破裂等。

2. 临床表现

(1) 胸痛部位:胸壁胸廓疾病引起的胸痛,部位固定,局部有压痛,胸壁的炎症可有红、肿、热、痛表现;心绞痛及急性心肌梗死引起的胸痛多在胸骨后或心前区,可向左肩和左臂内侧放射;食管及纵隔疾病引起的胸痛,也多在胸骨后;自发性气胸、胸膜炎及肺梗死引起的胸痛多位于患侧的腋下。

(2) 胸痛性质:胸痛的性质多种多样,程度可呈剧痛、轻微疼痛和隐痛。如心绞痛呈压榨性伴窒息感;急性心肌梗死时则疼痛更剧烈而持久,伴濒死感;原发性支气管肺癌及纵隔肿瘤常表现为闷痛。

(3) 发病年龄:青壮年胸痛多考虑自发性气胸、心肌炎;老年人胸痛应警惕心绞痛、急性心肌梗死、原发性支气管肺癌等。

(4) 影响胸痛的因素:心绞痛易在劳累、精神紧张时发生,发作时间短暂(持续1～5 min),而急性心肌梗死所致的疼痛持续时间长(数小时或更长)且不易缓解。咳嗽、深呼吸可使胸膜炎、心包炎、自发性气胸引起的胸痛加剧。

3. 伴随症状 胸痛伴咳嗽、咯血多提示肺部疾病,如肺炎、肺结核等;胸痛伴呼吸困难提示肺部大面积病变或受压,如肺梗死等;胸痛伴脸色苍白、大汗、血压下降或休克,多见于心肌梗死等;胸痛伴吞咽困难,提示食管疾病。

(三) 腹痛

腹痛是临床上常见的症状,多数由腹部脏器疾病引起,全身其他脏器病变也可引起腹痛。引起腹痛的脏器病变可为器质性病变或功能性病变。临床上一般将腹痛分为急性腹痛和慢性腹痛。

1. 病因

1) 急性腹痛 急性腹痛起病急,病情重,转变快。主要病因如下。

(1) 腹腔内脏器急性炎症:如急性胃肠炎、急性胆囊炎等。

(2) 腹膜急性炎症:多数是由急性胃肠穿孔引起的急性弥漫性腹膜炎,少数为自发性腹膜炎。

(3) 腹腔内脏器阻塞或扩张:如肠梗阻、胆道结石、泌尿系统结石等。

(4) 腹腔内脏器扭转或破裂:如肠扭转,肝、脾破裂等。

(5) 腹腔内血管病变:如门静脉栓塞、脾栓塞等。

(6) 腹壁病变:如腹壁挫伤、腹壁脓肿等。

(7) 胸部疾病所致的腹部牵涉痛:如肺炎、急性心肌梗死等。

(8) 其他:如铅中毒、糖尿病酮症酸中毒、尿毒症等。

2) 慢性腹痛 慢性腹痛起病缓慢,病程长,或为急性起病后腹痛迁延不愈或间歇性发作。主要病因如下。

(1) 消化性溃疡:如胃溃疡、十二指肠溃疡等。

(2) 腹腔内脏器的慢性炎症:如慢性胃炎、慢性胆囊炎及胆道感染等。

(3) 腹腔内脏器慢性扭转:如慢性胃扭转、慢性肠扭转等。

(4) 腹腔内实质性脏器病变:如肝淤血、肝炎、肝脓肿等。

(5) 腹腔内肿瘤:如胃癌、大肠癌等。

(6) 中毒与代谢障碍:如铅中毒、尿毒症等。

（7）神经精神因素：如胃神经官能症、肠易激综合征、胆道运动功能障碍等。

2. 临床表现

（1）腹痛部位：一般腹痛的部位即为病变所在部位。胃、十二指肠疾病疼痛多在上腹部；肝胆疾病的疼痛多在右上腹部；小肠疾病疼痛多在脐部或脐周；阑尾炎疼痛常位于右下腹麦氏点；回盲部病变疼痛多位于右下腹；结肠病变与盆腔疾病疼痛多位于下腹部。有些脏器疾病除局部疼痛外，还可出现牵涉痛，如胆囊炎时出现右肩痛，急性胰腺炎时可有腰背部束带状疼痛。弥漫性腹痛多见于腹膜的急、慢性炎症。

（2）腹痛性质与程度：急性腹痛发病急骤，疼痛剧烈，可呈刀割样痛、绞痛、锐痛等。突然发生的全腹部持续性剧痛伴有腹肌紧张或板状腹，提示急性弥漫性腹膜炎；胆石症或泌尿系统结石常为阵发性绞痛；阵发性剑突下钻顶样疼痛是胆道蛔虫症的典型症状；慢性腹痛发病隐袭，常为隐痛、钝痛或胀痛等；慢性周期性、节律性上腹部烧灼痛、钝痛常提示消化性溃疡；慢性右下腹疼痛常提示慢性阑尾炎、肠结核等；小肠及结肠病变的疼痛常为痉挛性、间歇性痛；结肠病变引起的腹痛常在排便后减轻。

（3）发作时间：上腹痛发作呈周期性、节律性，常见于胃溃疡或十二指肠溃疡；子宫内膜异位症者，腹痛与月经来潮有关；餐后痛可由于胆胰疾病、胃部肿瘤、消化不良所致。

（4）影响腹痛的因素：有些疾病的腹痛与饮食有关。胆囊炎或胆石症发作前有进食油腻食物史；暴饮暴食、酗酒可诱发急性胰腺炎、急性胃扩张；进食可诱发或加重胃溃疡的疼痛；十二指肠溃疡的疼痛则在进食后减轻或缓解。体位改变也可影响腹痛：反流性食管炎在躯体前屈时剑突下烧灼痛明显，直立位时可减轻；左侧卧位可使胃黏膜脱垂引起的腹痛减轻；胃下垂可因长时间站立出现上腹痛；胰体癌在仰卧位时疼痛明显，在前倾位或俯卧位时疼痛减轻。部分机械性肠梗阻常与腹部手术史有关。腹部受外部暴力作用而突然引起的腹部剧痛伴休克，可能是肝、脾破裂所致。

3. 伴随症状　急性腹痛伴发热、寒战提示腹腔内脏器或组织急性感染，如急性胆道感染、肝脓肿、腹腔脓肿等；慢性腹痛伴发热提示腹腔内慢性炎症、脓肿或恶性肿瘤等；腹痛伴黄疸提示胆道疾病、胰腺疾病等；腹痛伴休克提示腹腔脏器破裂（如肝、脾破裂，异位妊娠破裂等）、胃肠穿孔、急性梗阻性化脓性胆管炎、绞窄性肠梗阻、肠扭转、急性出血坏死性胰腺炎；老年人患重症肺炎时也可出现腹痛与休克；腹痛伴呕吐常提示上消化道疾病，大量呕吐宿食提示幽门梗阻；腹痛伴腹泻提示肠道疾病、胰腺疾病及慢性肝病等；腹痛伴呕血或柏油样便提示消化性溃疡、胃癌等；腹痛伴便血，提示溃疡性结肠炎、肠结核及结肠癌等；腹痛伴里急后重提示直肠病变；腹痛伴血尿提示泌尿系统感染等。

（林爱琴）

第三节　咳嗽与咳痰

咳嗽与咳痰是临床上最常见的症状之一。咳嗽是人体的一种保护性反射动作，呼吸道内分泌物和自外界吸入呼吸道的异物，可通过咳嗽反射性排出体外。但咳嗽也有不利的一面，如长期、频繁咳嗽，既影响工作与休息，也可使呼吸道内感染扩散。痰是气管、支气管的分泌物或肺泡内的渗出液，借助咳嗽将其排出称为咳痰。

一、病因

1. 呼吸系统疾病　从鼻咽部至小支气管整个呼吸道黏膜受到刺激时，均可引起咳嗽。胸膜炎或胸膜受刺激（如自发性气胸、胸腔穿刺等）时也可引起咳嗽，而呼吸道感染是引起咳嗽、咳痰最常见的原因。

2. 心血管疾病　左心衰竭引起肺淤血、肺水肿，或因右心及体循环静脉栓子脱落引起肺栓塞时均可引起咳嗽。

3. 神经、精神因素　神经、精神因素包括神经反射性和神经官能症，如习惯性咳嗽等。

4. 其他　全身感染、恶性肿瘤或白血病的肺或胸膜浸润等。

二、临床表现

咳嗽因病因不同,临床表现也可不同。

1. 咳嗽的性质 若咳嗽无痰或痰量很少,称为干性咳嗽,常见于急性咽喉炎、急性支气管炎初期、肺结核初期等。若咳嗽伴有痰液称为湿性咳嗽,常见于慢性支气管炎、肺炎等。刺激性呛咳是肺结核、肺癌的早期表现。

2. 咳嗽发作与时间的关系 突然发作的咳嗽,多见于急性上呼吸道感染、气管及支气管异物;长期反复发作的咳嗽多见于慢性呼吸道疾病,如慢性支气管炎、慢性纤维空洞型肺结核等;体位变动、痰液流动可使患者的咳嗽于清晨起床或夜间睡眠时加剧,如慢性支气管炎、慢性肺脓肿、支气管扩张症;左心功能不全患者夜间咳嗽明显。

3. 咳嗽的音色 金属调咳嗽,常见于原发性支气管肺癌、纵隔肿瘤等;声音嘶哑见于声带炎、喉炎等;犬吠样咳嗽,常见于气管受压、会厌及喉部疾病;咳嗽声音无力,常见于极度衰竭、声带麻痹。

4. 痰的性质与量 痰的性质可分为黏液性、浆液性、脓性、黏液脓性、血性等。咳出痰的性质、量、气味、颜色也因不同疾病而异。痰量少时可仅数毫升,多时达数百毫升。黄脓痰表示呼吸道化脓性感染;铁锈色痰见于肺炎球菌肺炎;草绿色痰见于铜绿假单胞菌感染;烂桃样痰见于肺吸虫病;血性痰多见于支气管扩张症、肺结核、支气管肺癌等;棕褐色痰见于阿米巴肺脓肿;粉红色泡沫痰见于急性肺水肿;白色泡沫痰见于慢性左心衰竭。合并厌氧菌感染时,痰有恶臭,多见于肺脓肿、支气管扩张症等。

三、伴随症状

咳嗽伴发热,提示呼吸道感染可能;咳嗽伴胸痛,多见于肺炎、胸膜炎、支气管肺癌、自发性气胸等;咳嗽伴喘息,常见于支气管哮喘、心源性哮喘及喘息型支气管炎等;咳嗽伴咯血常见于支气管扩张症、肺结核、支气管肺癌等。

(林爱琴)

第四节 咯 血

咯血是指喉及喉以下呼吸道和肺组织出血,经口排出。由于经口腔排出的血液可来自口腔、鼻、咽喉甚至是上消化道,因此,咯血应与鼻咽部出血、口腔出血或上消化道出血相鉴别。

一、病因

1. 呼吸系统疾病

(1) 支气管疾病:常见的有支气管扩张症、支气管肺癌、支气管结核和慢性支气管炎等,其发生是由于炎症、肿瘤等损伤支气管黏膜或病灶处毛细血管,使其通透性增加或黏膜下血管破裂所致。

(2) 肺部疾病:常见的有肺结核、肺脓肿、肺炎等,引发毛细血管通透性增高,血液渗出,甚至血管破裂。

2. 心血管疾病 较常见的是二尖瓣狭窄,引发肺淤血导致肺泡壁或支气管内膜毛细血管破裂,甚至支气管黏膜下层支气管静脉曲张破裂。

3. 全身性疾病 如血小板减少性紫癜、白血病、流行性出血热、系统性红斑狼疮等,均可引起咯血。

二、临床表现

1. 咯血量 咯血量变异很大,咯血量的多少与疾病的严重程度不完全一致。少量间断咯血,不致造成严重后果,但可能是严重疾病或肿瘤的早期信号。大量咯血,可导致窒息死亡。

(1) 少量咯血:咯血量少于100 mL/24 h,可仅表现为痰中带血,多无全身症状。

(2) 中等量咯血:咯血量为100～500 mL /24 h,咯血前可有喉痒、胸闷、咳嗽等先兆症状。

(3) 大量咯血:咯血量超过500 mL/24 h或一次咯血300 mL以上,表现为咯出满口血液或短时间内咯血不止,常伴脉速、出冷汗、呼吸急促、面色苍白、紧张不安和恐惧感。

2. 颜色及性状

咯血的颜色与性状及可能病因见表3-1。

表3-1 咯血的颜色与性状及可能病因

颜色与性状	可能病因
鲜红色血痰	肺结核、支气管扩张、肺脓肿、支气管结核、出血性疾病等
铁锈色血痰	肺炎球菌肺炎
砖红色胶冻样血痰	克雷伯杆菌肺炎
暗红色血痰	二尖瓣狭窄肺淤血
浆液性粉红色泡沫样血痰	急性肺水肿

3. 年龄和性别 青壮年咯血多见于肺结核、支气管扩张、风湿性心脏病二尖瓣狭窄等。40岁以上者,尤其是男性,有长期、大量吸烟史者,若有咯血要高度警惕支气管肺癌。年轻女性反复咯血与月经周期有关者应考虑子宫内膜异位症。

4. 并发症 常见的并发症有:①窒息:最危险的并发症,易发生于急性大咯血,极度衰竭无力咳嗽,应用镇静药、镇咳药及精神极度紧张的患者。表现为大咯血过程中咯血突然减少或中止,气促、胸闷、烦躁不安或紧张、惊恐、大汗淋漓、颜面青紫,重者甚至发生意识障碍。②肺不张:咯血后出现呼吸困难、胸闷、气急、发绀、呼吸音减弱或消失。③继发感染:咯血后发热、体温持续不退、咳嗽加剧,伴肺部干、湿啰音。④失血性休克:大咯血后出现脉搏细速、血压下降、四肢湿冷、烦躁不安、少尿等休克表现。

三、伴随症状

咯血伴发热,常见于肺炎、肺结核等;咯血伴胸痛,常见于肺炎、肺结核、肺癌等;咯血伴皮肤黏膜出血,常见于血液病、结缔组织病、流行性出血热等;咯血伴脓痰,常见于支气管扩张症、肺脓肿、肺结核空洞及肺囊肿并发感染等;支气管扩张反复咯血而无脓痰者,称为干性支气管扩张症;咯血伴黄疸,常见于钩端螺旋体病等。

(林爱琴)

第五节 呼吸困难

呼吸困难是指患者主观上感觉空气不足、呼吸费力,客观上表现为呼吸频率、节律和深度的改变,严重者出现张口呼吸、鼻翼扇动、端坐呼吸、发绀、辅助呼吸肌参与呼吸运动。呼吸困难是呼吸衰竭的主要临床症状之一。

一、病因

引起呼吸困难的原因很多,主要为呼吸系统疾病和循环系统疾病。

1. 呼吸系统疾病 ①气道阻塞,如喉、气管、支气管的炎症等;②肺实质病变,如肺炎、肺脓肿、急性呼吸窘迫综合征等;③胸廓、胸壁、胸膜腔疾病;④神经肌肉疾病,如重症肌无力及药物导致的呼吸肌麻痹等;⑤膈运动障碍,如大量腹腔积液、妊娠末期等。

2. 循环系统疾病 各种心脏疾病导致的左心和(或)右心功能不全、大量心包积液、肺栓塞等。

3. 中毒 如尿毒症、代谢性酸中毒等。

4. 血液系统疾病 如重度贫血。

5. 神经精神性疾病 如颅脑外伤、脑出血等引起的呼吸中枢功能障碍和精神因素。

二、临床表现

根据发生机制及临床特点，将呼吸困难分为以下五种类型。

1. 肺源性呼吸困难 肺源性呼吸困难主要是呼吸系统疾病引起的通气、换气功能障碍导致缺氧和(或)二氧化碳潴留。常见的有以下三种类型。

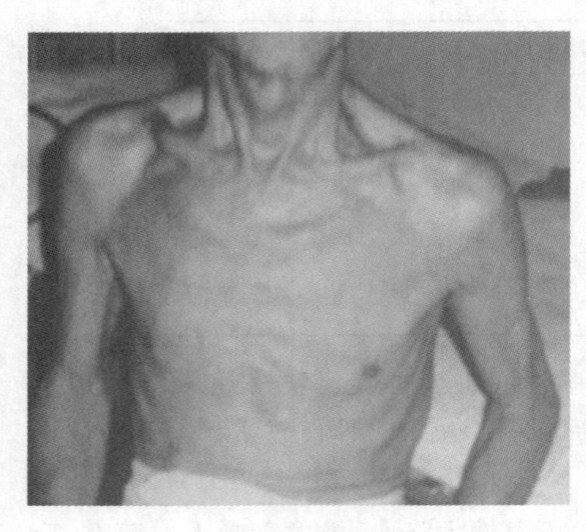

图 3-6 三凹征

(1) 吸气性呼吸困难：由于喉炎、喉水肿、气管内异物或气管受压等导致气管狭窄与阻塞所致。表现为吸气时间明显延长，吸气显著困难。严重者由于呼吸肌极度用力，胸腔负压增大，吸气时出现胸骨上窝、锁骨上窝和肋间隙明显凹陷，称为三凹征(图3-6)，也可伴有干咳及高调吸气性喉鸣，上腹部在吸气时也凹陷，这些改变是严重上呼吸道梗阻的典型体征。

(2) 呼气性呼吸困难：由于慢性阻塞性肺部疾病、支气管哮喘等导致肺泡弹性减弱，支气管、细支气管不完全阻塞所致。主要表现为呼气费力、呼气缓慢、呼气时间明显延长，常伴有哮鸣音，这是支气管哮喘的典型表现。

(3) 混合性呼吸困难：由于重症肺炎、肺结核、大量胸腔积液等导致换气功能障碍所致。表现为吸气与呼气均感费力，呼吸频率增加，呼吸变浅，常伴呼吸音减弱或消失，可有病理性呼吸音。

2. 心源性呼吸困难 心源性呼吸困难主要由于左心衰竭和(或)右心衰竭引起。

(1) 左心衰竭：左心衰竭发生呼吸困难的主要原因是肺淤血和肺泡弹性降低。临床类型如下。① 劳力性呼吸困难：呼吸困难导致患者对体力活动的耐受力下降，早期出现体力活动时呼吸困难，逐渐发展到登梯及平路行走时发生呼吸困难，严重时稍事活动也有呼吸困难，其是左心功能不全最常见的症状。② 夜间阵发性呼吸困难：发作时患者常于熟睡中突感胸闷气急，被迫坐起，惊恐不安，伴有咳嗽，轻者数分钟至数十分钟后症状逐渐减轻、缓解，重者可见端坐呼吸、面色青紫、大汗，有哮鸣音，咳浆液性粉红色泡沫样血痰，两肺底部有较多湿啰音，心率增快，有奔马律。此种呼吸困难，又称心源性哮喘。③ 端坐呼吸：活动时呼吸困难出现或加重，休息时症状减轻或消失，卧位时明显，坐位或立位时减轻，当病情严重时，往往采取半坐位或端坐位呼吸。

(2) 右心衰竭：右心衰竭发生呼吸困难的主要原因是体循环淤血。引起右心衰竭的基础病因为慢性肺源性心脏病、先天性心脏病或由左心衰竭发展而来。右心衰竭所导致的呼吸困难较左心衰竭的轻，也可由急性或慢性心包积液导致心包压塞或心包纤维性增厚、钙化、缩窄，使心脏舒张充盈受限，引起体循环淤血所致。

3. 中毒性呼吸困难 尿毒症、糖尿病酮症酸中毒时常出现深而规则的呼吸，可伴有鼾声。

4. 神经性呼吸困难和精神性呼吸困难 神经性呼吸困难是由于重症颅脑疾病引起颅内压增高，导致呼吸中枢受刺激和供血减少，从而出现慢而深的呼吸，并常伴有呼吸节律改变。精神性呼吸困难常见于癔症患者，患者常突然发生呼吸困难，主要表现为呼吸频率快而浅，伴有叹息样呼吸或出现手足搐搦。

5. 血液源性呼吸困难 重度贫血与高铁血红蛋白血症，使红细胞携氧量下降，引起呼吸急促，心率增加。此外，急性失血或休克，因缺氧和血压下降，刺激呼吸中枢也可出现呼吸增快。

三、伴随症状

呼吸困难伴胸痛，常见于肺炎、急性渗出性胸膜炎、自发性气胸、急性心肌梗死等；呼吸困难伴发热，常见于感染；呼吸困难伴意识障碍，常见于严重代谢性疾病与中枢神经严重损害；呼吸困难伴严重发绀、大汗、皮肤湿冷、脉搏细速及血压下降等提示严重的休克。

(林爱琴)

第六节 心　悸

心悸是一种自觉心脏跳动不适或心慌感，常伴有心前区不适。体格检查可发现心率增快、减慢或心律不齐，也可完全正常。

一、病因

1. 心脏搏动增强

（1）生理性：主要见于健康人剧烈运动、受惊吓或过度紧张、大量饮酒及饮浓茶或饮咖啡后等。

（2）病理性：主要见于风湿性心脏病、先天性心脏病、高血压性心脏病等所致的心室肥厚及甲亢、高热等原因所致的心排出量增加。

（3）药物性：应用氨茶碱、肾上腺素、阿托品等药物也可引起心悸。

2. 心律失常　如心动过速、心律不齐。

3. 心脏神经官能症　由植物神经功能紊乱引起。

二、临床表现

心悸患者除自觉心跳或心慌外，不同病因所致的心悸，均有其原发病的表现（表 3-2）。

表 3-2　心悸的临床特点

分　类	性　质	临床特点
心脏搏动增强	生理性	持续时间较短，可伴有胸闷不适感，正常活动一般不受影响，去除诱因后恢复正常
	病理性	持续时间长或反复发作，常伴有胸闷、气急、心前区疼痛、晕厥等心脏病表现
心律失常		多伴有乏力、头晕、胸闷、气急，严重患者可有呼吸困难、低血压、晕厥，甚至可诱发心绞痛、心力衰竭、休克、昏迷、抽搐、猝死
心脏神经官能症		以青年女性多见，常在安静状态下发生，除心悸外常有心动过速、胸闷、心前区刺痛或隐痛、叹息样呼吸等症状，还有头昏、头痛、失眠、耳鸣、注意力不集中等神经官能症症状。心悸发作多与精神因素有关，心脏本身并无器质性病变

初发心悸时不适感明显，常引起患者紧张、焦虑或恐惧，此种不良情绪又使交感神经兴奋、心脏负荷加重，甚至诱发心律失常而使心悸进一步加重。心悸可影响工作、学习、睡眠和日常活动能力，但一般无危险性，少数由严重心律失常所致者可发生猝死，此时多有血压降低、大汗、意识障碍、脉搏细速等表现。

心悸患者，尤其是初发者常有紧张、害怕心理，长期或屡发者可因担心病情加重或治疗效果不佳而产生失望、恐惧心理反应；心脏神经官能症者，一般心理反应更大；由心悸导致的心理或情绪上的反应可对日常生活、工作及社会交往造成影响。

三、伴随症状

心悸伴呼吸困难常见于心力衰竭、重症贫血等；心悸伴心前区疼痛，常见于冠状动脉粥样硬化性心脏病、心脏神经官能症等；心悸伴食欲亢进、消瘦、出汗常见于甲亢；心悸伴发热常见于心包炎、感染性心内膜炎等。

（林爱琴）

第七节 恶心与呕吐

恶心与呕吐是临床常见症状。恶心是欲将胃内容物经口吐出的一种上腹部特殊不适的感觉。呕吐是胃或部分小肠内容物通过食管逆流经口腔而排出体外的现象。两者均为复杂的反射动作,可由多种病因引起。

一、病因

引起恶心、呕吐的病因很多,根据发生机制可将其分为以下几类。

(一) 反射性呕吐

1. 消化系统疾病 消化系统疾病包括:①口咽部刺激;②胃肠疾病,如胃炎、肠梗阻等;③肝、胆、胰疾病;④腹膜及肠系膜疾病,如急性腹膜炎等。

2. 其他系统疾病 其他系统疾病包括:①眼部疾病,如青光眼、屈光不正等;②泌尿系统及生殖系统疾病;③心血管疾病,如急性心肌梗死、心力衰竭等。

(二) 中枢性呕吐

1. 神经系统疾病 常见于颅内血肿、脑肿瘤等。

2. 药物或化学毒物 如吗啡、洋地黄、有机磷农药、鼠药等。

3. 其他 如妊娠、肾上腺皮质功能不全、甲亢、低血糖、尿毒症、糖尿病酮症酸中毒、低钠血症、低钾血症、低氯血症等。

(三) 前庭功能障碍性呕吐

前庭功能障碍性呕吐,常见于迷路炎、晕动病等。

(四) 神经性呕吐

神经性呕吐,常见于胃肠神经官能症、神经性厌食、癔症等。

二、临床表现

恶心常为呕吐的前驱表现,但也有呕吐前无恶心,或有恶心而无呕吐的情况。有恶心时多伴有皮肤苍白、流涎、出汗、心率减慢、血压降低等迷走神经兴奋的表现。呕吐后,常有轻松感。

消化系统疾病引起的呕吐常有恶心先兆,胃排空后仍干呕不止。急性胃肠炎引起的恶心、呕吐多伴有腹痛或腹泻;胃肠梗阻引起者,其呕吐物为隔宿食物,甚至有粪臭味。

中枢性呕吐呈喷射性、较剧烈且多无恶心先兆,吐后不感轻松,可伴剧烈头痛及不同程度的意识障碍。

前庭功能障碍性呕吐与头部位置改变有关,多伴有眩晕、眼球震颤、恶心、血压下降、出汗、心悸等自主神经功能失调症状。

神经性呕吐与精神或情绪因素有关,常无恶心先兆,食后即吐,吐后可再进食。

三、伴随症状

不同疾病引起的呕吐,其伴随症状不同,如:颅内压增高者多伴有剧烈头痛及意识障碍;急性心肌梗死、肺梗死者多伴有胸痛;急性胃肠炎者多伴有腹痛、腹泻。

(林爱琴)

第八节 呕血与便血

呕血是指上消化道疾病或全身性疾病所致的急性上消化道出血,血液经胃从口腔呕出。

便血是指消化道出血,血液自肛门排出。便血一般提示为下消化道出血。便血颜色可呈鲜红色、暗红色或黑色(柏油样便),少量出血不造成粪便颜色改变,需经隐血试验才能确定,称隐血便。

一、病因

1. 呕血的病因 呕血的病因包括:食管疾病,如食管癌、食管外伤;胃及十二指肠疾病,如消化性溃疡；肝、胆、胰疾病，如肝硬化所致的食管或胃底静脉曲张破裂、肝癌破裂出血；血液及造血系统疾病，如白血病、再生障碍性贫血等；其他全身性疾病，如尿毒症、系统性红斑狼疮等。

上述病因中，以消化性溃疡引起的出血最为常见，其次是胃底或食管静脉曲张破裂，最后为急性胃黏膜病变。

2. 便血的病因 便血的病因包括：小肠疾病，如肠结核、小肠息肉等；结肠疾病，如急性细菌性痢疾、阿米巴痢疾等；直肠肛管疾病，如直肠息肉、痔、肛裂等；全身性疾病，如白血病、维生素C及维生素K缺乏症等。

二、临床表现

1. 呕血的表现 呕血前多有上腹部不适及恶心，随后呕出血性胃内容物。呕出血液的颜色取决于出血量及血液在胃内停留的时间。由于血红蛋白和胃酸作用可生成咖啡色或棕褐色的酸化正铁血红素。若出血量大，血液在胃内停留的时间短，则呕出的血液颜色呈鲜红色或暗红色；若血液在胃内停留的时间长，则呕出的血液颜色为咖啡色或棕褐色。呕血说明患者胃内潴留血量至少达250～300 mL。上消化道出血在1 000 mL以下，可表现为头晕、乏力、出汗、四肢厥冷、心慌、脉搏增快。出血量大于1 000 mL，可有脉搏细速、血压下降、呼吸急促及休克等急性周围循环衰竭表现。上消化道出血量的估计详见表3-3。

表3-3 上消化道出血量的估计

出血量	血压	脉搏	血红蛋白/(g/L)	临床表现
占全身总血量10%～15%，成人出血量小于500 mL	基本正常	正常或稍快	无变化	一般不引起全身症状或仅有头晕、乏力表现
占全身总血量20%左右，成人出血量为500～1 000 mL	收缩压下降	100次/分左右	70～100	一时性眩晕、口渴、心悸、烦躁、尿少、皮肤苍白
占全身总血量30%以上，成人出血量大于1 500 mL	收缩压在10.6 kPa以下	脉搏细弱或摸不清	<70	烦躁不安、神志恍惚、四肢厥冷、少尿或无尿、呼吸深快

2. 便血的表现 上消化道或小肠出血，由于出血部位高、出血量少、血液在肠道内停留的时间长，粪便呈黑色，并由于附有黏液而发亮，称为柏油样便。若出血部位低、出血量多、在肠道内停留时间短，则粪便呈暗红色或紫红色，甚至鲜红色，鲜血便常见于痔疮、肛裂、直肠癌患者。肛门或肛管疾病(如痔、肛裂、直肠肿瘤等)可见血液颜色鲜红，不与粪便混合或黏附于粪便表面或便后滴血；细菌性痢疾可见血便、黏液脓血便，阿米巴痢疾可见暗红色果酱样便；结肠炎、直肠炎可见脓血或黏液血便；急性出血性坏死性小肠炎可见洗肉水样血便，且有特殊的腥臭味。

三、伴随症状

1. 呕血的伴随症状

(1) 上腹痛：中青年人，慢性反复发作的上腹痛，具有一定的周期性与节律性，多为消化性溃疡；中老年人，慢性上腹痛，疼痛无明显规律性并伴有厌食、消瘦或贫血者，应警惕胃癌。

(2) 肝、脾肿大：脾肿大，皮肤有蜘蛛痣、肝掌，腹壁静脉曲张或有腹腔积液，化验有肝功能障碍，提示肝硬化门静脉高压；出现肝区疼痛、肝肿大、质地坚硬，表面凹凸不平或有结节，血液化验甲胎蛋白(AFP)阳性者多为肝癌。

(3) 黄疸：黄疸、寒战、发热伴右上腹绞痛而呕血者，可能由肝胆疾病所引起。黄疸、发热及全身皮肤黏膜有出血倾向，常见于某些感染性疾病，如败血症及钩端螺旋体病等。

(4) 皮肤黏膜出血：常与血液疾病及凝血功能障碍的疾病有关。

(5) 其他：近期有服用非甾体类抗炎药物史、大面积烧伤、颅脑手术、脑血管疾病患者和严重外伤伴呕血者,应考虑急性胃黏膜病变。在剧烈呕吐后继而呕血,应注意食管贲门黏膜撕裂伤。

(6) 头晕、黑矇、口渴、冷汗:提示血容量不足,早期伴随体位变动(如由卧位变为坐、立位时)而发生。有腹鸣、黑便或便血伴随,提示活动性出血。

2. 便血的伴随症状 便血伴发热多见于急性细菌性痢疾、肠伤寒、流行性出血热等传染病及溃疡性结肠炎等免疫性疾病;便血伴中腹部疼痛多见于小肠病变;便血伴下腹部疼痛多见于结肠病变;无痛性鲜血便应警惕直肠癌的可能;便血伴全身出血倾向,提示可能为血液系统疾病。

(林爱琴)

第九节 腹泻与便秘

腹泻是指排便次数增多,粪质稀薄,或带有黏液、脓血、未消化的食物。腹泻可分为急性腹泻与慢性腹泻两种,超过2个月者属慢性腹泻。便秘是指排便频率减少,7日内排便次数少于2次,排便困难,粪便干结。

一、病因

1. 腹泻 急性腹泻的病因包括肠道疾病、急性中毒、全身性感染及过敏性紫癜,服用某些药物(如新斯的明等);慢性腹泻的病因包括消化系统疾病、内分泌及代谢障碍疾病(如甲状腺功能亢进症)、药物副作用、神经功能紊乱(如肠易激综合征等)。

2. 便秘 功能性便秘的病因包括:进食量少或食物缺乏纤维素;生活条件改变、精神因素等造成排便习惯受干扰或抑制;应用吗啡类药、抗胆碱能药使肠肌松弛。器质性便秘的病因包括:直肠与肛门病变、结肠肿瘤、肠梗阻、肠粘连、腹腔或盆腔内肿瘤的压迫;全身性疾病也可使肠肌松弛,排便无力而致便秘,如尿毒症。

二、临床表现

1. 腹泻的临床表现 急性腹泻起病急骤,病程较短,多为感染或食物中毒所致。慢性腹泻起病缓慢,病程较长。急性感染性腹泻者,每日排便次数可多达10次以上,如为细菌感染,常有黏液血便或脓血便,阿米巴痢疾的粪便呈暗红色(或果酱样)。慢性腹泻者常每日排便数次,可为稀便,也可带黏液、脓血。粪便奇臭而黏附提示多有消化吸收不良或严重感染性肠病。急性腹泻常有腹痛,尤以感染性腹泻较为明显。

2. 便秘的临床表现 急性便秘可有原发性疾病的临床表现,患者多有腹痛、腹胀,甚至恶心、呕吐,多见于各种原因的肠梗阻;慢性便秘多无特殊表现。排出粪便坚硬如羊粪,排便时可有左腹部或下腹痉挛性痛与下坠感,常可在左下腹触及痉挛的乙状结肠。排便困难严重者可因痔加重及肛裂而有大便带血或便血。

三、伴随症状

1. 腹泻的伴随症状 腹泻伴发热者可见于急性细菌性痢疾、败血症等;腹泻伴里急后重者见于急性痢疾、肿瘤等;腹泻伴明显消瘦者多见于以小肠病变为主者,如胃肠道恶性肿瘤;腹泻伴皮疹或皮下出血者见于败血症、伤寒等;腹泻伴腹部肿块者见于胃肠恶性肿瘤、肠结核;腹泻伴重度失水者常见于霍乱、细菌性食物中毒或尿毒症等;腹泻伴关节痛或肿胀者见于溃疡性结肠炎、系统性红斑狼疮等。

2. 便秘的伴随症状 便秘伴随症状可轻可重。便秘伴呕吐、腹胀、肠绞痛等,可能为各种原因引起的肠梗阻;便秘伴腹部肿块者应注意结肠肿瘤;便秘与腹泻交替者应注意肠结核、溃疡性结肠炎;便秘伴生活条件改变、精神紧张者,多为功能性便秘。

(林爱琴)

第十节 黄 疸

黄疸是指由于血清中胆红素浓度增高，致皮肤、黏膜和巩膜黄染。正常胆红素浓度最高为 17.1 μmol/L，胆红素浓度在 17.1～34.2 μmol/L 时，虽高于正常，但临床上不易察觉，称隐性黄疸，胆红素浓度超过 34.2 μmol/L 时可出现黄疸。

一、病因及发病机制

1. 胆红素生成过多——溶血性黄疸 溶血性黄疸常见于各种溶血性疾病，如遗传性球形红细胞增多症，自身免疫性溶血性贫血、异型输血后溶血等。一方面，由于红细胞破坏过多，形成大量的非结合胆红素(即间接胆红素)，超过了肝细胞的处理能力；另一方面，由于溶血所致的贫血、缺氧和红细胞破坏产物的毒性作用，又可降低肝细胞对胆红素的代谢功能，使血液中非结合胆红素潴留，总胆红素增高超过正常水平而出现黄疸(图 3-7)。

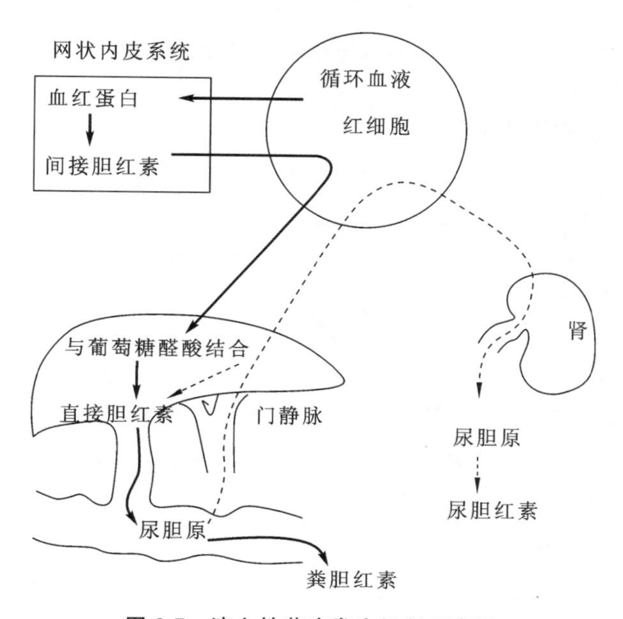

图 3-7 溶血性黄疸发生机制示意图

2. 肝脏对胆红素的处理障碍——肝细胞性黄疸 肝细胞性黄疸常见于各种肝脏疾病，如病毒性肝炎、中毒性肝炎等。一方面，由于肝细胞受损导致肝细胞对胆红素的摄取、结合及排泄功能降低，致使血中非结合胆红素增高；另一方面，未受损的肝细胞仍能将非结合胆红素转变为结合胆红素(即直接胆红素)，结合胆红素一部分经毛细胆管从胆道排泄，一部分经已受损害或坏死的肝细胞反流入血中，导致血中结合胆红素增高(图 3-8)。

3. 肝外胆汁排泄障碍——胆汁淤积性黄疸 胆汁淤积性黄疸常见于各种原因引起的胆道阻塞，如原发性胆汁性肝硬化、胆总管结石等，也可由肝癌、胰头癌等胆管外肿块压迫引起。由于胆道梗阻、胆汁淤积，阻塞上方的胆管内压力升高，胆管扩张，最终导致毛细胆管、小胆管破裂，胆汁中的胆红素反流入血，使血中结合胆红素增高，引起黄疸(图 3-9)。

此外，由于上述三种黄疸胆红素代谢障碍不同，使胆红素代谢功能试验结果也不相同(表 3-4)。

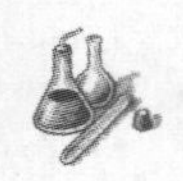

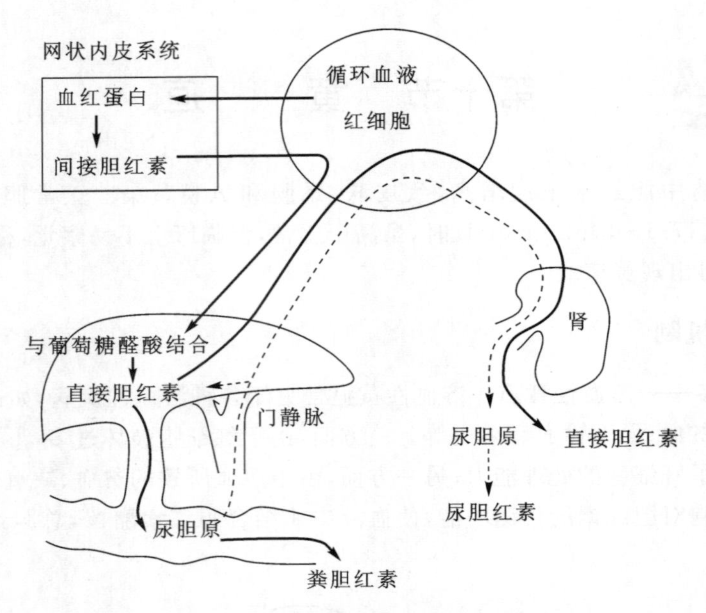

图 3-8　肝细胞性黄疸发生机制示意图

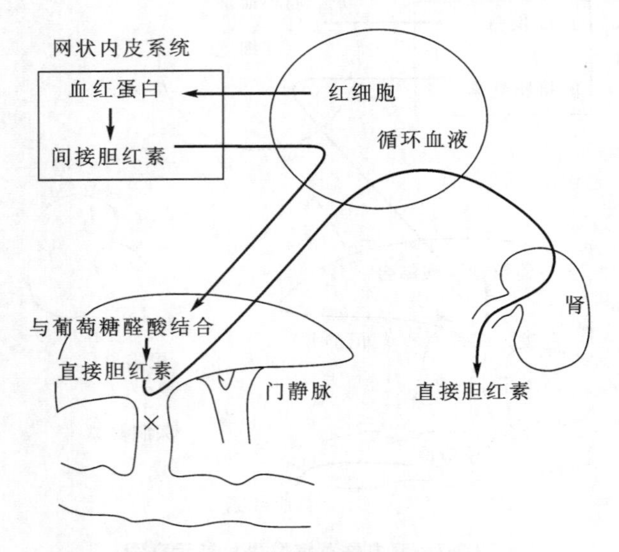

图 3-9　胆汁淤积性黄疸发生机制示意图

表 3-4　三种黄疸的胆红素代谢功能试验结果

分　类	血清胆红素			尿二胆	
	总胆红素(TB)	结合胆红素（直接胆红素）	非结合胆红素（间接胆红素）	尿胆红素	尿胆原
溶血性黄疸	增加	多正常	明显增加	阴性	强阳性
肝细胞性黄疸	增加	增加	增加	阳性	阳性
胆汁淤积性黄疸	增加	明显增加	可增加	强阳性	阴性

二、临床表现

黄疸首先出现的部位是结膜、巩膜、舌下及软腭等处，其次是颜面及前胸部，以后全身皮肤均匀分布。

1. 不同类型黄疸的特点

(1) 溶血性黄疸：一般黄疸较轻，皮肤呈浅柠檬黄色。急性溶血时可有高热、寒战、头痛及腰背痛，并有明显贫血和血红蛋白尿(尿呈酱油色)，重者可有急性肾功能衰竭。慢性溶血多为先天性，可有贫血和脾肿大。

(2) 肝细胞性黄疸：皮肤、黏膜呈浅黄色至深金黄色，常伴有乏力、食欲减退、厌油及腹胀、恶心、呕吐、肝区不适或疼痛等症状，重者可有出血倾向。

(3) 胆汁淤积性黄疸：黄疸多较严重，皮肤呈暗黄色，完全梗阻者可呈黄绿色或绿褐色。尿色深如浓茶，粪便颜色变浅，肝外胆道完全阻塞时粪便呈白陶土色。因血中胆盐潴留，常有皮肤瘙痒；因脂溶性维生素 K 吸收障碍，常有出血倾向。

2. 发生、发展和程度 急骤出现的黄疸常见于急性肝炎、胆囊炎、胆石症、急性溶血等；缓慢潜隐发生的黄疸常见于肝硬化、壶腹周围癌等，病毒性肝炎和溶血性黄疸持续 1 个月左右逐渐消退。肝外肿瘤阻塞所致的胆汁淤积性黄疸常进行性加深；慢性胆汁淤积性黄疸可迁延数月或数年。黄疸的程度常与病变的轻重一致。溶血性黄疸程度较轻，肝细胞性黄疸次之，而胆汁淤积性黄疸多较严重。黄染越深，病情越重，梗阻越完全，瘙痒越明显，尿色越深，粪便颜色越浅，提示黄疸程度较深。瘙痒减轻，黄疸逐渐消退，则表明病情在好转。

三、伴随症状

黄疸伴腹腔积液多见于重症肝炎、肝硬化失代偿期、肝癌等；黄疸伴发热常见于急性胆管炎、钩端螺旋体病、败血症等；病毒性肝炎或急性溶血可先发热后出现黄疸；黄疸伴上腹剧痛，常见于胆道结石或蛔虫。

(林爱琴)

第十一节 意识障碍

意识障碍是指人体对周围环境及自身状态的识别和察觉能力降低，对外界环境刺激缺乏反应的一种精神状态。严重的意识障碍表现为昏迷。

一、病因

任何导致大脑皮质弥漫性损害或脑干网状结构上行系统的损害，均可产生意识障碍。

意识障碍的常见病因如下。

1. 感染性因素 感染性因素包括颅内感染(如脑炎、脑膜炎等)和全身严重感染(如败血症、中毒性肺炎等)。

2. 非感染性因素 非感染性因素包括：颅脑疾病，如脑出血、脑震荡；内分泌与代谢障碍，如肝性脑病、心血管疾病；中毒，如酒精中毒、吗啡中毒；水、电解质紊乱；其他，如电击、中暑等。

二、临床表现

意识障碍的临床表现由于病因和病理生理基础不同而轻重不等，并随疾病的演变而变化。

1. 嗜睡 嗜睡为程度最轻的意识障碍。患者处于病理性睡眠状态，可被轻度刺激或语言唤醒，醒后能正确回答问题，但反应迟钝，停止刺激后又入睡。

2. 意识模糊 意识模糊较嗜睡程度深，患者能保持简单的精神活动，主要表现为定向力障碍，如对时间、地点、人物的定向能力发生障碍。

3. 昏睡 昏睡患者处于病理性熟睡状态，不易唤醒，在强烈刺激下(如压眶、摇动身体、大声呼喊等)可被唤醒，但很快又再入睡。醒时回答模糊或答非所问。

4. 昏迷 昏迷是最严重的意识障碍，表现为意识持续的中断或完全丧失。昏迷按程度不同又分为以下三种。

(1) 浅昏迷：意识大部分丧失，无自主运动，对声、光刺激无反应，对疼痛刺激有痛苦表情或肢体退缩等防御反应。吞咽反射、角膜反射和瞳孔对光反射可存在，血压、脉搏、呼吸无明显变化，可有排便、排尿失禁。

(2) 中度昏迷：对各种刺激无反应，对剧烈刺激可有防御反应，但减弱。角膜反射、瞳孔对光反射迟钝,眼球无转动为其特征。

(3) 深昏迷:意识完全丧失,对各种刺激均无反应,所有深反射、浅反射都消失,生命体征不稳定,肌肉松弛,大小便失禁。

此外,还有一种以中枢神经系统兴奋性增高为主的急性脑功能失调,称为谵妄(delirium),表现为意识模糊、幻觉、错觉、定向力丧失、躁动不安、言语杂乱等,见于急性感染高热期、肝性脑病、中枢神经系统疾病、某些药物中毒等。

三、伴随症状

1. 伴发热 先发热然后有意识障碍,可见于重症感染性疾病;先有意识障碍然后有发热,可见于脑出血、药物中毒等。

2. 伴呼吸缓慢 可见于吗啡类、巴比妥类、有机磷农药等中毒。

3. 伴瞳孔散大 可见于酒精、氰化物等中毒,以及癫痫、低血糖状态等。

4. 伴瞳孔缩小 可见于吗啡类、巴比妥类、有机磷农药等中毒。

5. 伴心动过缓 可见于颅内高压症、房室传导阻滞,以及吗啡类、毒蕈等中毒。

6. 伴高血压 可见于高血压脑病、脑血管意外、肾炎尿毒症等。

7. 伴低血压 可见于各种原因的休克。

8. 伴皮肤黏膜改变 出血点、淤斑和紫癜等可见于严重感染和出血性疾病;口唇呈樱桃红色提示一氧化碳中毒。

(林爱琴)

第十二节 水 肿

水肿是指过多的液体潴留在组织间隙或体腔中,可分为全身性水肿与局部性水肿。当液体在体内组织间隙呈弥漫性分布时呈全身性水肿,常为凹陷性;液体积聚在局部组织间隙时呈局部性水肿。

一、病因及发病机制

正常人体组织间液量是通过机体内外和血管内外液体交换的平衡维持相对恒定的。一方面血管内液体不断从毛细血管小动脉端滤出至组织间隙成为组织液,另一方面组织液不断从毛细血管小静脉端回吸收入血管中,因而组织间隙无过多液体积聚。

维持液体交换平衡的主要因素有:①毛细血管静水压;②血浆胶体渗透压;③组织压;④组织液的胶体渗透压。这些因素发生改变,如钠与水潴留,毛细血管滤过压升高,毛细血管通透性增高,血浆胶体渗透压降低,淋巴回流受阻等,将导致组织间液生成过多或再吸收过少,从而形成水肿。

二、临床表现

1. 全身性水肿

(1) 心源性水肿:主要见于右心功能不全引起的体循环淤血。特点为首先发生在身体下垂部位,如踝内侧、胫骨前部;经常卧床者出现在腰骶部。严重时发生全身水肿、胸腔积液、腹腔积液及心包积液。水肿为对称性、凹陷性(图3-10)。通常伴有颈静脉怒张、肝肿大、静脉压增高等右心衰竭的表现。

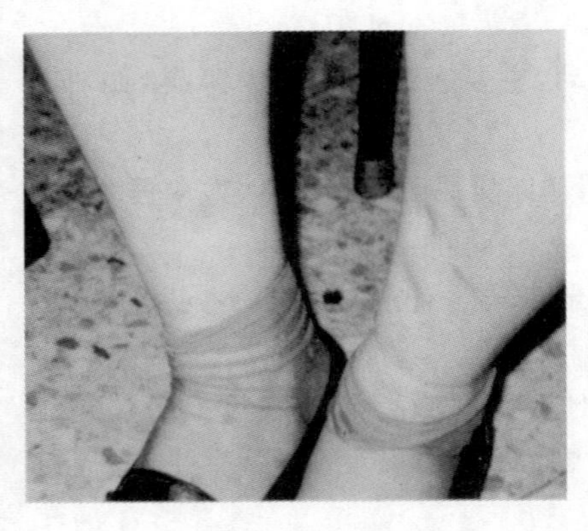

图3-10 心源性水肿

(2) 肾源性水肿:主要见于各型肾炎及肾病。发生机制主要是:多种因素引起肾小球有效滤过率降低,排泄水、钠减少,导致水、钠潴留;大量尿蛋白导致低蛋白血症;毛细血管静水压升高。水肿的特点是水肿首先出现于结缔组织最疏松处,如疾病早期晨起眼睑与颜面水肿,继而发展为全身性水肿(肾病综合征是重度水肿),临床上主要见于肾病综合征与各型肾小球肾炎,通常伴有高血压、尿常规改变、肾功能损害的表现。

心源性水肿需要与肾源性水肿相鉴别,鉴别要点见表 3-5。

表 3-5 心源性水肿与肾源性水肿的鉴别

鉴别要点	心源性水肿	肾源性水肿
开始部位	从身体下垂部位蔓延至全身	疾病早期晨起眼睑与颜面水肿,继而发展为全身性水肿
发展速度	发展较慢	发展较迅速
水肿性质	移动性小	移动性大
伴随症状	伴有颈静脉怒张、肝肿大、静脉压增高等右心衰竭表现	伴有高血压、尿常规改变、肾功能损害的表现

(3) 肝源性水肿:主要见于肝硬化失代偿期,以腹腔积液为主要表现,也可先出现踝部水肿,逐渐向上蔓延,而头、面及上肢常无水肿。

(4) 营养不良性水肿:主要见于慢性消耗性疾病、胃肠疾病所致蛋白丢失等。水肿从组织疏松处开始,然后发展至全身,低垂部较明显。水肿发生前常有消瘦、贫血、体重减轻等症状。

(5) 其他原因引起的全身性水肿。①黏液性水肿:特征为非凹陷性水肿,主要是由于甲状腺功能减退致使组织间液蛋白含量增高所致;以口唇、眼睑、颜面及下肢较为明显。②特发性水肿:多发生于女性,可能与内分泌失调及直立体位的反应异常有关,主要表现在身体下垂部位,长时间站立与劳累后出现,休息后减轻。③药物性水肿:在长期使用糖皮质激素、胰岛素、性激素、甘草制剂等治疗过程中可导致水肿。④经前期紧张综合征:特点为月经前 7～14 日出现眼睑、踝部、手部轻度水肿,伴有乳房胀痛及盆腔沉重感,月经后消退。

2. 局部性水肿 局部性水肿包括:局部静脉回流受阻引起的水肿,如局部炎症、肢体静脉血栓形成;淋巴回流受阻引起的水肿,常见于丝虫病;血管神经性水肿,常见于变态反应性疾病。

三、伴随症状

(1) 水肿伴肝肿大者可为心源性水肿、肝源性水肿与营养不良性水肿,而同时有颈静脉怒张者则为心源性水肿。

(2) 水肿伴重度尿蛋白,则常为肾源性水肿,而轻度尿蛋白也可见于心源性水肿。

(3) 水肿伴呼吸困难与发绀者常提示由于心脏病、上腔静脉阻塞综合征等所致。

(4) 水肿与月经周期有明显关系者可见于经前期紧张综合征。

(5) 水肿伴消瘦、体重减轻者,可见于营养不良。

(林爱琴)

能力测试

1. 患者,男,62 岁,有冠心病史 8 年,1 年前有心肌梗死史。近几天感冒后出现心悸、胸闷来诊。心脏听诊心率为 108 次/分,节律不规则,心尖区第一心音强弱不等,记录心电图提示:心房颤动,陈旧性前间壁心肌梗死。分析思考:该患者产生心悸的病因是什么?

2. 患者,男,30 岁,厌食、恶心、尿黄 7 日,无发热。身体评估:巩膜黄染,肝肋下2 cm,质软,有触痛,胆囊区无压痛,胆红素 37 μmol/L,结合胆红素 20 μmol/L,尿胆原增高,尿胆红素阴性。考虑为病毒性肝炎。分析思考:该患者的黄疸属于哪种类型?为什么?

3. 患者,男,34 岁,反复咳脓痰,咯血 5 年,曾被诊断为支气管扩张。今晨起突然咯血 500 mL 左右,随之胸闷、气急、发绀、呼吸音减弱。分析思考:①该患者出现了什么并发症?②简述咯血与呕血的异同。

第四章　问　　诊

学习要点：本章重点介绍问诊及病历的书写，要求掌握问诊的方法和内容、住院病历的格式和内容。熟悉问诊的技巧及注意事项，了解住院期间常用的医疗文件。

第一节　问诊的意义

问诊是医生通过对患者或相关人员的系统询问获取病史资料，经过综合分析后作出临床判断的一种诊断方法。问诊是病史采集的主要手段。病史是最基本、最重要的诊断资料，其完整性和准确性对疾病的诊断和处理有很大的影响，因此问诊是每个临床医生必须掌握的基本技能。若忽视问诊，病史采集不全，资料不确切，则可导致漏诊或误诊。

问诊根据当时的临床情景和目的不同，大致可分为全面系统的问诊和重点问诊。前者即对住院患者进行全面系统的问诊。重点问诊则主要应用于急诊和门诊。前者的学习和掌握是后者的基础，初学者自然是从学习全面系统的问诊开始。

（林爱琴）

第二节　问诊的方法与技巧

一、问诊的基本方法与技巧

1. 问诊前要沟通　问诊开始阶段，由于对医疗环境的生疏和对疾病的恐惧等，患者就诊前常有紧张情绪。医生应主动创造一种宽松和谐的环境以解除患者的不安心情。注意保护患者隐私。

2. 以患者为中心　尽可能让患者充分地陈述和强调他认为重要的情况和感受，不可生硬地打断患者的叙述，更不能用医生自己的主观推测去取代患者的亲身感受。只有患者的亲身感受和病情变化的实际过程才能为诊断提供客观的依据。

3. 问诊应有条理　追溯首发症状开始的确切时间，直至目前的演变过程。如有几个症状同时出现，必须确定其先后顺序。

4. 提问时要注意系统性和目的性　杂乱无章的重复提问会降低患者对医生的信心和期望。

5. 注意归纳小结　询问病史的每一部分结束时应进行归纳小结。小结家族史时，只需要简短的概括，特别是阴性或不复杂的阳性家族史。小结系统回顾时，最好只小结阳性发现。

6. 避免医学术语　问诊时应用常人易懂的词语代替难懂的医学术语。

7. 建立和谐关系　恰当的仪表、礼节和友善的举止，有助于建立与患者的和谐关系。

8. 运用鼓励语言　恰当地运用一些评价、赞扬与鼓励语言，可促使患者与医生的合作，使患者受到鼓舞而积极提供信息。

9. 关心患者　询问患者的经济情况，关心患者有无来自家庭和工作单位经济上和精神上的支持。

10. 回答要谨慎　如患者问到一些问题，医生不清楚或不懂时，不能随便应付、不懂装懂，对不懂的问题，可告诉患者自己查找资料、请教他人后再回答，或请患者向他人咨询，或建议去何处能解决这一问题。

11. 避免诱导性问诊 诱导性问诊是一种能为患者提供带倾向性特定答案的问诊方式,如"你的上腹痛能在进食后减轻吗?"若患者随声附和,可能会带来错误的答案。正确的问诊应该是采用开放性的问题,如"你的上腹痛在什么情况下会减轻或加重呢?"然后耐心听评估对象的叙述,可以使病史采集更客观、更全面、更准确。

二、特殊情况的问诊技巧

1. 缄默与忧伤 一方面,应注意观察患者的表情、目光和躯体姿势,为可能的诊断提供线索;另一方面,也要以尊重的态度,耐心地向患者表明医生理解其痛苦,并通过言语和恰当的躯体语言给患者以信任感,鼓励其客观地叙述病史。

2. 焦虑与抑郁 应鼓励焦虑患者讲出感受,注意其语言的和非语言的各种异常的线索,确定问题性质。给予宽慰和保证应注意分寸,如疑为抑郁症,应按精神科要求采集病史和做精神检查。

3. 多话与唠叨 提问应限定在主要问题上,在患者提供不相关的内容时,可巧妙地打断,分次进行问诊、告诉患者问诊的内容及时间限制等,但均应有礼貌、诚恳表述,切勿表现得不耐烦而失去患者的信任。

4. 愤怒与敌意 应采取坦然、理解、不卑不亢的态度,尽量发现患者发怒的原因并予以说明。

5. 多种症状并存 应注意从其描述的大量症状中抓住关键、把握实质。

6. 危重和晚期患者 危重患者需要高度浓缩的病史及体格检查,并可将其同时进行。病情危重者反应变慢,甚至迟钝,不应催促患者,应予以理解。经初步处理,病情稳定后,可赢得时间,详细询问病史。

7. 残疾患者 残疾患者在接触和提供病史上较其他人更为困难;除了需要更多的同情、关心和耐心之外,需要花更多时间收集病史。以下技巧有助于采集病史:对听力损害或聋哑人,相互理解常有困难,可用简单明了的手势或其他体语;谈话清楚、大声,态度和蔼、友善;请患者亲属、朋友解释或代述,同时注意患者表情,必要时采用书面提问,书面交流。对盲人,应给予更多安慰,先向患者自我介绍及介绍现场情况,搀扶患者就座,尽量保证患者感觉舒适,这有利于减轻患者的恐惧,获得患者的信任,告诉患者其他现场人员和室内家具或装置情况,仔细聆听病史叙述并及时做出语言的应答,更能使患者放心与配合。

8. 老年人 用简单清楚、通俗易懂的一般性问题提问;减慢问诊进度,使之有足够时间思索、回忆,必要时作适当的重复;注意患者的反应,判断其是否听懂,必要时向家属和朋友收集补充病史。

9. 小儿 小儿多不能自述病史,须由家长或保育人员代述。问病史时应注意态度和蔼,5 岁以上的小儿,可让其补充叙述一些有关病情的细节,但应注意其记忆及表达的准确性。

(林爱琴)

第三节 问诊的内容

一、一般项目

一般项目包括姓名、性别、年龄、籍贯、出生地、民族、婚姻、通信地址、电话号码、工作单位、职业、入院日期、记录日期、病史陈述者及可靠程度等。

二、主诉

主诉为患者感受最主要的痛苦或最明显的症状或(和)体征,也就是本次就诊最主要的原因。主诉应用一两句话加以概括,并同时注明主诉自发生到就诊的时间,如"咽痛、高热 2 日","心悸、气短 2 年"等。

三、现病史

现病史是病史中的主体部分,它记述患者患病后的全过程,即发生、发展、演变和诊治经过。可按以下的内容和程序询问。

1. 起病情况与患病时间 每种疾病的起病或发作都有各自的特点,详细询问起病情况对诊断疾病具有重要的鉴别作用。患病时间是指从起病到就诊或入院的时间。如先后出现几个症状则需追溯到首发症状的时间,并按时间顺序询问整个病史后分别记录,如心悸3个月,反复夜间呼吸困难2周,双下肢水肿4日。

2. 主要症状的特点 主要症状的特点包括主要症状出现的部位、性质、持续时间和程度,缓解或加剧的因素,了解这些特点对判断疾病所在的系统或器官以及病变的部位、范围和性质很有帮助。

3. 病因与诱因 尽可能了解与本次发病有关的病因(如外伤、中毒、感染等)和诱因(如气候变化、环境改变、情绪、起居饮食失调等),有助于明确诊断并拟定治疗措施。

4. 病情的发展与演变 病情的发展与演变包括患病过程中主要症状的变化或新症状的出现。

5. 伴随症状 在主要症状的基础上又同时出现的一系列其他症状称为伴随症状。这些伴随症状常常是鉴别诊断的依据,或提示出现了并发症。反之,按一般规律在某一疾病应该出现伴随症状而实际上没有出现时,也应将其记录于现病史中以备进一步观察,或作为诊断和鉴别诊断的重要参考资料,这种阴性表现有时称为阴性症状。

6. 诊治经过 患者于本次就诊前已经接受过其他医疗单位诊治时,则应询问已经接受过什么诊治措施及其结果;若已进行治疗则应问明使用过的药物名称、剂量、时间和疗效,为本次诊治疾病提供参考,但不可以用既往的诊断代替自己的诊断。

7. 病程中的一般情况 在现病史的最后应记录患者患病后的精神、体力状态、食欲及食量的改变、睡眠与大小便的情况等。这部分内容对全面评估患者病情的轻重和预后以及采取什么辅助治疗措施十分有用,有时对鉴别诊断也能够提供重要的参考资料。

四、既往史

既往史包括患者既往的健康状况和过去曾经患过的疾病(包括各种传染病)、外伤手术、预防注射、过敏,特别是与目前所患疾病有密切关系的情况。在记录既往史时应注意不要和现病史发生混淆。此外,对居住或生活地区的主要传染病和地方病史,外伤、手术史,预防接种史,以及对药物、食物和其他接触物的过敏史等,也应记录于既往史中。记录顺序一般按年、月的先后排列。

五、系统回顾

系统回顾由很长的一系列直接提问组成,用以作为最后一遍收集病史资料的方法,可避免问诊过程中患者或医生所忽略或遗漏的内容。它可以帮助医生在短时间内扼要地了解患者除现在所患疾病以外的其他各系统是否发生目前尚存在或已痊愈的疾病,以及这些疾病与本次疾病之间是否存在着因果关系。主要情况应分别记录在现病史或既往史中。实际应用时,可在每个系统询问2~4个症状。如有阳性结果,再全面深入地询问该系统的症状;如为阴性,一般来说可以过渡到下一个系统。在针对具体患者时,可以根据情况变通调整一些内容。

1. 呼吸系统 是否有咳嗽、咳痰、咯血、呼吸困难、胸痛等。

2. 循环系统 是否有心悸、心前区疼痛、水肿、心脏疾病、高血压病、动脉硬化等。

3. 消化系统 有无腹痛、腹泻、食欲改变、嗳气、反酸、腹胀、口腔疾病等。

4. 泌尿系统 有无尿痛、尿急、尿频、排尿困难、尿潴留及尿失禁等。

5. 造血系统 皮肤黏膜有无苍白、黄染、出血点、淤斑、血肿,以及淋巴结、肝、脾肿大,骨骼痛等。

6. 内分泌及代谢系统 有无怕热、多汗、乏力、畏寒、头痛、视力障碍、心悸、食欲异常、烦渴、多尿、水肿等。

7. 神经精神系统 有无头痛、失眠、嗜睡、记忆力减退、意识障碍、晕厥、痉挛、瘫痪、视力障碍、感觉及运动异常等。

8. 肌肉骨骼系统 有无肌肉麻木、疼痛、痉挛、萎缩、瘫痪、关节肿痛等。

六、个人史

个人史包括出生地、居住地区和居留时间(尤其应注意疫源地和地方病流行区)、受教育程度、经济生活和业余爱好、职业及工作条件、嗜好、起居与卫生习惯、饮食的规律与质量，有无烟酒嗜好，以及其他异嗜物和麻醉药品、毒品等，有无冶游史。

七、婚姻史

婚姻史包括未婚或已婚、结婚年龄、配偶健康状况、性生活情况、夫妻关系等。

八、月经史

月经史包括月经初潮的年龄、月经周期和经期天数，经血的量和颜色，经期症状，有无痛经与白带，末次月经日期，闭经日期，绝经年龄。

九、生育史

生育史包括妊娠与生育次数，人工或自然流产的次数，有无死产、手术产、围生期感染、计划生育措施、避孕措施等。对男性患者应询问其是否患过影响生育的疾病。

十、家族史

询问双亲与兄弟、姐妹及子女的健康与疾病情况，特别应询问是否有与患者同样的疾病，有无与遗传有关的疾病，如血友病、白化病、遗传性球形红细胞增多症等。对已死亡的直系亲属要问明死因与年龄。某些遗传性疾病还涉及父母双方亲属，也应了解。若在几个成员或几代人中皆有同样疾病发生，可绘出家系图显示详细情况。

（林爱琴）

第四节 问诊的注意事项

1. **态度诚恳耐心** 医生对患者的态度要和蔼、亲切，要有同情心和耐心。

2. **语言通俗易懂** 问诊时语言要通俗易懂，不要采用具有特定含义的医学术语，记录患者所述病名及药名时应加引号标明。

3. **患者自述为主** 问诊时应直接询问患者。不能亲自叙述的患者（如重病患者、意识不清患者、小儿等），则需向其家属或最了解病情的亲友询问。为了保证病史的可靠性，待患者病情好转或意识清醒后，必须再直接询问患者加以补充。

4. **亲自过问** 对患者所持的关于病情介绍的资料，只能作参考，第一手资料必须通过医生亲自问诊来获得。

5. **注意危重患者** 对危重患者应在简要询问之后立即做重点体检，迅速抢救。紧急情况下应先抢救，在抢救中扼要询问，待病情趋于稳定后再作补充。

6. **及时核对信息** 对其他医疗单位转来的患者的病情介绍或诊断，经核实后可作为诊断、治疗的依据。

（林爱琴）

第五节 病历书写

病历是指医生在诊疗工作中形成的文字、符号、图表、影像、切片等资料的总和，包括门（急）诊病历和住院病历。病历是医生对通过问诊、体格检查、实验室及器械检查、诊断与鉴别诊断、治疗、护理等全部医疗活动收集的资料，是医生进行分析、归纳、整理后形成的临床医疗工作的全面记录。它反映了疾病发生、发展、转归和诊疗情况的全过程，是临床医生进行正确诊断、抉择治疗和制定预防措施的科学依据。病历

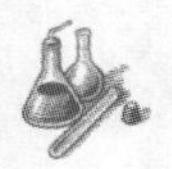

书写中应特别重视相关的法律问题,如落实书写者的责任、反映患者的知情权和选择权、保证病历内容的真实完整和连续性、相关证据的收集等,严禁涂改、伪造、隐匿、销毁或抢夺病历资料。患者也有权复印或复制门诊病历、住院病历、体温单、医嘱单、检验报告、医学影像资料、特殊检查同意书、手术同意书、手术及麻醉记录单、病理资料、护理记录等。

一、病历书写的基本规则和要求

(一) 内容真实,书写及时

病历必须客观地、真实地反映病情和诊疗经过,不能臆想和虚构。

(1) 病历书写内容应客观、真实、准确、完整、重点突出、层次分明。

(2) 书写病历应注意要按各种文件完成时间的要求及时记录。门诊病历应及时书写,急诊病历在接诊同时或处置完成后及时书写。住院病历、入院记录应于次日上级医生查房前完成,最迟应于患者入院后24 h内完成。危急患者的病历应及时完成,因抢救危急患者未能及时书写病历的,应在抢救结束后6 h内据实补记,并注明抢救完成时间和补记时间,详细记录患者初始生命状态和抢救过程,以及向患者和其亲属告知的重要事项等有关资料。

(3) 各项记录应注明年、月、日,急诊、抢救等记录应注明至时、分,采用24 h制和国际记录方式。如2003年7月6日下午3点8分,可写成2003-07-06,15:08(月、日、时、分为单位数时,应在数字前加0)。

(二) 格式规范,项目完整

病历具有特定的格式。临床医生必须按规定格式进行书写。住院病历格式分为传统病历和表格病历两种,两者记录的格式和项目基本上是一致的。前者系统而完整,后者简便、省时,便于计算机管理,有利于病历的规范化。

(1) 各种表格栏内必须按项认真填写,无内容者画"/"或"—"。每张记录用纸均须完整填写眉栏(患者姓名、住院号、科别、床号)及页码。

(2) 度量衡单位一律采用中华人民共和国法定计量单位。书写内容要完整,项目应填全,不可遗漏。

(3) 各种检查报告单应分门别类按日期顺序整理好归入病历。

(三) 表述准确,用词恰当

要运用规范的汉语和汉字书写病历,要使用通用的医学词汇和术语,力求精练、准确,语句通顺、标点正确。病历书写应当使用中文和医学术语。通用的外文缩写和无正式中文译名的症状、体征、疾病名称、药物名称可以使用外文。患者叙及的既往所患疾病名称和手术名称应加引号。

(四) 字迹工整,签名清晰

病历书写字迹要清晰、工整,不可潦草,便于他人阅读。凡做记录或经上级医生修改后,必须注明日期和时间,并由相应医生签署全名,以示负责。

(1) 病历应当使用蓝黑墨水、碳素墨水钢笔书写,需复写的资料可用蓝色或黑色的圆珠笔书写。

(2) 各项记录书写结束时应在右下角签全名,字迹应清楚易认。

(3) 某些医疗活动需要的"知情同意书"应有患者或是法定代理人签名。

(五) 审阅严格,修改规范

下级医生书写病历应由有执业资格的上级医生进行严格审阅和修改及签名。修改不等于涂改,应按照修改标准进行,我国国家卫生和计划生育委员会已对病历书写作出严格规范与要求,严禁涂改病历资料。

(1) 实习医生、试用期医生(毕业后第一年)书写的病历,应当经过在本医疗机构合法执业的医生审阅、修改并签名,审查、修改后应保持原记录清楚可辨,并注明修改时间。修改病历应在72 h内完成。上级医生审核后的签名应在署名医生的左侧,并以斜线相隔。

(2) 在病历书写过程中,若出现错字、错句,应在错字、错句上用双横线标示,不得采用刀刮、胶粘、涂黑、剪贴等方法抹去原来的字迹。

（六）法律意识，尊重权利

在病历书写中应注意体现患者的知情权和选择权。

(1) 对按照有关规定须取得患者书面同意方可进行的医疗活动（如特殊检查、特殊治疗、手术、实验性临床医疗等），应当由患者本人签署同意书。患者不具备完全民事行为能力时，应当由其法定代理人签字；患者因病无法签字时，应当由其近亲属签字，没有近亲属的，由其关系人签字；为抢救患者，在法定代理人或近亲属、关系人无法及时签字的情况下，可由医疗机构负责人或者被授权的负责人签字。

(2) 因实施保护性医疗措施不宜向患者说明疾病情况的，应当将有关情况通知患者近亲属，由患者近亲属签署同意书，并及时记录。患者无近亲属的或者患者近亲属无法签署同意书的，由患者的法定代理人或者关系人签署同意书。

(3) 医疗美容手术应由患者本人或监护人签字同意。

二、病历书写的种类、格式与内容

（一）住院病历

患者住院期间应书写住院病历。广义的住院病历包括完整病历（即狭义的住院病历或表格式住院病历）、入院记录、病程记录、会诊记录、转科记录、出院记录、死亡记录及手术记录、同意书等。因相同的疾病再次住院可书写再次住院病历。

1. 住院病历 住院病历是最完整的病历模式，一般由实习生或住院医生书写，要求在患者入院后24 h内完成。其格式与内容如下。

(1) 一般项目：包括姓名、性别、年龄、婚姻、出生地（写明省、市、县）、民族、职业、工作单位、住址、病史叙述者（应注明与患者的关系）、入院日期（急危重症患者应注明时、分）、记录日期。需逐项填写，不可空缺。

(2) 主诉：患者就诊最主要的原因，包括症状、体征及持续时间。主诉多于一项则按发生的先后次序列出，并记录每个症状的持续时间。

(3) 现病史：现病史是住院病历书写的重点内容，应结合问诊内容，经整理分析后，围绕主诉进行描写。

(4) 既往史：①预防接种及传染病史；②药物及其他过敏史；③手术史、外伤史及输血史；④过去健康状况及疾病的系统回顾。

(5) 系统回顾：①呼吸系统：咳嗽、咳痰、呼吸困难、咯血、发热、盗汗、与肺结核患者密切接触史等。②循环系统：心悸、气促、咯血、发绀、心前区痛、晕厥、水肿及高血压病、动脉硬化、心脏疾病、风湿热病史等。③消化系统：腹胀、腹痛、嗳气、反酸、呕血、便血、黄疸、腹泻和便秘史等。④泌尿系统：尿频、尿急、尿痛、排尿不畅或淋漓，尿色（洗肉水样或酱油色）、清浊度，水肿，肾毒性药物应用史，铅、汞化学毒物接触或中毒史，以及软下疳、淋病、梅毒等性传播疾病史。⑤造血系统：头晕、乏力，皮肤或黏膜淤点、紫癜、血肿，反复鼻出血，牙龈出血，骨骼痛，化学药品、工业毒物、放射性物质接触史等。⑥内分泌及代谢系统：畏寒、怕热、多汗、食欲异常、烦渴、多饮、多尿、头痛、视力障碍、肌肉震颤，以及性格、体重、皮肤、毛发和第二性征改变史等。⑦神经精神系统：头痛、失眠或意识障碍、晕厥、痉挛、瘫痪、视力障碍、感觉及运动功能异常、性格改变、记忆力和智力减退等。⑧肌肉骨骼系统：关节肿痛、运动障碍、肢体麻木、痉挛、萎缩、瘫痪史等。

(6) 个人史：①出生地及居留地：有无血吸虫病疫水接触史，是否到过其他地方病流行地区或传染病流行地区及其接触情况。②生活习惯及嗜好：有无嗜好物（如烟、酒、常用药品、麻醉毒品等）及其用量和使用年限。③职业和工作条件：有无工业毒物、粉尘、放射性物质等接触史。④冶游史：有无婚外性行为，是否患过软下疳、淋病、梅毒等。

(7) 婚姻史：记录未婚或已婚、结婚年龄、配偶健康状况、性生活情况等。

(8) 月经史、生育史：记录格式如下。

$$\text{初潮年龄}\frac{\text{行经期(天)}}{\text{月经周期(天)}}\text{末次月经时间(LMP)或绝经年龄}$$

记录月经量、颜色,有无血块、痛经、白带等情况。

生育情况按下列顺序写明:足月分娩数—早产数—流产或人流数—存活数,并记录计划生育措施。

(9) 家族史:①父母、兄弟、姐妹及子女的健康状况,是否患有与患者同样的疾病;如已死亡,应记录死亡原因及年龄;②有无家族性结核病、肝炎等传染性疾病;③有无家族性遗传性疾病、性病等传染性疾病。

2. 表格式住院病历 表格式住院病历主要对主诉和现病史以外的内容进行表格化书写。采用表格式记录简便、省时,也有利于资料储存和病历的规范化管理。初学者应首先学会书写完整病历,而不能依靠表格,待书写熟练之后,为了临床工作需要,再使用表格式住院病历。

(二) 住院期间常用医疗文件

1. 入院记录 入院记录由住院医生(或管床医生)书写,其内容和要求原则上与住院病历相同,但应简明扼要,重点突出,必须24 h内完成。其既往史、个人史、月经史、生育史、家族史和体格检查可以简明记录,免去系统回顾、病历摘要等。

2. 再次住院病历(记录) 患者再次住院时应在病历上注明本次为第几次住院,并记录以下内容。

(1) 如因旧病复发再次住院,需将过去病历摘要及上次出院后至本次入院前的病情与治疗经过详细记入现病史中,但重点描述本次发病情况。

(2) 如因新发疾病再次住院,则需按住院病历或入院记录的要求书写,并将过去的住院诊断列入过去史中。

(3) 既往史、个人史、家族史可以从略,只补充新的情况,但需注明“参阅前病历”及前次病历的住院号。

3. 24 h内入、出院记录或24 h内入院死亡记录 入院不足24 h出院的患者,可以书写24 h内入、出院记录。其内容包括:姓名、性别、年龄、婚姻状况、出生地、民族、职业、工作单位、住址、病史提供者(注明与患者关系)、入院时间、记录日期、主诉、入院情况(简要的病史及体检)、入院诊断、诊治经过、出院时间、出院情况、出院诊断、出院医嘱、医生签全名等。

4. 病程记录 病程记录是指继住院病历或入院记录后,经治医生对患者病情诊疗过程所进行的连续性记录。内容包括患者的病情变化,重要的检查结果及临床意义,上级医生查房意见,会诊意见,医生分析讨论意见,所采取的诊疗措施及效果,医嘱更改及理由,向患者及其近亲属告知的重要事项等。

病程记录的书写应另起一页,并在第一横行适中位置标明“病程记录”。书写病程记录时首先标明记录日期,另起一行记录具体内容;记录结束后签名不另起一行。病程记录由主治医生书写,但上级医生必须有计划地进行检查,作必要修改和补充并签字。病程记录一般每天记录一次;危重病例应随病情变化及时记录,并注明时间;对病情稳定的患者至少3日做一次病程记录;对病情稳定的慢性病或恢复期患者至少5日记录一次;手术后患者应连续记录3日,以后视病情要求进行记录。

5. 同意书 根据《中华人民共和国执业医师法》、《医疗机构管理条例》、《医疗事故处理条例》和《医疗美容服务管理办法》,凡在临床诊治过程中,需行手术治疗、特殊检查、特殊治疗、实验性临床医疗和医疗美容的患者,应对其履行告知义务,并详细填写同意书。

(1) 经治医生或主要实施者必须亲自使用通俗语言向患者或其近亲属、法定代理人、关系人告知患者的病情、医疗措施、目的、名称、可能出现的并发症及医疗风险等,并及时解答其咨询。

(2) 手术同意书应包括术前诊断、拟施行手术名称、术中或术后可能出现的并发症及手术风险。特殊检查、特殊治疗知情同意书应包括检查治疗的项目、目的、风险性及并发症。

(3) 同意书必须经患者或其近亲属、法定代理人、关系人签字,医生签全名。同意书一式两份,医患双方各执一份。医疗机构应将其归入病历中保存。门诊的各同意书交病案室存档,其保管期限同门诊病案。

(4) 由患者近亲属或其法定代理人、关系人签字的,应提供授权人的授权委托书、身份证明及被委托人的身份证明,并提供身份证明的复印件。其授权委托书及身份证明的复印件随同意书归档。

(5) 新技术、实验性临床医疗等项目应按国家有关规定办理手续,并如实告知患者及其近亲属。

(三) 门诊病历

1. 门诊初诊、复诊病历书写要求

(1) 门诊病历封面应设有姓名、性别、出生年月、民族、婚姻状况、职业、住址、工作单位、药物过敏史、身份证号及门诊病历编号等栏目，并认真填写完整；每次就诊均应填写就诊日期（年、月、日）和就诊科别。急危重症患者应注明就诊时间（年、月、日、时、分），时间按 24 h 制。

（2）使用通用门诊病历时，就诊医院应在紧接上一次门诊记录下空白处盖“××年××月××日××医院××科门诊”蓝色章，章内空白处由接诊医生填写。

（3）儿科患者、意识障碍患者、创伤患者及精神病患者就诊时须写明陪伴者姓名及与患者的关系，必要时写明陪伴者工作单位、住址和联系电话。

（4）患者在其他医院所作检查，应注明该医院名称及检查日期。

（5）急危重症患者必须记录患者体温、脉搏、呼吸、血压、意识状态、诊断和抢救措施等。对收入急诊观察室的患者，应书写观察病历。抢救无效的死亡病例，要记录抢救经过，参加抢救人员姓名、职称或职务，患者死亡日期及时间，死亡诊断等。

（6）初步诊断、诊断医生签名写于右下方。如需上级医生审核签名，则签在署名医生左侧并划斜线相隔，如×××/×××。医生应签全名，字迹应清楚易认，处理措施写在左半侧。

（7）法定传染病，应注明疫情报告情况。

（8）门诊患者住院须填写住院证。

（9）门诊病历、住院证可用圆珠笔书写，字迹应清晰易认。

2. 门诊初诊、复诊病历书写内容

（1）初诊病历：①主诉：主要症状及持续时间。②病史：现病史要重点突出（包括本次患病的起病日期、主要症状、他院诊治情况及疗效），并简要叙述与本次疾病有关的过去史、个人史及家族史。③体格检查：一般情况下，重点记录阳性体征及有助于鉴别诊断的阴性体征。④实验室检查、特殊检查或会诊记录。⑤初步诊断：如暂不能明确诊断，可在病名后使用“?”，并尽可能注明复诊医生应注意的事项。⑥处理措施：处方及治疗方法记录应分行列出，药品应记录药名、剂量、总量、用法；进一步检查措施或建议；休息方式及期限。⑦医生签全名。

（2）复诊病历：①上次诊治后的病情变化和治疗反应，不可用“病情同前”字样。②体格检查：着重记录原来阳性体征的变化和新的阳性发现。③需补充的实验室检查或器械检查项目。④三次不能确诊的患者，接诊医生应请上级医生会诊，上级医生应写明会诊意见及会诊日期和时间，并签全名。⑤诊断：对上次已确诊的患者，如诊断无变更，可不再写诊断。⑥处理措施要求同初诊。⑦持通用门诊病历变更就诊医院、就诊科别或与前次不同病种的复诊患者，应视作初诊患者并按初诊病历要求书写病历。⑧医生签全名。

（林爱琴）

能力测试

1. 问诊主要包括哪些内容？
2. 住院病历由哪几个部分构成，其中现病史的主要内容有哪些？
3. 何谓主诉？试举例说明。

第五章 体格检查

学习要点：本章主要介绍体格检查的基本方法、主要内容和临床意义。要求掌握常见异常体征的含义及临床意义；熟悉全面、系统查体的主要内容；了解查体的基本方法；学会运用视诊、触诊和嗅诊的方法对被检查者进行简单查体。

体格检查是检查者运用自己的感觉器官（眼、耳、鼻、手）或借助于简单的检查工具（听诊器、叩诊锤等）对被检查者的身体健康状况的检测和计量。检查所发现的临床现象称为体征，是许多疾病临床诊断的重要证据之一。

第一节 基本检查方法

体格检查常用的基本检查方法有视诊、触诊、叩诊、听诊和嗅诊，检查者可根据自己的工作需要应用不同的检查方法，获取相应的查体资料。

一、视诊

视诊是检查者用视觉来观察被检查者全身或局部情况的检查方法，包括直接观察和间接观察两种方法。视诊时被检查部位应充分暴露，在自然光线下进行。

(1) 直接观察法，可以观察到患者全身一般状况及局部表现。前者如性别、年龄、发育与营养等；后者如皮肤、黏膜、舌苔、头颈等部位。

(2) 间接观察法，即借助工具对身体某些特殊部位进行观察，如用眼底镜检查眼底等。

二、触诊

触诊是检查者通过手的触觉进行检查的一种方法，多用手指腹和掌指关节的掌面这两个部位，通过触、摸、按、压被检查者局部以了解体表（皮肤及皮下组织等）及脏器（心、肺、肝、脾、肾、子宫等）的物理特性，如大小、质地、触痛等。检查者位于被检查者右侧，面向被检查者，随时注意观察被检查者的表情。根据触诊的部位及施加的压力的不同分为浅部触诊法和深部触诊法两种。

（一）浅部触诊法

将右手轻放在被检查部位，以掌指关节和腕关节的运动，轻柔地进行滑动按、摸，可触及身体的深度为1～2 cm，常用以检查皮下结节、肌肉中的包块、关节腔积液、肿大的浅表淋巴结、胸腹壁的病变等。检查时除注意手法轻柔外还应观察有无压痛、抵抗感及搏动，如有肿块应注意其大小、与邻近脏器之间的关系等。

（二）深部触诊法

用一只手或双手重叠在被检查部位逐渐加压向深层触摸，借以了解被检查部位深部组织及脏器状况，可触及身体的深度为4～5 cm，常用于腹部检查，了解腹腔及盆腔脏器的病变。按检查目的和要求可采用以下不同的手法。

1. 深部滑行触诊法 被检查者应平卧屈膝、放松腹肌平静呼吸，检查者手掌置于腹壁，利用示指、中指、环指的掌指运动，向腹部深层滑动触摸，对被触及的脏器或肿块应做上、下、左、右滑动触摸，了解其形态、大小及硬度等。此法常用于检查胃肠道病变，及有无腹部包块。

2. 深压触诊法 以一至三个手指逐渐用力深压被检查部位，以了解有无局限触痛点及反跳痛。

3. 双手触诊法 用左手置于被检查部位的背面（腰部）或腔内（阴道、肛门），右手置于腹部进行触摸。可用于检查肝、脾、肾、子宫等脏器。

4. 冲击触诊法 并拢四指，稍用力急促地反复向下冲击被检查局部，通过指端以感触有无浮动的肿块或脏器。用于有大量腹腔积液且伴有脏器肿大或肿块的患者。

三、叩诊

叩诊是指检查者用手指叩击被检查者体表使之产生音响，由于人体各种组织结构的密度、弹性各异而发生不同的声音，借助叩击发出的不同音响来判断体内器官状况的检查方法。通常分为直接叩诊法和间接叩诊法。

被检查者体位要舒适、叩诊部位肌肉要松弛，叩诊时应保持环境安静。叩诊应以掌指关节和腕关节活动为主、避免肘关节的运动。

1. 直接叩诊法 用并拢的中间三指的掌面直接轻轻拍击被检查部位体表，借助拍击后的反响音及手指的振动感来判断该部深层组织或器官的病变，常用于胸、腹部面积较广泛的病变。

2. 间接叩诊法 临床上最常用的叩诊方法。其手法是：以左手中指第二指节紧贴于被检部位，其余手指要稍微抬起勿与体表接触；右手各指自然弯曲，以中指的指端垂直叩击左手中指第二指节背面。对每一叩诊部位应连续叩击 2～3 下，用力要均匀，使产生叩诊音响基本一致，同时在相应部位左右对比以便正确判断叩诊音的变化。

四、听诊

听诊是直接用耳或借助听诊器，听取身体各部活动时发出的音响，以帮助临床诊断的一种检查方法。环境要求温暖和安静。可分为直接听诊法和间接听诊法两种方法。

（1）直接听诊法是用耳直接贴于被检查者体表某部位，听取脏器运动时发出的音响，听到的声音一般较弱，现已很少使用，仅在没有听诊器应急时采用。

（2）间接听诊法是借助听诊器进行听诊。常用于心、肺、腹部查体，也可用于听取血管音等。

五、嗅诊

嗅诊是用嗅觉判断发自受检者的各种气味及其与疾病关系的方法。这些气味多来自皮肤、黏膜、呼吸道、胃肠道、呕吐物、排泄物、分泌物、脓液和血液等。检查者用手将被检查者体表或泌、泄、吐、呼出物所散发的气味轻轻扇向自己的鼻部，并仔细判断气味的性质和特点。

（杨春兰）

第二节 一般检查

一般检查是对被检查者全身状态、皮肤及浅表淋巴结的概括性检查，检查方法以视诊为主，配合触诊、听诊和嗅诊完成。

一、全身状态检查

全身状态检查内容包括性别、年龄、生命体征、发育与体型、营养状态、意识状态、面容与表情、语调与语态、体位与步态。

（一）性别

通常以性征区别性别。检查中应注意以下几点。①某些疾病对性征的影响：如肾上腺皮质肿瘤可导致男性女性化。②某些药物对性征的影响：如长期应用性激素引起性征的改变。③性染色体异常对性征的影响：如性染体的数目和结构异常导致的两性畸形。④性别与某些疾病的发生率的关系：如甲状腺疾病和系统性红斑狼疮以女性多见,胃癌及食管癌以男性多见。

（二）年龄

判断年龄一般以观察皮肤黏膜的弹性与光泽、肌肉状态、毛发的颜色及分布情况、牙齿状态等为依据。儿童重点观察生长发育情况,青少年重点观察性征的发育,老年人重点观察老化情况。年龄与疾病发生有着密切关系,如佝偻病、白喉多见于幼儿与儿童;结核病多见于青少年;高血压、冠心病多见于中老年人。

（三）生命体征

生命体征是评价生命活动存在与否及其质量的重要指标,尤其对急、危、重症的患者更为重要,包括体温、脉搏、呼吸和血压。

1. 体温　正常人的体温在 24 h 内略有波动,一般情况下不超过 1 ℃。生理情况下,早晨略低,下午或运动和进食后稍高。老年人体温略低,妇女在经期前或妊娠时略高。体温测量方法及正常值如下。

(1) 口测法:先用 75%酒精消毒体温表,放在舌下,紧闭口唇,放置 5 min 后拿出来读数,正常值为 36.3～37.2 ℃。此法禁用于神志不清患者和婴幼儿。

(2) 腋测法:此法是测量体温最常用的方法。擦干腋窝汗液,将体温表的水银端放于腑窝顶部,用上臂半体温表夹紧,10 min 后读数,正常值为 36～37 ℃。

(3) 肛测法:多用于昏迷患者或小儿。患者取仰卧位,将肛表头部用油类润滑后,慢慢插入肛门,深达肛表的 1/2 为止,放置 5 min 后读数,正常值为 36.5～37.7 ℃。

体温高于正常时原因详见第三章第一节;体温低于正常多见于休克、大出血、慢性消耗性疾病、年老体弱、甲状腺机能低下、重度营养不良、在低温环境中暴露过久等。

2. 脉搏　随着心脏的收缩和舒张,动脉管壁有节奏地起伏称为脉搏。检查脉搏最常选用桡动脉搏动处,先让患者安静休息 5～10 min,手平放。检查者将右手示指、中指、环指并齐按在患者手腕段的桡动脉处,压力大小以能感到清楚的动脉搏动为宜,数半分钟的脉搏数,再乘以 2 即得 1 min 脉搏次数。正常成人脉搏为 60～100 次/分。脉搏受活动、代谢等影响而波动,白天快些,夜间慢些;小儿偏快,老年人偏慢。

3. 呼吸　呼吸是呼吸道和肺的活动。呼吸的计数可观察患者胸腹部的起伏次数,一吸一呼为一次呼吸,计数 1 min。正常成人平静呼吸时频率为 16～20 次/分,小儿呼吸偏快,老年人呼吸偏慢。呼吸与脉搏的比例为 1∶4。

4. 血压　血液在血管内流动并作用于血管壁的压力称为血压,一般指动脉血压而言。心室收缩时,动脉内最高的压力称为收缩压;心室舒张时,动脉内最低的压力称为舒张压。收缩压与舒张压之差为脉压。成人正常血压值范围为:收缩压 90～139 mmHg,舒张压 60～89 mmHg。

血压测量一般选用上臂肱动脉,患者取坐位,暴露并伸直肘部,手掌心向上,打开血压计,使患者心脏的位置与被测量的动脉和血压计上的水银柱的零点在同一水平线上。放尽袖带内的气体,将袖带缚于上臂,下缘距肘窝上约 2.5 cm,松紧度以能插入一到两个手指为宜,戴上听诊器,在肘窝内摸到动脉搏动后,将听诊器胸件放在该处,并用手按住稍加压力。打开水银槽开关,手握橡胶球,关闭气门后打气,注意水银柱高度,待肱动脉搏动消失,继续充气,使水银柱升高 20～30 mmHg,然后微开气门,慢慢放出袖带中气体,当听到第一个微弱声音时,水银柱上的刻度就是收缩压。继续放气,当声音突然变弱或消失时水银柱上的刻度为舒张压。如未听清,将袖带内气体放完,使水银柱降至零位,稍停片刻,再重新测量。血压计使用完毕后应将其倾斜 45°以上,使水银反流回贮汞瓶中后再合上开关。

（四）发育与体型

1. 发育　发育常依据年龄、智力、体格成长状态(如身高、体重、第二性征)的关系综合判断,发育正常者相互间关系均衡一致。

成人发育正常的判断指标包括:①胸围约等于身高的一半;②双上肢展开的长度约等于身高;③坐高约等于下肢的长度。临床上的病态发育与内分泌疾病密切相关。如在发育成熟前:若甲状腺功能减退,则可导致体格矮小伴智力低下,称呆小症;若腺垂体功能减退,可致体格异常矮小,但智力正常,称垂体性侏儒症;若腺垂体功能亢进,可导致体格发育异常高大,称巨人症。

2. 体型　体型是身体各部发育的外观表现,包括骨骼、肌肉的生长与脂肪分布状态等。成年人的体型分为以下三种。

(1) 正力型(匀称型):身体各部结构匀称适中,见于多数正常人。

(2) 无力型(瘦长型):体高肌瘦、颈长肩窄、胸廓扁平、腹上角<90°。

(3) 超力型(矮胖型):体格粗壮、颈短肩宽、胸廓宽厚、腹上角>90°。

(五) 营养状态

营养状态常以综合判断皮肤黏膜、皮下脂肪、肌肉、毛发的发育情况为依据。最方便快捷的方法是判断皮下脂肪的充实程度,适宜的检查部位是前臂屈侧、上臂背侧下 1/3 处。最简单重要的指标是测量体重,根据被检查者的身高计算出其标准体重,再将实际体重与标准体重进行比较。实际体重在标准体重±10%范围内属于正常。成人标准体重的粗略计算公式:标准体重(kg)=身高(cm)-105(男性)或(女性-107.5)。

临床上将营养状态分为以下三个等级。

1. 良好 黏膜红润、皮肤光泽、弹性良好、皮下脂肪丰满、肌肉结实、毛发和指甲润泽。

2. 不良 皮肤黏膜干燥、弹性减退、皮下脂肪菲薄、肌肉松弛无力、毛发稀疏、干枯、易脱落、指甲粗糙无光泽。

3. 中等 介于良好与不良两者之间。

临床上常见的营养状态异常包括以下两方面。

1. 营养不良 因摄入不足、消耗增多所致。当体重低于标准体重达 10%以上时,称为消瘦,极度消瘦者,称恶病质。

2. 营养过度 体内中性脂肪积聚过多,主要表现为体重增加,当实际体重高于标准体重达 20%以上时,称为肥胖。

(六) 意识状态

意识状态是大脑功能活动的综合表现,是对环境的知觉状态。正常人意识清晰,定向力正常,反应敏捷、精确,思维和情感活动正常,语言流畅、准确。意识状态多通过交谈了解其思维、反应、情感活动、计算力以及定向力等情况进行判断。必要时,可进行痛觉试验、瞳孔对光反射、腱反射等检查以确定意识障碍的程度。

(七) 面容与表情

健康人表情自然、神态安怡。疾病可引起面容与表情的变化,特别是某些疾病发展到一定程度时,患者可出现特征性的面容与表情。临床上常见的典型面容与表情如下。

1. 急性病容 面色潮红、表情痛苦、兴奋不安、呼吸急促、鼻翼扇动、口唇疱疹。见于急性感染性疾病,如肺炎球菌性肺炎、疟疾、流行性脑脊髓膜炎等。

2. 慢性病面容 憔悴、面色灰暗或苍白、目光暗淡、消瘦无力。见于慢性消耗性疾病,如恶性肿瘤、肝硬化、严重结核病等。

3. 贫血面容 面色苍白、唇舌色淡、表情疲惫。见于各种原因引起的贫血。

4. 二尖瓣面容 面色晦暗、双颊紫红、口唇轻度发绀。见于风湿性心脏病二尖瓣狭窄(图 5-1)。

5. 甲状腺功能亢进症面容 面容惊愕、眼裂增宽、眼球凸出、目光炯炯、兴奋不安、烦躁易怒。见于甲状腺功能亢进症(图 5-2)。

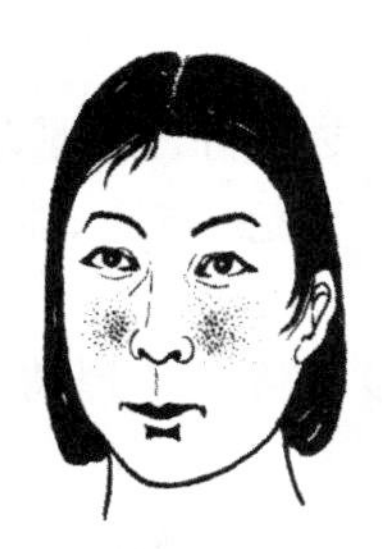

图 5-1 二尖瓣面容

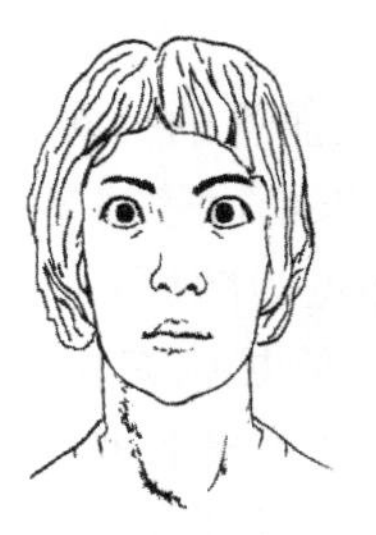

图 5-2 甲状腺功能亢进症面容

6. 肝病面容 面色晦暗、额部、鼻背、双颊有褐色色素沉着。见于慢性肝病。

7. 肾病面容 面色苍白、眼睑、颜面水肿,舌色淡。见于慢性肾脏疾病。

8. 满月面容 面如满月、皮肤发红、常伴痤疮和小须。见于 Cushing 综合征及长期应用糖皮质激素者。

(八)语调与语态

语调是指言语过程中的音调。语态是指言语过程中的节奏。当某些病变累及语言中枢、神经或发音器官时,则可引起语调、语态的改变,如语言中枢病变可引起失声、失语和口吃;喉部病变可引起声音嘶哑;脑血管意外可引起发音困难;帕金森病、舞蹈症等可引起语言节奏紊乱、音节不清。

(九)体位

体位是指身体在休息时所处的状态。体位的改变对某些疾病的诊断具有一定的意义。临床上常见的体位有以下几种。

1. 自动体位 身体活动自如、不受限制。见于正常人或轻症患者。

2. 被动体位 患者自己不能随意调整或变换肢体位置。见于极度衰弱或意识障碍及瘫痪患者。

3. 强迫体位 患者为减轻病痛,而被迫采取的某种特殊体位。临床上常见类型有:强迫仰卧位,见于急性腹膜炎等;强迫俯卧位,见于脊柱病变等;强迫侧卧位,如一侧胸膜炎或胸膜腔积液;强迫坐位(端坐呼吸),最常见于左心功能不全,也可见于肺功能不全;强迫蹲位,见于先天性发绀型心脏病;强迫停立位,见于心绞痛;辗转体位,见于胆石症、胆道蛔虫症、肾绞痛、肠绞痛等。

(十)步态

步态是指人走路时的姿态。健康人的步态因年龄、机体状态及所受训练等因素影响,表现不同。某些疾病可使步态发生具有一定特征的变化。临床上常见的异常步态如下。

1. 蹒跚步态 走路时身体左右摇摆如鸭行,故又称鸭步。见于佝偻病、大骨节病、进行性肌营养不良、双侧先天性髋关节脱位等。

2. 醉酒步态 走路时躯干重心不稳,步态紊乱不准确,似醉酒状。见于小脑疾病、酒精或巴比妥中毒。

3. 共济失调步态 起步时一脚高抬,骤然垂落,且双目向下注视,两足间距宽,以防身体倾斜,闭目时则无法保持平衡。见于脊髓病变。

4. 慌张步态 起步后小步急速前冲,身体前倾,难以止步。见于帕金森病。

5. 剪刀步态 移步时下肢内收过度,两腿交叉呈剪刀状,原因是双下肢肌张力增高,特别是内收肌张力增高明显所致。见于脑瘫、截瘫。

6. 偏瘫步态 向前迈步时患腿常经外侧回旋向前,故又称回旋步或画圈步态。见于偏瘫。

7. 间歇性跛行 走路时常因下肢突发酸痛乏力而被迫停止行进,需休息片刻方能继续。见于高血压、动脉硬化者。

二、皮肤的检查

皮肤检查内容主要包括皮肤颜色、湿度、弹性、皮疹、皮下出血、水肿等。皮肤本身的疾病很多,但皮肤的改变也可能是某些病变的局部表现。皮肤检查以视诊为主,必要时结合触诊。

(一)颜色

皮肤颜色与种族、毛细血管的分布、血液充盈程度、色素的多少、皮下脂肪的厚薄有关。

1. 苍白 由于贫血、末梢血管痉挛或充盈不足所致。见于寒冷、惊恐、贫血、休克、虚脱及主动脉瓣关闭不全等。通常检查的部位为颜面、睑结膜、口唇、甲床等。

2. 发红 由于毛细血管扩张充血、血流加速及红细胞数量增多所致。生理情况下见于酒后、情绪激动、运动后;病理情况下见于发热性疾病、阿托品、一氧化碳中毒等。

3. 发绀 皮肤黏膜呈青紫色,主要由单位容积血液中还原血红蛋白增高所致。常见部位有口唇、舌、面颊、耳廓、肢端等。

4. 黄染 皮肤黏膜发黄。常见的原因有:①黄疸;②过多食用胡萝卜、南瓜、橘子等可引起血中胡萝卜素增多，表现于手掌、足底、前额及鼻部皮肤黄染，一般不发生于巩膜及口腔黏膜，且血中胆红素不增高，可与黄疸鉴别；③长期服用含黄色素的药物：如呋喃类等含黄色素的药物可引起皮肤黄染，严重者可出现巩膜黄染，但以巩膜周围最明显。

5. 色素沉着 表皮基底层的黑色素增多所致的部分或全身皮肤色泽加深。正常有色素沉着的部位（如乳头、腋窝、生殖器、关节、肛门周围等）色泽明显加深或其他部位出现色素沉着，才有临床意义。

全身性色素沉着常见于慢性肾上腺皮质功能减退症、肝硬化、肝癌晚期、肢端肥大症等。抗肿瘤药物也可引起不同程度的皮肤色素沉着。

妊娠妇女可于面部、额部出现棕褐色对称性色素斑，称妊娠斑。老年人可于全身或面部出现散在的色素沉着，称老年斑。

6. 色素脱失 正常皮肤均含有一定量的色素。若皮肤失去原有的色素，称色素脱失，为酪氨酸酶缺乏致体内酪氨酸不能转化为多巴而形成黑色素时出现，临床上常见于白癜风、白斑及白化症。

（二）湿度

皮肤湿度与汗腺分泌有关。生理情况下，如在气温高、湿度大的环境中，出汗增多。病理情况下，出汗过多可见于风湿病、甲状腺功能亢进症、佝偻病等。夜间睡后出汗称为盗汗，是结核病的重要征象。手脚皮肤发凉而大汗淋漓称为冷汗，见于休克或虚脱。清醒时出汗称自汗，为交感神经兴奋性增高所致。少汗或无汗见于维生素 A 缺乏、硬皮病、尿毒症以及脱水等。

（三）温度

检查者用手背触摸检查对象皮肤温度。全身皮肤发热见于发热、甲状腺功能亢进症；全身皮肤发凉见于休克、甲状腺功能减退症等。局部皮肤发热见于疖肿、丹毒等炎症；肢端发冷见于雷诺病。

（四）弹性

皮肤的弹性与年龄、营养状况、皮下脂肪及组织间隙液体量有关。儿童及青年人皮肤富有弹性，中年以后皮肤弹性逐渐降低，老年人皮肤弹性差。通常检查的部位为手背或上臂内侧。检查时，以示指和拇指将皮肤捏起，然后松开观察皮肤平复的情况。如复原快，说明弹性良好；复原慢，说明弹性减弱，见于长期慢性消耗性疾病或严重脱水者。

（五）皮疹

皮疹是临床上诊断某些疾病的重要依据，多为全身性疾病的征象之一，常见于传染病、皮肤病、药物及其他物质的过敏反应等。发现皮疹时，应注意检查其出现和消失的时间、发展顺序、分布部位、形态大小、平坦或隆起、颜色、压之是否褪色及有无瘙痒、脱屑等。根据其出现的规律和形态的某些特异性，为某些疾病提供诊断依据。详见第二十四章第一节。

（六）压疮

压疮又称压力性溃疡，为局部组织长期受压，发生持续性缺血、缺氧、营养不良所致的皮肤损害，易发生于身体受压较大的骨突部位（如枕部、耳廓、肩胛部、脊柱、肘部、髋部、骶部、膝关节内外侧、内外踝、足跟等）。

（七）皮下出血

皮下出血根据其直径大小及伴随情况分为以下几种。①淤点：皮肤、黏膜下出血，直径＜2 mm 者。②紫癜：皮肤、黏膜下出血直径在 2～5 mm 者。③淤斑：皮肤、黏膜下出血直径＞5 mm 以上者。④血肿：皮肤、黏膜下片状出血伴皮肤显著隆起者血肿。

皮下出血主要见于出血性疾病、重症感染、某些中毒及外伤等。较小的皮下出血应注意与红色的皮疹或小红痣鉴别，皮疹受压时可褪色或消失，淤点、紫癜和小红痣压之不褪色，但小红痣触之稍高于皮面且表面光滑。

（八）蜘蛛痣与肝掌

蜘蛛痣是指皮肤小动脉末端分支扩张所形成的形似蜘蛛的血管痣。主要出现于上腔静脉分布的区域内（如面、颈、手背、上臂、前胸和肩部等处），直径可从帽针头至数厘米不等，以火柴头压迫痣的中心，可见辐射状小血管网立即消失，松开后复现。一般认为其发生机制与肝脏对雌激素灭活作用减弱有关，体内雌激素增高所致，见于急、慢性肝炎或肝硬化，妊娠妇女也可见，正常人偶见。慢性肝病患者常可见手掌的大、小鱼际处发红，压之褪色，称为肝掌，其发生机制及临床意义同蜘蛛痣。

(九) 水肿

轻度水肿视诊不易发现，需与触诊结合。检查时，指压后应停留片刻，观察有无凹陷及平复情况。常用检查部位为浅表骨表面(如胫骨前、踝部、足背、腰骶部及额前等)及眼睑。以手指按压局部组织可出现凹陷者，称凹陷性水肿。而黏液性水肿及象皮肿，尽管肿胀明显，但受压后无组织凹陷，为非凹陷性水肿。根据水肿的程度可分为三种。

1. 轻度 仅见于眼睑、眶下软组织、胫骨前、踝部皮下组织，指压后可见轻度凹陷，平复较快。

2. 中度 全身软组织均可见明显水肿，指压后可见明显凹陷，平复缓慢。

3. 重度 全身组织明显水肿，身体低垂部位皮肤张紧发亮，甚至有液体渗出，胸、腹腔等浆膜腔可有积液，外阴部也可见明显水肿。

三、全身浅表淋巴结检查

正常浅表淋巴结直径多在0.2～0.5 cm之间，质地柔软，表面光滑，不易触及，与周围组织无粘连，无压痛。

(一) 浅表淋巴结的分布

人体浅表淋巴结分为以下几个组群，可收集一定区域淋巴液(图5-3)。

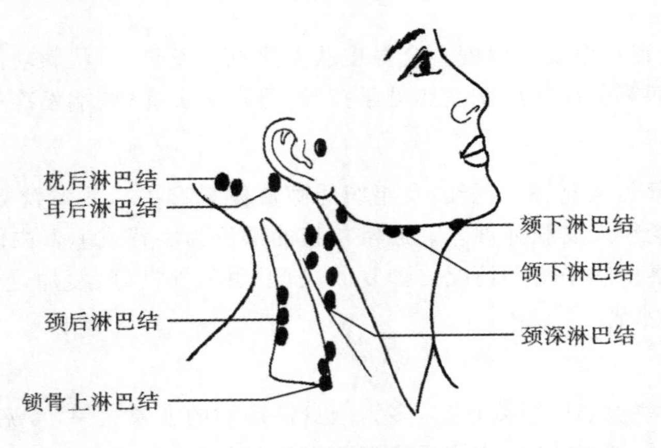

图5-3 颈部淋巴结分布

(1) 耳后、乳突收集头皮范围的淋巴液。

(2) 颌下淋巴结收集口底、颊部黏膜、牙龈等处的淋巴液。

(3) 颏下淋巴结收集颏下三角区组织、唇、舌部的淋巴液。

(4) 颈深淋巴结上群收集鼻咽部淋巴液，下群收集咽喉、气管、甲状腺等处的淋巴液。

(5) 左侧锁骨上淋巴结收集食管、胃等器官的淋巴液，右侧收集气管、胸膜和肺的淋巴液。

(6) 腋窝淋巴结收集乳房、前后胸壁及臂部淋巴液。

(7) 腹股沟淋巴结收集会阴部及下肢的淋巴液。

分析淋巴结收集淋巴液的区域对判断病变来源有一定意义。如局部炎症或肿瘤可引起相应区域的淋巴结肿大。

(二) 淋巴结的检查方法、顺序及内容

1. 检查方法 检查者主要用滑动触诊，常用部位检查方法如下。

(1) 颈部淋巴结：检查对象最好取坐位，头稍低或偏向检查者一侧，以使检查部位皮肤或肌肉放松。检查者面对检查对象，用双手进行触诊，四指并拢，紧贴检查部位，左手触诊右侧，右手触诊左侧，由浅入深进行滑动触诊。

(2) 锁骨上窝淋巴结：检查对象可取坐位或仰卧位，检查者面对检查对象，双手进行触诊，左手触诊右侧，右手触诊左侧，示指与中指并拢，由浅入深逐渐触摸至锁骨后部。

(3) 腋窝淋巴结:检查者面对检查对象,以右手检查左侧,以左手检查右侧,由浅入深达腋窝顶部,再沿腋窝侧壁向下触诊。

2. 检查顺序 耳前、耳后、乳突区、枕骨下区、颈后三角、颈前三角、锁骨上窝、腋窝、滑车上、腹股沟、腘窝等。

3. 检查内容 触及肿大的淋巴结时应注意其大小、数目、硬度、压痛、活动度、有无粘连,局部皮肤有无红肿、瘢痕、瘘管等,注意寻找引起淋巴结肿大的原发病灶。

(三) 淋巴结肿大的临床意义

1. 局限性淋巴结肿大

(1) 非特异性淋巴结炎:急性炎症初期,肿大的淋巴结一般质软、表面光滑、有压痛、无粘连。慢性炎症时,肿大淋巴结质地较硬,最终可缩小或消失,是由于所属部位的急、慢性炎症引起。

(2) 淋巴结结核:常发生在颈部血管周围,呈多发性,质稍硬,大小不等,可相互粘连,或与周围组织粘连,晚期破溃后形成瘘管,愈后可形成瘢痕。

(3) 恶性肿瘤淋巴结转移:转移淋巴结质地坚硬,与周围组织粘连,一般无压痛。如肺癌多向右锁骨上淋巴结转移;胃癌或食管癌多向左锁骨上淋巴结转移;腋下淋巴结肿大见于乳腺癌转移。

2. 全身性淋巴结肿大 淋巴结肿大的部位遍及全身,大小不等,无粘连,质地与病变性质有关,可见于急/慢性淋巴结炎、淋巴瘤、白血病及传染性单核细胞增多症等。

(杨春兰)

第三节 头颈部检查

一、头部

(一) 头发

注意头发颜色、数量、质地、有无脱发。生理情况下,头发的颜色、曲直及疏密度可因种族、遗传、年龄等因素而不同。病理情况下,脱发可见于脂溢性皮炎、甲状腺功能减退症、伤寒等;放射治疗和肿瘤化疗后引起的脱发,停止治疗后,头发可逐渐长出。

(二) 头皮

注意有无头屑、头癣、疖痈、外伤及瘢痕等。

(三) 头颅

注意头颅大小、形态、压痛、有无异常运动及隆起。

1. 头颅大小及形态 头颅大小以头围来衡量,测量时以软尺自眉间绕到颅后通过枕骨粗隆一周的长度。新生儿头围平均 34 cm,以后逐渐增大,18 岁后达 53 cm 或以上而不再变化。

头颅畸形常见以下几种:①小颅:头围小于正常值,为囟门过早闭合所致,常伴智力障碍。②巨颅:头颅增大,头皮静脉怒张,颜面很小,见于脑积水。由于颅内压增高,压迫眼球,形成双目下视,巩膜外露,称落日现象。③方颅:头顶平坦呈方形,见于佝偻病等。

2. 头部运动 异常运动受限见于颈椎病;头部不随意颤动见于帕金森病;与颈动脉搏动一致的点头运动,见于严重主动脉瓣关闭不全。

二、面部及其器官

(一) 眼

1. 眼睑

(1) 眼睑水肿:眼睑组织疏松,轻度水肿即可在眼睑表现出来,可见于肾炎、慢性肝病、贫血、营养不良、血管神经性水肿等。水肿从眼睑、颜面开始是肾源性水肿特征之一。

(2) 上睑下垂:双侧睑下垂见于先天性上睑下垂,重症肌无力;单侧上睑下垂见于各种原因引起的动眼神经麻痹,如蛛网膜下腔出血等。若一侧上睑下垂,眼球下陷,瞳孔缩小及同侧面部无汗,称 Horner 综合征,为该侧颈部交感神经麻痹所致。

(3) 眼睑闭合障碍:双侧眼睑闭合障碍可见于甲状腺功能亢进症,单侧闭合障碍见于面神经麻痹。

2. 结膜 结膜分睑结膜、穹窿部结膜和球结膜三部分。检查时注意观察结膜有无充血、出血、苍白等。

检查上睑结膜时,嘱检查对象向下看,用示指和拇指捏起上睑中部边缘,轻轻向前下方牵拉,然后拇指将睑缘向上捻转的同时示指轻轻下压,注意动作要轻柔。检查下睑结膜时,嘱检查对象向上看,以示指将下眼睑向下翻开。

结膜苍白见于贫血,充血见于结膜炎,颗粒与滤泡见于沙眼。出现大小不等散在出血点时,可见于亚急性感染性心内膜炎、败血症等;出现大片出血时,可见于高血压、动脉硬化。

3. 巩膜 巩膜为不透明的瓷白色。黄疸时,以巩膜部黄染出现最早和最明显。

4. 角膜 角膜表面有丰富的感觉神经末梢,故角膜的感觉十分灵敏。检查时采用斜照光更易观察其透明度,注意有无白斑、云翳、溃疡、软化及新生血管等。白斑和云翳若发生在瞳孔部位可影响视力;角膜软化见于维生素 A 缺乏;角膜周围血管增生见于严重沙眼。角膜边缘及周围出现灰白色混浊环,多见于老年人,故称老年环,是类脂质沉着的结果。

5. 眼球 检查时应注意眼球的外形和运动。

(1) 眼球突出:双侧眼球突出,见于甲状腺功能亢进症;单侧眼球突出,多见于局部炎症或眶内占位性病变。

(2) 眼球下陷:双侧眼球下陷,见于严重脱水或眼球萎缩;单侧眼球下陷见于 Horner 综合征。

(3) 眼球运动:眼球运动受动眼、滑车、外展三对脑神经支配,由六条眼外肌的协调运动实现。检查方法为嘱检查对象头部固定,眼球随其眼前 30~40 cm 处的目标物(检查者手指)移动。一般按左→左上→左下,右→右上→右下 6 个方向依次进行,观察有无斜视、复视或震颤。当支配眼肌运动的神经麻痹时,会出现眼球运动障碍,并伴复视。由支配眼肌运动的神经麻痹所致的斜视,称麻痹性斜视,多由颅内炎症、肿瘤、脑血管病变或外伤所致。

眼球震颤是指双侧眼球发生的一系列有节律的快速往返运动。运动方向以水平方向多见,垂直和旋转方向少见。检查方法为嘱检查对象随检查者所示方向运动数次,观察是否出现震颤。自发的眼球震颤见于耳源性眩晕、小脑病变、视力严重低下者。

6. 瞳孔 应注意瞳孔大小、形状、双侧是否对称,同时检查对光反射,是危重患者的重要检查项目。

(1) 大小:正常人两侧瞳孔等大,成人自然光线下直径一般为 3~4 mm,若大于 6 mm 为瞳孔括大,小于 2 mm 为瞳孔缩小。

瞳孔缩小(瞳孔括约肌收缩),由动眼神经的副交感神经支配;瞳孔扩大(瞳孔开大肌收缩),由交感神经支配。①双侧瞳孔缩小,见于虹膜炎、有机磷农药中毒、吗啡、氯丙嗪等药物过量。②双侧瞳孔扩大,见于青光眼、视神经萎缩、阿托品药物反应等。③双侧瞳孔大小不等,提示为颅内病变,如脑疝、脑外伤、脑肿瘤等。④双侧瞳孔大小不等,且变化不定,可能是中枢神经和虹膜的神经支配障碍。⑤双侧瞳孔大小不等且伴有反射减弱或消失以及神志不清,多见于中脑功能损害。⑥两侧瞳孔散大伴对光反射消失为濒死的表现。

(2) 形状:正常人两侧瞳孔等大等圆。青光眼或眼内肿瘤时可呈椭圆形,虹膜粘连可致形状不规则。

(3) 对光反射:瞳孔对光反射分直接对光反射和间接对光反射。检查者用手电光突然迅速照射一侧瞳孔,该侧瞳孔立即缩小,移开光源后,瞳孔迅速复原,称直接对光反射,另一侧瞳孔亦发生同样的动态变化,称间接对光反射。检查时应以一手置于两眼之间加以遮挡。瞳孔对光反射迟钝或消失,可见于昏迷、危重、临终患者。

7. 视功能检查 包括视力、视野、色觉等。

(1) 视力:多用国际标准视力表检查。常用的有两种:①远距离视力表,在距视力表 5 m 处,能看清

“1.0”行视标者为正常视力。②近距离视力表，在距视力表 33 cm 处，能看清“1.0”行视标者为正常视力。检查视力时，应遮盖未检查眼。若不能在 1 m 处看见视力表上最大一行视标，则检查其能否数清手指或判断手动。若仍不能，则可用手电筒直接照射眼球，询问有无光感。

（2）视野：眼球向正前方凝视不动所见的空间范围，为黄斑中心凹以外的视力。可采用手试对比检查法粗略测定，如粗略法检查视野异常，可用视野计进一步精确测量视野缺失情况。检查者与检查对象相对而坐，距离 1 m。检查右眼时，嘱检查对象用手遮住左眼，右眼注视检查者左眼，检查者遮住自己的右眼，将手指置于两者中间等距离处，分别以不同的方向自外周逐渐移向中央，嘱检查对象发现手指时立即示意。若检查对象在各个方向均与检查者同时看见手指，可大致判断视野正常。同理检查左眼。视野的左或右的一半缺失，称为偏盲。

（3）色觉：异常可分为色弱（对某种颜色的识别能力降低）和色盲（对某种颜色的识别能力完全丧失）两种。先天性色盲为遗传性疾病，以红绿色盲最常见，男性发病率高于女性；后天性色盲多由视网膜病变、视神经萎缩和球后神经炎所致。

8. 眼底检查 眼底检查需借助眼底镜。重点观察视神经乳头、眼底血管、黄斑区、视网膜颜色以及有无水肿、出血等。视神经乳头水肿见于颅内高压症；视网膜动脉痉挛变细，反光增强，有动静脉交叉压迫现象，见于原发性高血压、糖尿病、慢性肾炎及白血病。

（二）耳

（1）外耳。注意耳廓有无畸形、外耳道是否通畅，有无分泌物或异物。外耳道如有脓性分泌物伴全身症状，提示急性中耳炎；有血液或脑脊液流出，提示颅底骨折；有黄色液体流出并有痒痛者为外耳道炎；外耳道内有局部红肿、疼痛，并有耳廓牵扯拉痛者，提示疖肿。

（2）乳突与中耳道相通，其内为大小不等的骨松质小房。化脓性中耳炎引流不畅时，可蔓延至乳突引起乳突炎，检查可见耳廓后方皮肤有红肿，乳突有明显压痛。

（3）听力检查。①粗略法：在安静室内嘱检查对象闭目坐于椅上，用手指堵塞非受检耳道，检查者立于背后，手持机械手表从 1 m 以外逐渐移向被检查侧耳部，嘱检查对象听到声音立即示意。同法检查另一侧耳。听力正常时，约在 1 m 处即可听到机械表声。②精细法：使用规定频率的音叉或电测听器进行的测试，对明确诊断更有价值。

听力减退见于外耳道耵聍或异物、听神经损害、中耳炎、局部或全身血管硬化等。

（三）鼻

1. 鼻外形 注意皮肤颜色及外形有无改变。鼻梁部皮肤出现红色斑块，病损处高于皮面并呈蝶状向两侧面颊部扩展，见于系统性红斑狼疮。鼻尖和鼻翼皮肤发红，伴毛细血管扩张和组织肥厚，称酒渣鼻。外形改变可见于鼻骨骨折等。

2. 鼻翼扇动 吸气时鼻孔扩大，呼气时回缩，提示呼吸困难，见于支气管哮喘等。

3. 鼻出血 单侧鼻出血多见，可见于外伤、鼻腔感染、局部血管损伤、鼻咽癌等。双侧出血多因全身性疾病所致，如血液系统疾病、高血压、肝硬化、维生素 C 或 K 缺乏等。

4. 鼻腔黏膜 鼻腔黏膜充血肿胀伴黏液性分泌物者，见于急性鼻炎；慢性黏膜组织肥厚者，见于慢性鼻炎；黏膜萎缩、鼻腔分泌物减少，鼻腔增大，见于慢性萎缩性鼻炎。

5. 鼻腔分泌物 鼻腔黏膜受到各种刺激时可致分泌物增多。清稀无色的分泌物为卡他性炎症，黏稠发黄的脓性分泌物为鼻或鼻窦化脓性炎症。

6. 鼻窦 鼻窦共四对（图 5-4），均有窦口与鼻腔相通，引流不畅时易发生鼻窦炎，表现为鼻塞、流涕、头痛和鼻窦压痛。检查上颌窦时，双手拇指置于鼻侧颧骨下缘向后向上按压，其余 4 指固定在两侧耳后；检查额窦时，检查者双手拇指置于眉骨内下缘，用力向后向上按压，其余 4 指固定在头颅颞侧作为支点；检查筛窦时，双侧拇指分置于鼻根部与眼内眦之间向后按压，其余 4 指固定在两侧耳后。蝶窦在体表不能检查。

（四）口

1. 口唇 注意口唇颜色，有无干裂、疱疹及口角糜烂等。健康人口唇红润有光泽。口唇苍白，多见于

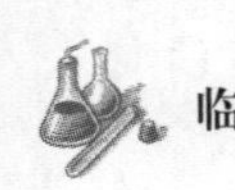

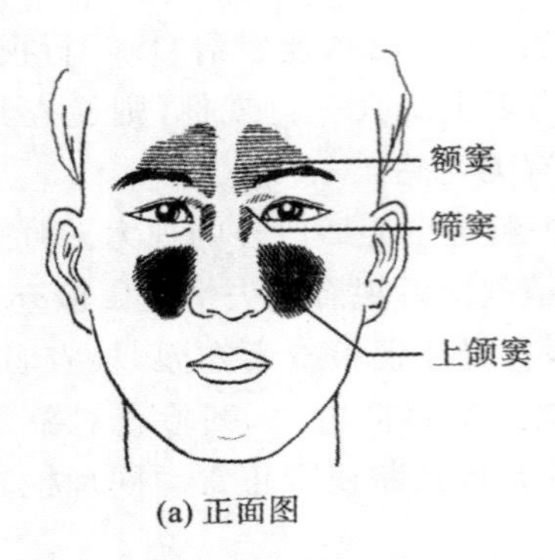

(a) 正面图

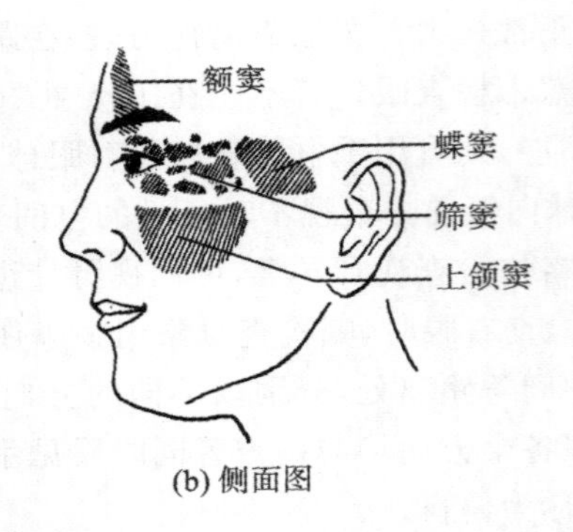

(b) 侧面图

图 5-4 鼻窦

贫血、虚脱、休克等；口唇发绀，多见于心、肺功能不全等；口唇干裂，多见于严重脱水；口唇疱疹为口唇黏膜与皮肤交界处发生的成簇小水疱，呈半透明状，有痒痛感，1周左右结痂，愈后不留疤痕，多见于肺炎球菌肺炎、流行性脑脊髓膜炎等急性感染性疾病，多为单纯疱疹病毒感染所致；口角糜烂，多见于核黄素缺乏；口角歪斜，多见于面神经瘫或脑卒中。

2. 口腔黏膜 检查应在充分的自然光下进行，或借助手电照明。正常口腔黏膜光洁呈粉红色。注意观察口腔黏膜颜色，有无出血点、溃疡及真菌感染等。黏膜淤点或淤斑，见于各种出血性疾病或维生素C缺乏；若在相当于第二磨牙的颊黏膜处出现帽针头大小白色斑点，称麻疹黏膜斑(Koplik 斑)，为麻疹的早期特征；黏膜溃疡见于口腔炎症。黏膜上出现不规则的白色凝乳块状物，称为鹅口疮，为白色念珠菌感染所引起，多见于重病衰弱者或长期使用广谱抗生素和抗癌药之后。

3. 牙齿 检查时注意牙齿颜色，有无龋齿、缺齿、义齿或残根等。正常牙齿呈乳白色或淡黄色。若牙齿呈黄褐色，称斑釉牙，为长期饮用含氟量过高的水所致。单纯性牙间隙过宽见于肢端肥大症。

4. 牙龈 注意牙龈颜色，有无肿胀、溢脓及出血等。正常牙龈呈粉红色，质地坚韧，与牙颈部紧密贴合。牙龈游离缘出现蓝灰色点线，称铅线，为铅中毒的特征。牙龈肿胀、溢脓，见于慢性牙周炎。牙龈出血，见于牙石，或维生素C缺乏、血液系统疾病等。

5. 舌 注意观察舌质颜色、舌苔厚薄、舌体大小及舌的运动状态等。正常人舌质红润，舌苔薄白，舌体活动自如，伸舌居中。

舌的异常表现如下。①胖大舌：舌体增大，可见于舌炎、血管神经性水肿、黏液性水肿等。②镜面舌：舌乳头萎缩，舌体较小，舌面光滑，呈粉红色或红色，见于缺铁性贫血、恶性贫血或慢性萎缩性胃炎。③草莓舌：舌色鲜红伴舌乳头肿胀似草莓状凸起，见于猩红热或长期发热患者。④干燥舌：舌面干燥，舌体缩小，称干燥舌，见于严重脱水、阿托品作用或放射治疗后。⑤毛舌：舌面、敷有黑色或黄褐色毛，为丝状乳头缠绕了真菌丝以及其上皮细胞角化所致，见于久病衰弱或长期使用广谱抗生素的患者。⑥伸舌有细微震颤，见于甲状腺功能亢进症患者。⑦伸舌偏斜，可见于舌下神经麻痹。

6. 咽部及扁桃体 咽部分为鼻咽、口咽及喉咽三部分，口咽部为检查重点。检查时，嘱检查对象坐于椅上，头稍后仰，张口发“啊”音，在照明的配合下，检查者用压舌板迅速下压舌前2/3与舌后1/3交界处。此时，软腭上抬，可见软腭、腭垂、扁桃体、咽后壁等。注意观察黏膜颜色，有无充血、肿胀及分泌物，扁桃体有无肿大等。

咽部黏膜充血、红肿、黏液腺分泌增多，见于急性咽炎。咽部黏膜充血，表面粗糙，并可见淋巴滤泡呈簇状增殖，见于慢性咽炎。

扁桃体发炎时，可见腺体肿大，扁桃体隐窝内有黄白色分泌物，或渗出物形成苔状假膜，但易于拭去，以此可与咽白喉相鉴别。

扁桃体肿大分为三度(图5-5)：①不超过咽腭弓者为Ⅰ度。②超过咽腭弓，但未达咽后壁中线者为Ⅱ度。③达到或超过咽后壁中线者为Ⅲ度。

7. 口腔气味 健康人口腔无特殊气味。口腔若有特殊气味，称为口臭，见于牙龈炎、牙周炎、龋齿、消化不良等。

8. 腮腺 腮腺位于耳屏、下颌角、颧弓所构成的三角区内。腮腺导管开口位于上颌第二磨牙所对的

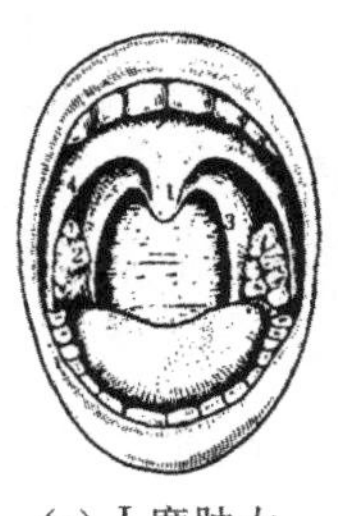

(a) Ⅰ度肿大

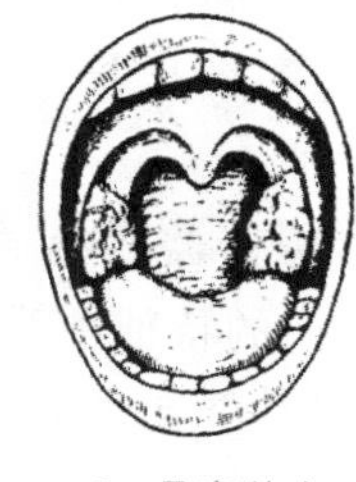

(b) Ⅱ度肿大

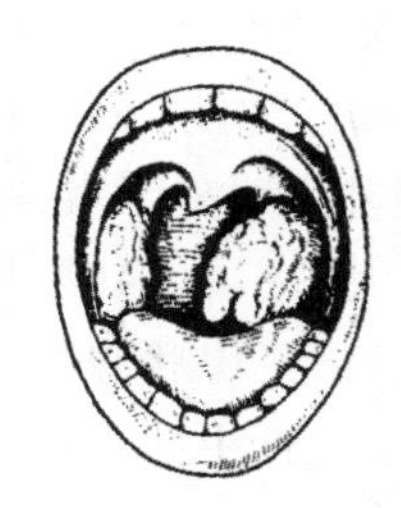

(c) Ⅲ度肿大

图 5-5 扁桃体位置及其肿大分度

颊黏膜上。检查时，注意腮腺有无肿大，导管开口有无红肿及分泌物。正常腺体薄而软，不能触及。腮腺肿大时可见以耳垂为中心的隆起，并可触及边缘不清的包块。

三、颈部

（一）颈部外形与活动

正常人颈部直立，两侧对称，活动自如。颈向前倾，甚至头不能抬起，见于重度消耗性疾病晚期、重症肌无力等；颈偏向一侧称斜颈，见于先天性颈肌挛缩或颈外伤。颈部活动受限伴疼痛，见于颈椎病变、软组织炎症、颈肌扭伤等。颈强直为脑膜刺激征之一，见于脑膜炎、蛛网膜下腔出血等。

（二）颈部血管

1. 颈静脉怒张 正常人取立位或坐位时，颈外静脉不显露，平卧时稍见充盈，仅限于锁骨上缘至下颌角距离的下 2/3 内。若取 45°角半卧位，颈静脉充盈超过正常水平，或取坐位、立位时见颈静脉充盈明显，称为颈静脉怒张，提示静脉压增高，见于右心衰竭、心包积液、缩窄性心包炎、上腔静脉阻塞综合征等。

2. 颈动脉搏动 正常人在静息状态下看不见颈动脉搏动，但可触及明显搏动。触诊颈动脉搏动消失，是判断心跳骤停诊断的重要指标之一。如在静息状态下看见明显的颈动脉搏动，提示脉压增大。见于高血压、主动脉瓣关闭不全、甲状腺功能亢进症、严重贫血等。

（三）甲状腺

甲状腺位于甲状软骨下方(图 5-6)，正常人的甲状腺，表面光滑、柔软不易触及，女性在青春期可略大，属正常现象，在做吞咽动作时可随吞咽上下移动。凡能看到或能触及甲状腺时均提示甲状腺肿大。甲状腺检查应按视诊、触诊、听诊的顺序进行。

1. 视诊 检查对象取坐位，头稍后仰，做吞咽动作，观察甲状腺有无肿大及是否对称。

2. 触诊

①用后面触诊法时(图 5-7)，检查者位于检查对象背后，双手拇指置于检查对象颈部，检查右叶时，左手示指及中指将甲状腺轻推至右侧，用右手示指、中指、无名指触甲状腺。换手同法检查左侧。②用前面触诊法时(图 5-8)，检查者位于检查对象前面，检查者左手拇指置于甲状软骨下气管右侧向左轻推右叶，左手三指触摸甲状腺右叶。换手同法检查左叶。

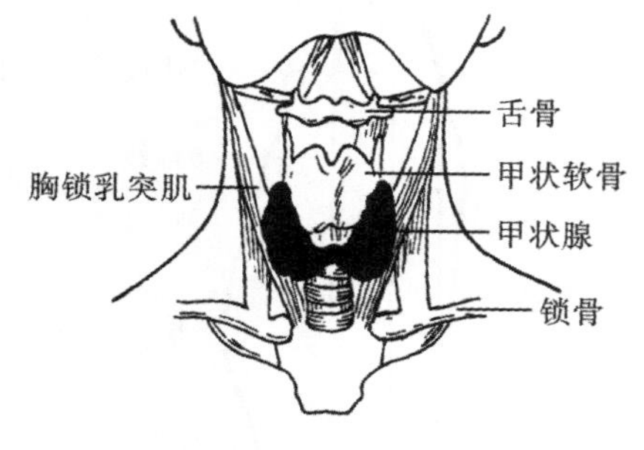

图 5-6 甲状腺位置图

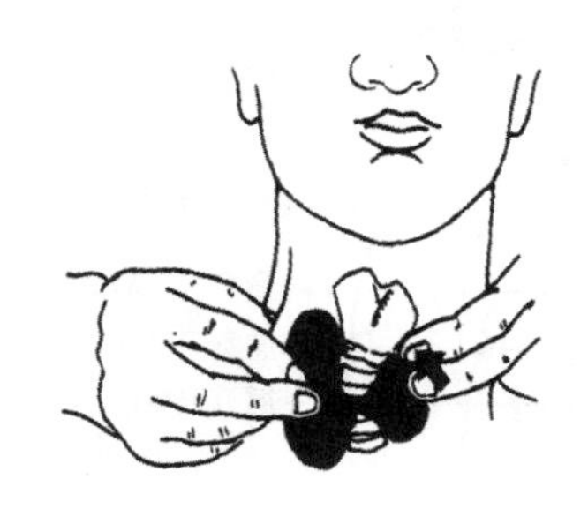

图 5-7 从后面触诊

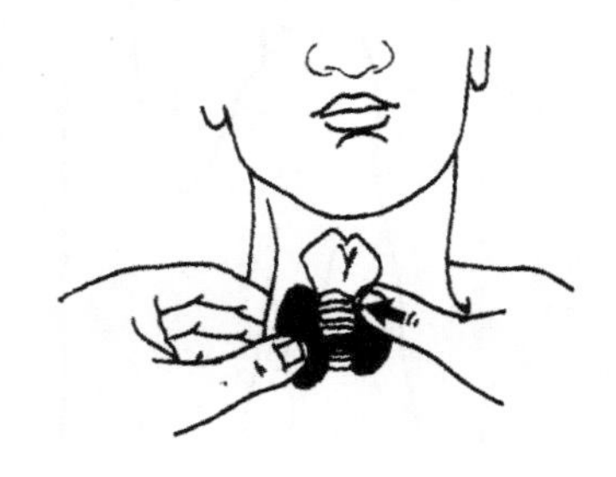

图 5-8 从前面触诊

例如在检查甲状腺时，触及肿物，欲判断是否为甲状腺肿大，一定要嘱检查对象做吞咽动作，如果为甲状腺肿大，则肿物可随吞咽动作上下移动。应注意肿大的程度、质地、表面是否光滑、有无震颤及压痛。

甲状腺肿大可分为三度。①Ⅰ度：看不到但能触及者。②Ⅱ度：能看到又能触及，但在胸锁乳突肌以内者。③Ⅲ度：超过胸锁乳突肌外缘者。

3. 听诊 当触及肿大的甲状腺时，用钟形听诊器直接放于肿大的甲状腺上听诊。甲状腺功能亢进时，可闻及连续性血管杂音，是甲状腺功能亢进症的特征性改变之一。

甲状腺肿大常见于单纯性甲状腺肿、甲状腺功能亢进症或甲状腺肿瘤等。

（四）气管

检查对象取坐位或仰卧位，检查者将右手示指与环指分置于两侧胸锁关节上，中指置于胸骨上窝触及气管，观察中指与示指和环指间的距离。正常人两侧间距相等，示气管居中。两侧间距不等示气管移位。一侧胸腔积液、积气、纵隔肿瘤时，气管移向健侧；肺不张、肺纤维化、胸膜增厚粘连时，气管移向患侧。

（杨春兰）

第四节 胸部检查

检查者嘱检查对象取坐位或仰卧位，按视、触、叩、听顺序，先检查前胸部和侧胸部，再检查背部，对称部位应左右对比。

一、胸部的体表标志

胸部体表标志用于检查时标记胸部脏器的位置和轮廓，描述和记录体征的位置和范围。常用以下体表标志(图 5-9)。

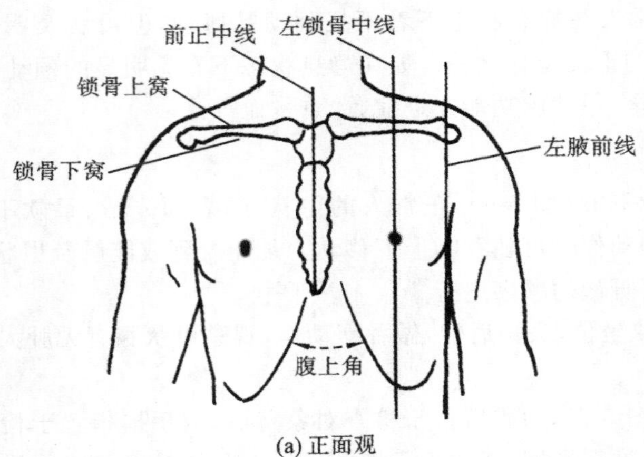

(a) 正面观

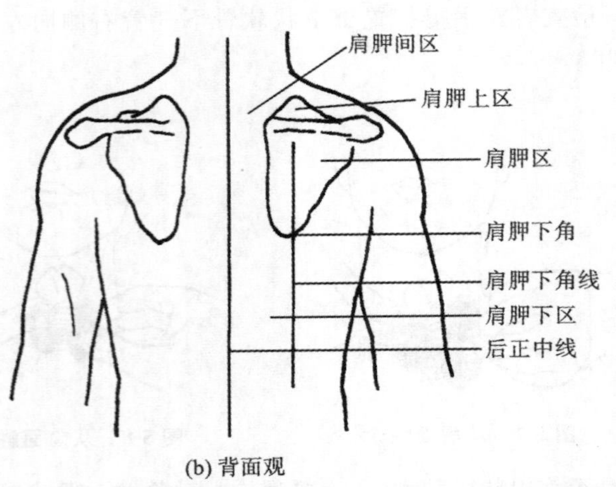

(b) 背面观

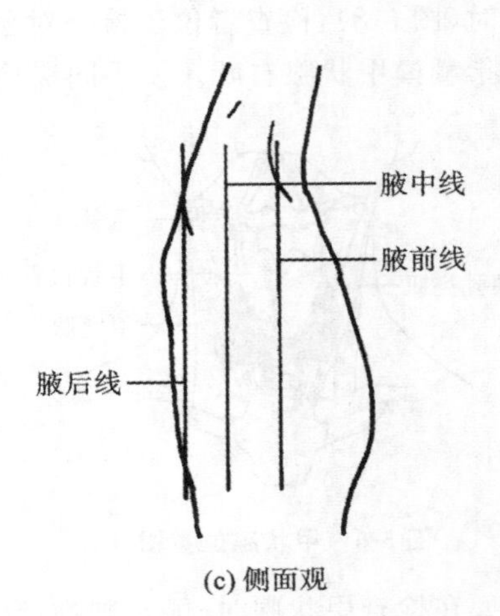

(c) 侧面观

图 5-9 胸部体表标志

（一）骨骼标志

1. 胸骨角(Louis 角) 胸骨柄与胸骨体交接处的突起，其两侧分别与左右第 2 肋软骨相连接，是前胸壁计数肋骨和肋间隙的重要标志。也可标志气管分叉、主动脉弓下缘水平。

2. 剑突 位于胸骨体下端，呈三角形，其底部与胸骨体相连接。

3. 腹上角 腹上角为左右肋弓在胸骨下端会合所形成的夹角。正常时为 70°～110°。

4. 肋间隙 即为两肋骨间的空隙。第 1 肋骨与第 2 肋骨间称第 1 肋间隙，余依此类推。

5. 肩胛骨 位于后胸壁第 2～8 肋骨之间，肩胛下部尖端称肩胛下角。直立位两上肢自然下垂时，肩胛下角相当于第 7 或第 8 肋骨及第 8 胸椎水平。为计数后背部肋骨的标志。

6. 脊柱棘突 脊柱棘突为后正中线的标志。颈根部的第 7 颈椎棘突最为突出，其下即为第 1 胸椎，为计数胸椎的标志。

（二）自然陷窝

1. 胸骨上窝 胸骨柄上方的凹陷，正常气管位于其后正中。

2. 锁骨上、下窝 分别位于锁骨上、下方的凹陷。

3. 腋窝 上肢内侧与胸壁相连的凹陷部。

（三）人工画线

1. 前正中线 通过胸骨正中的垂线。

2. 后正中线 通过椎骨棘突或沿脊柱正中下行的垂直线。

3. 锁骨中线(左右) 通过锁骨的肩峰端与胸骨端两者中点向下的垂直线。

4. 腋前线(左右) 通过腋窝前皱襞沿前胸壁向下延伸的垂直线。

5. 腋后线(左右) 通过腋窝后皱襞沿后胸壁向下延伸的垂直线。

6. 腋中线(左右) 自腋窝顶端于腋前线和腋后线之间中点向下的垂直线。

7. 肩胛下角线(左右) 两上臂自然下垂时通过肩胛下角的垂直线。

（四）人工分区

1. 肩胛上区 肩胛冈上方区域，其外上方为斜方肌上缘。

2. 肩胛下区 两肩胛下角连线至第 12 胸椎水平线之间的区域，以后正中线为界，分为左、右两部分。

3. 肩胛间区 两肩胛骨内缘之间的区域，后正中线将其分为左、右两部分。

4. 肩胛区 肩胛冈以下的肩胛骨所在区域。

二、胸壁、胸廓与乳房

（一）胸壁

1. 静脉 正常胸壁无明显静脉显露。当上腔或下腔静脉阻塞建立侧支循环时，胸壁静脉可以充盈、曲张。上腔静脉阻塞时，血流方向自上而下；下腔静脉阻塞时，血流方向自下而上。

2. 皮下气肿 胸部皮下组织有气体积存。以手按压皮肤能感觉到气体在组织内的移动，似捻发感或握雪感。见于气管、肺和胸膜破裂后，气体逸至皮下。

3. 胸壁压痛 正常胸壁无压痛。当肋骨骨折、肋软骨炎、胸壁软组织炎、肋间神经炎时，受累胸壁局部可有压痛。骨髓异常增生时，胸骨下端可有明显压痛和叩痛，常见于白血病。

（二）胸廓

正常人胸廓大致对称，呈椭圆形。成人胸廓前后径短于左右径，两者的比例约为 1∶1.5(图 5-10)。常见异常胸廓(图 5-11)如下。

1. 扁平胸 胸廓呈扁平状，前后径常短于左右径的一半，可见于无力体型者，亦可见于慢性消耗性疾病，如肺结核、肿瘤晚期等。

2. 桶状胸 胸廓呈圆桶状，前后径与左右横径近似相等，肋骨平举，肋间隙增宽、饱满，腹上角增大呈钝角。见于严重肺气肿患者，也可见于老年人或超力体型者。

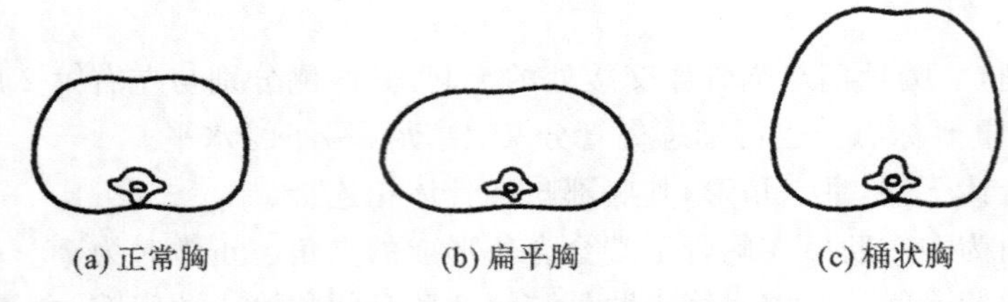

图 5-10 部分胸廓外形横截面图

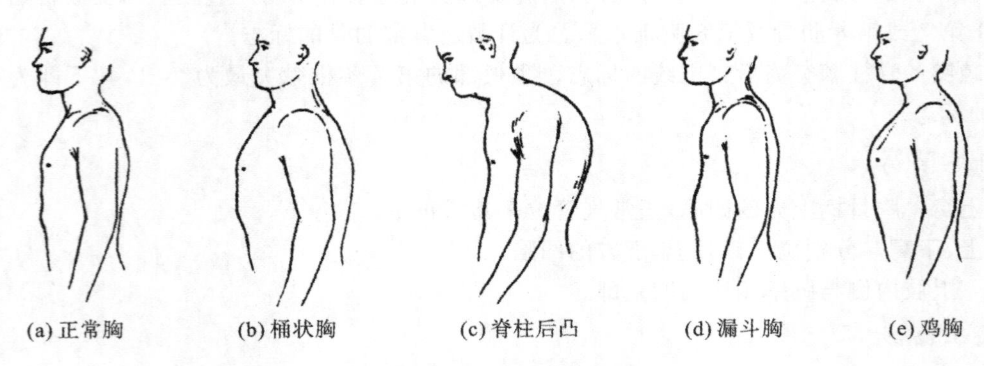

图 5-11 常见胸廓外形

3. 佝偻病胸 佝偻病所致的胸廓改变,详见第十六章第三节。

4. 脊柱畸形 引起的胸廓变形脊柱畸形可表现为脊柱前凸、后凸、侧凸,使胸廓两侧不对称,肋间隙增宽或变窄,胸内器官与体表标志关系发生改变,严重者可影响呼吸、循环功能。常见于脊柱结核、外伤等。

5. 胸廓局部隆起 见于肋骨骨折、胸壁炎症、心脏明显增大、胸部肿瘤。

6. 胸廓一侧变形 胸廓一侧隆起,常见于大量胸腔积液、气胸等。胸廓一侧凹陷,常见该侧肺不张、肺纤维化、广泛胸膜增厚和粘连等。

(三) 乳房

检查乳房应设有专门检查室,需充分暴露胸部,光线好,检查对象取坐位或仰卧位,充分暴露胸部,先视诊,后触诊。除检查乳房外,还应注意引流乳房部位的淋巴结。

1. 视诊 正常儿童和男性乳房一般不明显,其乳头位置约位于锁骨中线第4肋间隙。临床上主要重视女性乳房检查,某些情况下不应忽视男性乳房的检查。检查时应注意以下几点。

(1) 对称性:正常女性两侧乳房基本对称,如一侧乳房明显增大,可见于先天畸形、囊肿形成、炎症或肿瘤等。一侧乳房明显缩小,则多因发育不全。

(2) 表面:注意乳房皮肤的颜色,有无溃疡、色素沉着、瘢痕或局部回缩。皮肤发红、肿、热、痛提示局部炎症;癌性淋巴管炎皮肤呈深红色,不伴热痛。癌肿侵犯致乳房浅表淋巴管堵塞引起淋巴水肿时,毛囊和毛囊孔明显下陷,局部皮肤外观呈"橘皮"样改变。

(3) 皮肤回缩:可因外伤或炎症使局部脂肪坏死、纤维细胞增生、受累区域表层和深层间悬韧带纤维缩短所致,如无确切的急性乳房炎病史,常提示恶性肿瘤。早期发现乳房皮肤回缩的检查方法是嘱检查对象双手上举过头或两手叉腰,背部后伸,使乳房悬韧带拉紧。

(4) 乳头:注意位置、大小、对称性、有无倒置或内翻。乳头回缩如系自幼发生,为发育异常;如为近期发生则可能为乳癌。乳头出现分泌物,提示乳腺导管有病变,血性最常见于良性乳头状瘤,亦可见于乳癌,分泌物由清亮变为绿色或黄色,常见于慢性囊性乳腺炎等。

2. 触诊 先检查健侧乳房,再检查患侧。检查对象取坐位,先在两臂下垂时进行检查,再双臂高举过头进一步检查。检查者手指和手掌一定要平置于检查对象的乳房上,指腹轻施压力,由浅入深地进行滑动触诊。

为便于检查和记录,通常以乳头为中心分别做一垂直线和水平线,将乳房分为4个象限(图5-12)。检查乳房时，由外上象限开始，依次检查四个象限。触诊时注意以下几点。

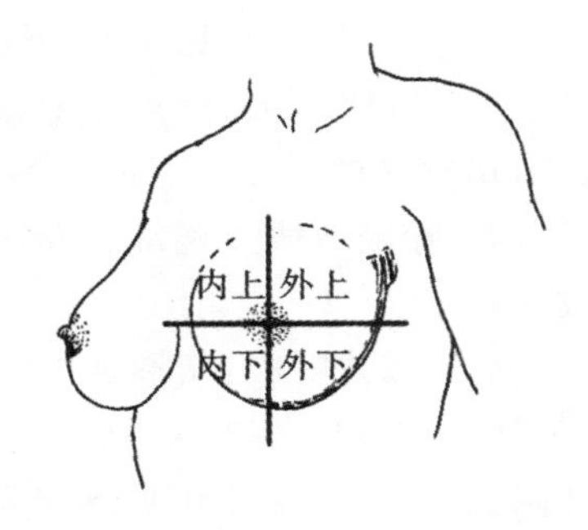

图 5-12 乳房分区

（1）质地与弹性：正常乳房触诊时有弹性颗粒感和柔韧感，随不同年龄和女性生殖周期而异。青年人乳房柔软，质地均匀一致；中年人可触及乳腺小叶；老年人多呈纤维结节感。月经期乳房小叶充血，有紧张感。妊娠期乳房增大饱满，有柔韧感；哺乳期呈结节感。乳房炎症和新生物浸润时局部硬度增加，弹性消失。

（2）压痛：炎症时乳房局部出现压痛，恶性病变较少出现压痛。

（3）包块：乳房由乳腺小叶组成，切勿将触及的小叶误认为包块。触及包块时应注意其部位、大小、外形、质地、压痛、活动度、边缘是否清楚，与周围组织有无粘连等。乳房触诊后还应常规检查双侧腋窝、锁骨上窝及颈部的淋巴结有无异常。

三、肺和胸膜

检查对象一般取坐位或仰卧位，充分暴露胸壁，室内要求舒适温暖、安静、光线明亮。

（一）视诊

1. 呼吸运动 呼吸运动通过膈肌和肋间肌的收缩和松弛来完成。呼吸运动类型：以胸廓运动（肋间肌）为主的呼吸称胸式呼吸；以腹部（膈肌）运动为主的呼吸称腹式呼吸。女性以胸式呼吸为主，成年男性和儿童以腹式呼吸为主。疾病可导致呼吸类型发生改变，如肺和胸膜、胸壁病变（如肺炎或肋骨骨折）时，胸式呼吸减弱，腹式呼吸增强；反之，腹部病变如大量腹水或妊娠晚期时，腹式呼吸减弱，胸式呼吸增强。

2. 呼吸频率

（1）呼吸过速：呼吸频率超过 20 次/分。见于发热、疼痛、贫血、甲亢、心肺功能不全等。一般体温每升高 1 ℃，呼吸频率约增加 4 次/分。

（2）呼吸过缓：呼吸频率低于 12 次/分。见于颅内高压、麻醉药或镇静药过量。

3. 呼吸幅度 正常人呼吸幅度适中，双侧对称。常见改变如下（图 5-13）。

（1）呼吸浅快：见于呼吸肌麻痹、严重鼓肠、腹腔积液、肺炎、胸膜炎、胸腔积液、气胸等。

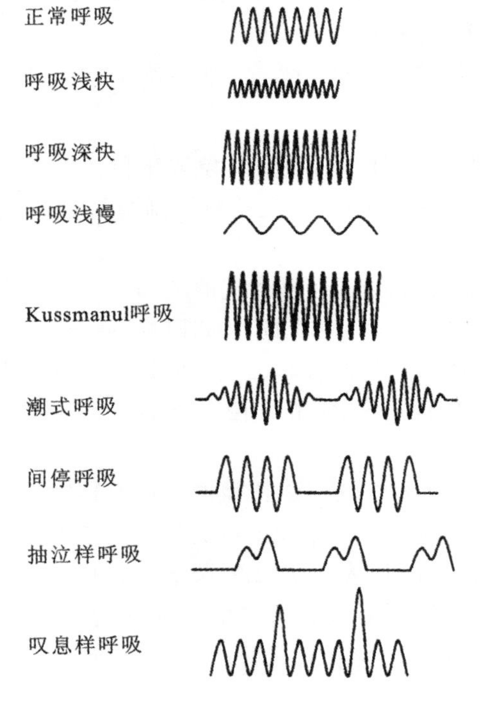

图 5-13 呼吸频率、幅度及节律变化示意图

(2) 呼吸深快:见于剧烈运动、情绪激动或过度紧张。

(3) 呼吸深大:严重酸中毒时,机体通过肺排出二氧化碳以调节细胞外的酸碱平衡,可出现深大而快的节律规整的呼吸,又称 Kussmaul 呼吸。见于糖尿病酮症酸中毒等。

4. 呼吸节律 正常成人在静息状态下,呼吸匀齐。呼吸节律改变多提示中枢神经系统病变。常见的改变如下。

(1) 潮式呼吸:又称陈施(Cheyne-Stokes)呼吸。呼吸由浅慢逐渐变为深快,再由深快转为浅慢,随之出现呼吸暂停 5～30 s,周而复始。其周期可达 0.5～2 min,需长时间仔细观察。主要是因呼吸中枢兴奋性降低所致,多见于中枢神经系统病变,如脑炎、颅内压增高及某些中毒等。此外,老年人在深睡时也可出现,为脑动脉硬化、中枢神经供血不足的表现。

(2) 间停呼吸:又称毕奥(Biots)呼吸,在规则的呼吸中突然停止一段时间,又开始规则呼吸,周而复始。其发生机制和意义同潮式呼吸,但较之更为严重,常为临终前表现。

(3) 抽泣样呼吸:表现为连续两次吸气,很似哭后的抽泣。常提示病情严重,见于颅内高压和脑疝前期。

(4) 叹息样呼吸:表现在一段正常呼吸中插入一次深大呼吸,常伴叹息声,多为功能性改变。见于神经衰弱、精神紧张或抑郁症。

(二) 触诊

1. 胸廓扩张度 一般在胸廓前下部呼吸运动最大的部位检查。检查者两手置于检查对象胸廓前下部对称部位,左右拇指沿肋缘上方指向剑突,余四指伸展置于两侧,嘱检查对象做深呼吸,比较两手的移动度是否一致。单侧扩张度降低:见于患侧大量胸腔积液、积气、胸膜粘连增厚、肺不张、肺炎球菌肺炎等。双侧扩张度降低:见于双侧胸膜粘连增厚、双侧胸膜炎、肺气肿、呼吸肌麻痹等。

2. 触觉语颤 检查对象发出声音时,声波沿气管、支气管及肺泡,传到胸壁时所引起的共鸣振动。检查者将双手掌的尺侧缘,轻放在检查对象胸壁的对称部位,嘱其用同等的强度重复发出"yi"的长音,从上到下,从内到外,从前到后,两侧对比两手感受的震颤,注意有无增强或减弱。

触觉语颤减弱或消失主要见于:①肺泡含气量增多,如肺气肿;②支气管阻塞,如阻塞性肺不张;③大量胸腔积液或气胸;④严重胸膜增厚;⑤胸壁皮下气肿。

触觉语颤增强主要见于:①肺组织实变,如肺炎球菌肺炎、肺梗死等;②靠近胸壁的大空腔,特别是周围有炎性浸润者,如肺脓肿、肺结核空洞等。

3. 胸膜摩擦感 意义与发生机制同胸膜摩擦音。但没有后者敏感。详见胸膜摩擦音。

(三) 叩诊

1. 叩诊方法 临床上最常用间接叩诊法,检查对象取坐位或卧位,双臂垂放,肌肉放松,均匀呼吸。先检查前胸,再检查侧胸及背部。叩诊自上而下,先前胸再侧胸及背部,左右、上下、内外对比。

2. 胸部叩诊音的分类

(1) 清音:正常肺部叩诊音,如空响,见于正常含气的肺部。

(2) 过清音:见于肺组织含气量增多、弹性减弱时,如回响,见于肺气肿。

(3) 鼓音:在叩击含有大量气体的空腔器官时出现,如鼓响,可在正常人胃泡所在区叩出。异常见于胸腔积气,如气胸。还见于肺内空腔性病变,空腔直径大于 4 cm,且距胸壁表面小于约 4 cm,如空洞型肺结核、液化的肺脓肿等。

(4) 浊音(相对浊音):当叩击被少量含气组织覆盖的实质脏器时产生,如重击样,正常人可见于肝或心脏被肺覆盖的部分。异常见于:①肺部含气量减少或炎症浸润渗出实变时,如肺炎、肺水肿等;②肺内不含气的占位性病变,如肺肿瘤、未液化的肺脓肿等;③胸膜增厚、胸壁水肿及胸壁肿瘤等。

(5) 实音(绝对浊音):叩击实质脏器心或肝所产生的音响,性质钝。异常见于大量胸腔积液或肺不张等。

(四) 听诊

听诊是肺部检查最重要的方法。检查对象取坐位或仰卧位,微张口均匀呼吸,必要时嘱检查对象做深呼吸或咳嗽后立即听诊，听诊顺序同叩诊。听诊内容如下。

1. 正常肺部呼吸音(图 5-14)

(1) 肺泡呼吸音：由于气流在细支气管和肺泡内进出所致。特点像上齿咬下唇吸气时发出的“夫”声。正常人听诊部位在除支气管呼吸音和支气管肺泡呼吸音分布区域外的大部分肺部。

(2) 支气管肺泡呼吸音：又称混合性呼吸音，兼有上述两种呼吸音的特点。正常人听诊部位为胸骨两侧第 1、2 肋间，肩胛间区第 3、4 胸椎水平及肺尖前后部。

(3) 支气管呼吸音：由于吸入气流经声门、气管、主支气管时，形成湍流所致。特点颇似抬舌后经口腔呼气发出的“哈”声。正常人听诊部位在喉部，胸骨上窝，背部第 6、7 颈椎及第 1、2 胸椎附近。

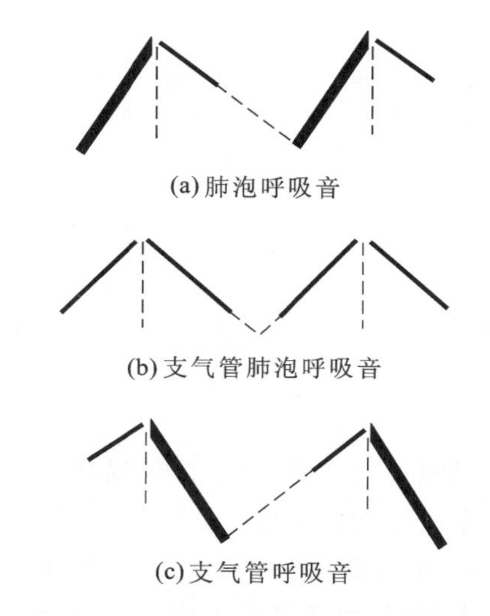

图 5-14 三种正常肺部呼吸音示意图

注：升支为吸气相，降支为呼气相。线条粗细示音响强弱，粗者为强；长短示时相；斜线与垂线的夹角示音调高低，角度小为音调高。

2. 异常肺部呼吸音

(1) 异常肺泡呼吸音：①肺泡呼吸音减弱或消失，由于肺泡通气量减少，气体流速减慢或呼吸音传导障碍。常见原因有胸廓活动受限(如胸痛)、呼吸肌病变(如重症肌无力)、呼吸道阻塞(如喉头水肿)、压迫性肺不张(如胸腔积液)等。②肺泡呼吸音增强：两侧增强是由于肺泡通气功能增强，气流加快，如运动、发热、贫血等；健侧代偿性增强常见于患侧肺和胸膜病变。③呼吸音粗糙：由于支气管黏膜水肿或炎症，使内壁不光滑或狭窄、气流通过不畅所致。见于支气管或肺部炎症的早期。

(2) 异常支气管呼吸音：在正常肺泡呼吸音区域听到支气管呼吸音，即为异常支气管呼吸音，又称管状呼吸音。临床意义同触觉语颤。

(3) 异常支气管肺泡呼吸音：在正常肺泡呼吸音的部位听到支气管肺泡呼吸音即为异常支气管肺泡呼吸音。机制为肺部实变区域较小且与正常肺组织混合所致。常见于支气管肺炎。

3. 啰音 啰音是呼吸音以外的附加音。正常人不能闻及啰音。

(1) 干啰音：由于气流通过狭窄的气道所发出的声音(图 5-15)。病理改变为：①气管、支气管炎症管壁黏膜充血、肿胀、分泌物增加；②支气管平滑肌痉挛、收缩；③管腔内异物、肿瘤或分泌物部分阻塞；④管壁外淋巴结或肿瘤压迫。

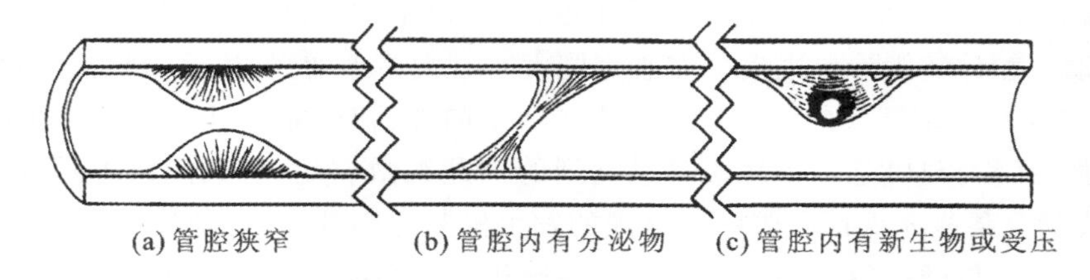

图 5-15 干啰音发生机制

干啰音按音响的性质可分为低调和高调两种。低调干啰音称为鼾音，多发生于气管、主支气管，如同熟睡中的鼾声。发生于大气道者，有时不用听诊器即可听到，谓之喘鸣音；高调干啰音，多发生在较小支气管或细支气管，类似于鸟鸣、飞箭或哨笛音，通常称为哮鸣音。

干啰音局限分布，见于支气管内膜结核、肺部肿瘤等。广泛分布见于支气管哮喘、慢性喘息性支气管炎、心源性哮喘和慢性阻塞性肺气肿等。

(2) 湿啰音：由于吸气时气流通过气道内的稀薄分泌物，形成的水泡破裂所产生的声音，又称水泡音。

湿啰音可分为大、中、小水泡音和捻发音(图 5-16)。大水泡音发生于气管、主支气管或空洞部位，多出现在吸气早期。中水泡音发生于中等大小支气管，多出现在吸气期。小水泡音发生于细支气管，在吸气后期出现。捻发音是一种极细而又均匀一致的湿啰音，多出现在吸气末，如同用手指在耳边搓捻一束头发时所发出的声音。捻发音见于正常老年人或长期卧床者，但深呼吸数次或咳嗽后消失，一般无临床意义。

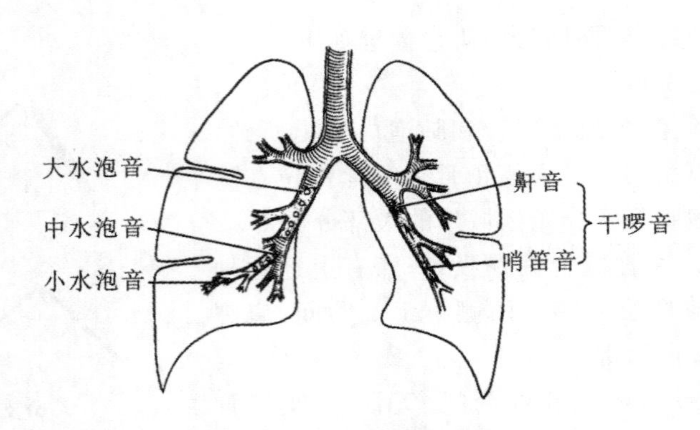

图 5-16 湿啰音发生机制

局限性湿啰音，见于该处局部病变，如支气管扩张、肺结核或肺炎等；两肺底部湿啰音，多见于左心功能不全所致的肺淤血、支气管肺炎等；两肺满布湿啰音，多见于急性肺水肿。

4. 胸膜摩擦音 正常人胸膜表面光滑，胸膜腔内有少量浆液起润滑作用，故呼吸时无声响。当胸膜发生炎症时，由于纤维素渗出，表面粗糙，随呼吸出现摩擦音，于腋中线下部最明显。当胸腔积液增多、使两层胸膜分开时，摩擦音可消失。

四、心脏检查

心脏检查时，检查对象可取仰卧位或坐位，充分暴露胸部，环境应安静、温暖，光线充足，按视诊、触诊、叩诊、听诊顺序进行。心脏听诊的内容对于危重患者的检查更为重要。

(一) 视诊

1. 心前区外形 正常人心前区无隆起，两侧对称。先天性心脏病或儿童期患风湿性心脏病伴右心室增大者，心前区可隆起；大量心包积液时，心前区外形可饱满。

2. 心尖搏动 正常心尖搏动：位于胸骨左侧第5肋间锁骨中线内 0.5～1.0 cm 处或距前正中线 7～9 cm，搏动范围的直径为 2.0～2.5 cm。肥胖或女性乳房悬垂时不易看见。

3. 心前区异常搏动 多见于病理情况，剑突下搏动见于肺气肿或肺气肿伴右心室肥大或腹主动脉瘤者。负性心尖搏动指心脏收缩时，心尖搏动内陷，主要见于粘连性心包炎等。

(二) 触诊

触诊可进一步证实视诊，通常先以右手全手掌触诊，再以手掌尺侧缘(小鱼际)或 2～4 指指腹触诊。

1. 心前区搏动 触诊较视诊更准确。左心室肥大时心尖搏动增强，用手指触诊，可使指端抬起片刻，称抬举性心尖搏动，为左心室肥大的可靠体征。心尖搏动向外凸时，标志第一心音及收缩期的开始。

2. 震颤 震颤(又称猫喘)是用手触诊时感觉到的一种细微震动，触到震颤提示有器质性心血管病，多见于心脏瓣膜狭窄及某些先天性心脏病。震颤的发生机制与心脏杂音相同。

3. 心包摩擦感 心包摩擦感是一种与胸膜摩擦感相似的心前区摩擦震动感，以胸骨左缘第4肋间处最易触及，见于急性心包炎。当心包渗液增多时，摩擦感可消失。

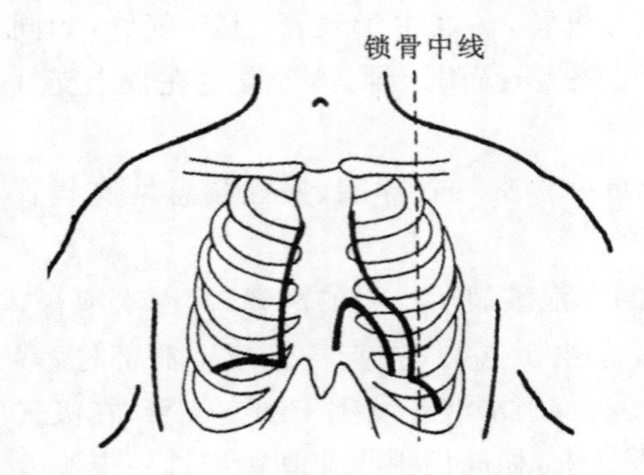

图 5-17 心脏绝对浊音界和相对浊音界

(三) 叩诊

心脏叩诊可粗略、方便、快速地检查心脏大小、形状及位置。叩诊的心界有相对浊音界与绝对浊音界之分，心左、右缘被肺遮盖的部分叩诊呈相对浊音，反映的是心脏的实际大小(图 5-17)，较常用，临床意义较大。绝对浊音界反映心脏未被肺组织遮盖的部分，临床意义较小。

1. 心脏叩诊方法 检查对象取坐位时，检查者左手板指与心缘平行；仰卧位时与肋间平行。采用轻叩，用力均匀。一般先叩左界，后叩右界，由下而上，由外而内，循序进行。①叩心左界时，从心尖搏动外 2～3 cm 处由外向内叩，叩诊音由清音变为相对浊音时，表示已达心脏边界，用笔做一标记，如此自下而上直至第 2 肋间。应分别做好标记。②叩诊心右界时，自肝浊音界的上一肋间(通常为第 4 肋间)开始，方法同叩心左界。用尺测量前正中线至各标记点的垂直距离，再测量左锁骨中线距前正中线的距离。此界为心脏相对浊音界。

2. 正常心脏相对浊音界 正常成人左锁骨中线至前正中线的距离为 8.0～10 cm(表 5-1)。

表 5-1 正常心脏相对浊音界

右/cm	肋间	左/cm
2～3	Ⅱ	2～3
2～3	Ⅲ	3.5～4.5
3～4	Ⅳ	5～6
	Ⅴ	7～9

3. 心脏相对浊音界的各部组成

心左界第 2 肋间处相当于肺动脉段，第 3 肋间为左心耳，第 4、5 肋间为左心室。心右界第 2 肋间相当于升主动脉和上腔静脉，第 3 肋间以下为右心房，位于第 1、2 肋间水平的胸骨部分的浊音区，称心底浊音区。主动脉结与左心缘间的轻度凹陷部分称为心腰部(图 5-18)。

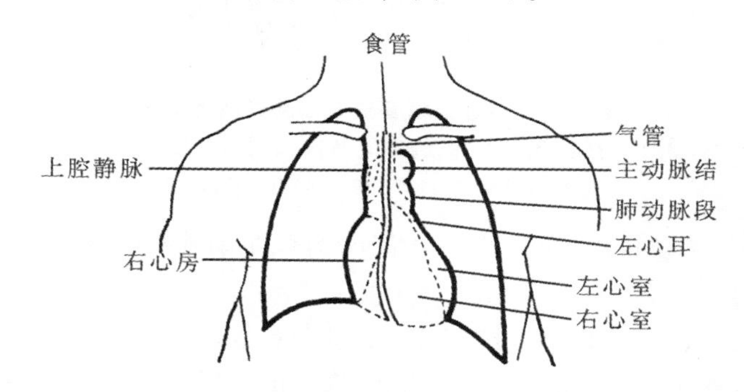

图 5-18 心脏各个部分在胸壁投影

4. 心浊音界改变的临床意义 心浊音界改变可因心脏本身因素或心外因素而发生改变。

(1) 左心室增大：心左界向左下扩大，心腰部由钝角变为近似直角，心浊音界呈靴形，称靴形心，常见于主动脉瓣关闭不全、高血压性心脏病，也称主动脉型心(图 5-19)。

(2) 右心室增大：显著增大时，心浊音界向左右扩大，以向左扩大为主，常见于肺心病。

(3) 双心室增大：心浊音界向两侧扩大呈普大型，常见于扩张型心肌病、全心衰等。

(4) 左心房合并肺动脉扩大：心腰部饱满，心浊音界呈梨形，故称梨形心，因常见于二尖瓣狭窄，故也称二尖瓣型心(图 5-20)。

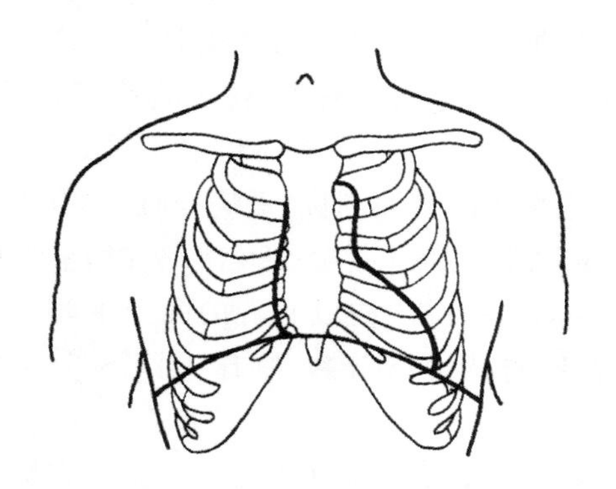

图 5-19 主动脉关闭不全的心浊音(靴形心)

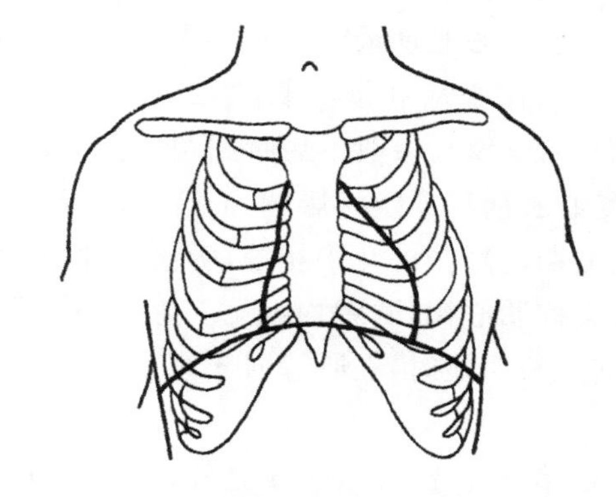

图 5-20 二尖瓣狭窄的心浊音(梨形心)

(5) 心包积液：心界向两侧扩大，坐位时心浊音界呈三角形烧瓶型，仰卧位时心底部浊音界明显增宽，呈球形，这种心浊音界随体位改变的现象，为心包积液的特征性改变。

(6) 心外因素：一侧大量胸腔积液和积气时，心界向健侧移位；肺气肿时，心浊音界缩小；腹腔有大量积液或巨大肿瘤时，心脏呈横位，心界向左扩大。

（四）听诊

听诊是检查心脏的重要方法，检查对象取仰卧位或坐位。

1. 心脏瓣膜听诊区 心脏各瓣膜开闭时产生的声音，沿血流方向传导至胸壁不同部位，于体表听诊最清楚处即为该瓣膜听诊区。包括：①二尖瓣听诊区：位于心尖部，即左侧第5肋间锁骨中线稍内侧，是临床上最常用的听诊区。②肺动脉瓣听诊区：胸骨左缘第2肋间。③主动脉瓣听诊区：在胸骨右缘第2肋间及胸骨左缘第3肋间，后者称为主动脉瓣第二听诊区。④三尖瓣听诊区：胸骨体下端左缘(图5-21)。

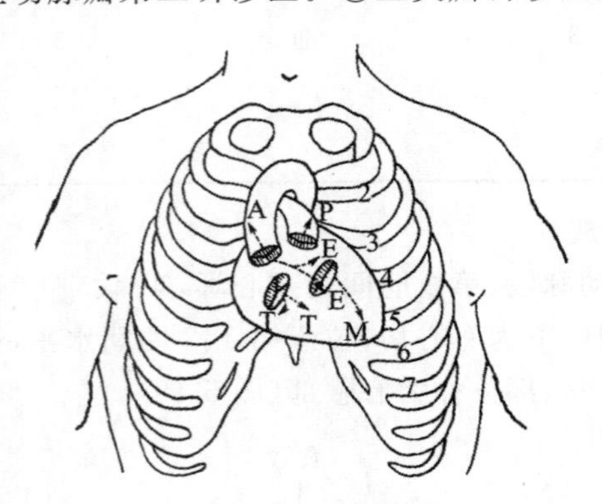

图5-21 心脏瓣膜解剖部位及瓣膜听诊区

注：M. 二尖瓣听诊区；A. 主动脉瓣听诊区；E. 主动脉瓣第二听诊区；P. 肺动脉瓣听诊区；T. 三尖瓣听诊区。

听诊顺序可按病变好发部位依次进行，即二尖瓣听诊区、主动脉瓣听诊区、主动脉瓣第二听诊区、肺动脉瓣听诊区、三尖瓣听诊区。

2. 听诊内容 包括心率、心律、心音、额外心音、心脏杂音等。

(1) 心率：每分钟心跳的次数，以第一心音为准计数。正常成人心率范围为60～100次/分，小儿稍快，老年人稍慢。成人心率超过100次/分，婴幼儿心率超过150次/分，称心动过速。心率低于60次/分称心动过缓。

(2) 心律：心脏跳动的节律。正常成人心跳节律规整，部分青年人在吸气时心率增快，呼气时减慢，这种随呼吸而变化的心律称为窦性心律不齐，一般无临床意义。听诊能发现的最常见的心律失常是期前收缩和心房颤动(详见第十一章第三节)。

(3) 心音：通常只能听到第一心音、第二心音。按心音在心动周期中出现的先后依次命名为以下四种。①第一心音(S_1)：标志着心室收缩期的开始，主要由房室瓣关闭引起的振动所产生。心前区均可听到，以心尖部最强。②第二心音(S_2)：标志着心室舒张期的开始，主要由半月瓣和主动脉瓣关闭引起的振动所产生，以心底部最响。S_2主要成分有主动脉瓣成分(A_2)和肺动脉瓣成分(P_2)两种成分。③第三心音(S_3)：出现在心室舒张早期，第二心音之后0.12～0.18 s，其产生与心室充盈有关，部分青少年可闻及。④第四心音(S_4)：一般不易听到，听到者多为病理性。

受心脏活动或疾病影响，心音会出现：①强度增强或减弱。②性质改变：心肌严重病变时，多有心率增快，收缩期与舒张期几乎相等，听诊如钟摆的“滴答”声，称钟摆律；如同时伴心率＞120次/分时，酷似胎儿心音，又称胎心律，两者均可见于急性心肌梗死和重症心肌炎。③心音分裂：构成心音的两个主要成分间隔时间延长明显时，在听诊时出现一个心音分成两个心音的现象，称为心音分裂，临床上以S_2分裂较为常见。

(4) 额外心音：在S_1、S_2之外，额外出现的病理性附加音，分收缩期和舒张期额外心音。发生在舒张早期的额外心音，称为舒张早期奔马律，较常见。在心率＞100次/分时，犹如马奔跑的蹄声，又称室性奔马律，是病理性的S_3，以心尖部及呼气末听诊最明显，主要由于舒张期心室负荷过重，心肌张力与顺应性降低，在舒张早期心房血液快速注入心室时，血液充盈引起室壁振动所致，提示严重心力衰竭，常见于严重的心肌损害或心力衰竭。

(5) 心脏杂音:心音和额外心音以外,在心脏收缩或舒张过程中的异常声音,杂音性质的判断对于心脏病的诊断具有重要的参考价值。杂音产生的机制:①血流加速;②瓣膜口狭窄或关闭不全;③异常血流通道;④心腔异常结构;⑤大血管瘤样扩张。以上因素可使血液产生湍流,使心壁或大血管壁振动而产生杂音(图 5-22)。

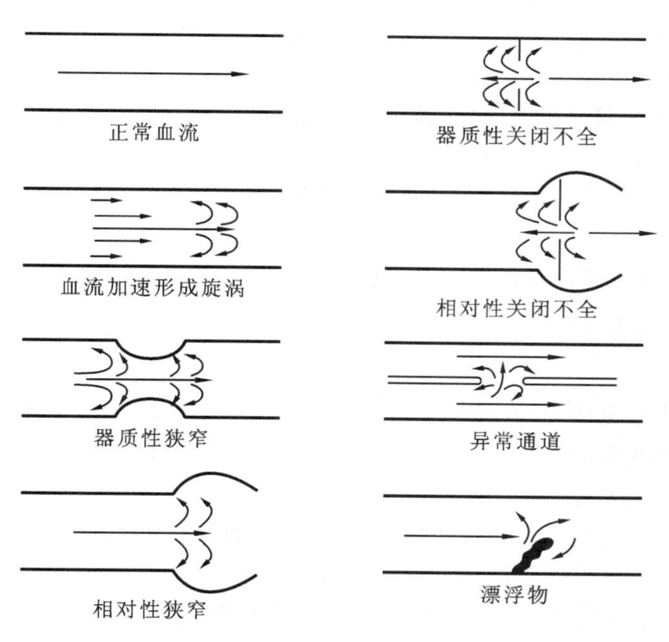

图 5-22 心脏杂音产生机理示意图

杂音听诊要点:①最响部位:杂音的最响部位与病变部位有关。一般杂音最响的瓣膜听诊区,病变就在该区相应的瓣膜。②出现时期:发生在第一心音和第二心音之间的杂音称收缩期杂音(SM);发生在第二心音与下一次心动周期的第一心音之间的杂音称舒张期杂音(DM);连续出现在收缩期和舒张期的杂音称连续性杂音。一般认为,舒张期杂音和连续性杂音均为器质性杂音,而收缩期杂音有功能性或器质性两种可能。③杂音性质:杂音按音色分为吹风样、隆隆样、叹气样、机器样、乐音样等;按音调分为柔和、粗糙两种。功能性杂音较柔和,器质性杂音较粗糙。④杂音强度:一般来说,狭窄越重、血流速度越快、狭窄口两侧压力差越大,杂音就越强。收缩期杂音强度通常采用 6 级分级法。记录杂音强度时,如响度为 3 级,记为 3/6 级杂音。一般 2 级以下收缩期杂音多为功能性,3 级以上多为器质性。⑤杂音的传导:杂音常沿着产生杂音的血流方向传导,也可经周围组织传导。杂音越响,传导越广。可根据杂音的最响部位及其传导方向来判断杂音的来源。

五、血管检查

(一) 视诊

1. 肝颈静脉回流征 右心衰竭引起肝淤血肿大时,用手压迫肝脏可使颈静脉充盈更明显,称为肝颈静脉回流征阳性,为右心衰的重要体征之一,也可见于渗出性或缩窄性心包炎。

2. 毛细血管搏动征 用手指轻压检查对象甲床末端,或以玻片轻压口唇黏膜,如见受压部分的边缘有红、白交替节律性搏动现象,即为毛细血管搏动征阳性。

(二) 触诊

触诊常见的脉搏异常及临床意义如下。

(1) 速率改变:增快见于发热、贫血、甲状腺功能亢进症、心力衰竭、休克、心肌炎等;减慢见于颅内压增高、阻塞性黄疸、病态窦房结综合征、房室传导阻滞、甲状腺功能减退症等。

(2) 节律改变:正常人脉搏的节律规整。但正常青少年可有窦性心律不齐,吸气时脉搏增快,呼气时减慢。各种心律失常可伴有脉律不整,有时有一定规律,如与期前收缩形成的二联律一致的二联脉;有时完全无规律,如心房颤动。

(3) 强弱改变:脉搏强弱与心搏出量、脉压和外周血管阻力有关。心搏出量增加、脉压增大、外周血管阻力降低时,脉搏强而振幅大,称为洪脉,见于高热、甲状腺功能亢进症、主动脉瓣关闭不全等。反之,脉搏减弱而振幅小,称为细脉,见于心力衰竭、主动脉瓣狭窄、休克等。

(4) 波形异常:临床上常以脉搏触诊粗略估计其波形。

①水冲脉:脉搏骤起骤落,急促而有力,常因脉压增大所致。检查时将检查对象手臂抬高过头,并紧握其腕部掌面,可感到急促有力的冲击。

②交替脉:节律规则而强弱交替的脉搏,由心室收缩强弱交替所致,是为左心衰竭的重要体征之一。见于高血压性心脏病、急性心肌梗死、主动脉关闭不全等。

③奇脉(吸停脉):吸气时脉搏明显减弱或消失。见于心包积液和缩窄性心包炎,是心包填塞的重要体征之一。

④无脉:脉搏消失,主要见于严重休克和多发性大动脉炎。前者血压测不到,脉搏随之消失;后者因某一部位动脉闭塞而导致相应部位脉搏消失。

(三) 听诊

1. 动脉杂音 临床上常见的动脉杂音如下:①甲状腺功能亢进时,在甲状腺侧叶有连续性血管杂音,提示局部血流丰富;②动脉的局部狭窄,如肾动脉狭窄时,可在上腹部或腰背部听到收缩期杂音;③外周动静脉瘘,可在病变处听到连续性杂音。

2. 枪击音 将听诊器置于肱动脉或股动脉处,可听到一种短促如射枪的声音。

3. Duroziez 双重杂音 以听诊器稍加压力于股动脉可闻及收缩期和舒张期双期杂音。

枪击音、Duroziez 双重杂音、毛细血管搏动征和水冲脉可统称为周围血管征阳性。主要见于脉压增大,如主动脉瓣关闭不全、甲状腺功能亢进症和严重贫血等。

(四) 血压测量

1. 高血压 采用血压标准测量方法,当收缩压≥140 mmHg 和(或)舒张压≥90 mmHg,即可认为有高血压。主要见于原发性高血压,也可见于继发性高血压,如肾脏疾病、肾上腺皮质或髓质肿瘤、颅内压增高等。高血压是动脉粥样硬化和冠心病的重要危险因素。

2. 低血压 血压低于(90/60 mmHg),称低血压。常见于休克、心肌梗死、心力衰竭、心包填塞、肾上腺皮质功能减退等,也可见于极度衰弱者及少数正常人。

3. 脉压改变 脉压>40 mmHg 为脉压增大,见于主动脉瓣关闭不全、甲状腺功能亢进症、严重贫血等;脉压<30 mmHg 为脉压减小,主要见于主动脉瓣狭窄、心力衰竭、低血压、心包积液、缩窄性心包炎等。

(杨春兰)

第五节 腹部检查

腹腔内有很多重要脏器,主要有消化、泌尿、生殖、内分泌、血液及血管系统。检查方法以触诊最为重要。

一、腹部的体表标志与分区

为准确描述和记录脏器及病变的位置,常借助人体自然标志及人工画线对腹部进行适当分区,以便熟悉腹部脏器的部位和其在体表投影。

(一) 体表标志(图 5-23)

1. 肋弓下缘 由 8~10 肋软骨连接构成,其下为体表腹部的上界,常用于腹部分区和肝、脾的测量及胆囊定位。

2. 脐 脐为腹部中心,平对 3、4 腰椎间隙,可作为阑尾压痛点及腰椎穿刺点的定位标志。

3. 髂前上棘 髂前上棘为髂嵴前方的突出点,为腹部九区法、阑尾压痛点、骨髓穿刺的定位标志。

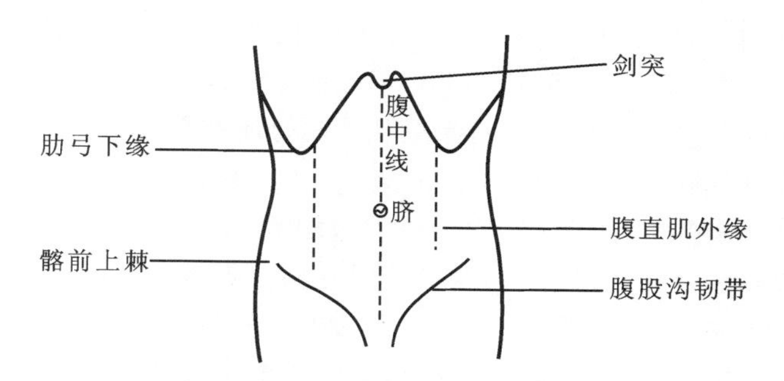

图 5-23 腹部前面体表标志示意图

4. 腹直肌外缘 相当于锁骨中线的延续，为手术切口和胆囊点的定位标志。右侧腹直肌外缘与肋弓下缘的交界处为胆囊点。

5. 腹中线 腹中线为前正中线的延续，是腹部四分区法的垂直线。

6. 肋脊角 背部两侧第 12 肋骨与脊柱的交角，为检查肾叩痛的位置。

7. 耻骨联合 耻骨联合为腹中线最下部的骨性标志。

（二）腹部分区

1. 四分区法 以脐为中心，做一水平线和一垂直线，将腹部分为四区。各分区及主要脏器分布情况如图 5-24 所示。

2. 九分区法 由两条水平线和两条垂直线将腹部分为九区。上面的水平线为两肋弓下缘连线，下面的水平线为两侧髂前上棘连线，两条垂直线分别为通过左、右髂前上棘至腹中线连线中点的垂直线。上述四线相交将腹部分为九区。各分区名称如图 5-25 所示。

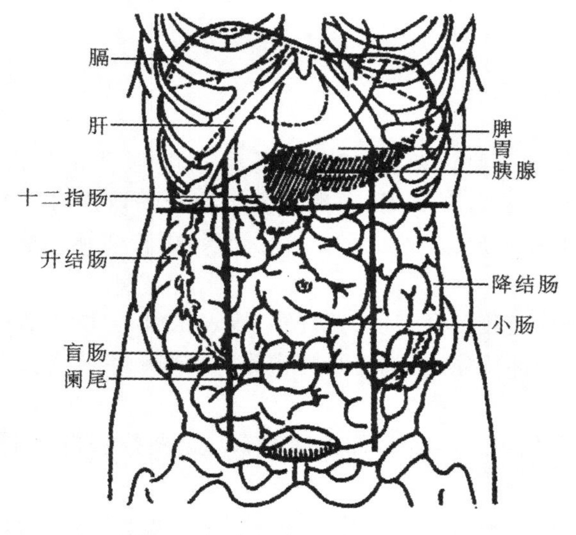

图 5-24 腹部脏器分布示意图

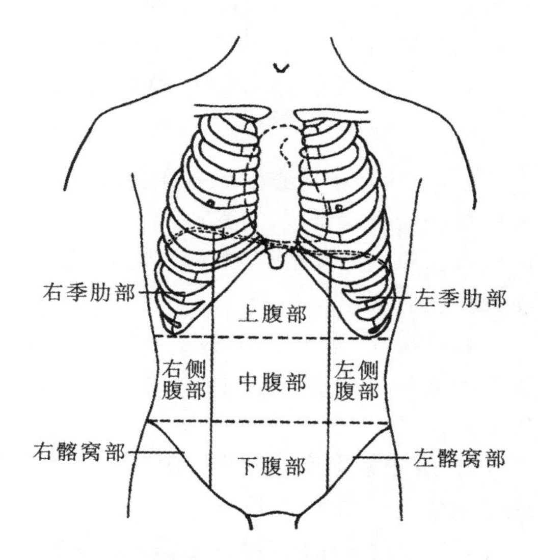

图 5-25 腹部体表九分区法分区示意图

二、腹部检查方法

由于叩诊与触诊均须向腹部施加一定压力，可刺激肠蠕动，故腹部检查顺序改为按视诊、触诊、叩诊、听诊进行，但记录顺序不改。

（一）视诊

腹部视诊前，嘱检查对象排空膀胱，取低枕仰卧位，充分暴露腹部。光线宜充足而柔和，以利于腹部表面的脏器轮廓、包块及蠕动波进行观察。检查者立于检查对象的右侧，自上而下视诊，有时为观察腹部细小隆起或蠕动波，检查者需将视线降低至腹平面，从侧面呈切线方向观察。腹部视诊内容如下。

1. 腹部外形 注意腹部外形是否对称，有无隆起或凹陷。健康正常成人平卧位时，前腹壁处于肋缘至耻骨联合平面或略低，称腹部平坦。肥胖者及小儿腹部外形可高于肋缘至耻骨联合的平面，称腹部饱满。消瘦者皮下脂肪少,腹部下凹,称腹部低平。老年人腹肌松弛,但皮下脂肪较多,腹形稍大或宽扁,这些都属于正常腹部外形,只有腹部明显膨隆或凹陷才具有病理意义。

1）腹部膨隆　平卧位时前腹壁明显高于肋缘至耻骨联合所在平面,称腹部膨隆。

(1) 全腹膨隆:腹部弥漫性隆起,呈球形或椭圆形。常见于肥胖、腹腔积液(腹腔内有大量积液时,平卧位腹部宽扁,两侧隆起,称为蛙状腹)、积气、腹内巨大包块等。

(2) 局部膨隆:右上腹膨隆多见于肝肿瘤、肝脓肿、肝淤血、胆囊肿大等;左上腹膨隆多见于巨脾;上腹中部膨隆见于幽门梗阻、胰腺肿瘤等;下腹膨隆见于子宫增大、膀胱胀大,后者排尿后可消失。

2）腹部凹陷　①全腹凹陷:仰卧时前腹壁明显低于肋缘至耻骨联合所在平面。主要见于脱水和消瘦者。严重时前腹壁凹陷几乎贴近脊柱,肋弓、髂嵴和耻骨联合显露,腹外形如舟状,称舟状腹。②局部凹陷:较少见,多因腹壁外伤或术后瘢痕收缩所致。

2. 呼吸运动　腹壁随呼吸而上下起伏,即为腹式呼吸运动。腹式呼吸减弱常见于腹腔积液或妊娠等。腹式呼吸消失见于胆道或胃肠道穿孔所致急性腹膜炎或膈肌麻痹等。

3. 腹壁静脉曲张　正常人腹壁静脉一般不明显,较瘦或皮肤白皙者隐约可见。腹壁静脉显露明显、迂曲变粗者,称腹壁静脉曲张,常见于门静脉高压或上、下腔静脉梗阻而侧支循环建立者。检查血流方向的方法为选择一段无分支的腹壁曲张静脉,检查者将一手示指和中指并拢压在该静脉上,然后其中一手指紧压静脉向外滑动,挤出该段静脉血液,至一定距离后放松该手指,另一手指仍压紧静脉不动,观察静脉是否迅速充盈,据充盈情况即可判断出血流方向。

4. 胃肠型及蠕动波　正常人腹部一般看不到胃和肠的轮廓及蠕动波,除非腹壁菲薄或松弛的老年人和极度消瘦者可见。胃肠道梗阻时,梗阻近端的胃或肠道因内容物聚积而饱满隆起,在腹壁可见到相应的轮廓及蠕动,称胃型或肠型及蠕动波。胃蠕动波自左肋缘下开始,缓慢向右推进,达右腹直肌旁消失。有时可见自右向左的逆蠕动波。小肠梗阻时的肠型及蠕动波多见于脐部。结肠远端梗阻时的肠型及蠕动波多位于腹部周边。肠麻痹时,蠕动波消失。

5. 其他　注意有无皮疹、色素、腹纹、瘢痕、疝等。

(二) 触诊

触诊时,要求检查对象排尿后取低枕仰卧位,两臂自然放于身体两侧,两腿屈曲稍分开,使腹部放松,做张口缓慢腹式呼吸。检查者立于检查对象右侧,手要温暖,动作要轻柔,一般自左下腹开始以逆时针方向检查。原则是先触健侧再触患侧。边触诊边观察检查对象的反应与表情,并与之交谈,可转移其注意力而减少腹肌紧张。

根据情况,采用不同的触诊手法。浅部触诊法适用于检查腹壁紧张度、抵抗感、浅表压痛、包块搏动和腹壁上的肿物等。深部触诊法适用于检查腹腔脏器状况、深部压痛、反跳痛及肿物等。腹部触诊的主要内容如下。

1. 腹壁紧张度　正常人腹壁有一定的张力,但触之柔软,较易压陷,称腹壁柔软。某些病理情况下,腹壁紧张度可发生变化。

(1) 腹壁紧张度增加:主要为腹膜炎症刺激引起腹肌痉挛所致。全腹紧张度增加,多见于:①胃肠道穿孔或脏器破裂所致的急性弥漫性腹膜炎,其特点为腹壁明显紧张,甚至强直硬如木板,称板状腹;②结核性腹膜炎因炎症刺激缓慢,可有腹膜增厚,并与肠管、肠系膜粘连,故触诊腹壁柔韧有抵抗,不易压陷,称揉面感,也可见于癌性腹膜炎。局部腹壁紧张度增加:因腹内脏器炎症累及腹膜所致,如右上腹肌紧张常见于急性胆囊炎,右下腹肌紧张常见于急性阑尾炎。

(2) 腹壁紧张度减弱:表现为按压时腹壁松弛无力,失去弹性。多见于慢性消耗性疾病、大量释放腹腔积液后、严重脱水患者或经产妇、年老体弱者。

2. 压痛和反跳痛　正常腹部触压时不引起疼痛,重按时仅有一种压迫感。

(1) 压痛:腹部压痛指由浅入深触压腹部引起疼痛者。这种真正的压痛常因腹壁或腹腔内病变引起。若病变来自腹壁,抓捏腹壁或嘱检查对象将腿伸直仰卧抬头抬肩加剧;若病变来自腹腔内,此时压痛明显减轻或消失,常见于腹内脏器的炎症、肿瘤、淤血、破裂、扭转等。压痛部位常为病变所在部位(图 5-26)。某些位置较固定的压痛点常反映特定的疾病,如位于胆囊点压常提示胆囊病变,位于脐与右髂前上棘中外

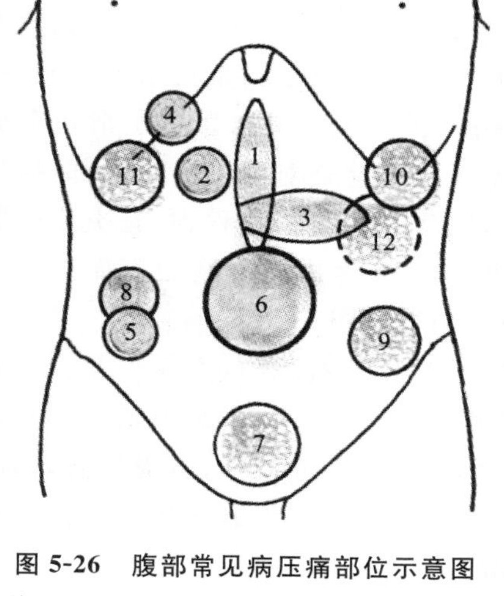

图 5-26　腹部常见病压痛部位示意图

注：1. 胃炎、胃溃疡；2. 十二指肠；3. 胰腺炎；4. 胆囊炎；5. 阑尾炎；6. 小肠疾病；7. 膀胱炎；8. 回盲部炎症；9. 乙状结肠疾病；10、11. 脾、结肠脾曲病变；12. 胰腺炎的腰部压痛点。

1/3 交界处的 McBurney 点压痛，常提示阑尾病变。胸腔病变可在上腹部或肋下部出现压痛，盆腔病变可在下腹部出现压痛。

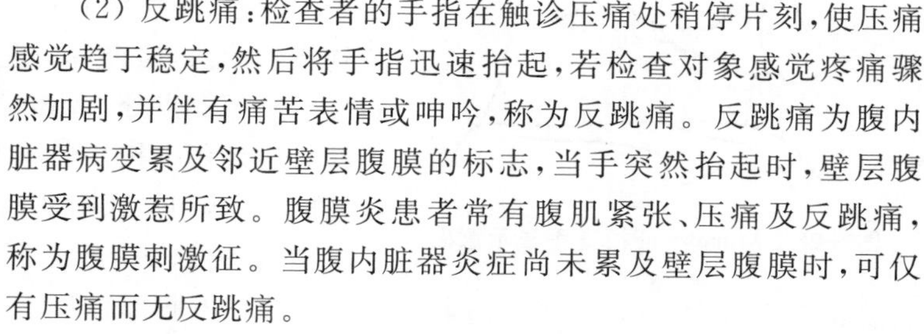

（2）反跳痛：检查者的手指在触诊压痛处稍停片刻，使压痛感觉趋于稳定，然后将手指迅速抬起，若检查对象感觉疼痛骤然加剧，并伴有痛苦表情或呻吟，称为反跳痛。反跳痛为腹内脏器病变累及邻近壁层腹膜的标志，当手突然抬起时，壁层腹膜受到激惹所致。腹膜炎患者常有腹肌紧张、压痛及反跳痛，称为腹膜刺激征。当腹内脏器炎症尚未累及壁层腹膜时，可仅有压痛而无反跳痛。

3. 脏器触诊　腹腔内重要脏器较多，当其发生病变时，常可触到脏器增大、局限性包块、质地改变及压痛等，对诊断具有重要意义。

1）肝脏触诊　嘱检查对象取仰卧位，两膝关节屈曲，腹壁放松，并做深而均匀的腹式呼吸以使肝脏随膈肌上下移动。

（1）触诊方法：①单手触诊法：较为常用，检查者将右手平放于右锁骨中线估计处于肝下缘的下方（根据估计肝下缘的位置，可选择从右上腹、脐右侧、右下腹开始），四指并拢，掌指关节伸直，用示指前外侧指腹触诊肝脏。深吸气时，手指向上迎触下移的肝脏；深呼气时，指端随之压向腹深部。如此反复，自下而上逐渐触向肋缘，直到触及肝缘或肋缘为止。同法在前正中线上，触诊肝左叶。触及肝者，需分别测量和记录在右锁骨中线及前正中线上，肝缘至肋缘或剑突根部的距离（cm）。②双手触诊法：检查者右手位置同单手触诊法，同时左手置于检查对象右腰部。触诊时，左手向上托起，使肝下缘紧贴前腹壁，并限制右下胸扩张，以增加膈肌下移的幅度，使吸气时下移的肝更易于被触及（图 5-27）。

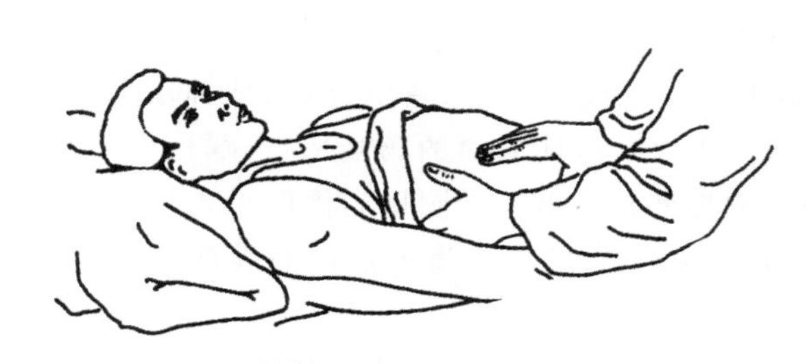

图 5-27　肝脏触诊方法示意图

（2）肝脏触诊检查内容：①大小：正常成人肝脏，一般在肋缘下触不到，少数可触及，但应在 1 cm 以内。剑突下可触及者，多在 3 cm 以内。肝下缘超过上述标准，如肝上界正常或升高，提示肝大。弥漫性肝大见于肝炎、肝淤血、脂肪肝等；局限性肝大见于肝脓肿、肝肿瘤及肝囊肿等。②质地：肝质地分为质软、质韧和质硬三级。质软如触口唇，见于正常肝；质韧如触鼻尖，见于肝炎、脂肪肝、肝淤血；质硬触如前额，见于肝硬化和肝癌，后者质地最硬。③表面及边缘：正常肝表面光滑，边缘整齐、厚薄一致。肝淤血、脂肪肝时，肝表面光滑，边缘圆钝。肝癌时，表面不平、边缘不整、结节大小不等。④压痛：正常肝无压痛。肝炎或肝淤血时，可因肝包膜有炎症反应或受到牵拉而有肝压痛。局限性剧烈压痛见于较表浅的肝脓肿。肝癌患者可有自发性肝区疼痛。

2）脾脏触诊　正常情况下脾脏不能触及。内脏下垂、胸腔积液或积气时膈肌下降，脾脏随之向下移位，深吸气时可在左肋缘下触及脾脏边缘。除此以外，触及脾脏则提示脾大。可采用单手或双手触诊，触到脾脏后，应注意大小、质地、表面情况、有无压痛及摩擦感等。

脾大分度及临床意义：①轻度脾大：脾缘不超过肋下 2 cm 者，见于急/慢性肝炎、伤寒等，质地多较柔软。②中度脾大：脾缘不超过肋下 2 cm，但在脐水平线以上者，见于肝硬化、慢性淋巴细胞性白血病、淋巴瘤等。③高度脾大：超过脐水平线或向右超过前正中线者，可见于慢性粒细胞性白血病等。

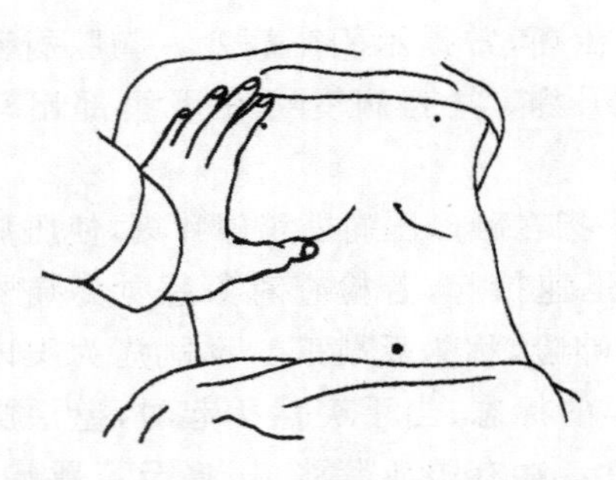

图 5-28 Murphy 征检查手法示意图

3）胆囊触诊 正常情况下，胆囊隐藏于肝下面的胆囊窝内，不能被触及。胆囊肿大时，可超出肝缘及肋缘而在右肋下腹直肌外缘处触及，一般呈梨形或卵圆形，随呼吸而上下移动，常见于急性胆囊炎、壶腹周围癌、胆囊结石或胆囊癌。胆囊触诊可采用单手滑行触诊法或钩指触诊法，检查者将左手掌平放于检查对象的右胸下部，拇指指腹勾压于胆囊点处，嘱其缓慢深吸气。在吸气过程中，有炎症的胆囊下移时碰到用力按压的拇指，即可引起疼痛或因剧烈疼痛而突然屏气，称为 Murphy 征阳性(胆囊触痛征)(图 5-28)。

4）膀胱触诊 正常膀胱空虚时隐于盆腔内，不易触及。只有在膀胱积尿充盈增大时，方可越过耻骨联合上缘在下腹部触及。膀胱触诊多采用单手滑动触诊法，检查对象仰卧，双下肢屈曲，检查者以右手自脐开始向耻骨联合方向触摸，触之呈扁圆形或圆形，有囊性感，不能用手推移，按压时有憋胀感及尿意，排尿或导尿后缩小或消失，借此可与妊娠子宫、卵巢囊肿等其他肿物鉴别。膀胱胀大最多见于尿道梗阻(前列腺肥大或癌)等所致的尿潴留。

（三）叩诊

腹部叩诊主要用于检查某些腹腔脏器的大小、位置、叩痛，胃肠道充气情况，腹腔肿物、积气或积液等。腹部叩诊多采用间接叩诊法。

1. 腹部叩诊音 正常情况下，腹部叩诊为鼓音。鼓音明显、范围增大可见于胃肠道高度胀气、胃肠穿孔或人工气腹时。鼓音范围缩小可见于肝、脾等脏器极度肿大，腹腔内肿瘤或大量腹腔积液时。

2. 肝脏叩诊 可用于检查肝的位置、浊音界大小及有无叩击痛。

(1) 肝界叩诊：确定肝上界时，嘱检查对象平卧，平静呼吸，沿右锁骨中线由肺部清音区向下逐一肋间叩向腹部。叩诊音由清音转为浊音时，为肝上界，位于右锁骨中线上第 5 肋间。肝下界位于右肋下缘，不易叩出，故多用触诊确定。

(2) 肝区叩击痛：检查者左手掌平放于肝区所在部位，右手半握拳，以轻至中等力量叩击左手手背。正常人肝区无叩击痛，阳性者见于肝炎、肝脓肿、肝淤血等。

3. 移动性浊音 当腹腔内有较多量液体时，先嘱检查对象取仰卧位，此时，两侧腹部叩诊呈浊音(为聚积的液体)，中腹部叩诊呈鼓音(为浮于液体表面的肠袢)。再嘱检查对象取左侧卧位，下面的左侧腹部则大部分转为浊音，而上面的右侧腹部转为鼓音。同理右侧卧位再进行叩诊。这种腹部浊音区随体位的变动而变化的现象，称为移动性浊音，为腹腔内有游离液体的表现。当腹腔内游离液体在 1000 mL 以上时，即可叩出移动性浊音。

4. 肋脊角叩击痛 检查对象取坐位或侧卧位，检查者用左手掌平放在检查对象的肋脊角处(肾区)，右手半握拳以轻至中等的力量向左手手背进行叩击。肋脊角叩击痛见于肾脏病变，如肾炎、肾盂肾炎、肾结石、肾结核及肾周围炎等。

5. 膀胱叩诊 膀胱叩诊主要用于判断膀胱的充盈程度，特别是在膀胱触诊不满意时。膀胱叩诊在耻骨联合上方进行。当膀胱有尿液充盈时，可在耻骨联合上方叩得圆形浊音区。排尿或导尿后，则浊音区转为鼓音。

（四）听诊

1. 肠鸣音 肠蠕动时，肠腔内气体和液体随之流动而产生一种断断续续的咕噜声，称肠鸣音。正常情况下，肠鸣音 4～5 次/分，应在固定部位至少听诊 1 min，通常选择右下腹。肠鸣音异常表现为如下几种情况。①肠鸣音活跃：肠鸣音达 10 次/分以上，见于急性胃肠炎、胃肠道大出血或服用泻药后等。②肠鸣音亢进：肠鸣音次数多，响亮、高亢，甚至呈叮当声或金属声，为机械性肠梗阻的表现。③肠鸣音减弱：肠鸣音明显少于正常，甚至数分钟才能听到 1 次。见于便秘、腹膜炎、低钾血症、胃肠动力低下等。④肠鸣音消失：持续听诊 3～5 min 仍未听到肠鸣音，主要见于急性腹膜炎、麻痹性肠梗阻或腹部大手术后。

2. 血管杂音

(1) 动脉性杂音：中腹部的收缩期杂音，见于腹主动脉瘤或腹主动脉狭窄。左、右上腹部的收缩期杂音则常为肾动脉狭窄所致，常伴有高血压。

(2) 静脉性杂音：静脉性杂音为一种柔和、连续的嗡鸣音，若伴有明显的腹壁静脉曲张，则提示为门静脉高压侧支循环建立。常出现于脐周或上腹部。

(杨春兰)

第六节 脊柱与四肢检查

一、脊柱

脊柱是支持体重，维持人体正常姿势的重要支柱。正常人站立位时脊柱从背面观无侧弯，侧面观有四个生理弯曲，即颈、腰段前凸，胸、骶段后凸，呈S形。

1. 脊柱弯曲度 检查对象取坐位或直立位，双臂自然下垂，以手指沿脊柱棘突以适当压力自上而下画，致皮肤呈一红色充血线，以此观察脊柱有无侧弯。病理性弯曲表现为：①脊柱后凸：多发生于胸椎，常见于佝偻病、胸椎结核、强直性脊柱炎、老年性脊椎退行性变。②脊柱前凸：多发生于腰椎，常见于晚期妊娠、大量腹腔积液或腹腔巨大肿瘤者。③脊柱侧凸：表现为脊柱偏离正中线向左或向右偏。常见于由儿童发育期姿势不良、椎间盘突出、胸廓畸形等。

2. 脊柱活动度 正常人脊柱有一定活动度，但各部位不同。颈、腰段活动度最大，胸段活动度较小，骶段几乎不活动。检查时嘱检查对象做前屈、后伸、侧弯及旋转动作，脊柱各段活动度障碍见于软组织损伤、脱位、骨折、外伤、骨关节病、结核等。

3. 脊柱压痛和叩击痛 检查对象取端坐位，身体稍前倾，检查者以右手拇指自上而下逐个按压棘突及椎旁肌肉判断有无压痛；用叩诊锤或中指直接叩击各椎体棘突，或用左手置于检查对象头顶，右手半握拳以小鱼际部叩击左手背。观察有无疼痛，检查者如脊柱有病变，相应部位会出现疼痛，称脊柱传导痛。正常脊柱无压痛及叩击痛，有症状者常见于脊椎结核、骨折或椎间盘突出等。

二、四肢

正常人四肢与关节左右对称，形态正常，活动不受限。检查以视诊和触诊为主。

(一) 形态异常

1. 匙状甲(反甲) 其特点为指甲中部凹陷，边缘翘起，指甲变薄，表面有条纹呈匙状(图 5-29)。常见于缺铁性贫血和高原疾病。

2. 杵状指(趾) 表现为末端指(趾)节明显增宽、增厚，呈杵状膨大，指甲从根部到末端呈弧形隆起(图 5-30)。可能与肢端慢性缺氧、代谢障碍和中毒损害有关。常见于支气管扩张、肺脓肿、慢性阻塞性肺气肿、肺癌、发绀型先天性心脏病、感染性心内膜炎等。

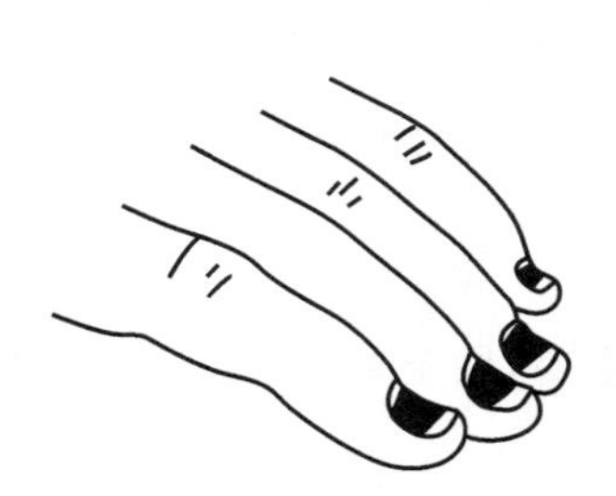

图 5-29 匙状甲

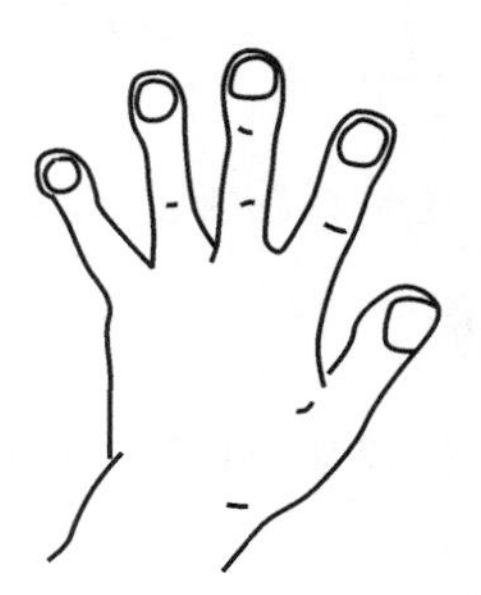

图 5-30 杵状指

3. 指关节变形 ①梭形关节：指关节呈梭形畸形，活动受限，重者手指及腕部向尺侧偏移，多为双侧性，见于类风湿性关节炎。②爪形手：手指呈鸟爪样，见于尺神经损伤，进行性肌萎缩。

4. 关节变形 腕关节呈餐叉样畸形，见于 colles 骨折；膝关节红、肿、热、痛及运动障碍，多见于风湿性关节炎活动期、结核性关节炎等。当关节腔有积液时,有浮髌现象。

5. 膝内、外翻畸形 正常人两脚并拢时,双膝和双踝可靠拢。膝内翻指双踝靠拢,而双膝分离呈O形(图5-31)。膝外翻指双膝靠拢时,双踝分离呈X形(图5-32)。见于小儿佝偻病。

6. 足内、外翻畸形 足呈固定于内翻、内收位或外翻、外展位。足内翻见于小儿麻痹后遗症等,足外翻见于胫前胫后肌麻痹。

7. 肌肉萎缩 见于周围神经病变、肌炎或肢体废用所致的肢体肌肉组织的体积缩小。常见于周围神经损伤、脑血管意外后遗症、偏瘫、截瘫、小儿麻痹后遗症、多发性神经炎等。

8. 下肢静脉曲张 表现为小腿静脉呈蚯蚓状弯曲、怒张,重者感腿部肿胀、局部皮肤颜色暗紫、色素沉着,可伴下肢浅部溃疡。见于血栓性静脉炎等。

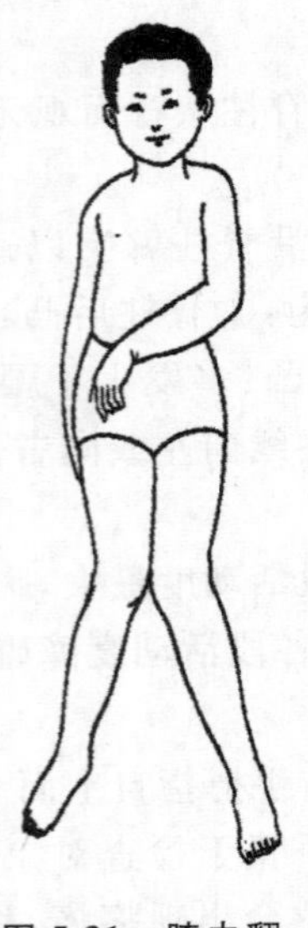

图5-31 膝内翻

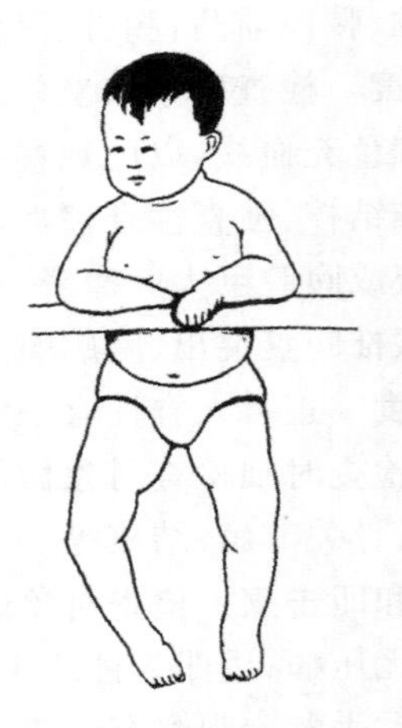

图5-32 膝外翻

(二)运动功能障碍

嘱检查对象做主动或被动运动,观察各关节的活动幅度。常见运动功能障碍原因如下。

1. 神经、肌肉组织的损害 表现为不同程度的随意运动障碍,可通过对四肢伸屈、内收、旋转及抵抗力的检查来判断。肢体的随意运动障碍称瘫痪。

2. 关节的损害 表现为关节运动受限、主动或被动运动功能障碍,可见于瘫痪、骨折、关节脱位、肌腱或软组织损伤等。

(杨春兰)

第七节 神经系统检查

神经系统检查主要包括脑神经、运动功能、感觉功能、神经反射的检查。

一、脑神经检查

脑神经检查专科性较强,对颅脑病变的定位诊断极为重要,检查时应按顺序进行,以免遗漏,同时注意两侧对比。

(一)嗅神经

检查前,首先确定检查对象鼻孔是否通畅,有无鼻黏膜病变。然后嘱其闭目并用手指闭塞一侧鼻孔,将人们熟知的无刺激性气体(如酒、醋或香水等)分别置于对侧鼻孔下,要求辨别其气味,同理测另一侧。一侧嗅觉减退或丧失如能排除鼻黏膜病变,则常提示同侧嗅神经损害,可见于创伤、前颅凹占位性病变等。

（二）视神经

检查内容包括视力、视野和眼底检查。详见第五章第三节。

（三）动眼神经、滑车神经、展神经

由于它们同时管理眼球运动，故合称眼球运动神经。①动眼神经支配提睑肌、上直肌、下直肌、内直肌及下斜肌的运动。动眼神经麻痹时，可出现上睑下垂和外斜视及调节反射消失。②滑车神经支配眼球的上斜肌。滑车神经麻痹时，眼球向下及向外运动减弱。③展神经支配眼外直肌。展神经受损时出现内斜视。主要检查有无眼睑下垂、瞳孔对光反射、调节反射、眼球运动障碍、斜视、复视等。

（四）三叉神经

1. 面部感觉 三叉神经的感觉支分布在面部皮肤、眼、鼻与口腔黏膜。常用棉签检查触觉，用针刺检查痛觉，注意比较双侧感觉有无差异、减退、消失或过敏。

2. 咀嚼运动 三叉神经的运动支支配咀嚼肌、颞肌、翼状肌。嘱检查对象做咀嚼运动，双手触按咀嚼肌，对比两侧肌力强弱；再嘱检查对象张口，观察下颌有无偏斜，若偏向一侧，提示该侧翼状肌麻痹。

（五）面神经

主要支配面部表情肌及其运动功能。检查面部表情肌的运动功能时，嘱检查对象做皱额、闭眼、吹哨、露齿、鼓腮动作，比较两侧是否对称。面神经损害时，上述动作均有障碍且伴舌前 2/3 味觉丧失。

（六）位听神经

位听神经包括蜗神经和前庭神经。

1. 蜗神经 主要通过检查听力测定，见第五章第三节。

2. 前庭神经 询问检查对象有无眩晕、平衡失调，检查有无自发性眼球震颤。

（七）舌咽神经

嘱检查对象张口发“a”音，观察两侧软腭上抬是否有力、对称，悬雍垂是否居中。舌咽神经受损，表现为吞咽困难、饮水呛咳，见于脑干病变、鼻咽癌转移等。

（八）迷走神经

嘱患者张口发“a”音，如一侧软腭不能随之上抬及悬雍垂偏向健侧，提示迷走神经麻痹。舌咽神经和迷走神经两者在解剖与功能上关系密切，常同时受损。

（九）副神经

支配胸锁乳突肌及斜方肌，检查时注意肌肉有无萎缩。嘱检查对象做耸肩及转头动作，比较两侧肌力。副神经受损时，可出现一侧肌力下降，表现为向对侧转头及病侧耸肩无力，可伴有该处肌肉萎缩。

（十）舌下神经

嘱检查对象伸舌，观察有无舌偏斜、舌肌萎缩、肌束颤动。一侧舌下神经下运动神经元受损时，病侧舌肌可见萎缩及肌震颤，伸舌偏向病侧。一侧舌下神经上运动神经元受损时，无舌肌萎缩与肌震颤，伸舌偏向病变对侧，多见于脑血管意外。双侧舌下神经麻痹，不能伸舌。

二、运动功能检查

（一）肌力

肌力是检查对象主动运动时肌肉的收缩力。嘱检查对象做肢体伸屈运动，检查者从相反方向给予阻力，检查其对阻力的克服力量。注意两侧肢体的对比，两侧力量显著不等时有重要意义。肌力的记录采用 0～5 级的六级分级法。

0 级 完全瘫痪，无肌肉收缩。

1 级 只有肌肉收缩，但无动作。

2 级 肢体能在床面水平移动，但不能抬离床面。

3 级 肢体能抬离床面，但不能克服阻力。

4级　能克服阻力,但较正常稍差。

5级　正常肌力。

(二) 肌张力

肌张力是指静息状态下肌肉的紧张度。可通过触诊肌肉的硬度及根据伸屈其肢体时感知肌肉对被动运动的阻力来判断。肌张力异常表现如下。

1. 肌张力增强　触摸肌肉有坚实感,被动运动时阻力增加。常见的有:①折刀现象:表现为在被动伸屈其肢体时,起始阻力大,终末阻力突然减弱。见于锥体束受损。②铅管样强直:伸肌和屈肌的张力均增高,见于锥体外系受损。

2. 肌张力减弱　触诊肌肉松软,被动运动时阻力减弱或消失,关节过伸。见于周围神经病变等。

(三) 随意运动

随意运动由锥体系管理,是指意识支配下的动作。随意运动功能的丧失称为瘫痪。依程度不同可分为完全性瘫痪和不完全性瘫痪。依形式可分为:①单瘫:单一肢体瘫痪,见于脊髓灰质炎。②偏瘫:一侧肢体瘫痪,伴有同侧颅神经损害。见于内囊损害。③交叉瘫:一侧肢体瘫痪及对侧颅神经损害。④截瘫:双下肢或四肢瘫痪。见于脊髓外伤、炎症等所致的脊髓横贯性损伤。

(四) 不随意运动

患者在意识清醒的情况下,随意肌不自主收缩所产生的无目的异常动作,由锥体外系和小脑管理。常见表现如下。

1. 震颤　两组拮抗肌交替收缩引起的不自主动作。①静止性震颤:静止表现明显,运动时减轻,见于帕金森病。②意向性震颤:在休息时消失,动作时发生,愈近目标愈明显,见于小脑病变。

2. 摸空症　摸空症为上肢以肘、腕、手关节为主的一种无意识摸索动作,见于高热伴意识障碍或肝性脑病者。

(五) 共济运动

正常的随意运动要依靠小脑的功能。此外,前庭神经、深感觉、锥体外系均参与作用。当上述结构发生病变,协调动作出现障碍时,称共济失调。

1. 指鼻试验　嘱检查对象手臂伸直外展,以示指触鼻尖,先慢后快,先睁眼后闭眼反复进行。正常人动作准确,共济失调者多指鼻有误。

2. 跟-膝-胫试验　检查对象取仰卧位,抬起一侧下肢将足置于另一侧膝部下端,再沿胫骨直线下移,先睁眼后闭眼反复进行。共济失调者动作不稳或失误。

3. 轮替运动　嘱检查对象伸直手掌做快速旋前旋后动作。共济失调者动作缓慢、不协调。

4. 闭目难立征(Romberg 征)　嘱检查对象闭目双足并拢站立,双手向前平伸,出现摇晃或倾斜即为阳性。仅闭目不稳者示感觉性共济失调,闭目睁目皆不稳者示小脑病变。

三、感觉功能检查

(一) 浅感觉

主要有皮肤、黏膜的痛觉和触觉。

1. 痛觉　检查对象闭目,检查者用大头针尖部以均匀的力量轻刺检查对象的皮肤,让其回答具体的感觉,并注意左右对比。

2. 触觉　用棉絮轻触检查对象皮肤或黏膜,触觉障碍见于后索病。

(二) 深感觉

包括关节觉、震动觉,深感觉障碍见于后索病损。

1. 关节觉　检查对象闭目时对其肢体所处位置及对被动屈伸时的感觉。

2. 震动觉　检查对象对置于其肢体骨突部位(如内、外踝处)震动着的音叉的震动感。

（三）复合感觉

包括皮肤定位觉、两点辨别觉、实物辨别觉和体表图形觉。这些感觉是大脑综合分析的结果，故又称皮质感觉。正常人在闭目情况下可正确辨认，皮质病变时发生障碍。

四、神经反射检查

（一）生理反射

(1) 浅反射为刺激皮肤或黏膜引起的反射。

① 角膜反射：嘱检查对象眼睛向内上方注视，检查者用棉絮轻触角膜外缘，该侧眼睑立刻闭合，称直接角膜反射。刺激一侧角膜，对侧眼睑也闭合，称间接角膜反射。若直接与间接角膜反射均消失见于三叉神经病变；角膜反射完全消失，见于深昏迷患者。若直接反射消失，间接反射存在，见于患侧面神经瘫痪。

② 腹壁反射(上胸髓 7、8 节段；中胸髓 9、10 节段；下胸髓 11、12 节段)：检查对象仰卧，双下肢略屈曲使腹壁松弛，用钝头竹签按上、中、下三个部位轻画腹壁皮肤，正常者可见受刺激部位腹肌收缩，上部、中部或下部反射消失见于各相应脊髓节段病损；一侧腹壁反射减弱或消失见于同侧锥体束病损；双侧腹壁反射完全消失见于昏迷、急腹症。

③ 跖反射(骶髓 1、2 节段)：患者仰卧，髋及膝关节伸直。检查者手持检查对象踝部，用钝头竹签沿足底外侧，画向小趾根部转向内侧，正常反应为足趾屈曲。

(2) 深反射为刺激骨膜、肌腱引起的反射。

① 肱二头肌反射(颈髓 5、6 节段)：检查者左手托住检查对象肘部，使前臂屈曲 90°，将拇指置于肱二头肌腱上，右手持叩诊锤叩击拇指指甲。正常反应为肱二头肌收缩，肘关节快速屈曲(图 5-33)。

② 肱三头肌反射(颈髓 6、7 节段)：检查者左手托住检查对象肘部，嘱其前臂屈曲，用叩诊锤叩击尺骨鹰嘴上方的肱三头肌肌腱，正常反应为肱三头肌收缩致前臂伸展(图 5-34)。

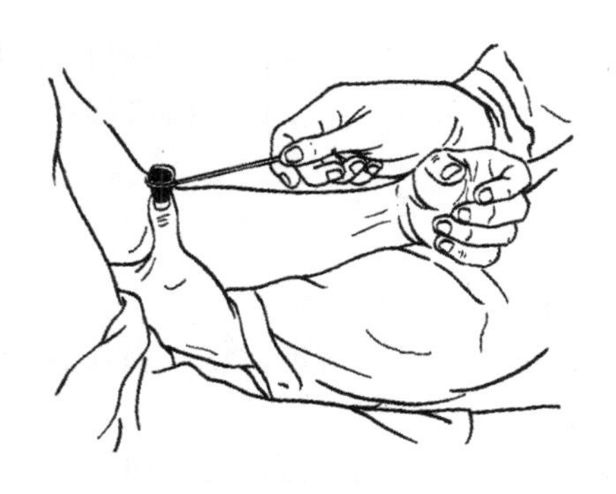

图 5-33 肱二头肌反射检查示意图

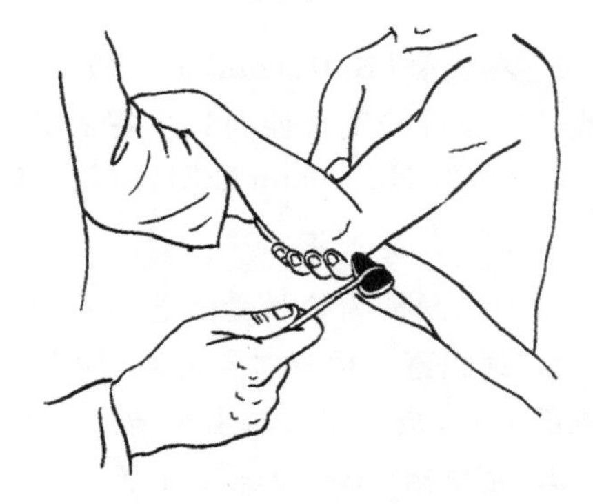

图 5-34 肱三头肌反射检查示意图

③ 膝腱反射(腰髓 2～4 节段)：检查对象取坐位，小腿完全松弛下垂，或仰卧时检查者以左手托起其膝关节使之屈曲 120°，右手持叩诊锤叩股四头肌肌腱，正常反应为小腿伸展。

④ 跟腱反射(骶髓 1、2 节段)：仰卧位时，使检查对象屈髋屈膝，下肢外展外旋，检查者使检查对象足部背屈过伸，叩击跟腱。正常反应为腓肠肌收缩，足向跖面屈曲(图 5-35)。

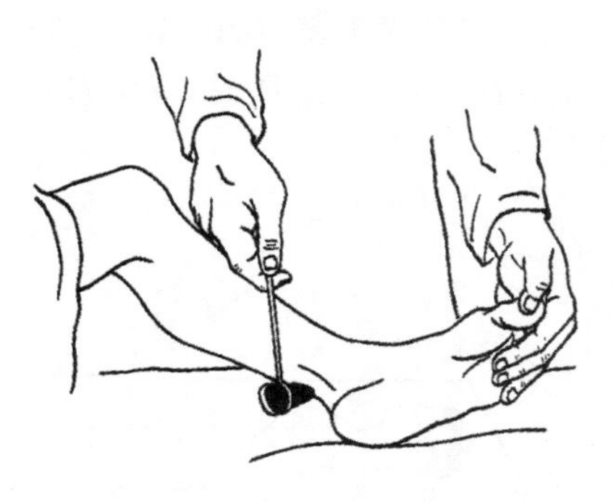

图 5-35 跟腱反射检查示意图

深反射减弱或消失是下运动神经元的重要体征，如末梢神经炎、神经根炎。也可见于周期性麻痹、重症肌无力、深昏迷、脑或脊髓急性损伤休克期等。深反射亢进是上运动神经元瘫痪的重要体征，见于脑血管病等。

（二）病理反射

锥体束受损时，大脑失去对脑干和脊髓的抑制作用而出现的踝及趾背伸反射，称锥体束征。一岁半内的婴儿锥体束尚未发育完善，可出现上述反射，成人则为病理性的。

1. 巴宾斯基(Babinski)征 检查方法同跖反射。

2. 奥本海姆(Oppenheim)征 检查者以拇指和示指沿检查对象胫前自上而下滑压。

3. 戈登(Gordon)征 检查者用手以一定压力挤压腓肠肌。

4. 查多克(Chaddock)征 检查者用竹签从外踝下方向前画至趾跖关节处。

上述各征以 Babinski 征最常用，也最容易在锥体束损害时引出，阳性反应均为拇趾缓慢背伸，其余四趾呈扇形分开，临床意义相同(图 5-36)。

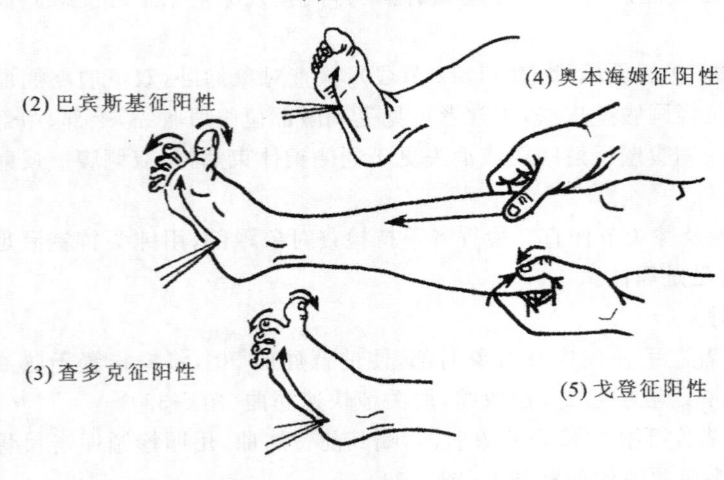

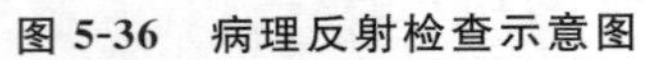

图 5-36 病理反射检查示意图

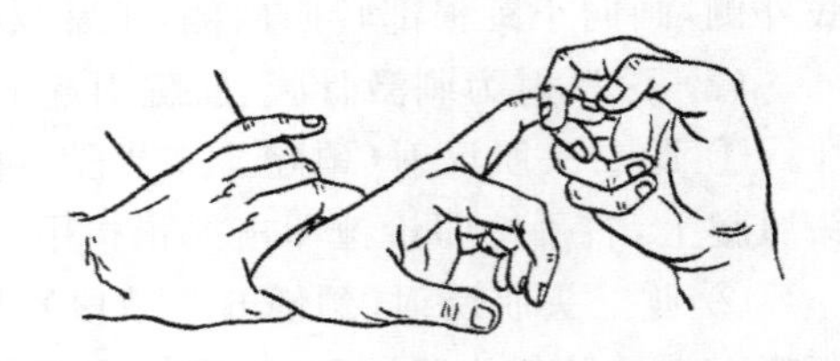

图 5-37 Hoffmann 征检查示意图

5. 霍夫曼(Hoffmann)征 检查者以左手持检查对象腕关节上方，右手中指与示指持检查对象中指，使检查对象腕轻度过伸而其余各手指自然弯曲，然后用拇指迅速弹刮中指指甲，引起其余四指轻微掌屈(图 5-37)，称 Hoffmann 征阳性，较多见于颈髓病变。

（三）脑膜刺激征

脑膜刺激征为脑膜受激惹的表现，见于各种脑膜炎、蛛网膜下腔出血、颅内压增高等。

1. 颈强直 检查对象仰卧，检查者一手托检查对象枕部，另一手置于胸前做屈颈动作。颈强直表现为颈部僵直，被动屈颈时阻力增强。也可见于颈椎或颈部肌肉病变等。

2. 克尼格(Kernig)征 检查对象仰卧，检查者先将其髋关节屈成直角，再用手抬高小腿，如在 135°以内伸膝受阻伴疼痛与屈肌痉挛，则为阳性(图 5-38)。

3. 布鲁津斯基(Brudzinski)征 检查对象仰卧，下肢自然伸直，检查者一手托检查对象枕部，另一手置于其胸前，当头前屈时，双膝和髋关节屈曲则为阳性(图 5-39)。

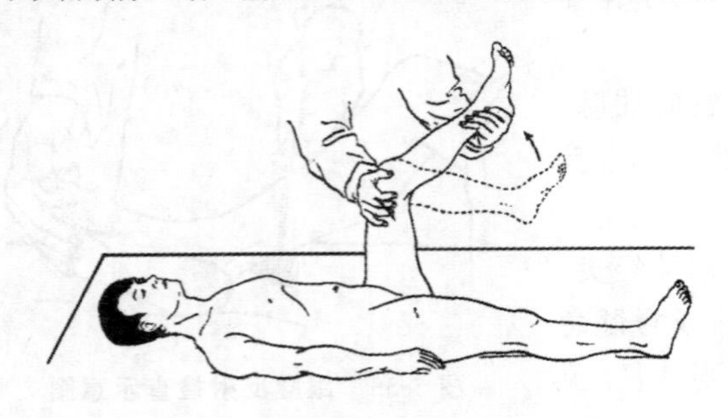

图 5-38 Kernig 征

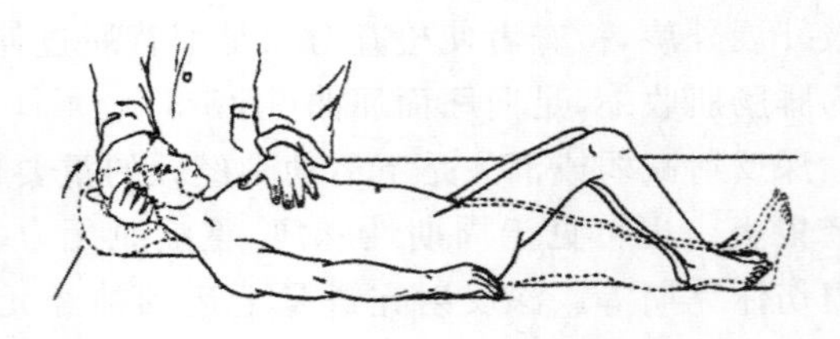

图 5-39 Brudzinski 征

知识链接

周围性面瘫表现为病变同侧表情肌全部瘫痪，额纹变浅或消失，眼裂增宽，不能皱眉、闭眼、露齿、鼓腮和吹哨，鼻唇沟变浅，口角下垂并向健侧偏斜，见于病毒感染、听神经瘤等。中枢性面瘫时，对侧下半部表情肌瘫痪，皱额、闭眼无影响，见于脑血管意外、脑瘤或炎症。

（杨春兰）

能力测试

1. 名词解释：体征、强迫体位、发绀、恶病质、匙状甲、杵状指(趾)。
2. 解释体格检查的基本方法。
3. 说明生命体征的测量方法及正常范围。
4. 演示小红痣、皮疹、蜘蛛痣与淤点的鉴别。
5. 简述常见病容及常见步态的特点。
6. 试述常见腹部压痛点有哪些。
7. 简述肌力的分级。

第六章　常用实验室检查

学习要点：本章主要介绍血、尿、粪三大常规检查，肝肾功能检查及常用生化检查。要求：①掌握血、尿、粪常规检查的标本采集，参考值及临床意义；②熟悉肝肾功能、血糖、血脂检查的标本采集及临床意义；③了解其他血液检查、乙型肝炎病毒标志物、AFP、血清电解质及OGTT检查的临床意义；④学会看常用实验室检查的报告单。

实验室检查是运用物理、化学、生物化学、免疫学、遗传学及分子生物学等实验室检查技术和方法，对患者的血液、体液、分泌物、排泄物、组织细胞等标本进行检查，以获得与疾病相关的病因、病理变化及脏器功能状态等方面的客观资料，对临床诊断、观察病情、判断预后、制定防治措施具有重要作用。

第一节　血常规检查

传统的血常规检查包括红细胞计数（RBC）、血红蛋白测定（Hb）、白细胞计数（WBC）及分类计数（DC）。近年来由于血细胞分析仪的广泛应用，血常规检查的项目增多，在上述检查项目的基础上，又增加了红细胞平均值测定、红细胞形态检测、血小板计数、血小板平均值测定和血小板形态检查等。

一、红细胞计数和血红蛋白测定

红细胞计数和血红蛋白测定是了解单位容积内红细胞和血红蛋白在数量上的变化，借以诊断有关疾病。

【标本采集方法】　毛细血管采血。

【参考值】　健康人群血红蛋白和红细胞数参考值见表6-1。

表6-1　血红蛋白和红细胞数参考值

人　群	参　考　值	
	红细胞数/L	血红蛋白量/(g/L)
成年男性	$(4.0\sim5.5)\times10^{12}$	120～160
成年女性	$(3.5\sim5.0)\times10^{12}$	110～150
新生儿	$(6.0\sim7.0)\times10^{12}$	170～200

【临床意义】

1. 红细胞和血红蛋白减少　单位容积血液中红细胞数及血红蛋白量低于参考值低限。常见原因如下。

（1）生理性减少：见于妊娠中、后期的孕妇，由于血浆容量明显增加而使血液稀释；也可见于生长发育期的婴幼儿及某些造血功能减退的老年人。

（2）病理性减少：见于各种原因引起的贫血。常见原因如下：①造血原料不足，如缺铁性贫血；②骨髓造血功能障碍，如再生障碍性贫血；③红细胞丢失过多，如急、慢性失血；④红细胞破坏过多，如溶血性贫血等。

2. 红细胞和血红蛋白增多　单位容积血液中红细胞数及血红蛋白量高于参考值高限。

（1）相对性增多：见于剧烈呕吐、腹泻、出汗过多、大面积烧伤等，由于大量失水使血液浓缩所致。

（2）绝对性增多：多由于组织缺氧致细胞代偿性生成增多，少数由造血系统疾病所致。①生理性增多：见于新生儿、高原居民或剧烈活动等。②病理性增多：见于阻塞性肺气肿、慢性肺源性心脏病及真性红细胞增多症等。

二、白细胞计数和分类计数

白细胞计数和分类计数是测定血液中各种白细胞的总数量和五种类型白细胞的比值。

【标本采集方法】 毛细血管采血。

【参考值】

1. 白细胞计数 成人(4～10)×10^9/L，新生儿(15～20)×10^9/L，6个月～2岁(11～12)×10^9/L。

2. 白细胞分类计数 各类白细胞正常百分率和绝对值见表6-2。

表 6-2 各类白细胞参考值

细胞类型	百分率/(%)	绝对值/(10^9/L)
中性粒细胞(N)	—	—
杆状核(st)	0～5	0.04～0.5
分叶核(sg)	50～70	2～7
嗜酸性粒细胞(E)	0.5～5	0.05～0.5
嗜碱性粒细胞(B)	0～1	0～0.1
淋巴细胞(L)	20～40	0.8～4
单核细胞(M)	3～8	0.12～0.8

【临床意义】 白细胞计数高于10×10^9/L称白细胞增多；低于4×10^9/L称白细胞减少。因中性粒细胞的百分率占50%～70%，故白细胞总数的增减常和中性粒细胞的增减一致，临床意义亦相同。

1. 中性粒细胞

（1）中性粒细胞增多：生理性增多常见于新生儿、妊娠及分娩时、剧烈运动、饱餐、高温或寒冷等均可引起白细胞增多，但多为一过性。病理性增多常见于：①急性感染，为引起中性粒细胞病理性增多最常见的原因，尤其是化脓性球菌(如金黄色葡萄球菌、肺炎链球菌等)引起的局部或全身性感染最为明显；②严重组织损伤或坏死，如手术、严重创伤、大面积烧伤及急性心肌梗死等；③急性中毒，包括急性化学药物、农药中毒、代谢性中毒如糖尿病酮症酸中毒及尿毒症等；④其他，如急性大出血、急性溶血、白血病及恶性肿瘤等。

（2）中性粒细胞减少：①某些感染，特别是革兰氏阴性杆菌感染，如伤寒、副伤寒等，某些病毒感染性疾病，如流感、病毒性肝炎、水痘、风疹等；②化学药物中毒，如氯霉素、磺胺类药、抗甲状腺药及抗肿瘤药等；③放射性损伤，机体长期接触电离辐射如X线、放射性核素等；④某些血液病，如再生障碍性贫血、粒细胞缺乏症等；⑤其他，如脾功能亢进症、某些自身免疫性疾病，如系统性红斑狼疮等。

（3）中性粒细胞的核象变化：病理情况下，中性粒细胞核象可发生变化，出现核左移或核右移现象(图6-1)。①核左移：外周血中杆状核粒细胞>5%，乃至出现更幼稚的细胞，称为核左移。常见于急性感染、急性中毒、溶血和粒细胞性白血病等。②核右移：外周血中中性粒细胞核出现5叶或更多叶，其百分率>3%时称为核右移。此为骨髓造血功能减退或造血物质缺乏的表现，主要见于巨幼细胞性贫血和应用抗代谢药物后等。

（4）中性粒细胞毒性变化：如细胞大小不均、中毒颗粒、空泡变性等，见于严重感染、中毒及恶性肿瘤等。

2. 嗜酸性粒细胞

（1）嗜酸性粒细胞增多：①过敏性疾病，如支气管哮喘、荨麻疹、血管神经性水肿等；②寄生虫病，如蛔虫病、钩虫病、血吸虫病等；③皮肤病，如湿疹、银屑病等；④血液病，如慢性粒细胞白血病、嗜酸性粒细胞白血病等；⑤某些恶性肿瘤及某些传染病。

（2）嗜酸性粒细胞减少：常见于伤寒、副伤寒、长期应用肾上腺皮质激素者。

3. 嗜碱性粒细胞

（1）嗜碱性粒细胞增多：见于慢性粒细胞白血病、嗜碱性粒细胞白血病、某些转移癌及骨髓纤维化等。

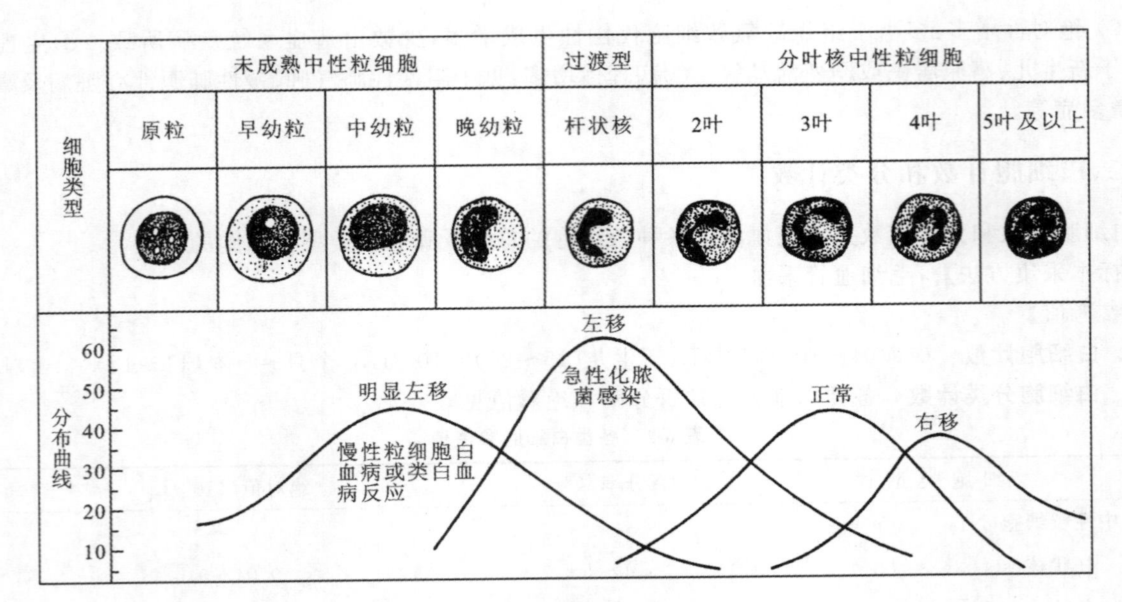

图 6-1 中性粒细胞的核象变化

(2) 嗜碱性粒细胞减少:无临床意义。

4. 淋巴细胞

(1) 淋巴细胞增多:儿童期淋巴细胞常有生理性增多。病理性增多常见于:①病毒或杆菌感染,如流行性腮腺炎、麻疹、传染性单核细胞增多症、百日咳、结核病等;②血液病与恶性肿瘤,如淋巴细胞白血病、淋巴瘤;③急性传染病的恢复期;④移植排斥反应等。

(2) 淋巴细胞减少:主要见于放射病、免疫缺陷性疾病及应用糖皮质激素或烷化剂等。

5. 单核细胞

(1) 单核细胞增多:生理性增多见于婴幼儿及儿童。病理性增多见于:①某些感染,如活动性肺结核、疟疾等;②某些血液病,如单核细胞白血病、恶性组织细胞病等。

(2) 单核细胞减少:多无临床意义。

三、血小板计数(PLT)

测定单位容积血液中血小板的含量,主要了解血小板生成与消耗之间的平衡变化。

【标本采集方法】 毛细血管采血。

【参考值】 $(100\sim300)\times10^9/L$。

【临床意义】

(1) 血小板减少:血小板$<100\times10^9/L$称为血小板减少,血小板$<50\times10^9/L$,可发生自发性出血。病理性减少见于:①骨髓造血功能障碍,如再生障碍性贫血、急性白血病、放射线损伤等;②血小板破坏或消耗过多,如特发性血小板减少性紫癜、脾功能亢进、弥散性血管内凝血(DIC);③血小板分布异常,如肝硬化所致脾肿大、输入大量库存血或大量血浆引起血液稀释。

(2) 血小板增多:血小板$>400\times10^9/L$称为血小板增多。常见于慢性粒细胞白血病、真性红细胞增多症、特发性血小板增多症、急性大失血或溶血等。

四、其他常用血液检查

(一) 网织红细胞计数

网织红细胞(Ret)是晚幼红细胞到成熟红细胞之间尚未完全成熟的红细胞。其量的增减可反映骨髓造血功能的盛衰。

【标本采集方法】 毛细血管采血。

【参考值】 百分数 0.005~0.015,绝对值 $(24\sim84)\times10^9/L$。

【临床意义】

1. 网织红细胞增多 表示骨髓红细胞系统增生旺盛，常见于溶血性贫血、急性失血性贫血；缺铁性贫血和巨幼红细胞性贫血治疗有效时，早期网织红细胞即可迅速升高。

2. 网织红细胞减少 表示骨髓造血功能减退，常见于再生障碍性贫血。

（二）红细胞沉降率测定

红细胞沉降率（ESR）简称血沉，是指红细胞在一定条件下沉降的速率。它受多种因素影响，当血浆中蛋白质成分的比例改变，如清蛋白减少或纤维蛋白原及球蛋白增加，或红细胞数量和形态改变等均可引起血沉改变。

【标本采集方法】 静脉采血 1.6 mL，注入含有 3.8%枸橼酸钠溶液 0.4 mL 的小瓶内充分混匀，用橡皮塞塞好瓶口，立即送检。

【参考值】 男性 0～15mm/h；
女性 0～20mm/h。

【临床意义】

1. 生理性增快 见于 12 岁以下的儿童、60 岁以上的老年人、妇女月经期及妊娠期 3 个月以上者。

2. 病理性增快 除受生理因素影响外，血沉增快一般提示患者有器质性疾病，但无特异性，必须结合临床资料，才能判断其临床意义。临床上常见于下列情况。

（1）急、慢性炎症，如急性细菌性炎症、结核病活动期、活动性风湿热及心肌炎等。

（2）恶性肿瘤、白血病等。

（3）严重的组织损伤及坏死，如大手术、急性心肌梗死等。

（4）血浆球蛋白增高的疾病，如系统性红斑狼疮、慢性肾炎、肝硬化等。

（5）其他，如贫血、高胆固醇血症、糖尿病等。

附 血细胞分析仪简介

血细胞分析仪测定速度快，结果准确，目前已较广泛应用于临床。由于所采用仪器不同，其参数及参考值略有差异，参见表 6-3。

表 6-3 血细胞自动仪参考值

项 目	英文缩写	参 考 值	
红细胞计数	RBC	男性（4.0～5.5）$\times10^{12}$/L	女性（3.5～4.5）$\times10^{12}$/L
血红蛋白	Hb	男性 120～160 g/L	女性 110～150 g/L
红细胞比积	Hct	男性 0.40～0.50	女性 0.37～0.48
平均红细胞容积	MCV		82～95 fL
平均血红蛋白含量	MCH		27～31 pg
平均血红蛋白浓度	MCHC		320～360 g/L
红细胞体积分布宽度	RDW		11.6%～14.8%
白细胞计数	WBC		（4.0～10.0）$\times10^{9}$/L
中性粒细胞	NEU		37%～80%
淋巴细胞	LYM		20%～40%
单核细胞	MONO		0～12%
嗜酸性粒细胞	EOS		2%～7%
嗜碱性粒细胞	BASO		0～1%
血小板计数	PLT		（100～300）$\times10^{9}$/L
血小板分布宽度	PDW		14.75%～17.25%
平均血小板体积	MPV		6.8～13.5 fL

（杨春兰）

第二节 尿液检查

尿液是通过肾小球滤过、肾小管和集合管的重吸收及排泄产生的终末代谢产物。尿液检查主要用于泌尿系统疾病及其他系统疾病的诊断与疗效观察,并作为临床安全用药的监测手段之一。

一、标本的采集

不同的检查项目留尿方法有所不同。常用方法如下。

1. 尿液的一般检查 通常留取新鲜中段尿液 10~100 mL,应避免经血、白带、精液、粪便等混入。标本要在半小时内送检。

2. 尿液的细菌培养 留尿前应停用抗生素 5 天,留尿时用 0.1%新洁尔灭消毒外阴部及尿道口,留取中段尿于无菌瓶中及时送检。禁用防腐剂。

3. 尿液中所含物质的定量检查(多用 12 h 尿或 24 h 尿) 测定开始的当天中餐与晚餐应限制液体摄入量在 200 mL 以下,晚餐后不再饮水;次晨 8 时排空膀胱并计时,收集此后 12 h 或 24 h 内的所有尿液,包括粪便排出时的尿液以及第 2 天上午 8 时最后排出的尿液。留尿时适当加防腐剂,一般选择甲醛、甲苯或盐酸作为防腐剂。

4. 婴幼儿尿液检查 先给婴幼儿做外阴冲洗,然后将容器紧贴于尿道口外或直接套住阴茎上经适当固定后留尿,否则不易留取满意的尿液标本。

二、尿液一般检查

尿液一般检查包括一般性状检查、化学检查及显微镜检查。目前,尿液检查已经基本上被尿液干化学方法和尿沉渣分析仪法所取代,其检查结果可反映体内糖代谢、肝功能、酸碱平衡和菌尿等情况,并能快速准确打印出检测结果,但不能取代手工操作方法的尿沉渣镜检。

(一) 一般性状检查

1. 尿量

【参考值】 正常成人尿量为 1000~2000 mL/24 h。

【临床意义】

(1) 多尿:成人尿量>2500 mL/24 h 称为多尿。正常人可因饮水、饮茶、饮酒过量及精神紧张等因素致尿量暂时性增多。病理性多尿见于糖尿病、尿崩症、慢性肾炎和慢性肾盂肾炎后期、急性肾功能衰竭多尿期。

(2) 少尿或无尿:成人尿量<400 mL/24 h 或尿量<17 mL/h 称为少尿;而尿量<100 mL/24 h 称为无尿。常见原因:①肾前性少尿,见于休克、大出血、严重脱水、心力衰竭等;②肾性少尿,见于急性肾小球肾炎、各种肾实质疾病所致的肾功能衰竭等;③肾后性少尿,见于各种原因所致的尿路梗阻,如结石、肿瘤等。

2. 外观 正常新鲜尿液呈淡黄色、透明。尿色的改变易受食物、药物、尿量、疾病等影响。病理情况下尿色改变常见的有如下几种原因。

(1) 血尿:每升尿液中含血量超过 1 mL 时,即可呈淡红色、洗肉水样或血红色,甚至混有凝血块,称肉眼血尿。多见于泌尿系统炎症、肾结石、肾结核、肾肿瘤、急性肾小球肾炎等,也可见于某些出血性疾病,如血友病、血小板减少性紫癜等。

(2) 脓尿或菌尿:因尿内含有大量的脓细胞或细菌等炎性渗出物,尿液常呈云雾状混浊,菌尿静置后不下沉;脓尿静置后可有白色云絮状沉淀。此两种尿液加热或加酸均不能使混浊消失。常见于泌尿系统感染,如肾盂肾炎、膀胱炎等。

(3) 血红蛋白尿:因血管内溶血所致,尿液呈酱油色或红葡萄酒色。见于阵发性睡眠性血红蛋白尿、溶血性贫血、血型不合的输血反应等。

(4) 胆红素尿：因尿中含有大量结合胆红素所致，外观呈深黄色，振荡后出现黄色泡沫且不易消失。常见于阻塞性黄疸和肝细胞性黄疸。

(5) 乳糜尿：因尿内含有大量脂肪微粒所致，外观呈乳白色，见于丝虫病、肾周淋巴管阻塞等。

3. 气味 尿液的气味来自尿内的挥发性酸。尿液长时间放置后，尿素分解可出现氨臭味。若刚排出的尿即有氨味，见于慢性膀胱炎或尿潴留等；烂苹果味见于糖尿病酮症酸中毒；蒜臭味见于有机磷农药中毒；此外，进食多量葱、蒜等食品时亦可使尿液呈特殊气味。

4. 酸碱反应(pH 值)

【参考值】 正常尿液多呈弱酸性，pH 值约 6.5，波动在 4.5～8.0 间。

【临床意义】

(1) 尿 pH 值降低：见于酸中毒、糖尿病、高热、痛风及口服维生素 C 等酸性药物。

(2) 尿 pH 值升高：见于碱中毒、膀胱炎、肾小管性酸中毒及服用碱性药物等。

5. 比重(SG)

【参考值】 成人尿比重在 1.015～1.025 之间。

【临床意义】 正常尿比重的高低随尿液中水分、所含盐类及无机物含量而异，如大量饮水后可低至 1.003 以下。尿比重的高低可粗略判断肾小管的浓缩稀释功能。

病理情况下，尿少而比重增高见于高热、脱水、周围循环衰竭等；尿多而比重增高见于糖尿病；尿比重降低见于慢性肾功能衰竭、尿崩症等，如尿比重低而固定在 1.010±0.003，称为等张尿，提示肾浓缩稀释功能丧失。

(二) 化学检查

1. 尿蛋白 正常人尿蛋白含量甚微，成人为 0～80 mg/24 h 尿。尿蛋白含量＞150 mg/24 h 尿，或尿蛋白定性试验阳性称为蛋白尿。临床上用阴性(－)与阳性(＋)表示定性结果，同时用(＋)～(＋＋＋＋)表示尿蛋白阳性的程度。

【参考值】 尿蛋白定性试验阴性，定量试验 0～80 mg/24 h 尿。

【临床意义】

(1) 生理性蛋白尿：当在剧烈运动、精神紧张、寒冷、直立较久、高温环境下，可出现暂时性蛋白尿，尿蛋白定性一般不超过(＋)。

(2) 病理性蛋白尿：器质性病变，尿蛋白定性试验持续阳性。①肾小球性蛋白尿：见于急、慢性肾小球肾炎及糖尿病、系统性红斑狼疮等继发性肾小球疾病。②肾小管性蛋白尿：见于肾盂肾炎、间质性肾炎、肾小管性酸中毒等。③混合性蛋白尿：肾小球和肾小管同时受累所致的蛋白尿，如肾小球肾炎或肾盂肾炎后期、糖尿病肾病等。④溢出性蛋白尿：见于急性溶血、多发性骨髓瘤等。

2. 尿糖 正常人尿内葡萄糖含量甚微，含糖量＜5 mmol/24 h，尿糖定性试验为阴性。当血糖浓度＞8.88 mmol/L(160 mg/dL)，尿糖定性试验阳性，称糖尿。临床上用阴性(－)与阳性(＋)表示定性试验的结果，用(＋)～(＋＋＋＋)表示尿糖阳性程度或大致的含量变化。

【操作方法】 常用的检查方法有以下两种。

(1) 试纸法：用特定的葡萄糖氧化物试纸浸入尿液，根据试纸出现的颜色改变与标准比色板比较，确定尿糖定性及阳性程度。该法简单方便，是目前临床上最常用的方法。

(2) 班氏试剂法：由于该方法操作步骤较多，目前临床上已趋于淘汰。

【参考值】 尿糖定性试验阴性，定量为 0.56～5.0 mmol/24 h。

【临床意义】

(1) 血糖增高性糖尿：最常见于糖尿病。尿糖可用来间接判断血糖情况，监测病情变化和观察疗效。其次见于甲状腺功能亢进症、腺垂体功能亢进症、嗜铬细胞瘤、库欣综合征等内分泌异常所致的继发性高血糖症。

(2) 血糖正常性糖尿：血糖浓度正常，因肾小管对葡萄糖重吸收的功能减退，肾糖阈值降低产生的糖尿，又称肾性糖尿。常见于慢性肾小球肾炎、肾病综合征等。

(3) 暂时性糖尿：①生理性糖尿：食糖过多或静脉注入大量葡萄糖后可出现暂时性血糖浓度升高，尿糖阳性。②应激性糖尿:见于颅脑外伤、脑出血、急性心肌梗死时出现的暂时性血糖和尿糖浓度升高。

(4) 其他糖尿:肝功能严重破坏所致果糖或半乳糖性糖尿;妊娠期及哺乳期妇女产生的乳糖尿。

此外,某些药物(如阿司匹林、链霉素、水杨酸、异烟肼等)可出现尿糖假阳性反应。

3. 尿酮体 酮体(KET)是乙酰乙酸、β-羟丁酸和丙酮的总称,是体内脂肪代谢的中间产物。当糖代谢障碍或脂肪分解加速时,产生的酮体量超过组织利用酮体的能力,血中酮体增多并从尿中排出形成酮尿。

【参考值】 定性试验呈阴性。

【临床意义】 阳性见于糖尿病酮症酸中毒、严重呕吐、腹泻、剧烈运动、饥饿及应激状态等。

(三) 显微镜检查

尿沉渣做显微镜检查(简称镜检)是试纸条不能取代的。主要检查细胞、管型和结晶等。临床上各类细胞计数的检查结果可用(+)~(++++)表示,即大于5个为(+)、大于10个为(++)、大于15个为(+++)、大于20个为(++++)。

1. 红细胞 正常人尿沉渣镜检红细胞0~偶见/HP,如平均大于3个/HP,尿外观正常者,称为镜下血尿。临床意义同血尿。

2. 白细胞和脓细胞 正常人尿内白细胞平均0~5个/HP,如大于5个/HP,称镜下脓尿。临床意义同脓尿。成年女性生殖系统有炎症时,常有阴道分泌物混入尿内,可见成团脓细胞,并伴有多量扁平上皮细胞。

3. 上皮细胞 正常尿液中可见少量扁平上皮细胞和移行上皮细胞,泌尿道炎症时可大量出现。尿中出现肾小管上皮细胞,常提示肾小管病变,见于急性或慢性肾小球肾炎、肾移植后排异反应期。

4. 管型 管型是蛋白质、细胞或碎片在肾小管、集合管中凝固而成的圆柱状蛋白质聚体。管型的出现往往提示有肾实质损害。管型可有多种类型,常见的有透明管型、细胞管型、颗粒管型、蜡样管型等。

5. 结晶体 尿液中常见的结晶体如尿酸、草酸钙、磷酸盐类,多无临床意义。

附 尿液自动分析仪检测

尿液自动分析仪是检测尿化学成分的电脑化半自动分析仪,具有操作简单、快速、检出灵敏度高、重复性好等优点,其检查结果可提供体内糖代谢、肝功能、酸碱平衡和菌尿等情况。目前,常用的有干化学尿分析仪和尿沉渣分析仪。检测项目及参考值见表6-4。

表6-4 尿液分析仪检测项目及参考值

项目	英文缩写	参考值
白细胞	LEU	阴性(白细胞<15个/μL)
亚硝酸盐	NIT	阴性
酸碱度	pH	5~7
蛋白质	PRO	阴性(蛋白质<0.1 g/L)
葡萄糖	GLU	阴性(葡萄糖<2 mmol/L)
酮体	KET	阴性
尿胆原	UBG	阴性或弱阳性
胆红素	BIL	阴性(胆红素1 mg/L)
隐血	BLD	阴性(红细胞<10个/μL)
比重	SG	1.015~1.025

(杨春兰)

第三节 粪便检查

粪便由食物残渣、胃肠道分泌物、脱落物、细菌和水分混合而成。粪便检查可了解消化道及肝、胆、胰腺等器官有无炎症、出血、寄生虫、肿瘤等病变，间接判断胃肠、胰腺、肝胆系统的功能状态等。

一、标本采集与送检

粪便标本的采集和送检是否正确，直接影响检查结果的准确性，标本采集时应注意以下事项。

(1) 通常采用自然排出的新鲜粪便，必要时可经肛门指诊采集粪便。

(2) 粪便一般检查留取花生仁大小(5 g)粪便即可。采集标本时应用干净竹签挑取含有脓血黏液的粪便，外观无异常的粪便可多部位取材。

(3) 做化学法粪便隐血试验，为避免出现假阳性，患者应于试验前 3 天禁食瘦肉、动物血、肝类及大量绿叶蔬菜，并禁服铁剂及维生素 C，有牙龈出血者应嘱其勿下咽。

二、粪便常规检查

粪便常规检查包括一般性状检查、显微镜检查及化学检查，其中前两项应用最多。

(一) 一般性状检查

1. 量 正常人大多每天排便一次，量为 100～300 g，可随进食量、食物种类及消化器官功能状态而变化。如大量进食粗纤维食物，胃、肠、胰腺功能紊乱或炎症时排便量增加。

2. 颜色和性状 正常粪便多为黄褐色成形软便，其颜色可随进食和服药不同而发生变化。病理情况下，粪便颜色和性状可有以下改变。

(1) 稀糊状或水样便：常因肠蠕动增快或肠黏膜分泌过多所致。见于各种感染性和非感染性腹泻，最常见于急性肠炎。伪膜性肠炎可排出大量含有膜状物的黄绿色稀汁样便。艾滋病伴肠道隐孢子虫感染时可见大量稀水样便。

(2) 黏液便：正常粪便可含少量黏液，因与粪便均匀混合而不易察见，小肠炎症时黏液增多，均匀混在粪便中，来自大肠的黏液不易与粪便混合，来自直肠的黏液多附着于粪便表面。

(3) 米泔样便：粪便呈白色淘米水状，含黏液片块，且量大。见于重症霍乱、副霍乱。

(4) 柏油样便：呈稀薄、黏稠、发亮的黑色粪便，如柏油状。见于上消化道出血，因红细胞破坏后，血红蛋白的铁和肠道内的硫化物结合成硫化铁呈黑色，其光泽为硫化铁刺激小肠分泌过多黏液所致。服用活性炭、铋剂、铁剂时粪便也可呈黑色，但无光泽且隐血试验阴性。

(5) 白陶土样便：因粪便中粪胆素减少或缺如所致。见于各种原因引起的阻塞性黄疸。

(6) 脓性及脓血便：提示肠道下段病变。见于痢疾、溃疡性结肠炎、局限性肠炎、结肠及直肠癌等。阿米巴痢疾以血为主，血中带脓，呈暗红色果酱样；细菌性痢疾则以黏液和脓为主，脓中带血。

(7) 鲜血便：多附着于粪便表面，见于直肠癌、肛裂等，痔疮犯病时常在排便后有鲜血滴落在粪便上。

(8) 乳凝块便：乳儿粪便中夹杂着黄白色乳凝块，提示脂肪、蛋白质等消化不完全。见于婴儿消化不良。

(9) 硬结便：粪便呈圆球状或羊粪状，干硬秘结，多见于便秘者，可同时伴有肛裂出血。

(10) 细条状便：粪便常呈细条状或扁条状，常提示直肠狭窄，多见于直肠癌。

3. 气味 正常粪便中含有蛋白质分解产物如吲哚及粪臭素等，因而有臭味，食肉者味重，素食者味轻。患慢性肠炎、胰腺疾病及直肠癌溃烂时呈恶臭味。

4. 寄生虫体 肉眼可见蛔虫、蛲虫、绦虫等较大虫体及片段，钩虫体须将粪便冲洗过滤后才能发现。服用驱虫剂者应检查粪便中有无排出的死虫体以判断驱虫效果，特别是驱绦虫后应该仔细寻找绦虫头部。

(二) 显微镜检查

1. 细胞 用显微镜观察细胞的形态及数量是粪便显微镜检查的基本内容。主要包括以下几种。

(1) 红细胞:正常粪便中无红细胞,肠道下段炎症或出血时可见到,如细菌性痢疾、肠炎、结肠癌、直肠息肉等。

(2) 白细胞:正常粪便中无或偶见白细胞,主要为中性粒细胞。肠炎时白细胞增多,数量一般小于15个/HP;细菌性痢疾时可见大量白细胞及脓细胞,常成堆存在。

(3) 巨噬细胞:一种吞噬较大异物的单核细胞,常见于细菌性痢疾和直肠炎症。

2. 寄生虫卵和原虫 患肠道寄生虫病时,从粪便中能见到相应的病原体。粪便中可见到的寄生虫卵有蛔虫卵、钩虫卵、鞭虫卵、血吸虫卵、姜片虫卵等。原虫主要是阿米巴滋养体及其包囊。

(三) 化学检查

粪便隐血试验(FOBT):当消化道少量出血时,红细胞被消化破坏,粪便颜色无变化,肉眼及显微镜检查均不能发现出血,但隐血试验可呈阳性。目前检测方法主要有两种。①化学方法:如联苯胺法,虽然简单易行,但缺乏特异性,为避免出现假阳性,患者应禁食动物血、瘦肉、肝脏、铁剂,以及大量绿叶蔬菜3天,然后再留取标本送检。②免疫学方法:灵敏度高、特异性好,一般血红蛋白为0.2 mg/L或0.03 mg/g粪便就可得到阳性结果。同时不受动物血红蛋白干扰,因而不需限制饮食。

【参考值】 阴性。

【临床意义】 粪便隐血试验对消化道出血有重要价值。①消化性溃疡活动期阳性率为40%~70%,呈间断阳性。②消化道恶性肿瘤,如胃癌、结肠癌,阳性率可达95%,呈持续阳性。③其他疾病所致的消化道出血,如急性胃黏膜病变、钩虫病、肠结核等,均可呈阳性反应。

(杨春兰)

第四节 肝功能检查

肝脏是人体重要的代谢器官,其主要功能包括蛋白质、糖、脂肪及胆红素的代谢、维生素的活化和储藏、激素的灭活、凝血和纤溶因子的生成等。为了解肝脏各种功能状态而设计的诸多实验室检查方法,统称为肝功能试验。

本节重点介绍肝脏蛋白质代谢功能、胆红素代谢功能及血清酶学检查,肝癌标志物及肝炎病毒血清标志物的检查虽不属于基本肝功能范畴,但与肝脏的病理改变有关,故一并在本节中加以介绍。

一、蛋白质代谢功能试验

肝脏是合成蛋白质的重要器官。90%以上的血清总蛋白和全部的血清清蛋白由肝脏合成,当肝细胞损害时血浆蛋白质合成减少,因此血清总蛋白和清蛋白含量是反映肝功能的重要指标。

(一) 血清总蛋白及清蛋白、球蛋白比值测定

【标本采集方法】 抽取空腹静脉血2 mL,注入干燥试管内送检,不抗凝。

【参考值】 血清总蛋白(TP) 60~80 g/L
清蛋白(A) 40~50 g/L
球蛋白(G) 20~30 g/L
清蛋白与球蛋白的比值(A/G) (1.5~2.5):1。

【临床意义】

1. 血清总蛋白及清蛋白降低 常见于肝细胞严重受损,如亚急性重症肝炎、慢性肝炎、肝硬化、肝癌等,亦见于某些肝外疾病,如长期营养不良、肾病综合征、恶性肿瘤等。

2. 血清总蛋白及球蛋白增高 常见于慢性肝脏病,如慢性活动性肝炎、肝硬化、慢性酒精性肝病等。亦见于某些肝外疾病如疟疾、黑热病、系统性红斑狼疮、多发性骨髓瘤等。

3. A/G倒置 清蛋白降低和(或)球蛋白增高均可使A/G倒置。见于肝功能严重受损及M球蛋白血症,如肝硬化、原发性肝癌、多发性骨髓瘤、原发性巨球蛋白血症等。血清清蛋白和A/G的动态观察常

可提示病情的发展和预后。清蛋白持续下降，A/G 降低，提示肝细胞坏死进行性加重，预后不良；病情好转则清蛋白上升，A/G 也逐渐接近正常。

（二）血清蛋白电泳

【标本采集】 取空腹静脉血 2 mL，注入干燥试管内送检，不抗凝。

【参考值】

醋酸纤维膜法	清蛋白	0.62～0.71(62%～71%)
	α_1 球蛋白	0.03～0.04(3%～4%)
	α_2 球蛋白	0.06～0.10(6%～10%)
	β 球蛋白	0.07～0.11(7%～11%)
	γ 球蛋白	0.09～0.18(9%～18%)

【临床意义】

1. 肝炎 急性肝炎早期或病情较轻时血清蛋白电泳多无异常，病情加重时出现清蛋白、α 球蛋白及 β 球蛋白减少，γ 球蛋白升高。γ 球蛋白增高的程度与肝炎严重程度成正比。若持续增高则提示转为慢性肝炎。

2. 肝硬化 清蛋白明显减少，γ 球蛋白明显升高，如进行性加重提示预后不良。

3. 原发性肝癌 除清蛋白减少、γ 球蛋白升高外，尚有 α_1 球蛋白和 α_2 球蛋白升高，在清蛋白和 α_1 球蛋白区带之间出现甲胎蛋白电泳区带。

4. 其他 如肾病综合征、糖尿病肾病 α_2 球蛋白和 β 球蛋白增高。

（三）血氨测定

【标本采集方法】 抽取静脉血 2 mL，注入含肝素的抗凝管内立即送检。

【参考值】 谷氨酸脱氢酶法：11～35 μmol/L 。

【临床意义】

1. 增高 生理性增高见于高蛋白质饮食、剧烈运动等；病理性增高见于肝性脑病、重症肝炎、肝癌、上消化道出血及尿毒症等。

2. 降低 见于低蛋白质饮食、贫血。

二、胆红素代谢试验

肝脏是胆红素代谢的重要场所。血清胆红素分为非结合胆红素和结合胆红素两类。非结合胆红素为脂溶性，难溶于水，不能通过肾脏排出，结合胆红素可溶于水，随胆汁排入肠道，在肠道细菌的作用下还原成尿胆原，随粪便排出体外。约 20%的尿胆原经肠道重吸收入门静脉，重新转变为结合胆红素，再随胆汁排入肠腔，形成胆红素的肠肝循环，仅极少量尿胆原自尿中排出。当胆红素生成过多或肝脏摄取、结合、转运及排泄障碍，或胆道阻塞时，可引起血中胆红素增高，可出现黄疸。临床上通过检测血清总胆红素、结合和非结合胆红素含量，尿内胆红素及尿胆原含量，借以判断肝、胆系统在胆色素代谢中的功能状态及有无溶血，对黄疸的诊断与鉴别诊断具有重要价值。

（一）血清总胆红素、血清结合胆红素和血清非结合胆红素测定

【标本采集方法】 抽取空腹静脉血 2 mL，注入不抗凝干燥试管中送检，注意标本切勿溶血。

【参考值】	血清总胆红素(STB)	3.4～17.1 μmol/L
	血清结合胆红素(CB)	0～6.8 μmol/L
	血清非结合胆红素(UCB)	1.7～10.2 μmol/L

【临床意义】

(1) 判断有无黄疸及黄疸的程度：血清总胆红素在 17～34 μmol/L 时，患者皮肤黏膜尚未见黄染，称为隐性黄疸；34～170 μmol/L 为轻度黄疸；170～340 μmol/L 时为中度黄疸；340 μmol/L 以上为重度黄疸。

(2) 鉴别黄疸的类型，详见第三章第十节。

(二) 尿内胆红素及尿胆原检查

【标本采集方法】

(1) 留取新鲜尿液20～30 mL,置于干燥清洁的容器中送检。如果做定量检测则须留24 h尿液,尿胆原检查最好取晨尿,置于棕色容器内并加盖立即送检。

(2) 检查前应避免使用磺胺类、普鲁卡因、苯唑青霉素以及卟胆原等,因其可使试验呈假阳性或干扰测试结果。

(3) 检查前避免饱餐、饥饿、剧烈运动等。

【参考值】 尿内胆红素定性　阴性

尿胆原定性　阴性或弱阳性

尿胆原定量　24 h尿含尿　胆原0.84～4.2 μmol/L

【临床意义】 详见第三章第十节。

三、血清酶学检查

肝内含有丰富的酶,酶蛋白含量约占肝总蛋白含量的2/3。当肝脏有实质性损伤时,可使部分酶从受损的肝细胞内逸出入血,胆道病变可影响某些酶的排出,致使血清中这些酶的活性升高。因此,通过检查血清酶的变化可了解肝脏病变情况及其程度。

(一) 血清转氨酶测定

转氨酶是肝脏氨基酸代谢的关键酶之一。血清中的转氨酶有20多种,作为肝功能检查的转氨酶主要有丙氨酸氨基转移酶(ALT)和天门冬氨酸氨基转移酶(AST)。ALT主要分布在肝脏,其次是骨骼肌、肾脏、心肌等组织中;AST在心肌中含量最高,其次是肝脏。

【标本采集方法】 抽取空腹静脉血2 mL,注入不抗凝干燥试管中送检。注意切勿溶血,采血前避免剧烈运动和饮酒等。

【参考值】

	终点法(Karmen法)	速率法(37 ℃)
ALT	5～25卡门单位	10～40 U/L
AST	8～28卡门单位	10～40 U/L
ALT/AST	≤1	

【临床意义】

1. 急性病毒性肝炎 ALT与AST均显著升高,可达正常上限的20～50倍甚至以上,但ALT升高更明显,ALT/AST>1,为病毒性肝炎最敏感的检测指标。在肝炎病毒感染后1～2周,转氨酶达高峰,第3～5周逐渐下降,AST与ALT的比值也趋于正常。急性重症肝炎病情恶化时,黄疸进行性加深,酶活性反而降低,即出现"胆酶分离"现象,提示肝细胞严重坏死,预后不良。急性肝炎恢复期,如转氨酶活性不能降至正常或再上升,则提示急性病毒性肝炎转为慢性。

2. 慢性病毒性肝炎 转氨酶轻度上升或正常,ALT/AST>1,若AST升高较ALT显著,即ALT/AST<1,则提示慢性肝炎可能转入活动期。

3. 肝硬化 转氨酶活性取决于肝细胞进行性坏死程度,终末期肝硬化转氨酶活性可能正常或降低。

4. 非病毒性肝病 酒精性肝病、药物性肝炎、脂肪肝、肝癌等,转氨酶轻度增高或正常,且ALT/AST<1。

5. 急性心肌梗死 急性心肌梗死后6～8 h,AST开始升高,18～24 h达高峰,4～5天后降至正常。如AST下降后又再次升高,提示梗死范围扩大或出现新的梗死。

(二) 血清碱性磷酸酶测定

碱性磷酸酶(ALP)大部分来自肝脏和毛细胆管、骨骼,小部分来自肾脏。ALP经胆管排入小肠,当肝脏病变时ALP产生过多或因胆道排出受阻均可使血清ALP升高。

【标本采集方法】 同ALT测定。

【参考值】 磷酸对硝基苯酚速率法(30 ℃):成人 40～110 U/L,儿童小于 250 U/L。

【临床意义】

1. 阻塞性黄疸 各种肝内、外胆管阻塞性疾病,ALP 明显增高,其增高程度与梗阻程度和持续时间成正比,且先于黄疸出现。

2. 原发性或转移性肝癌 ALP 明显增高。

3. 骨骼疾病 如佝偻病、纤维性骨炎、骨软化症、成骨细胞瘤等 ALP 可增高。

(三) 血清 γ-谷氨酰转移酶测定

血清中 γ-谷氨酰转移酶(GGT)主要来自肝胆系统。因此,当肝细胞合成亢进或胆汁排出受阻时,血清中 GGT 可升高。

【标本采集方法】 同 ALT 测定。

【参考值】 硝基苯酚速率法(37 ℃):GGT<50 U/L。

【临床意义】

1. 胆道阻塞性疾病 GGT 明显升高,其升高幅度与梗阻性黄疸的程度相平行。

2. 原发性或转移性肝癌 由于肝内阻塞,诱使肝细胞产生大量 GGT,癌细胞也合成 GGT,均可使 GGT 明显升高,阳性率高达 90%以上。

3. 病毒性肝炎、肝硬化 急性肝炎 GGT 中度升高;慢性肝炎、肝硬化酶活性正常,若 GGT 持续升高,提示病变活动或病情恶化。

4. 其他 酒精性肝炎、药物性肝炎 GGT 明显或中度以上升高;脂肪肝、胰腺疾病等 GGT 可轻度升高。

(四) 单胺氧化酶测定

单胺氧化酶(MAO)大部分存在于肝细胞线粒体内,能促进结缔组织形成,血清 MAO 活性与体内结缔组织增生成正相关,因此,临床上常用 MAO 活性检测来观察肝纤维化程度。

【标本采集方法】 同 ALT 测定。

【参考值】 伊藤法:MAO<30U。
中野法:MAO23～49U。

【临床意义】

1. 肝脏病变 约 80%的肝硬化患者 MAO 活性增高,且与肝脏纤维化程度成正比。急性肝炎时 MAO 多正常,当发生肝细胞广泛坏死时,线粒体中的 MAO 释放入血可致 MAO 升高。慢性肝炎活动期约半数患者可增高。

2. 肝外疾病 慢性充血性心力衰竭、甲状腺功能亢进症、糖尿病等,MAO 亦可升高 。

四、乙型病毒性肝炎标志物检查

乙型肝炎病毒(HBV)是乙型肝炎的病原体,属 DNA 病毒。乙型肝炎标志物共有三对:①乙型肝炎病毒表面抗原(HBsAg)及表面抗体(抗-HBs);②乙型肝炎病毒核心抗原(HBcAg)及核心抗体(抗-HBc);③乙型肝炎病毒 e 抗原(HBeAg)及 e 抗体(抗-HBe)。其中,核心抗原全部存在于肝细胞核中,释放时抗原周围常被 HBsAg 包裹,故很难直接测定,所以临床上只对标志物中的其他“两对半”进行检查。

【标本采集方法】 抽取空腹静脉血 2～4 mL,注入不抗凝干燥试管中送检。注意标本切勿溶血,采血前避免剧烈运动、饮酒等。乙型肝炎是一种主要通过血液传播的传染病,因此抽取静脉血时必须严格无菌操作,还应严格执行消毒隔离制度,所用过的注射器及污染物必须严格消毒后才可丢弃,注意防止医源性交叉感染。

【参考值】 酶联免疫法(ELISA)和放射免疫法(RIA)均为阴性。

【临床意义】

1. HBsAg 阳性是 HBV 感染的标志,见于乙型肝炎的潜伏期、急性期、慢性期,或为 HBV 携带者。

2. 抗-HBs 抗-HBs 是保护性抗体,阳性表示机体对 HBV 有一定免疫力,见于急性乙型肝炎恢复期、注射过乙型肝炎疫苗或抗-HBs免疫球蛋白者。

3. HbeAg 阳性表明乙型肝炎处于活动期，提示HBV在体内复制、传染性较强；HBeAg持续阳性，表明肝细胞损害较重，且可转为慢性乙型肝炎或肝硬化。

4. 抗-HBe 阳性提示大部分HBV被消除，病毒复制减少，传染性降低。若乙型肝炎急性期即出现抗-HBe阳性者易进展为慢性乙型肝炎；慢性活动性肝炎出现阳性者可进展为肝硬化；HBeAg与抗-HBe均阳性，且ALT升高时可进展为原发性肝癌。

5. 抗-HBc 抗-HBc可分为IgM、IgG和IgA三型。抗HBc总抗体主要反映的是抗HBc-IgG，是HBV感染的重要指标，其检出率比HBsAg更敏感，也可作为乙型肝炎疫苗和血液制品的安全性鉴定和献血者的筛选；抗HBc-IgM阳性是乙型肝炎近期感染的指标，提示HBV在体内继续复制，表明患者血液有传染性；抗-HBcIgG阳性是HBV既往感染的指标，在体内持续时间长，具有流行病学意义。

乙型病毒性肝炎标志物五项指标(两对半)检测结果及临床意义见表6-5。

表6-5 HBV五项指标检测结果及临床意义

HBsAg	抗-HBs	HBeAg	抗-HBe	抗-HBc	检测结果综合判断
−	−	−	−	−	未感染HBV
−	−	−	−	+	曾感染HBV，急性感染恢复期
−	−	−	+	+	乙型肝炎恢复期，弱传染性
−	+	−	−	−	HBV感染恢复或接种乙型肝炎疫苗后
−	+	−	+	+	急性HBV感染恢复期
+	−	−	+	+	急性HBV感染趋向恢复
+	−	−	−	+	急、慢性乙型肝炎，慢性HBsAg携带者
+	−	+	−	+	急性或慢性乙型肝炎，传染性强，HBV复制活跃
+	−	−	−	−	急性HBV感染早期，慢性HBsAg携带者
+	−	+	−	−	急性HBV感染中期
−	+	−	−	+	急性HBV感染恢复期或曾有感染史

五、血清甲种胎儿蛋白测定

甲胎蛋白(AFP)是胎儿早期由肝脏合成的一种糖蛋白，出生后不久即转为阴性或含量甚微。AFP在原发性肝癌或胚胎性癌时明显增加，因此测定血中AFP浓度对上述疾病的诊断有重要意义。

【标本采集方法】 抽取空腹静脉血3 mL，注入不抗凝干燥试管中送检。注意标本勿溶血，采血前避免剧烈运动。

【参考值】 ELISA定性：阴性。

ELISA定量：$<25\ \mu g/L$。

【临床意义】

(1) 原发性肝癌：AFP明显增高是目前最有价值的肝癌标志物。原发性肝癌患者AFP增高率为75%～80%，常高于300μg/L，但约有10%的患者AFP为阴性。

(2) 肝炎：病毒性肝炎、肝硬化时AFP有不同程度的升高，但多低于300 μg/L，常呈一过性增高。

(3) 某些生殖腺胚胎癌(卵巢癌、睾丸癌、畸胎瘤等)、胃癌或胰腺癌时也可见AFP升高。

(4) 妊娠3～4个月后AFP开始升高，7～8个月达高峰，但多低于300 μg/L，分娩后3周恢复正常。

(杨春兰)

第五节 肾功能检查

肾脏的主要功能是生成尿液，维持体内水、电解质、蛋白质和酸碱等代谢平衡，同时也兼有内分泌功能，可产生肾素、活性维生素 D、红细胞生成素等，调节血压、钙磷代谢和红细胞生成。肾功能检查是判断肾脏疾病严重程度和估计预后、制订治疗方案、观察疗效、调整某些药物剂量的重要依据，但尚无早期诊断价值。本节重点介绍肾小球滤过功能和肾小管功能试验。

一、肾小球功能试验

（一）内生肌酐清除率

肌酐是肌酸的代谢产物。血液中肌酐的生成有内源性和外源性两种。如在严格控制饮食条件和肌肉活动相对稳定时，血肌酐的生成和尿的排出量较稳定，其含量的变化主要受内源性肌酐的影响，且肌酐大部分经肾小球滤过，不被肾小管重吸收，也很少排泌，故肾在单位时间内将若干毫升血浆中的内生肌酐全部清除出去，称为内生肌酐清除率(Ccr)，相当于肾小球滤过率。

【标本采集方法】

(1) 检查前连续摄入低蛋白质饮食(蛋白质<40 g/d)3 天，并禁食肉类，避免剧烈运动。

(2) 于第 4 天晨 8 时排净尿液，然后收集记录 24 h 尿量，并加入甲苯 3～5 mL 防腐。

(3) 试验日抽取静脉血 2～3 mL，注入抗凝管内，充分混匀，与 24 h 尿液同时送检。

因在严格控制条件下，24 h 内血浆和尿液肌酐排泄量相对恒定，故可用 4 h 留尿改良方法，即准确收集 4 h 尿液，空腹一次性抽取静脉血 2 mL 进行肌酐测定。

【参考值】 成人 80～120 mL/min。

【临床意义】

1. 判断肾小球损害的敏感指标 成人 Ccr<80 mL/min，提示肾小球滤过功能已有下降趋势，当 Ccr<50 mL/min 时，血清尿素氮、肌酐测定仍可在正常范围。

2. 评估肾小球滤过功能受损程度 Ccr 在 70～51 mL/min 为轻度损害；Ccr 在 50～30 mL/min 为中度损害；Ccr<30 mL/min 为重度损害(肾功能衰竭)，其中 30～11 mL/min 属肾功能衰竭早期，10～6 mL/min 为肾功能衰竭晚期，<5 mL/min 属肾功能衰竭终末期。

3. 指导治疗护理 Ccr 在 30～40 mL/min 时应限制蛋白质摄入，Ccr<30 mL 时噻嗪类利尿剂常无效，Ccr<10 mL/min 时应开始进行透析治疗。此外，肾功能不全时，凡由肾代谢或从肾排出的药物可根据 Ccr 降低的程度调节药物剂量和决定用药时间。

4. 动态观察肾移植术是否成功 肾移植术后 Ccr 应回升，若回升后又下降，提示可能有急性排异反应。

（二）血清尿素氮和血清肌酐测定

血清尿素氮(BUN)和血清肌酐(Scr)均为蛋白质代谢产物，主要经肾小球滤过而随尿排出，当肾实质受损，肾小球滤过率降低时，血中尿素氮和肌酐就会升高，故测定两者在血中的浓度可作为肾小球滤过功能受损的重要指标。Scr 反映肾损害较 BUN 更敏感，但并非早期诊断指标。

【标本采集方法】 抽取空腹静脉血 3 mL，注入干燥试管内送检，不抗凝。注意标本勿溶血。

【参考值】 BUN：成人 3.2～7.1 mmol/L；婴幼儿 1.8～6.5 mmol/L。

Scr：男性 53～106 μmol/L；女性 44～97 μmol/L。

【临床意义】

1. 血清肌酐和血清尿素氮增高 见于急/慢性肾小球肾炎、肾动脉硬化症、严重肾盂肾炎、肾结核、肾肿瘤等所致的肾小球滤过功能减退时。当肾功能轻度受损时，血清肌酐和血清尿素氮可无变化。当肾小球滤过功能下降 1/3 以上时，Scr 开始升高；下降 1/2 以上时，BUN 升高。因此，BUN 和 Scr 测定不能作为早期肾功能受损的指标。但对慢性肾功能衰竭,BUN和Scr升高程度与病情严重性一致,可据此进行分期和采取有针对性的治疗。

2. 鉴别肾前性和肾实质性少尿

(1) 肾前性少尿,如心力衰竭、脱水、休克、肝肾综合征等所致的血容量不足,肾血流量减少致少尿,此时BUN升高,但血肌酐升高不明显。

(2) 肾实质性少尿,血清肌酐上升常高于200 μmol/L,BUN常同时升高。

3. 蛋白质分解或摄入过多 如上消化道大出血、大面积烧伤、甲状腺功能亢进症、高蛋白质饮食等可使BUN增高,但血清肌酐多正常。

二、肾小管功能试验

(一) 酚红排泄试验

酚红(PSP)是一种对机体无害的指示剂,静脉注射后大部分与蛋白质结合并经近端肾小管排泌,很少一部分呈游离状态经肾小球滤过或通过肝胆排出。故测定尿中酚红含量的变化,可以反映近端肾小管的排泌功能。

【标本采集方法】

(1) 检查前避免使用阿司匹林、青霉素、酚酞、大黄等影响检测结果的药物。

(2) 检查前2 h开始至检查结束,禁止吸烟、饮茶或咖啡等。

(3) 检查开始时嘱患者一次性饮水300～500 mL,20 min后排净尿液。

(4) 静脉注入0.6%酚红1 mL,为了保证用量准确,最好用少量生理盐水冲洗安瓿及注射器后将残量也注入血管。

(5) 静脉注射酚红后15、30、60、120 min分别收集患者尿液4次,将标本置于4个贴有编号的干燥清洁容器中送检。

【参考值】 15 min排泄量≥25%,2 h排泄总量≥55%。

【临床意义】

1. 酚红排泌量减少 提示肾小管排泌功能降低,见于慢性肾盂肾炎、慢性肾小球肾炎、肾动脉硬化症等,其降低程度一般与病变严重度成正相关,但不能作为早期诊断肾功能改变的指标。此外,酚红排泄量减少尚可见于各种原因引起的肾血流量减少和尿路梗阻时。

2. 酚红排泌量增高 见于甲状腺功能亢进症、低蛋白血症等。

(二) 肾脏浓缩和稀释功能试验

在日常或特定的饮食条件下,通过观察患者尿量和尿比重的变化,借以判断肾浓缩与稀释功能的方法,称为肾脏浓缩和稀释试验。

【标本采集方法】

1. 昼夜尿比重试验 又称莫氏浓缩和稀释功能试验。试验当日患者照常进食,但每餐含水量不宜超过500～600 mL,此外不再进餐、饮水。晨8时排尿弃去,自上午10、12时和下午2、4、6、8时各留尿1次,此后到次晨8时的尿液收集在一个容器内(共7次),分别测定尿量和比重,要注意排尿间隔时间必须准确,尿应排净。

2. 3 h尿比重试验 又称季氏试验。试验当日患者照常饮食和活动,晨8时排尿弃去,以后每隔3 h留尿一次,直至次晨8时,分装于8个容器,分别测定尿量和比重。

【参考值】 24 h尿总量1000～2000 mL;昼尿量与夜尿量之比为(3～4):1;12 h夜尿量不应超过750 mL;尿液最高比重应在1.020以上,最高比重与最低比重之差不应小于0.009。

【临床意义】

1. 早期肾功能不全 表现为夜尿量>750 mL,夜尿量>日尿量。

2. 浓缩功能不全 表现为最高尿比重<1.018,最高与最低比重之差<0.009。若尿比重固定在1.010称为等渗尿,表明肾小管浓缩功能严重障碍。常见于慢性肾小球肾炎、慢性肾盂肾炎及高血压、肾动

脉硬化等疾病引起严重肾功能损害。

3. 肾稀释功能不全 日尿比重固定在1.018或更高，常见于急性肾小球肾炎、脱水等。

(杨春兰)

第六节 其他生化检查

一、血清电解质测定

体液中的电解质主要有钾(K^+)、钠(Na^+)、氯(Cl^-)、钙(Ca^{2+})、镁(Mg^{2+})和无机磷等，它们在维持细胞的正常代谢和功能，水、电解质和酸碱平衡以及细胞内外的渗透压等方面起着重要作用。血清电解质检测只能大致反映血清中电解质的情况，不能直接反映细胞间液和细胞内液电解质的变化。

【标本采集方法】

(1) 抽取空腹静脉血3 mL，如测定单项需采血2 mL，注入干燥试管内送检，不抗凝。

(2) 注意切勿溶血，尤其是血钾浓度测定，并注意测定试管内勿混入草酸钾、柠檬酸钠等抗凝剂及其他杂质。

【参考值】 血钾 3.5～5.5mmol/L

血钠 135～145mmol/L

血氯 95～105mmol/L

血清总钙 2.25～2.58mmol/L；离子钙 1.10～1.34mmol/L

血磷 成人 0.97～1.61mmol/L；儿童 1.29～1.94mmol/L

【临床意义】

1. 血钾 人体内K^+主要存在于肌肉组织、红细胞、内脏组织中。红细胞内K^+浓度是血浆的25倍，故溶血标本对K^+测定干扰最大。血钾对调节细胞内外渗透压，水、电解质和酸碱平衡，维持神经、肌肉，尤其是心肌的应激性均有重要作用。

(1) 血钾增高：血钾浓度>5.5 mmol/L为高钾血症。常见于：①摄入过多，如补钾过快、过量，输入大量库存血等；②排钾减少，如急/慢性肾功能不全伴少尿、尿闭；③钾从细胞内移出过多，如严重溶血、代谢性酸中毒、组织损伤等。

(2) 血钾降低：血钾浓度<3.5 mmol/L为低钾血症。见于：①摄入不足，如长期低钾饮食、禁食、饥饿等；②丢失过多，如频繁呕吐、长期腹泻、胃肠引流；③长期应用排钾利尿剂及胰岛素等。

2. 血钠 血钠是细胞外液的主要阳离子，多以氯化钠的形式存在，其主要生理功能是保持细胞外液容量、维持渗透压和酸碱平衡。

(1) 血钠增高：血钠浓度>145 mmol/L，并伴有血液渗透压过高者，称为高钠血症。见于：①肾上腺皮质功能亢进症、原发性或继发性醛固酮增多症等；②水摄入不足或失水过多；③长期应用ACTH或糖皮质激素等。

(2) 血钠降低：血钠浓度<135 mmol/L为低钠血症。见于：①肾上腺皮质功能减退症，如缺乏醛固酮、皮质醇等；②钠丢失过多，如大量出汗、长期呕吐及腹泻、慢性肾功能不全多尿期及大量应用利尿剂等；③摄入不足，如长期低盐饮食、饥饿及不适当输液等。

3. 血清氯化物 血清Cl^-是细胞外液的主要阴离子，其主要生理功能是调节机体水、电解质、渗透压及酸碱平衡。血氯增减的临床意义与血钠大致相同。

4. 血钙 人体内的钙99%以上以磷酸钙或碳酸钙的形式存在于骨骼中，仅约0.1%存在于血液中。钙主要来自膳食，由小肠上段吸收，钙的代谢主要受维生素D及甲状旁腺激素的调节。钙离子的主要生理功能是降低神经、肌肉的应激性和维持心肌及其传导系统的兴奋性及节律性，参与凝血过程等。

(1) 血钙增高：血清总钙>2.58 mmol/L为高钙血症。见于：①原发性甲状旁腺功能亢进症、转移性骨癌和多发性骨髓瘤等;②摄入钙过多,如静脉输入钙过量、服用维生素D过多等。

(2) 血钙降低:血清总钙<2.25 mmol/L 为低钙血症。见于甲状旁腺功能减退症、维生素D缺乏、佝偻病、婴儿手足搐溺症、肾脏疾病如急/慢性肾功能衰竭和肾性佝偻病、急性坏死性胰腺炎等。

5. 血清无机磷 血液中的磷主要有两种形式,即有机磷和无机磷,临床上所检测的磷为无机磷。磷在体内参与糖、脂及氨基酸代谢,调节酸碱平衡,参与骨骼及牙齿的组成和构成能量转运的物质。

(1) 血清无机磷增高:血清无机磷>1.61 mmol/L 为升高。见于甲状旁腺功能减退症、骨折愈合期、多发性骨髓瘤、肾功能衰竭及补充过量的维生素D等。

(2) 血清无机磷降低:血清无机磷<0.97 mmol/L 为降低。见于甲状旁腺功能亢进症、佝偻病、肾小管疾病及糖尿病等。

二、血清脂质和脂蛋白检查

血清脂质包括胆固醇、甘油三酯、磷脂和游离脂肪酸。血脂有两个来源:一个是外源性,即从消化道吸收而来;另一个是内源性,即由体内合成或组织转化而来。高脂膳食后血脂可暂时性明显升高,因此,空腹12~24 h后采血,才能较可靠地反映血脂水平。

(一) 血清总胆固醇(TC)测定

血清中的胆固醇70%为胆固醇酯,30%为游离胆固醇,二者合称为总胆固醇。血液中的胆固醇仅10%~20%是直接从食物中摄取的,其他主要由肝脏和肾上腺等合成。胆固醇是合成胆汁酸、肾上腺皮质激素及性激素的重要原料,也是细胞结构的重要成分。血清TC测定常作为动脉粥样硬化的预防、发病估计及疗效观察的参考指标。

【标本采集方法】 素食或低脂饮食3天,抽取空腹静脉血2 mL,注入干燥试管内送检,不抗凝。

【参考值】 2.86~5.98 mmol/L。

【临床意义】

1. TC增高 常见于:①动脉粥样硬化所致的心、脑血管病;②高脂血症、糖尿病、肾病综合征、甲状腺功能减退症及阻塞性黄疸等;③长期高脂饮食、吸烟、饮酒、精神过度紧张等。

2. TC降低 常见于严重肝病、甲状腺功能亢进症、严重贫血、营养不良及恶性肿瘤等。

(二) 血清甘油三酯(TG)测定

甘油三酯直接参与胆固醇及胆固醇酯的形成,与动脉粥样硬化及血栓的形成有密切关系。

【标本采集方法】 同血清胆固醇测定。

【参考值】 0.56~1.70 mmol/L。

【临床意义】

1. TG增高 见于冠心病、原发性高脂血症、糖尿病、肥胖病、肾病综合征、胆道阻塞及高脂饮食等。

2. TG降低 见于严重肝病、甲状腺功能亢进症、肾上腺皮质功能减退症及营养不良等。

(三) 血清高密度脂蛋白胆固醇(HDL-C)测定

高密度脂蛋白(HDL)的主要作用是运输内源性胆固醇至肝脏处理,故有抗动脉粥样硬化的作用。临床上一般通过检测HDL-C的含量来反映HDL水平。

【标本采集方法】 取空腹静脉血2 mL,注入干燥试管内立即送检,不抗凝。

【参考值】 ≥1.04 mmol/L 为合适水平。

【临床意义】 HDL-C降低(<0.9 mmol/L)是临床冠心病的先兆。此外,动脉粥样硬化、糖尿病、肾病综合征等HDL也降低。

(四) 血清低密度脂蛋白胆固醇(LDL-C)测定

低密度脂蛋白(LDL)是富含胆固醇的脂蛋白。LDL向组织及细胞内运送胆固醇,直接促使动脉粥样硬化。临床上一般通过检测LDL-C的含量来反映LDL水平。

【标本采集方法】 同HDL-C。

【参考值】 ≤3.12mmol/L 为合适水平。

【临床意义】 LDL-C增高是发生冠心病的危险因素。此外，甲状腺功能减退症、肾病综合征、阻塞性黄疸、肥胖症等LDL也增高。

三、空腹血糖测定

血糖主要指血液中的葡萄糖含量。通常膳食摄入的葡萄糖在小肠吸收，经门静脉进入肝，在肝内代谢、合成及分解，再经血液送至各组织利用储存。正常情况下，血糖浓度受到肝脏、胰岛素、内分泌激素和神经等因素的调节，使其葡萄糖的分解与合成处于动态平衡状态，故血糖浓度基本保持稳定。空腹血糖(FBG)检测是诊断糖代谢紊乱最常用和最重要的指标。

【标本采集方法】

(1) 患者晚餐后一般不再进食，最好不吸烟。

(2) 次晨抽取空腹静脉血1 mL，注入干燥试管中送检，不抗凝。亦可注入含抗凝剂的试管中混匀后送检。

【参考值】 葡萄糖氧化酶法：3.9～6.1 mmol/L。
邻甲苯胺法：3.9～6.4 mmol/L。

【临床意义】

1. 血糖增高 当空腹血糖浓度＞7.0 mmol/L时，称为高血糖症。引起血糖浓度增高的常见原因如下。

(1) 生理性增高：见于餐后1～2 h、高糖饮食、精神过度紧张、剧烈运动等。

(2) 病理性增高：①最多见于糖尿病；②内分泌疾病，如皮质醇增多症、甲状腺功能亢进症、嗜铬细胞瘤等；③应激性高血糖，如颅内压增高、颅脑损伤、脑出血、急性心肌梗死等；④其他，如高热、呕吐、严重脱水、全身麻醉、窒息等。

2. 血糖浓度降低 空腹血糖浓度＜3.9 mmol/L为降低，当空腹血糖浓度＜2.8 mmol/L时称为低血糖症。引起血糖浓度降低的常见原因如下。

(1) 生理性降低：见于饥饿、长期剧烈运动后、妊娠期等。

(2) 病理性降低：①胰岛素过多，如胰岛素及降糖药使用过量，胰岛B细胞增生或肿瘤；②对抗胰岛素的激素分泌不足，如生长激素及肾上腺皮质激素缺乏；③肝糖原储存缺乏，如重症肝炎、急性肝坏死、肝癌等；④其他，如急性酒精中毒、严重营养不良等。

四、口服葡萄糖耐量试验(OGTT)

OGTT是检测体内血糖调节机制的一种方法。临床上主要用于诊断症状不明显或空腹血糖升高不明显的可疑糖尿病患者。

正常人口服一定量的葡萄糖后，暂时升高的血糖通过神经体液的反馈调节，使胰岛素分泌增加，从而促进血糖在肝脏与组织中合成糖原并加以储存，在较短时间内回降至空腹水平，以保持体内糖代谢的动态平衡，此现象称为耐糖现象。当糖代谢紊乱时，口服一定量葡萄糖后血糖急剧升高，但迟迟不能恢复至空腹水平；或血糖升高虽不明显，但短时间不能降至原来水平，称为糖耐量异常或糖耐量降低。

【标本采集方法】

(1) 受试前3天正常饮食(每日碳水化合物摄入量＞150 g)，受试前晚餐后禁食。

(2) 受试前8 h内禁止吸烟、饮酒或咖啡等刺激性饮料；停用胰岛素及肾上腺皮质激素类药，注意避免剧烈运动和精神紧张。

(3) 次晨抽取空腹静脉血2 mL后，将75 g葡萄糖溶于250 mL温开水中，嘱患者5 min内饮完或进食100 g馒头，从饮/食第一口开始计时。分别于0.5 h、1 h、2 h及3 h各抽取静脉血1 mL，并在每次抽血后留取尿标本同时送检。

【参考值】 空腹血糖3.9～6.1 mmol/L。口服葡萄糖后0.5～1 h，血糖浓度达高峰(一般为7.8～9.0 mmol/L)，峰值＜11.1 mmol/L，2 h血糖(2 hPG)＜7.8 mmol/L，3 h恢复至空腹血糖水平。各次尿糖均为阴性。

【临床意义】

1. 诊断糖尿病 两次空腹血糖>7.0 mmol/L,或有糖尿病症状+随机血糖>11.1 mmol/L,或OGTT中2 hPG>11.1 mmol/L,可诊断为糖尿病。

2. 糖耐量异常(IGT) 空腹血糖<7.0 mmol/L,2 hPG为7.8~11.1 mmol/L,为糖耐量降低。常见于2型糖尿病、甲状腺功能亢进症、皮质醇增多症、肥胖症及肢端肥大症等。

(杨春兰)

能力测试

1. 简述血常规检查的主要指标及临床意义。
2. 简述蛋白尿、糖尿的临床意义。
3. 简述粪便颜色和性状改变的临床意义。
4. 简述肝功能检查的主要指标及临床意义。
5. 简述肾小球功能试验检查项目及临床意义。
6. 简述血脂血糖检查的临床意义。

第七章　常用器械检查及医学影像学检查

学习要点：本章主要介绍心电图检查、超声检查、放射检查及内镜检查。要求掌握：①心电图检查、超声检查、放射检查及内镜检查的临床应用及检查前准备；②熟悉心电图检查、超声检查、放射检查及内镜检查的检查方法及特点；③了解心电图检查、超声检查、放射检查及内镜检查的基本原理；④学会心电图检查的操作。

第一节　心电图检查

利用心电图机在体表记录心脏每一次心动周期所产生电激动变化的连续性曲线称为心电图（electrocardiography，ECG或者EKG）。通过对心电图的分析可了解心脏生物电变化，从而对各种心律失常及心肌病变等作出相应诊断。心电图检查作为一种无创伤性诊断手段，已被临床广泛应用，也广泛用于各种危重患者的病情观察和监护等。

一、心电发生的原理

心脏在机械收缩之前，首先产生电激动，在电激动过程中心肌细胞表面则产生许许多多的电偶。不同状态下的心肌细胞，其生物电变化也不相同，以下分别介绍心肌细胞极化状态、除极和复极时的生物电变化特点。

1. 心肌细胞的极化状态

（1）极化状态的概念　心肌细胞在尚未受到刺激处于静止状态时，细胞膜外排列阳离子，带正电荷，膜内排列同等数量的阴离子，带负电荷，保持外正内负相对平衡的状态，称为心肌细胞的极化状态。

（2）极化状态的跨膜电位　因心肌细胞膜的特殊结构与功能，使心肌细胞在极化状态时膜内、外形成相对稳定的电位差，膜内电位比膜外低80～90 mV，如将膜外电位作为0电位时，膜内电位即为－90～－80 mV，此电位差称为极化状态的跨膜电位。此时虽有跨膜电位，但细胞膜外任何两点之间无电位差，也无电流产生，用精密电流计记录仅描绘出一水平线，称为等电位线或基线。

2. 心肌细胞的除极

（1）除极的概念　当心肌细胞某一点受到阈上刺激时，该处细胞膜对Na^+的通透性突然增加，大量Na^+进入细胞，使细胞内电位迅速增高，从极化状态的－90～－80 mV上升到＋20 mV左右，将原外正内负状态较快地转变成外负内正状态，这种极化状态的逆转称为除极。

（2）除极过程的电位变化　在整个心肌细胞的除极过程中，已除极的部位膜外变为负电荷，尚未除极的部位膜外仍为正电荷，从而在细胞膜外形成一对电偶，正电荷（电源）在前，负电荷（电穴）在后，在电位差的作用下，电流自电源流入电穴并向周围迅速扩展，直至整个心肌细胞膜外全部变为负电荷，使细胞膜外的电位差消失，即除极完毕。用精密电流计记录正在除极的心肌细胞膜外电流时，探查电极对着膜外电偶的正电荷则描记出一个向上的曲段，当除极结束时，细胞外电位差消失，曲线降到基线。

3. 心肌细胞的复极

（1）复极的概念　心肌细胞除极完毕后，通过细胞代谢和离子泵的耗能调整，使细胞膜内、外的Cl^-、Ca^{2+}、K^+、Na^+等离子又逐渐复原到心肌细胞的极化状态，这种恢复过程称为心肌细胞的复极。

(2) 复极过程的电位变化　心肌细胞复极的先后顺序与除极一致、方向相同，即先除极的部位先复极，后除极的部位后复极，但复极时在细胞外形成的电偶方向和电流方向却与除极相反，即负电荷(电穴)在前，正电荷(电源)在后，复极完毕时心肌细胞外电流消失。用精密电流计记录正在复极的心肌细胞膜外电流时，探查电极对着膜外电偶的负电荷则描记出一个向下的曲线，当复极结束时，整个细胞又恢复到极化状态，曲线又回到基线。

二、常规心电图导联

人体是一个容积导体，将两个电极(金属板)分别放置于人体表面两个不同部位，用导线与心电图机相连，构成电路，这种放置电极与心电图机相连的线路，称为心电图导联。根据电极放置的部位和连接方法的不同，可组成多种心电图导联。目前，临床上广泛应用国际通用导联体系，即常规12导联体系，包括Ⅰ(L_1)、Ⅱ(L_2)、Ⅲ(L_3)、aVR、aVL、aVF六种肢体导联和V_1、V_2、V_3、V_4、V_5、V_6六种胸导联。

1. 肢体导联　电极放置在肢体的导联，又分为标准导联(双极肢体导联)和加压单极肢体导联两种类型。

(1) 标准导联：最早使用的一种双极肢体导联，反映两个肢体之间的电位差，包括Ⅰ、Ⅱ、Ⅲ导联。Ⅰ导联反映左上肢与右上肢之间的电位变化；Ⅱ导联反映左下肢与右上肢之间的电位变化；Ⅲ导联反映左下肢与左上肢之间的电位变化。

(2) 加压单极肢体导联：包括aVR、aVL、aVF导联。在左、右上肢和左下肢三个电极连接的导线上各通过5000 Ω电阻后，再将三条导线连接到一点，此连接点称为中心电端，其电位在整个心动周期中几乎等于零电位，故可将其作为一个无干电极。将心电图机的负极与中心电端相连，正极作为一个探查电极，探测体表某一点与中心电端(零电位)之间的电位差。因所描记的心电图波形振幅较小，将探查电极安放在某一肢体上时，使中心电端与这一肢体的连线脱离，然后所描记的心电图振幅能增大50%，但波形不变，这种连接方式称为加压单极肢体导联。aVR导联是加压单极右上肢导联，探测右上肢与无干电极之间的电位差。aVL导联是加压单极左上肢导联，探测左上肢与无干电极之间的电位差。aVF导联是加压单极左下肢导联探测左下肢与无干电极之间的电位差。

2. 胸导联　将心电图机的负极与中心电端相连，正极作为一个探查电极放置在胸部一定的部位，探测胸部体表某一点与中心电端(零电位)之间的电位差。通常探查电极安放的位置有6个点，分别称为V_1、V_2、V_3、V_4、V_5、V_6导联。因探查电极与心脏距离很近，记录的电位比较高，故不需采用加压连接方法。各胸导联正、负电极安放位置见表7-1。

表7-1　胸导联正、负电极的安放位置

导　联	正电极位置	负电极位置
V_1	胸骨右缘第4肋间	中心电端
V_2	胸骨左缘第4肋间	中心电端
V_3	V_2与V_4连线的中点	中心电端
V_4	左锁骨中线第5肋间	中心电端
V_5	左腋前线平V_4水平	中心电端
V_6	左腋中线平V_4水平	中心电端

心电图机引出的导线用不同颜色作为标记，例如：与肢体连接的导线分别用红、黄、绿、黑四种颜色标记，末端分别标记有R、L、F、RF字样；与胸部连接的导线分为6条，末端分别标记有V_1、V_2、V_3、V_4、V_5、V_6或C_1、C_2、C_3、C_4、C_5、C_6字样，颜色顺序为红、黄、绿、褐、黑、紫。

三、心电图各波段的组成及意义

正常人每一心动周期产生的心电图典型图形主要包括P波、P-R间期、QRS波群、ST段、T波、Q-T间期、U波。

1. P波　心房除极波，代表左、右心房除极的电位变化和时间长短。

2. P-R 间期 从 P 波起点至 QRS 波群起始点的直线距离，代表激动从窦房结传到心室所需用的时间。

3. QRS 波群 心室的除极波，代表左、右心室除极的电位变化和时间长短。在 QRS 波群中，第一个向上的波称为 R 波；R 波之前向下的波称为 Q 波；R 波之后向下的波称为 S 波；整个波群全部向下称为 QS 波。根据 QRS 波群中各波振幅的相对大小，可分别用英文字母的大、小写形式来表示 QRS 波群的形态。

4. ST 段 QRS 波群终点至 T 波起点之间的一段基线，代表心室缓慢复极的电位变化。QRS 波群与 S-T 段的交界点称为 J 点。

5. T 波 QRS 波群后一个较宽而平缓的波，代表心室快速复极的电位变化和时间长短。

6. Q-T 间期 QRS 波群起始点至 T 波终点之间的直线距离，代表心室除极和复极所需要的总时间。

7. U 波 紧跟在 T 波后一个较小的波，其发生机制不清，可能与心肌激动的“后继电位”有关。

四、心电图的测量方法

1. 心电图记录纸的特点

心电图记录纸中有纵横线交错而成的方格，小方格各边均为 1 mm，纵横每 5 个小方格被粗线隔为一个大方格，每个大方格中有 25 个小方格。

(1) 横线 代表时间，用以计算各波和各间期所占时间。通常记录纸的走纸速度为 25 mm/s，故每一小方格的宽度代表 0.04 s，每一大方格的宽度代表 0.20 s。

(2) 纵线 代表电压，用以计算各波振幅的高度与深度。当输入 1 mV 电压能使定准电压曲线移动 10 mm(10 个小方格)的高度时，每一小方格的高度代表 0.1 mV。若在描记时发现波形振幅过大，可将定准电压调整为 1 mV 等于 5 mm(5 个小方格)的高度(即电压减半)，此时每一小方格的高度则代表0.2 mV。

2. 各波段电压及时间的测量原则

测量心电图各波段电压及时间，首先要核对标准电压数值及走纸速度，并选择基线平稳、波形大而清楚的导联进行测量。测量的方法应遵循以下原则。

(1) 各波振幅(电压)测量 测量向上波形的振幅，应从基线(等电位线)的上缘垂直测到波形的顶点；测量向下波形的振幅，应从基线的下缘垂直测到波形的低端。若为双向的波，其上、下振幅的绝对值之和为其电压数值。

(2) 各波时间的测量 应从波形起始部位内缘测量至波形终末部位的内缘。

3. 心率的计算

(1) 心律规则时的计算法 测量 P-P 或 R-R 间距的时间(以 s 为单位)去除 60，所得的数值即为心率。如测得的 R-R 间距的时间为 0.80 s，则心(室)率＝60/0.80 次/分＝75 次/分。

(2) 心律不规则时的计算法 心房率与心室率一致时，测量 5 个以上的 P-P 或 R-R 间距，取其平均值，然后再代入公式计算得出心率。若为心房颤动或心房扑动者，应连续测量 10 个 P-P(f-f 或 F-F)和 R-R 间距，分别取 P-P(f-f 或 F-F)和 R-R 间距的平均值，然后再代入公式计算，分别得出心房率和心室率。

五、心电图各波段正常值范围

(一) P 波

1. 形态 多呈钝圆形，可有轻度切迹，但切迹双峰间距＜0.04 s。

2. 方向 Ⅰ、Ⅱ、V_5～V_6 导联中均为直立，aVR 导联中倒置，其余导联出现直立、双向、倒置、低平均可。

3. 时间 0.06～0.11 s。

4. 电压 肢体导联＜0.25 mV，胸导联＜0.20 mV。

5. 临床意义 如 P 波在Ⅰ、Ⅱ、aVF、V_4～V_6 导联中均为倒置，在 aVR 导联中直立，称为逆行 P 波，提示心脏激动起源于房室交界区；P 波＞0.11 s 提示左心房肥大；P 波电压＞0.25 mV，提示右心房肥大。

（二）P-R 间期

1. 正常范围 成人正常 P-R 间期为 0.12～0.20 s。P-R 间期与年龄和心率有关，在幼儿及心动过速的情况下，P-R 间期相应缩短；在老年人及心动过缓的情况下，P-R 间期可略延长，但一般不超过 0.21 s。

2. 临床意义 P-R 间期异常延长，见于房室传导阻滞；P-R 间期缩短，多见于预激综合征。

（三）QRS 波群

1. 时间 成人一般在 0.06～0.10 s 之间，应小于 0.11 s。儿童为 0.04～0.08 s，并随年龄的增长而逐渐接近成人。室壁激动时间（VAT）是指从 QRS 波群的起点至 R 波顶峰与基线垂直线之间的时距。正常成人 V_1 导联的 VAT（右室壁激动时间）＜0.03 s，V_5（左室壁激动时间）导联的 VAT＜0.05 s。室壁激动时间延长提示心室肥大。

2. 波形与电压 正常 QRS 波群在不同导联上可呈多种不同的形态。

（1）肢体导联：①Ⅰ、Ⅱ、Ⅲ导联的 QRS 波群其主波（指振幅最大的波）一般向上，Ⅰ导联的 R 波＜1.5 mV；②aVR 导联的 QRS 波群的主波向下，其中 R 波＜0.5 mV，否则常提示右心室肥大；③aVL 与 aVF 导联的 QRS 波群可呈 Qr、Rs、R 或 rS 型，aVL 导联的 R 波＜1.2 mV，aVF 导联的 R 波＜2.0 mV，否则提示左心室肥大。

（2）胸导联：QRS 波群在 V_1、V_2 导联多呈 rS 型，V_1 的 R 波＜1.0 mV；V_3、V_4 导联的 R 波与 S 波的振幅大体相等呈 RS 型；V_5、V_6 导联可呈 qR、qRs、Rs 或 R 型，V_5 的 R 波＜2.5 mV。在正常人的胸导联中，V_1～V_6 表现为 R 波逐渐增高，S 波逐渐变小。

（3）Q 波：除Ⅲ、aVR、aVL 导联外，其余导联的 Q 波振幅不应超过同等导联 R 波的 1/4，时间应小于 0.04 s。正常人 V_1、V_2 导联不应有 q 波，但偶可呈 QS 型。V_3 导联极少有 q 波，V_5、V_6 导联常可见正常范围的 q 波。超过正常范围的 Q 波称为异常 Q 波，最常见于心肌梗死。

（4）低电压：在肢体导联中，每一个 QRS 波群的电压（向上与向下波形其电压的绝对值相加）均小于 0.5 mV，或在胸导联中，每一个 QRS 波群的电压均小于 0.8 mV，均称为低电压。低电压可见于肺气肿、心包积液、胸腔积液或积气、高度水肿等，偶尔也见于正常人。

（四）ST 段

1. 正常范围 ST 段为一等电位线，可向上或向下有轻度偏移。在任何导联中，ST 段下移均应小于 0.05 mV；ST 段上移，在肢体导联及胸导联的 V_4～V_6 均应小于 0.1 mV，在 V_1、V_2 导联应小于 0.3 mV，在 V_3 导联应小于 0.5 mV。

2. 临床意义 ST 段下移超过正常范围提示心肌缺血；ST 段上移超过正常范围常见于心肌梗死（表现为弓背向上性的上移）、急性心包炎（表现为弓背向下性的上移）。

（五）T 波

1. 方向 正常情况下，T 波的方向多与 QRS 波群主波方向一致，否则称为 T 波倒置。正常 T 波在Ⅰ、Ⅱ、V_4～V_6 导联应为向上，上升缓慢，下降较快，前后肢不对称；在 aVR 导联向下；在其他导联呈现向上、双向或向下均可。T 波在 V_1 导联向上，在 V_2 导联就不应向下。

2. 电压 在以 R 波为主的导联中，T 波不应低于同导联 R 波的 1/10，否则称为 T 波低平。胸导联的 T 波有时可高达 1.2～1.5 mV，但 V_1 导联的 T 波一般不超过 0.4 mV。

3. 临床意义 T 波低平或倒置常见于心肌缺血、低血钾等；T 波显著增高则见于心肌梗死超急性期及高血钾。

（六）Q-T 间期

1. 正常值范围 Q-T 间期为 0.32～0.44 s。Q-T 间期长短与心率快慢密切相关，心率越快，Q-T 间期越短，反之则越长。

2. 临床意义 当 Q-T 间期＞0.44 s 即属延长。Q-T 间期延长可见于心肌缺血与损伤、低血钙、奎尼丁中毒等。当 Q-T 间期＜0.30 s 即属缩短。Q-T 间期缩短常见于高血钙、洋地黄效应等。

（七）U波

1. 正常值范围 多与T波方向一致，振幅很低小，在肢体导联不易辨认，在胸导联较易见到，尤其V_3导联较为明显，但不超过0.2 mV，时间为0.16～0.25 s。

2. 临床意义 U波明显增高见于血钾浓度过低、服用奎尼丁等；U波倒置见于高血钾、冠心病及心肌梗死等。

六、心电图检查的应用及操作

心电图检查由于操作简便，记录范围较全面，每次描记的图形可保留存档，便于前后比较，故广泛用于心血管疾病的普查、诊断和定期复查。

（一）心电图检查的临床应用

1. 心律失常 对各种心律失常的诊断最有价值，尤其是听诊不能确诊的心律失常，如早搏和阵发性心动过速的性质、房室传导阻滞、束支传导阻滞等。

2. 心肌梗死 对心肌梗死的诊断准确性较高，既能确定诊断，又能明确梗死部位、范围、病期。

3. 冠状动脉供血不足 对急、慢性冠状动脉供血不足的患者，可用普通心电图检查或加做心脏负荷试验心电图协助诊断。

4. 房室肥大与心肌损伤 通过测量心电图各波段电压和时间的变化，协助诊断各房室肥大及心肌缺血与损伤的情况。

5. 药物与电解质紊乱的影响 某些药物（如洋地黄、奎尼丁等）和电解质紊乱（如低血钾、高血钾等）对心脏有一定影响，通过心电图图形的变化可协助诊断与观察。

（二）操作步骤与注意事项

1. 受检者准备 除急诊外一般应避免饱餐、吸烟、饮酒、情绪激动时做检查。受检者取平卧位，暴露电极安放部位，取下金属饰品及手表，使呼吸平稳、肌肉放松，避免躯体与四肢移动或接触铁床。保持适宜室温。对女性受检者应适当遮挡。向患者做好解释工作，消除患者的紧张、恐惧感。

2. 安置导联 在受检者两上肢腕关节上方屈侧和两下肢内踝上部擦净皮肤后涂导电糊，也可涂乙醇或盐水，电极板紧贴皮肤并固定，保持松紧适度。分别将有红色、黄色、绿色、黑色标记的导线与右上肢、左上肢、左下肢、右下肢连接。胸部按C_1～C_6标记或红色、黄色、绿色、褐色、黑色、紫色标记的导线分别安置在V_1～V_6相应部位。

3. 描记前准备 接通心电图机电源和地线（使用蓄电池或充电电源时可不用地线），开启心电图机电源开关，将描记笔调至记录纸中间，调节灵敏度控制器及抗干扰开关，设定常规走纸速度25 mm/s，定准电压为1 mV＝10 mm。

4. 记录心电图 按导联选择健，依次记录Ⅰ、Ⅱ、Ⅲ、aVR、aVL、aVF、V_1～V_6导联或同步记录12个导联的心电图。一般各导联记录3～5个心动周期即可。如描记中出现基线不稳或干扰时，应注意患者有无肢体移动、呼吸是否平稳、电极板与皮肤接触是否良好、交流电是否稳定等。

5. 描记完毕 将导联选择开关回至“0”点，关闭电源开关，取下电极，并将患者局部皮肤擦拭干净，帮助患者整衣下床。取下描记好的心电图纸，在心电图纸上标明患者的姓名、性别、年龄、科别、床号、描记日期、时间及各导联名称，如有改变常规标准电压和走纸速度的导联应特别注明。需要存档的心电图应按常规导联顺序剪贴于心电图报告单上。

（三）心电图阅读分析方法

1. 一般阅读 将各导联心电图浏览一遍，检查导联标记有无错误、导联有无接错、基线是否有移动、定标电压是否准确、有无交流电压干扰、走纸速度是否正常稳定、有无电压倍数增减的导联或电极板接触不良等引起的伪差。

2. 确定心律和心率 根据P波出现的规律和形态确定是否为窦性心律，若无P波，注意有无其他波取代之，分析哪一种异位心律起主导作用。通过测量P-P或R-R间期间距，计算出心房率和心室率。

3. 判断心电轴 根据Ⅰ、Ⅱ导联QRS波群的主波方向和振幅,确定心电轴有无偏移。

4. 观察与测量 通过观察与测量各导联的P波、QRS波群、ST段、T波、U波的形态、方向、时间及电压,测量P-R间期、Q-T间期,判定是否属于正常。

5. 作出诊断 根据心电图特征,结合临床其他资料如年龄、性别、症状、体征、临床诊断、用药情况等进行综合分析,作出心电图诊断。心电图诊断包括:心律类型、心率、有无心电轴偏移、心电图是否正常(若有异常应对具体类型作出诊断)。

七、心电监护的种类与方法

心电监护是利用心电监护仪器对患者的心电活动进行长时间或远距离检测,可通过计算机分析处理后将结果显示在显示器上或打印出心电图波形数据,为临床疾病诊断、观察、治疗与护理等提供可靠依据。心电监护技术明显提高了危重症患者的救治成功率。

1. 心电监护的种类 目前在临床应用主要有动态心电图监测、床边心电图监测和电话传输心电图监测三种类型。

(1) 动态心电图监测:又称为Hoter监测,可对受检者进行24 h或48～72 h连续记录动态心电活动信息,了解在活动状态、症状发作、服药前后等情况下的心电变化,弥补了常规心电图的不足。记录结果经电脑回放系统或实时连录技术进行分析、编辑与修改,可打印出具报告单,为诊断心肌缺血、捕捉心律失常提供依据。

(2) 床边心电图监测:目前应用最为广泛,利用床边心电监测仪、无线遥控心电监测仪或中央心电监测系统连续不断地监测危重患者的心电图变化,医护人员通过显示在荧光屏上的心电图特征(如心率、心律、ST段和T波的改变、期前收缩等),对患者的瞬间心电改变进行及时分析诊断,并采取相应紧急治疗措施。

(3) 电话传输心电图监测:利用电话传输技术和心电信号-声波信号转换显示系统,远距离监测各种状态下的人体心电活动改变。通过微型心电发送器将心电信号调制为声波信号,并通过电话传送到医院的中央处理系统,声波信号再转化为心电信号显示在荧光屏上或打印出心电图波形,供医护人员分析与诊断。

2. 心电图监测导联连接方法 心电图监测导联一般应用双极胸导联,电极板安放位置应避开心脏听诊及必要的治疗位置。临床上常用的有普通心电图监测导联和改良心电图监测导联(表7-2)。

表7-2 心电图监测导联连接方法

监测导联	正 极	负 极	地 线
M_I	左锁骨下外1/4	右锁骨下外1/4	右腋前线肋缘处
M_{II}	左胸大肌下缘或左腋前线肋缘处	右锁骨下外1/4	右腋前线肋缘处
M_{III}	左胸大肌下缘或左腋前线肋缘处	左锁骨下外1/4	右腋前线肋缘处

知识链接

既有数量大小,又有方向性的量叫做向量,心肌细胞在除极和复极的过程中形成电偶,电偶既有数量大小,又有方向性,称为电偶向量,心脏除极所产生的电向量的综合方向称为心电轴。目测法一般通过观察Ⅰ与Ⅲ导联QRS波群的主波方向,可以大致估计心电轴的偏移情况。如Ⅰ和Ⅲ导联的主波都向上,表示电轴不偏;如Ⅰ导联的主波向上,Ⅲ导联的主波向下,为电轴左偏;如Ⅰ导联的主波向下,Ⅲ导联的主波向上,则为电轴右偏。

(杨春兰)

第二节 超声检查

超声检查是将超声波发射到人体内,利用超声波的物理特性和人体器官组织声学反射特征上的差异,在超声诊断仪器上以波形、曲线或图像的形式显示和记录，从而对人体组织的物理特征、形态结构、功能状态作出判断的一种非创伤性检查方法。超声检查具有分辨率高、操作简便、可多次重复、及时获得结论、无特殊禁忌证和无放射性损伤等优点，已成为现代医学影像诊断重要手段之一。

一、超声检查的基本原理

（一）超声波的概念

声是由物体机械振动而产生，根据振动频率不同可分为次声波、声波和超声波。

1. 次声波 人耳感知不到的机械振动波，振动频率小于 16 Hz。

2. 声波 能被人耳听到的机械振动波，振动频率在 16～20000 Hz 之间。

3. 超声波 超过人耳听觉阈值上限的机械振动波，振动频率在 20000 Hz 以上。临床上应用的超声波振动频率在百万赫兹（即兆赫，MHz）以上，常用的频率在 1～20 MHz，低于 1 MHz 的超声波分辨率差，则不能用于临床诊断。

（二）超声波的物理特性

1. 方向性 超声波的频率越高，波长越短，在介质中传播的方向性也越强，当达到兆赫级时，在介质中可沿直线以纵波形式向单一方向传播，此特性为方向性。超声波的方向性是探测到预定目标的基础。

2. 反射、透射、绕射、折射与散射 超声波在均匀的介质内传播时无回声，但在非均匀的介质内传播时，因非均匀介质存在声阻抗差别则会产生反射、绕射、折射或散射而出现回声。

（1）反射、透射与绕射：超声波在传播过程中遇到不同声阻抗的介质形成的界面（两种介质的分界面）时，如界面大于超声波的波长，声束又与界面垂直，一部分声能将沿原入射途径返回，这种现象称为反射。此时的反射回声几乎全部被超声发射探头接收，在显示器上显示出回声信号；而剩余的部分声能则穿过界面，进入下一种介质继续传播，此称为透射。介质之间声阻抗差越大，反射回声越多，透射的超声波则越少。当超声波在传播过程中遇到的界面与超声波的波长相等或接近时，超声波将绕过界面而继续向前传播，这种现象被称为绕射。

（2）折射：当入射声束与界面不垂直而存在一定角度时，将会发生折射，其折射角等于入射角，折射的回声可能部分或全部不能被探头所接受，此时，显示器上可能显示较少的回声信号或不出现回声信号。因此，在进行超声波检查时，应尽量使声束与探测的组织器官垂直。

（3）散射：如果界面是极小的微粒，甚至直径小于超声波的波长，超声波在与微粒相互作用时，大部分声能可继续向前传播，小部分声能则被微粒吸收后再向周围辐射，这种现象被称为散射，散射的回声极少被超声探头接受。

3. 吸收与衰减 吸收与衰减是指超声波在介质中传播时，随着传播距离的增加，入射声波随之减少的现象。传播距离越深远，声波能量则越来越小，介质对声波的这种作用称为吸收，声能由大变小的现象称为衰减。声波衰减主要与介质对超声的吸收、反射、折射、散射等有关。

4. 多普勒效应 超声波在传播过程中，遇到活动界面时，反射回声的频率会发生变化，即界面是向着声源（探头）而来，反射回声的频率高于声源发出的超声波频率；反之，当界面是远离声源（探头）而去，反射回声的频率则低于声源发出的超声波频率，此现象称为多普勒效应。利用此效应可用于探查心脏活动、胎儿活动及血流动力学的变化。

（三）人体脏器的回声性质

超声波在人体内可以传播，但人体是由多种组织构成的复合有机体，各种组织具有不同的声学特性，根据各组织和病变的回声强度，可分为以下几种回声类型。

1. 无回声型 体内液体性物质为最均匀的超声波传播介质，超声波通过时无回声反射，称为无回声型。如血液、胆汁、尿、脑脊液、胸腹水、囊肿液、心包积液、羊水等，在超声检查中显示为无回声区。

2. 低回声型 人体中结构较为均匀的实质性脏器或组织，超声波通过时回声反射较弱，称为低回声型。如肝、脾、胰、肾实质、子宫、卵巢、肌肉、淋巴结、脂肪等。

3. 强回声型 若结构复杂、排列不规则的非均匀性实质脏器或脏器发生病变，超声波通过时产生强回声反射,称为强回声型。如乳腺、心内膜、心外膜、大血管壁、器官包膜及某些肿瘤等。

4. 全反射型 某些含气软组织或坚实致密结构,超声波遇到此界面时几乎全部被反射,不能或很少进入下一组织,称为全反射型。如肺、胃肠、骨骼、结石等。

(四) 超声诊断设备及成像原理

1. 超声诊断设备 超声诊断仪由探头(换能器)、主机、显示器和记录装置组成。探头由具有压电效应的晶体材料制成,具备发射超声和接收超声(回声)的双重功能。在诊断过程中,探头可直接或间接接触被检查脏器或组织,将接收的回声信息输送到主机,经过放大、处理后在显示器上显示声像图。

2. 超声诊断成像的基本原理 超声波的物理特性和人体组织的声学特性是诊断成像的基本原理。如超声波在传播介质分界面上的反射特性为超声诊断的物理基础,入射超声遇到某个脏器或病变组织时,由于其声学特性不同,反应类型也不同,从而显示不同的回声图像;当入射超声遇到活动的界面时,回声的频率则发生改变,依据频移大小与活动速度成正比的多普勒效应原理,可测算出被测界面的活动方向和速度等,根据上述回声信息并结合其他临床资料可对某些疾病作出明确诊断。

二、超声诊断的临床应用及检查前准备

(一) 超声诊断的临床应用

根据超声诊断仪器性能及反射信号显示方式,将超声诊断仪分为A型、B型、M型、D型等,各超声诊断仪器的特点和临床应用有一定区别。

1. A型超声诊断仪

(1) 特点 属幅度调制型,将人体界面的反射回声信号显示为上下垂直变化的波形,以波幅的高低代表界面反射信号的强弱,所形成的图形为回声图。

(2) 临床应用 根据回声图波幅的高低、密度、形态探测界面距离、脏器径线及病变范围。主要用于胸腔积液的穿刺定位,测量器官的大小,鉴别病变组织属于实质性、液体性还是气体性。现代超声诊断已很少单独使用A型超声诊断仪,其多作为一种功能附加于其他超声诊断仪之中。

2. B型超声诊断仪

(1) 特点 属辉度调制型,又称为超声显像型,是将人体的界面反射回声信号显示强弱不等的光点,反射回声强则光点亮,反射回声弱则光点暗,称为灰阶成像。光点间的距离代表界面深度和相互间的距离。根据B型超声诊断仪的性能和扫描方式不同,可分为静态成像和动态成像。

(2) 临床应用 B型超声诊断具有直观性、实时性和分辨率高的优点,可清晰显示脏器边缘轮廓及毗邻关系,以及软组织内部结构、血管与其他管道分布情况等。目前临床广泛应用于肝、胆、脾、肾、膀胱、子宫、心脏及大血管等脏器疾病的诊断。

3. M型超声诊断仪

(1) 特点 M型属于B型超声的一种特殊显示法,仍为辉度调制型,是利用单声束探测活动界面,同时以慢扫描的方法将回声光点的上下位移展开,从而构成时间-空间曲线。其图像纵轴代表回声界面至探头的距离,即人体组织深度;横轴代表扫描时间。

(2) 临床应用 主要用于探测心脏房室壁、心瓣膜和大血管的运动,称为M型超声心动图。M型超声诊断常与扇形扫描心脏实时成像相结合使用,更具有直观性与准确性。

4. D型超声诊断仪

(1) 特点 利用超声波的多普勒效应,根据回声发生的频移,以及频移与相对运动的关系,检测活动脏器或组织的形态和功能状态。目前采用伪彩色编码技术,将彩色多普勒与B型超声诊断叠加成像,称为彩色多普勒超声成像。通常用红色表示面向探头的血流,蓝色表示背离探头的血流,绿色表示涡流,红色或蓝色越亮表示血流速度越快,反之,速度越慢;绿色比例的多少与涡流的多少成正比关系。

(2) 临床应用 常用于检测血流的方向、速度、性质、分布范围、有无反流及异常分流等,目前已成为诊断心脏及大血管疾病和观察胎儿活动的重要手段。

(二) 超声检查前准备及注意事项

1. 腹部检查 腹部检查包括肝脏、胆囊、胆道、脾脏、胰腺、肾脏及胃等检查。

（1）避免肠腔积气　检查前2天不食豆制品、牛奶、糖类等易于产气食物，必要时采取肠道排气措施。

（2）禁食　要求受检者在检查的前一天晚餐进清淡饮食，晚餐后即禁食，次日晨排便后进行检查。必要时检查前需饮水400～500 mL，使胃充盈后作为声窗，以使胃后方的胰腺及腹部血管等结构充分显示。

（3）注意事项　检查前2天内应避免进行胃肠钡剂造影和胆道造影，因造影剂可干扰超声检查结果；对便秘或肠胀气者，前一天晚服缓泻剂，第二天必须排便后进行检查。

2. 盆腔检查　盆腔检查包括子宫、卵巢、膀胱、前列腺等检查，在检查前2 h需饮水400～500 mL，保持膀胱充盈，将肠管抬高，便于显示盆腔内部结构。

3. 心脏及大血管检查　受检者在检查前需适当休息10～15 min；婴幼儿对检查不合作者，可用水合氯醛灌肠，待安静入睡后再行检查。

（杨春兰）

第三节　放射学检查

自1895年德国物理学教授伦琴发现X线以后，X线被运用于临床诊断并为医学影像学作出了显著贡献。影像学检查是借助一定成像手段，使人体的某些器官结构显像，以此判断其解剖特点、生理与病理变化，从而达到以协助诊断与治疗为目的的特殊检查方法。常用的影像学检查包括X线检查、计算机体层成像、磁共振成像等。

一、X线检查

X线检查是利用X线特性研究人体解剖结构、生理功能及病理变化，借以达到协助临床诊断与治疗的一种应用较广泛的诊疗技术。

（一）X线的特性

X线是在真空管内高速行进的电子流轰击钨靶时所产生的一种肉眼看不见，波长很短的电磁波。其主要特性如下。

1. 穿透性　X线波长很短，具有很强的穿透力，能穿透一般可见光线不能穿透的物质。这是X线成像用于诊断和治疗的基础。

2. 荧光效应　X线虽然是不可见光线，但照射到某些荧光物质上（如硫化锌镉及钨酸钙等）可激发荧光物质产生肉眼可见的荧光，称为X线的荧光效应。人体内各种组织和脏器的密度不同，透过X线的量也不相同，产生荧光的亮度就有差别，这是X线透视检查的基础。

3. 感光效应　当X线穿过一定物体再照射到涂有溴化银的胶片上时，可使胶片中的溴化银感光，而产生潜影，将胶片经过显影、定影处理，能显示出因感光程度不同而形成的黑、灰、白不同层次的影像，即X线的感光效应。其原因是已感光的溴化银中的银离子被还原成金属银，沉淀于胶片的胶膜内呈黑色；未感光的溴化银在定影及水洗过程中被洗掉，使胶片呈白色；感光较少的部位只有少量的金属银，而使胶片呈灰色。这是X线摄片的基础。

4. 电离作用与生物效应　X线穿过任何物质都可使该物质发生电离，进入人体可使组织细胞生长受到抑制，甚至破坏，此称为生物效应。组织细胞受损的程度与吸收的X线量成正比，这是放射防护和放射治疗的基础。

（二）X线成像原理

X线之所以能使人体在荧光屏上或胶片上形成影像，一方面是由于X线具有上述特性，另一方面是利用人体组织器官之间存在着的自然对比。在缺乏自然对比之处，利用人工对比方法（即造影方法）达到诊断目的。

1. 自然对比　X线检查时，利用人体组织器官本身的密度、厚度差别，在荧光屏上显示亮与暗相互对比的影像，在胶片上显示黑与白相互对比的影像，此称为自然对比。按人体组织结构自然存在的密度差别可分为四大类，各类组织与X线影像的关系见表7-3。

表7-3 人体组织的密度与X线影像的关系

人体组织	密　度	透视影像	摄片影像
骨骼和钙化组织	高密度	暗	白色
软组织、体液等	中等密度	灰	灰色
脂肪组织	较低密度	微亮	灰黑色
含气体组织	低密度	亮	黑色

2. 人工对比　人体某些部位组织密度相近，自然对比较差，进行此类器官X线检查时，将高密度物质如碘剂、硫酸钡等，或低密度物质(如空气等)引入被检查脏器内或其周围间隙，形成人工的密度差异，使该脏器在X线下显像，称为人工对比。这种检查方法称为造影检查，所引入体内的物质称为对比剂或造影剂。

(三) 普通X线检查

普通检查包括透视和摄片，在临床X线诊断工作中，透视、摄片常是相辅进行的，这两种方法各有优、缺点，应取长补短，以发挥它们的最大作用。

1. 透视　透视是利用X线的穿透性和荧光效应的特性，将检查部位置于X线管与荧光屏之间，当X线穿透人体时，依据人体组织器官的自然对比或人工对比在荧光屏上显示不同影像进行直接观察的检查方法。自采用影像增强电视系统以后，在一般室内光线下也可进行透视。

(1) 临床应用范围：胸部检查、骨折复位及取异物、胃肠钡餐造影检查、钡灌肠检查、心血管造影等。

(2) 透视的优点：设备简单，操作方便，费用较低，可立即得出结论，可转动受检者体位进行多方位地观察，了解器官的形态和动态变化，如心脏大血管的搏动、膈肌运动、胃肠蠕动等。

(3) 透视的缺点：荧光亮度较低，透视的影像对比度和清晰度较差，对某些密度和厚度差别较小的器官及微细病变难以分辨；透视结果缺乏客观记录，不利于复查时对照；透视时间长时，X线照射对被检查者身体有一定损害。

2. 摄片　摄片是利用X线穿透性和感光效应的特性，将透过人体的X线使胶片感光摄取影像的检查方法。

(1) 临床应用范围：适用于身体各部位检查，如胸、腹、四肢、头颅、骨盆及脊柱等，是应用最广泛的X线检查方法。

(2) 摄片的优点：图像清晰，对比度较好；可作为客观记录，长期保存，便于复查时对照等。目前，用计算机处理图像技术得到广泛应用，使摄影宽容度增大，图像可由磁盘或光盘存储，并可进行传输，从而扩大了摄片的应用效果。

(3) 摄片的缺点：检查范围受胶片大小的限制；一张照片仅为该部位一定方向、一瞬间的影像，不利于观察动态变化；摄片费用高于透视。

3. 检查前准备

(1) 透视前准备　应简要地向被检查者说明透视的部位及要求；检查前应尽可能脱去厚层衣物；摘掉影响X线穿透的物品，如金属饰物、膏药、敷料等，以防出现伪影。

(2) 摄片前准备　摄片前向被检查者解释摄片的目的、方法和注意事项，以取得被检查者的配合；胸部摄片时须屏气，应提前教会被检查者屏气方法；腹部摄片前应清洁肠道(除急腹症外)，以免气体或粪便影响摄片质量；急性外伤患者摄片时应减少搬动；危重患者摄片时必须有临床医生和护理人员监护。

(四) 造影检查

造影检查是将对比剂(造影剂)引入器官内或器官周围，形成人工对比后进行X线检查。根据检查部位和诊断要求，选择造影剂种类和造影方法。

1. 造影剂分类

(1) 高密度造影剂：又称为阳性造影剂，其密度高于人体组织，吸收X线多，故在透视下呈暗色，在摄片中呈白色。最常用的有钡剂和碘剂,医用硫酸钡主要用于消化道造影;碘化合物广泛用于胆管及胆囊、肾盂及尿路、心血管、支气管等器官的造影。

(2) 低密度造影剂:又称为负性造影剂,其密度低,吸收 X 线少,故在透视下较亮,在摄片中呈黑色。常用的有二氧化碳、氧气、空气等,主要用于关节腔、腹膜腔、腹膜后间隙等处的造影,但要注意不能将气体注入血管内,以免发生空气栓塞。

2. 造影方法

(1) 直接引入法:将造影剂直接引入检查部位,使检查部位在 X 线下显像。包括:①口服法,如食道、胃肠钡餐检查等;②灌注法,如钡灌肠、支气管造影、逆行胰胆管造影、子宫输卵管造影等;③穿刺注入或导管输入法,如心血管造影、关节腔造影、经皮肝穿刺胆道造影等。

(2) 间接引入法:先将造影剂引入某一特定组织或器官内,通过吸收或血液运行再聚集于欲造影的某一器官,使此器官在 X 线下显像。包括:①生理排泄法,如静脉胆道造影、静脉肾盂造影等;②生理积聚法,如口服胆囊造影。

3. 检查前准备及注意事项

(1) 常规准备　造影检查前应简要地向被检查者介绍检查的目的、方法及注意事项,以取得被检查者的合作。了解被检查者有无造影检查的禁忌证,如严重心血管、肾脏病变或过敏体质等,备齐各种急救药品和设备。

(2) 碘过敏试验　凡需用碘造影剂进行造影时,应提前做碘过敏试验,常用的方法如下。①口服试验:检查前 2 天开始服用一定量造影剂,并观察被试验者的反应,如出现结膜红肿、恶心、呕吐、手脚麻木及皮疹等,应视为阳性。②皮内试验:用 3%碘剂 0.1 mL 进行皮内试验,观察 20 min,若皮肤局部出现红肿、硬结,直径达 1 cm 以上者,应视为阳性。③静脉注射法:检查前 1 日用同剂型碘造影剂 1 mL 进行静脉注射,观察 15 min,若出现胸闷、心慌、气急、咳嗽、恶心、呕吐、头晕、头痛、荨麻疹等,应视为阳性。对碘过敏试验阴性者,在造影过程中,医护人员也应做好过敏反应的急救准备,以防万一。

(3) 胃肠钡餐造影　胃肠钡餐造影是通过口服医用硫酸钡使胃肠在 X 线下显影的顺行性胃肠造影检查方法,适用于食管、胃、小肠和结肠病变的检查。对近期有上消化道大出血者应暂缓检查,疑有胃肠道穿孔、肠梗阻等应列为禁忌证。检查前注意:①禁服某些药物:造影前 3 日内禁止服用含重金属药物和影响胃肠道功能的药物,如钙、铁、镁剂和阿托品、吗丁啉等。②检查前禁饮食:造影前应禁饮食 10 h 以上,如早 8 点开始造影检查,被检查者在检查前 1 日晚 10 点后应不再进食和饮水,持续到检查完毕。③抽净胃内容物:对幽门梗阻患者,造影前先进行透视观察,如发现有胃内容物应尽量抽净,以免影响造影效果。

(4) 钡灌肠造影(结肠造影)　将硫酸钡从肛门灌注到被检查者的结肠及回肠末段使其在 X 线下显影的逆行性肠道检查方法。对疑有结肠穿孔者列为禁忌证。检查前应注意:①饮食要求:造影前 1 日应进半流质少渣饮食,下午至晚间应饮水 1000 mL 左右。造影前 2 h 应进行清洁灌肠,检查当日晨应空腹。②必要时服缓泻剂:对于需要做气钡双重造影者,在检查前 1 日晚应服缓泻剂导泻。③准备排便器:为造影检查结束时患者急于排便备用。

二、计算机体层成像

计算机体层成像,简称 CT(computed tomography),系应用 X 线对人体选定的层面进行扫描,取得信息,经计算机处理而获得的重建图像,显示的是断面解剖图像。CT 由于弥补了普通 X 线体层摄片影像的分辨率不高和某些器官及组织不能显影的不足,临床应用日趋普遍。

(一) CT 图像特点

CT 是显示人体某一部位一定厚度(如 10mm、5mm、1.5mm)的体层图像。图像中以不同灰度反映组织吸收 X 线的程度:黑影表示低吸收区,即低密度区,如肺部;白影表示高吸收区,即高密度区,如骨骼。CT 图像常为某一部位多个层面的连续性横断面图像,为显示整个器官,可通过图像重组程序,组成冠状面或矢状面的层面图像。螺旋 CT 可作任意平面的图像重建和三维立体图像重建,更为直观地显示正常结构及病变的立体方位。

（二）CT设备

CT设备主要包括扫描部分、计算机系统、图像显示与存储系统。①扫描部分：由X线管、探测器和扫描架组成，扫描方式常采用旋转式和旋转/固定式。②计算机系统：将扫描收集的信息数据进行存储运算。③图像显示与存储系统：将经过计算机处理、重建的图像显示在显示器上，也可用多幅或激光照相机拍摄。目前CT设备在旋转/固定式扫描的基础上，通过改进已有螺旋扫描CT与电子束CT，提高设备的功能。

1. 螺旋扫描CT 在旋转式扫描基础上，采用了滑环技术，X线管和探测器可单方向连续旋转，床和人体匀速前进或后退，X线管连续产生X线，围绕人体的一段体积螺旋式地连续采集数据，形成短时间快速容积扫描，提高了X线管和探测器的性能。

2. 电子束CT 又称为超速CT(UFCT)，采用的扫描方式与旋转式和螺旋式完全不同，是用电子枪产生X线，扫描时间短，可进行单层或多层扫描，每秒可获得多帧图形。电子束CT对心血管疾病的诊断价值更高。

（三）CT检查方法

CT检查方法有普通CT检查和高分辨力CT检查。普通CT检查又分为平扫、造影增强扫描和造影扫描等。

1. 普通CT检查

(1) 平扫 不用造影剂的普通扫描。一般CT检查均首先进行平扫，对颅脑损伤和急性脑卒中的患者多用平扫即可。根据各个不同的检查部位选择层厚，常选择的厚度有10 mm或5 mm，某些特殊部位或特殊需要可选用1 mm或2 mm的薄层。

(2) 造影增强扫描 通过静脉注入水溶性有机碘剂后再进行扫描。目的是提高血液供应丰富的器官或病变组织的密度，使其与血液供应相对较少的组织之间形成较为明显的密度差，有利于病变显影更为清晰。

(3) 造影扫描 先进行器官或组织结构的造影，然后再行扫描。此检查方法可更好地显示某一器官或组织结构，常用的有脑池造影CT、脊髓造影CT、胆囊造影CT等。

2. 高分辨力CT检查 在较短的时间内，取得较好空间分辨力CT图像的扫描技术，此方法可清楚显示微小的组织结构，如肺间质、内耳、听骨与肾上腺等。

（四）CT的临床应用

1. 中枢神经系统疾病检查 CT对中枢神经系统疾病诊断价值较高，应用较为普遍。对颅内肿瘤、脓肿、肉芽肿、寄生虫病、外伤性血肿、脑损伤、脑梗死、脑出血、椎管内肿瘤、椎间盘脱出等疾病诊断效果好，较为可靠。

2. 头颈部疾病检查 CT对眼眶内占位性病变、鼻窦癌、听骨破坏与脱位、内耳骨迷路破坏、耳先天性发育异常、鼻咽癌等疾病的早期发现和观察病变的细节很有帮助。

3. 胸部疾病检查 由于高分辨力CT的应用，CT对胸部疾病诊断更加显示出其优越性。采用造影增强扫描，有利于明确纵隔、肺门有无肿块或淋巴结肿大，支气管有无狭窄或阻塞；有利于原发性和转移性纵隔肿瘤、淋巴结结核、中央型肺癌等疾病的诊断；对于肺内间质、胸膜、膈肌、胸壁的细微病变可清楚显示。

4. 心及大血管疾病检查 对心腔及大血管用普通扫描CT诊断价值不大，需经血管注入造影剂进行心血管造影利用螺旋扫描CT或电子束CT检查。

5. 腹部及盆腔脏器疾病检查 CT对腹部及盆腔内脏器检查在临床上已广泛应用，主要用于肝、胆、胰、脾、腹膜腔、腹膜后间隙、泌尿和生殖系统的疾病诊断，尤其是对占位性、炎症性和外伤性病变有很高的诊断价值。在胃肠道病变的检查中，一般在胃肠道造影发现病变后进行CT检查，可了解肿瘤有无向腔外侵犯、邻近和远处转移等，也可用于肿瘤治疗的随访观察。

6. 骨骼肌肉系统疾病检查 骨骼肌肉系统疾病多可通过简便、经济的常规X线检查确诊，使用CT检查相对较少。但对脊柱和脊髓疾病用横断面CT可直接观察椎管狭窄变性，测量椎管大小，有助于明确椎管狭窄的原因；CT扫描可直接显示突出于椎管或椎间孔的软组织块影，有利于椎间盘病变的诊断。

（五）检查前准备及注意事项

1. 检查前准备

（1）心理准备　向被检查者说明CT是一种简单、迅速、参考价值高，对身体无副作用，检查无痛苦与危险的检查方法，消除被检查者的紧张和恐惧心理。

（2）预约登记　按照CT检查申请单的要求，及时到CT检查室进行预约登记。并告知被检查者在CT检查前禁服含金属和含碘的药物，不宜做胃肠钡餐检查。如近期内曾做过钡餐检查应告诉登记处工作人员。

（3）携带相关资料　按预约时间到CT检查室，并携带CT预约单、相关X线片、B超检查结果等，以便扫描时准确定位。

2. 注意事项

（1）需要进行造影检查时，按要求提前做造影剂过敏试验。

（2）凡需要做增强扫描时，检查前须禁饮食4 h以上。

（3）女性盆腔扫描前，应在阴道内置阴道塞或用纱布填塞，以标记阴道位置。

（4）做头颅CT者，扫描前一天洗净头发。

（5）做胸、腹、盆腔CT检查时，须穿无金属扣子的棉布内衣。

（6）肺与纵隔扫描者，应训练被检查者对吸气与屏气的控制，以免呼吸移动造成图像模糊。

三、磁共振成像

磁共振成像(MRI)是利用原子核在强磁场内发生共振所产生的信号，经计算机处理进行图像重建一种无辐射、非创伤性成像技术。MRI检查范围基本上覆盖了全身各系统，对疾病的诊断有很大的优越性和应用潜力。

（一）成像原理

磁共振成像是将人体置于强磁场内，利用人体组织内氢质子吸收能量发生磁共振随后释放能量产生的电信号，经计算机处理得到重建的断层图像。

（二）设备

MRI设备复杂，价格较为昂贵，但基本设备包括磁共振信号产生、数据采集与处理、图像显示等系统。共振信号产生来自磁共振波谱仪，数据处理及图像显示部分与CT装置相似。

（三）MRI的临床应用

1. 中枢神经系统疾病检查　MRI在神经系统的应用最早，也较为成熟。三维成像使病变定位诊断更为准确，并可观察病变与血管的关系。

（1）对脑干、幕下区、枕骨大孔区、脊髓与椎间盘的显示明显优于CT。

（2）对脑脱髓鞘疾病、多发性硬化、脑梗死、脑与脊髓肿瘤、血肿、脊髓先天性异常与脊髓空洞症的诊断价值较高。尤其是对脑梗死的发现比CT扫描更早，一般起病后6 h MRI即可显示异常，有利于脑梗死的早期诊断。

（3）磁共振血管造影(MRA)使颅内血管清晰显影，对动脉瘤和动静脉畸形及其并发病(如出血、血管闭塞)的诊断有较高价值。

2. 头颈部疾病检查　因MRI对软组织有高分辨力和三维成像的特点，所以对头颈部疾病，特别是肿瘤的诊断优于CT，有利于肿瘤的定位、定量和定性诊断。此外，对内耳前庭、耳蜗及半规管显示清晰，有助于先天发育异常的诊断。

3. 纵隔与胸部疾病检查　在MRI图像上，脂肪与血管形成良好对比，易于观察纵隔肿瘤及其与血管间的解剖关系。对肺门淋巴结的观察和肺癌的诊断分期帮助较大。MRI对乳腺疾病特别是乳腺癌的诊断很有帮助。

4. 心血管系统疾病检查　由于血流的流动效应，在MRI图像上能清楚地显示心内膜、瓣膜、心肌、心包和心包外脂肪，可从冠状面、矢状面、横断面以及斜面来显示心、大血管的层面形态，对大血管病、先天性心脏病、心肌病变、心脏肿瘤、心包病变等心血管疾病有较高的诊断价值。

5. 腹部疾病检查 对肝内与原发性或转移性肿瘤、血管瘤及肝囊肿的诊断与鉴别诊断,以及胰腺疾病的诊断优于CT;对腹主动脉瘤破裂、实质性器官外伤的诊断也有一定帮助,但对胃肠道疾病的诊断价值较小。

6. 泌尿系统与盆腔疾病检查 对于肾、膀胱、前列腺和子宫的检查,MRI图像在显示病变的内部结构,以及显示恶性肿瘤浸润、瘤栓、淋巴结转移、分期及治疗后随访与评价等方面均优于CT检查。

7. 骨骼与肌肉疾病检查 显示肌肉、韧带、关节囊、软骨等是MRI的优势。疑有膝关节半月板病变时,MRI检查可作为首选;骨髓在MRI图像上表现为高信号区,对侵及骨髓的病变如肿瘤、感染及代谢疾病可清楚显示,有利于早期急性骨髓炎的诊断。

(四) MRI检查前准备及注意事项

1. 检查前准备

(1) 心理准备 向被检查者解释检查目的、意义,检查过程和时间,以利于配合。

(2) 预约登记 按照MRI检查申请单的要求,及时到MRI检查室进行预约登记。

(3) 携带相关资料 被检查者需带X线片、CT或B超结果及相关病史资料,按预约时间赴检。

(4) 提前告诉被检查者在检查时应采取的体位,使被检查者保持全身放松,平静呼吸,不可随便改变体位,以免影响图像质量。盆腔检查者需保留尿液,保持膀胱充盈。

2. 注意事项

(1) 被检查者为小儿或不能合作者,需镇静后进行检查,病情较重者需由医务人员陪同。

(2) 义齿、发卡、戒指、耳环、钥匙、手表、节育环等金属或磁性物品,一律不能带入检查室。

(3) 置有心脏起搏器或人工金属材料如动脉瘤夹、金属假肢者,不能进行MRI检查。高热或散热障碍者应慎用MRI检查,早期妊娠者不宜做MRI检查。

(杨春兰)

第四节 内镜检查

内镜检查是将特制的内窥镜经人体的天然孔道,或者是经手术做的小切口插入人体体腔和脏器内进行直接观察某些组织、器官病变,进行诊断治疗的一种临床特殊检查方法。世界上第一个内窥镜是1853年法国医生德索米奥创制的,内窥镜的历史经历了从硬性光学内窥镜到光导纤维内窥镜再到电子内窥镜的过程。

一、内窥镜的组成

内窥镜主要由镜体和光源两部分组成。镜体分为可屈式与硬质式两种,光源可分为热光源和冷光源。目前大都采用冷光源照明。硬质式内窥镜使用于鼻腔、咽喉、膀胱、阴道及胸腔等器官的检查;可屈式内窥镜既可用于气管、支气管的检查,也可进行食管及胃肠道的检查。

内窥镜分为头端、弯曲部、插入部、操作部、导光部五部分。使用时先将内窥镜导光部接到配套的冷光源上,然后将插入部导入预检查的器官,控制操作部可直接窥视有关部位的病变。

二、内窥镜临床应用

内窥镜对体内疾病进行检查,可以直接观察到脏器内腔病变,确定其部位、范围,并可进行照相、活检或刷片,大大地提高了癌的诊断准确率,并可进行某些治疗。

(1) 胃肠道疾病的检查 食道、胃及十二指肠、小肠、大肠等消化道疾病的诊断和治疗。

(2) 胰腺、肝胆道疾病的检查 胰腺癌、胆管炎、胆管癌等。

(3) 呼吸道疾病的检查 肺癌、经支气管镜的肺活检及刷检、选择性支气管造影等。

(4) 泌尿道检查 膀胱炎、膀胱结核、膀胱肿瘤、肾结核、肾结石、肾肿瘤、输尿管先天性畸形、输尿管结石、输尿管肿瘤等。

三、内窥镜在临床应用上的优点

(1) 操作灵活、简单、方便,更直接。快速抓拍,新的技术降低了手术复杂度,减少了治疗时间,将患者不适感降到了最低程度。

(2) 具有录像、储存功能,能将病变部位的图像储存起来,便于查看及连续对照观察,便于教学及临床病例讨论,以及远程会诊,为教学、科研提供可靠的资料。

(3) 色泽逼真,分辨率高,图像清晰,图像经过特殊处理,可将图像放大,便于观察,大大提高了诊断能力,提高工作效率。

(4) 采用屏幕显示图像,实现一人操作多人同时观看,便于疾病会诊、诊断、教学。

四、内窥镜的部分分类介绍

(一) 硬管内窥镜

1. 膀胱镜 可直接观察膀胱,间接对肾脏疾病、前列腺疾病进行诊断。

2. 腹腔镜 可行阑尾切除术、胃十二指肠溃疡穿孔修补术、疝气修补术、结肠切除术等。

(二) 纤维内窥镜

应用具有全反射特性的光纤维制成,内镜细而柔软,头部可屈曲,使镜在腔内回转弯曲,减少观察盲区,减少患者痛苦。

(1) 胃镜:用于诊断食管、胃和十二指肠疾病。

(2) 结肠镜:用于诊断下消化道疾病。

(3) 支气管镜:用于诊断呼吸道疾病。

(三) 电子内窥镜

其成像依赖于镜身头部的微型图像传感器,将信号经图像处理器处理后,呈现在监视器的屏幕上。如电子胃镜可诊断食管、胃和十二指肠疾病。

(四) 超声内窥镜

超声内镜为内镜、超声探测仪联合装置,克服了超声波本身对骨性及气体界面不易通过的特性,弥补体表探测时出现盲区及内镜检查的某些局限性,进一步提高深部脏器如胰腺、胆总管下部及肝门部病变的诊断率。

(五) 胶囊内窥镜

胶囊内窥镜是无线的,在胶囊的尾部安装了铜制线圈和柔韧性高分子聚合物。磁场使尾部产生振动并使其移动,通过安装在胶囊里的微传感器操纵磁场从而指导胶囊的移动。它可以在不需要任何附件的前提下穿过消化道发现疾病。因而检查起来更准确、细致。这种内窥镜很少会对身体产生创伤,在检查隐藏的肿瘤、伤口以及活检和给药时会更加准确。

(杨春兰)

能力测试

1. 简述心电图的概念及临床应用。
2. 简述超声检查前准备及注意事项。
3. 简述常用放射检查的方法及临床应用。
4. 简述常用内窥镜的种类。

第三篇　急诊疾病

第八章　常见中毒性疾病

学习要点：本章重点介绍常见的急性中毒性疾病，要求掌握急性中毒的判断方法及处理原则，有机磷杀虫药中毒和急性一氧化碳中毒的原因、临床表现及防治要点。熟悉其他常见中毒性疾病的临床表现、防治要点。了解其病因、发病机制和诊断要点。

第一节　概　　论

化学物质进入人体，在效应部位积累到一定量而产生损害的全身性疾病称为中毒。引起中毒的化学物质称毒物。毒物根据来源和用途可分为：①工业性毒物；②药物；③杀虫剂；④有毒动植物。中毒可分为急性中毒和慢性中毒两大类。短时间内吸收大量毒物可引起急性中毒，急性中毒发病急骤，症状严重，变化迅速，如不积极治疗可危及生命。长时间吸收少量毒物可引起慢性中毒，慢性中毒起病缓慢，病程较长，大多缺乏特异性诊断指标，往往容易漏诊和误诊。

一、病因及中毒机制

（一）病因

1. 职业性中毒　在生产过程中，某些原料、中间产物和成品是有毒的，若不注意劳动保护或在运输、使用、保管过程中不遵守安全防护制度或处理不当，与毒物密切接触可发生中毒。

2. 生活性中毒　生活中因误食、意外接触有毒物质、用药过量、自杀等情况，使过量毒物进入人体，可引起中毒。

（二）中毒机制

毒物可经皮肤黏膜、呼吸道、消化道等途径进入人体。有毒物质的种类繁多，效应部位不一，常见的中毒机制如下。

1. 局部刺激、腐蚀作用　例如，强酸、强碱可吸收组织中的水分，并与蛋白质或脂肪结合，使细胞变性和（或）坏死。

2. 缺氧　例如，一氧化碳、氰化物等窒息性毒物可阻碍氧的吸收、转运或利用。

3. 麻醉作用　例如，有机溶剂和吸入性麻醉药等强亲脂性化学物质，易透过血-脑屏障，干扰脑细胞的氧和葡萄糖代谢而抑制大脑功能。

4. 抑制酶的活力　例如，有机磷杀虫药抑制胆碱酯酶、氰化物可抑制细胞色素氧化酶、重金属抑制含巯基的酶等。

5. 干扰细胞或细胞器的功能　例如，四氯化碳经酶催化形成的自由基，使肝细胞膜产生脂质过氧化，引起线粒体、内质网变性而导致肝细胞死亡。

6. 受体的竞争　例如，阿托品可阻断胆碱能 M 受体。

影响毒物作用的因素有毒物本身的理化性质，人体接触毒物的方式、量，毒物进入人体时间以及个体的易感性等。

二、临床表现

不同毒物中毒的临床表现多样。急性中毒可产生严重发绀、昏迷、惊厥、呼吸困难、休克、少尿等。慢性中毒多见于职业性中毒和地方病，可有全身各系统表现。常见急性中毒的临床表现见表8-1。

表8-1 常见急性中毒的临床表现

影响部位	主要中毒表现	可引起中毒的毒物
神经系统	昏迷或昏睡	地西泮（安定）、吗啡类、麻醉药、一氧化碳、乙醇、有机磷杀虫药
	抽搐	窒息性毒物、中枢兴奋剂、有机氯杀虫药、拟除虫菊酯类杀虫药
	瘫痪	可溶性钡盐、三氧化二砷、肉毒毒素、河豚、蛇毒
	谵妄	阿托品、乙醇、抗组胺药
	肌纤维颤动	有机磷杀虫药、氨基甲酸酯杀虫药
	精神失常	乙醇、阿托品、有机溶剂、一氧化碳
呼吸系统	呼吸加快	引起酸中毒的毒物（如水杨酸类、甲醇等）、刺激性气体（如氨、氯气等）
	呼吸缓慢	安眠药、吗啡类
	肺水肿	刺激性气体、有机磷杀虫药、安妥、磷化锌、百草枯等
	喉水肿	强酸、强碱、刺激性气体
	特殊气味	乙醇（酒味）、有机磷杀虫药（蒜味）、氰化物（苦杏仁味）
循环系统	心动过速	阿托品、颠茄类、乙醇、三环类抗抑郁药
	心动过缓	洋地黄、奎宁类、毒蕈、普萘洛尔、夹竹桃、蟾蜍、乌头
	心脏骤停	洋地黄、奎尼丁、锑剂、可溶性钡盐、棉酚、窒息性毒物等
	休克	三氧化二砷、吐根碱、锑、砷等
消化系统	腹痛、呕吐或腹泻	有机磷杀虫药、乙醇、毒蕈、强酸、强碱及食物中毒
	流涎	有机磷杀虫药、毒蕈
血液系统	溶血性贫血	砷化氢、苯胺、硝基苯等
	白细胞减少和再生障碍性贫血	氯霉素、苯、抗肿瘤药
泌尿系统	出血	阿司匹林、双香豆素、肝素、抗肿瘤药、蛇毒
	血红蛋白尿	毒蕈、蚕豆、蛇毒及各种引起急性溶血的药物
	少尿、无尿	蛇毒、生鱼胆、磺胺、升汞
皮肤黏膜	灼伤	强酸、强碱、甲醛、苯酚、甲酚皂溶液
	发绀	亚硝酸盐类、氰化物、苯胺、硝基苯
	樱桃红	一氧化碳
	潮红	阿托品、颠茄、乙醇、亚硝酸盐类
	黄疸	四氯化碳、毒蕈、生鱼胆
瞳孔	瞳孔扩大	阿托品、乙醇、肉毒毒素、麻黄碱、颠茄类
	瞳孔缩小	有机磷杀虫药、氨基甲酸酯类杀虫药、吗啡类、毒蕈、巴比妥类

1. 呼吸系统表现 许多毒物（包括吸入有毒气体）会损害呼吸系统功能。中毒患者可出现刺激性呛咳、呼吸困难、发绀、肺水肿及呼吸节律不整齐，严重者导致呼吸中枢抑制或呼吸肌麻痹及呼吸衰竭。不同原因的中毒可出现不同的呼吸气味，如有机磷农药中毒者的呼出气体中可闻及蒜臭味、氰化物中毒有苦杏仁味等。

2. 循环系统表现 多数中毒患者均会出现循环系统症状，如心动过速、心动过缓、血压改变等。严重者可出现致死性的心力衰竭和休克。可由毒物直接作用于心肌,引起心肌功能障碍和心力衰竭,如洋地黄、锑剂、吐根碱中毒等;或为毒物通过对血管系统及神经系统的作用,导致严重心律失常、低血压等,如巴比妥类、三氧化二砷中毒等。最终引起继发性心力衰竭。拟交感神经毒物可引起血压升高、心动过速及其他心律失常,而拟副交感神经毒物则会引起心动过缓。

3. 消化系统表现 在急性中毒时,胃肠道症状通常较为显著。大多数均为食入性中毒,少数为非食入性中毒。毒物进入消化道后,由于毒物对肠道的直接刺激及破坏消化道局部组织,可引起腹痛、恶心、呕吐和腹泻等症状。毒物吸收后也可通过神经反射及全身作用,引起同样症状。消化道症状严重者常会伴发脱水、酸中毒、电解质紊乱等症状。肝脏是毒物代谢转化的主要场所,由消化道进入的毒物,大多经肝脏代谢后毒性下降或失去毒性。肝脏受到毒物侵犯后可发生不同程度的损害,出现黄疸、转氨酶升高等肝功能损害表现。

4. 神经系统表现 当神经系统受到毒素直接损害或中毒后导致脑缺血与缺氧损伤时,可导致神经功能失调,严重者出现脑器质性破坏和功能障碍。表现为烦躁、惊厥、谵妄、精神失常、瘫痪、昏迷、去大脑强直以及中枢性呼吸衰竭和神经源性休克等。瞳孔变化是观察脑功能状态的重要体征,并可在一定程度上鉴别毒物种类。吗啡、有机磷农药等中毒时,瞳孔通常显著缩小;而曼陀罗类、阿托品中毒时,则瞳孔扩大。瞳孔扩大伴对光反射消失提示脑功能损害严重。

5. 泌尿系统表现 肾脏是毒物和毒物代谢产物排泄的主要器官,中毒后因毒物直接损害肾脏或因循环系统、呼吸系统障碍导致的肾脏缺血与缺氧,而引起不同程度的肾脏损害症状,表现为血尿、蛋白尿、水肿、尿量减少等,如镉、汞、铅中毒,以及生鱼胆、蛇毒中毒等,严重损害可导致急性肾功能衰竭,表现为短期内出现少尿、高血压、氮质血症等。

6. 血液系统表现 有些毒物能抑制骨髓造血功能,从而引起贫血、出血,如氯霉素、苯中毒等;砷化氢中毒等可致溶血性贫血;敌鼠、蛇毒等可致血液凝固障碍而表现为全身出血;应激、休克和缺氧还可诱发DIC,引起皮肤、消化道等部位广泛出血。

7. 皮肤黏膜表现 腐蚀性毒物可引起皮肤、颜面部、消化道及呼吸道黏膜损伤;引起氧合血红蛋白不足的毒物可产生发绀,如亚硝酸盐中毒等;因肝脏受损害可致黄疸,如四氯化碳、生鱼胆中毒等。

三、实验室检查及其他检查

急性中毒时,应常规留取剩余毒物或可能含毒物的标本,如血、尿、粪、呕吐物、胃液、剩余食物或药物等进行化验分析。对于慢性中毒,检查环境中和人体内毒物的存在,有助于确定诊断。

四、诊断要点

急性中毒应尽早诊断,以便及时救治。慢性中毒极易误诊、漏诊。对职业性中毒诊断需持慎重态度。

中毒的诊断主要依据毒物接触史、相应的临床表现和实验室检查或毒物分析鉴定。对剩余毒物或可能含毒物的标本进行化验分析,对疾病的诊断尤其重要。若为有毒气体中毒,可采集现场毒气标本作分析,以便于确诊。

毒物确定后,还须了解毒物服用剂量、发病时间和脏器受累表现及就诊前处理等,以便确定相应的处理方案。

知识链接

由于毒物种类极多,临床表现各异,诊断中毒除采取以上常规方法外,尤其对疑似中毒患者,还可对所在地域流行病学发病率较高的毒物进行筛选和鉴别。

五、防治要点

根据毒物的种类、进入途径和临床表现进行治疗。防治要点为:立即脱离中毒现场;及时清除进入人体内已被吸收或尚未被吸收的毒物;尽可能选用特效解毒药或拮抗药;积极进行对症、支持治疗。

（一）立即终止接触毒物

迅速而有效地清除毒物，防止毒物继续被机体吸收，是急性中毒患者最为重要的抢救措施。

吸入或接触中毒时应立即将患者撤离中毒现场，转移至通风良好的地方。皮肤黏膜沾染毒物时应立即脱去被污染的衣服，用清洁水反复冲洗接触部位的皮肤。若毒物溅入眼内，应立即用清水彻底冲洗。

（二）清除体内尚未吸收的毒物

常用催吐或洗胃等，以清除胃肠道内尚未被吸收的毒物，越早、越彻底效果越好。

1. 催吐 对神志清醒且能合作的患者，可嘱其饮温水 300～500 mL，然后用压舌板刺激咽后壁或舌根部诱发呕吐，饮水与呕吐要反复进行，直至吐出物澄清为止，必要时可用催吐糖浆催吐。吞服石油蒸馏物和腐蚀剂者不应催吐。

2. 洗胃 洗胃应尽早进行，一般在服毒后 6 h 内洗胃最有效。如超过 6 h，由于毒物作用使胃排空延缓，部分毒物仍可滞留于胃内，仍有洗胃的必要。对昏迷患者、孕妇、心脏病患者宜采用吸引器洗胃。吞服强腐蚀性毒物的患者禁忌洗胃，以防插管引起食管穿孔或胃穿孔。惊厥患者插胃管时可能诱发惊厥，昏迷患者插胃管易致吸入性肺炎，应慎重。食管静脉曲张患者也不宜洗胃。

洗胃时患者取坐位，危重患者取平卧位，头偏向一侧。插胃管时应该避免误入气管。由口腔向下插进约 50 cm，先吸出胃液，再每次注入 200～300 mL 洗胃液，洗胃液不宜注入过多，以免促使毒物进入肠内，每次灌注后尽量排出洗胃液。为了使毒物尽量排尽，需反复灌洗直至洗胃回收液澄清为止，洗胃回收液总量为2 000～5 000 mL。拔出胃管时，要先将胃管管口夹住，以免在拔管过程中胃管内的液体反流入气管。

洗胃液以生理盐水最常用，也可根据不同毒物选用合适的洗胃液。常用洗胃液的应用见表 8-2。

表 8-2 常用洗胃液的应用

溶液	作用机制	适用范围	禁用
温水、生理盐水	清洗	砷、硝酸银、溴化物及不明原因的中毒	—
1∶5 000 高锰酸钾	强氧化剂	催眠药、镇静药、阿片类、烟碱、生物碱、氰化物、砷化物、无机磷、士的宁等	内吸磷、乐果、对硫磷中毒
2% 碳酸氢钠	分解	有机磷杀虫药、氨基甲酸酯类、拟菊酯类、苯、香蕉水、铊、汞、硫、铬、硫酸亚铁、磷等	敌百虫及强酸中毒
1%～3% 鞣酸	沉淀	吗啡类、辛可芬、洋地黄、阿托品、颠茄、莨菪、草酸、乌头、藜芦、发芽马铃薯、毒蕈等	—
10%面糊	—	碘、碘化物	—
鸡蛋清	—	腐蚀性毒物、硫酸铜、铬酸盐	—

3. 导泻 洗胃后可灌入泻药以清除进入肠道的毒物。例如，硫酸钠或硫酸镁 15 g 溶于水中，由胃管注入。硫酸镁如吸收过多，则镁离子对中枢神经系统有抑制作用。肾功能不全、呼吸抑制、昏迷患者及磷化锌和有机磷中毒晚期患者都不宜使用。

4. 灌肠 除腐蚀性毒物中毒外，适用于口服中毒、中毒超过 6 h、导泻无效者及抑制肠蠕动的毒物（如巴比妥类、颠茄类、阿片类等药物）。灌肠方法：1%温肥皂水 5 000 mL，于高位连续多次灌肠。

（三）促进已吸收毒物的排出

1. 利尿排毒 许多毒物均由肾脏排泄，加速利尿可促进毒物排出。若肾功能正常或肾功能损害较轻可用渗透性利尿剂，如 20%甘露醇 250 mL 快速静脉滴注，或用呋塞米等利尿。改变尿的酸碱度，也有利于某些毒物的排泄，如用碳酸氢钠使尿液碱化，可增加弱酸性化合物（如苯巴比妥、水杨酸类等）由尿中排出的可能性。

2. 吸氧 吸氧可纠正中毒患者组织的缺氧状态。一氧化碳中毒时，吸氧可促使碳氧血红蛋白解离，加速一氧化碳排出。

3. 血液净化疗法 血液净化疗法包括腹膜透析、血液透析、血液灌流等方法，对镇静剂、安眠药、抗生

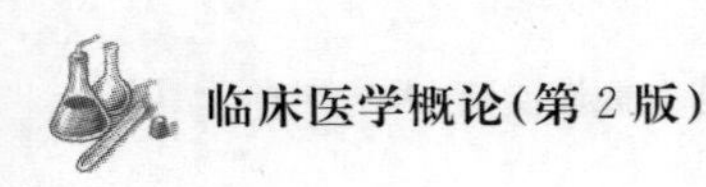

素、生物碱等的中毒有效。

（四）特殊解毒剂的应用

中毒一经确定应尽快使用特殊解毒剂。常用特殊解毒剂见表 8-3。

表 8-3 常用特殊解毒剂

解毒药物	解毒种类	解毒作用
依地酸钙钠	铅、锰中毒	—
二巯丙醇	砷、汞、锑中毒	—
二巯丙磺钠	砷、汞、铜、锑中毒	—
二巯丁二钠	锑、铅、汞、铜、砷中毒	—
二乙基二硫代氨基甲酸钠	铁、镍、铊中毒	可与金属形成稳定且可溶的金属螯合物，并将其排出体外
亚甲蓝	亚硝酸盐、苯胺、硝基苯等中毒	可使毒物引起的高铁血红蛋白还原为正常血红蛋白
亚硝酸盐 硫代硫酸钠	氰化物	亚硝酸盐使血红蛋白氧化为高铁血红蛋白，后者与血中的氰化物络合成氰化高铁血红蛋白；硫代硫酸钠使氰离子转变为毒性低的硫氰酸盐，并将其排出体外
纳洛酮	阿片类麻醉药中毒	阿片受体拮抗剂，对中毒引起的呼吸抑制有特异的拮抗作用
解磷定、氯磷定	有机磷杀虫药中毒	恢复胆碱酯酶活力

（五）对症处理

很多毒物中毒并无特殊解毒疗法，及早清除毒物和积极的对症治疗，可帮助危重患者度过危险期。对症处理重在保护重要脏器，使其恢复功能，主要措施包括保持呼吸道通畅、维持呼吸和循环功能、保持水和电解质及酸碱平衡、防止并发症等。

知识链接

防治中毒重在预防。应加强防毒宣教和毒物管理，普及动植物、药物及其他生活中可致中毒的相关防毒知识；看护好小儿，防止其误食毒物和药物；青少年可发生自伤性服毒，应重视青少年的身心健康问题；预防职业性中毒和生活性中毒等。

（邓双全）

第二节 有机磷杀虫药中毒

有机磷杀虫药是农业生产中广泛使用的杀虫药，由于生产和使用过程中违反操作规程或防护不周而过量接触，或因误服、自服或食入被有机磷杀虫药污染的食物而引起中毒。其对人畜的毒性主要是对乙酰胆碱酯酶的抑制，引起乙酰胆碱蓄积，临床上出现毒蕈碱样、烟碱样和中枢神经系统等症状，严重患者可因脑水肿或呼吸衰竭而死亡。绝大多数有机磷杀虫药属有机磷酸酯或硫代磷酸酯类化合物，多呈淡黄色或棕色油状液体，具有特殊恶臭及大蒜味。除敌百虫外，此类杀虫药一般不溶于水而易溶于脂溶剂，在碱性溶液中易分解而失效。常用剂型有乳剂、油剂和粉剂。有机磷杀虫药按其毒性大小分为：①剧毒类（LD_{50} <10 mg/kg），如内吸磷（1059）、甲拌磷（3911）、对硫磷（1605）、丙氟磷、苏化 203（治螟磷）、特普等；②高毒类（LD_{50} 10～100 mg/kg），如甲基对硫磷、甲胺磷、敌敌畏、磷胺、马拉氧磷等；③中毒类（LD_{50} 100～1 000 mg/kg），如乐果、敌百虫、乙硫磷、除草磷、杀蝗等；④低毒类（LD_{50} 1 000～5 000 mg/kg），如马拉硫磷、辛硫磷、氯硫磷等。

一、病因及发病机制

有机磷杀虫药中毒多由于有机磷杀虫药在生产、运输、使用过程中不遵守操作规程或不注意个人防护而致有机磷杀虫药污染皮肤或经呼吸道吸入而引起，称职业性中毒。也可由误服、自服或饮用被有机磷杀虫药污染的水源、食入污染的食品所致或因滥用有机磷杀虫药治疗皮肤病或驱虫而发生，称生活性中毒。

有机磷杀虫药主要经消化道、呼吸道、皮肤和黏膜吸收。吸收后迅速分布于全身各脏器，其中肝脏内浓度最高，并在肝内代谢进行生物转化。进入体内后，与乙酰胆碱酯酶的酯解部位结合，使其失去分解乙酰胆碱的能力，引起胆碱能神经功能紊乱而出现一系列临床表现。有机磷杀虫药排泄较快，吸收后6～12 h血中浓度达高峰，24 h内通过肾脏经尿排泄，少量可通过粪便排出，48 h后完全排出体外。

长期接触有机磷杀虫药时，胆碱酯酶活力明显下降，而临床症状往往较轻，可能是由于人体对积聚的乙酰胆碱耐受性增高所致。

知识链接

凡有神经系统器质性疾病、明显肝肾疾病、呼吸系统疾病、全身性皮肤病、全血胆碱酯酶活性明显低于正常者均不能从事有机磷杀虫药的生产加工与施药工作。

二、临床表现

有机磷杀虫药中毒时，其临床表现的轻重取决于毒物种类、剂量、毒物侵入的途径和机体状况。经皮肤黏膜吸收中毒，一般在接触2～6 h后发病；经呼吸道或口服中毒患者可在几分钟至数十分钟内出现症状。潜伏期越短，病情越重。一旦中毒症状出现后，病情将迅速发展。

（一）毒蕈碱样表现

毒蕈碱样表现，又称M样症状，是起病后最早出现的症状，主要是副交感神经末梢及支配汗腺及血管平滑肌的部分交感神经节后纤维兴奋所致，类似毒蕈碱样作用，表现为平滑肌痉挛和腺体分泌增加。临床表现为先有恶心、呕吐、腹痛、多汗，尚有流泪、流涕、流涎、腹泻、尿频、大小便失禁、视物模糊、瞳孔缩小、心动过缓、支气管痉挛和分泌物增加、咳嗽、呼吸困难等症状，严重者出现肺水肿。

（二）烟碱样表现

烟碱样表现，又称N样症状，主要为支配横纹肌的运动神经末梢过度兴奋所致，表现为面部、眼睑、舌、四肢和全身横纹肌发生肌纤维颤动，甚至全身肌肉强直性痉挛。患者有全身紧束和压迫感，而后发生肌力减退和瘫痪，呼吸肌麻痹引起周围性呼吸衰竭。交感神经节受乙酰胆碱刺激，其节后交感神经纤维末梢释放儿茶酚胺使血管收缩，出现血压增高、心动过速、心律失常等症状。

（三）中枢神经系统表现

中枢神经系统表现为头晕、头痛、乏力、共济失调、烦躁不安、谵妄、抽搐、昏迷等，上述表现多由中枢神经系统受乙酰胆碱刺激所致。

某些有机磷杀虫药（如乐果或马拉硫磷）中毒，经急救后临床症状好转，但在数日至一周后可出现病情突然急剧恶化，重新出现有机磷杀虫药中毒表现或再次昏迷，甚至发生肺水肿或突然死亡。这种临床的“反跳”现象可能与残留在皮肤、毛发和胃肠道的有机磷杀虫药重新被吸收或解毒药停用过早、减量过快有关。

个别患者还可在重度中毒症状消失后2～3周发生迟发性多发性神经病，可能因有机磷杀虫药抑制神经组织中的神经靶酯酶并使其老化所致。表现为肢体远端手套状、袜套状感觉障碍，以及四肢肌肉萎缩、下肢瘫痪等。少数病例可在急性中毒症状缓解后和迟发性多发性神经病发生前，在急性中毒后24～96 h突然发生死亡，称为中间型综合征。死亡前可先有颈、上肢和呼吸肌麻痹。累及脑神经者，出现睑下垂、眼外展障碍和面瘫，可能与胆碱酯酶受到长期抑制，影响神经-肌肉接头处突触后膜的功能有关。

某些有机磷杀虫药（如敌敌畏、敌百虫、对硫磷、内吸磷等）中毒，经皮肤接触后可引起过敏性皮炎，并可出现水疱和剥脱性皮炎。有机磷杀虫药溅入眼部还可引起结膜充血和瞳孔缩小。

三、实验室检查及其他检查

(一) 全血胆碱酯酶活力测定

全血胆碱酯酶活力测定是诊断有机磷杀虫药中毒的特异性实验指标,同时对判断中毒程度、观察疗效和预后估计也极为重要。以正常人血胆碱酯酶活力值作为100%,低于80%者为异常。对长期接触有机磷杀虫药者,全血胆碱酯酶活力测定可作为生化监测指标。

(二) 尿液中有机磷杀虫药分解产物测定

敌百虫中毒者可在其尿液中出现三氯乙醇,对硫磷和甲基对硫磷可在体内氧化分解成对硝基酚并由尿液排出,尿液中有机磷杀虫药分解产物测定有助于有机磷杀虫药中毒的诊断。

四、诊断要点

根据有机磷杀虫药接触史和临床表现(如呼出气多有大蒜味、瞳孔呈针尖样缩小、大汗淋漓、腺体分泌增多、肌纤维颤动和意识障碍等中毒表现),可作出初步诊断。全血胆碱酯酶活力降低可确诊。

中毒程度可分为以下三级。

轻度中毒:以M样症状为主,胆碱酯酶活力为50%～70%。

中度中毒:M样症状加重,出现N样症状,胆碱酯酶活力为30%～50%。

重度中毒:除M、N样症状外,可合并肺水肿、抽搐、昏迷、呼吸肌麻痹和脑水肿,胆碱酯酶活力为30%以下。

知识链接

杀虫药种类繁多,除有机磷杀虫药外尚有拟除虫菊酯类杀虫药及甲脒类杀虫药(如杀虫脒)等。故有机磷杀虫药中毒还须与拟除虫菊酯类杀虫药中毒及杀虫脒中毒等鉴别,前者的口腔和胃液无特殊臭味,胆碱酯酶活力正常;后者以嗜睡、发绀、出血性膀胱炎为主要表现,而无瞳孔缩小、大汗淋漓、流涎等症状。

五、防治要点

(一) 迅速清除毒物

立即脱离中毒环境,脱去被污染的衣服,被污染的皮肤、毛发、指甲应立即用清水或肥皂水彻底冲洗。禁用热水或乙醇擦洗,以免加快毒物吸收。口服中毒者用清水、生理盐水、2%碳酸氢钠溶液(敌百虫忌用)或1:5 000高锰酸钾溶液(对硫磷忌用)反复洗胃,直到洗出液澄清且无杀虫剂气味为止。然后用硫酸钠20～40 g,溶于20 mL水中一次口服,观察30 min无导泻作用则再追加500 mL水口服。眼部污染可用2%碳酸氢钠溶液或生理盐水冲洗。在迅速清除毒物的同时,应争取时间及早用特殊解毒药治疗,以缓解中毒症状和挽救生命。

(二) 特殊解毒药的应用

应遵循早期、足量、联合、重复用药的原则使用解毒药。

1. 胆碱酯酶复活剂 常用药物有解磷定、氯磷定、双复磷、双解磷、甲磺磷定等。胆碱酯酶复活剂对解除烟碱样作用较明显,但对各种有机磷杀虫药中毒疗效却不尽相同。氯磷定和解磷定对内吸磷、对硫磷、甲胺磷、甲拌磷等中毒疗效好,对敌百虫、敌敌畏等中毒疗效差,对乐果中毒和马拉硫磷中毒疗效可疑,双复磷对敌敌畏中毒及敌百虫中毒效果较解磷定好。胆碱酯酶复活剂对已老化的胆碱酯酶无复活作用,因此应早期应用。胆碱酯酶复活剂疗效不佳者,应以阿托品治疗为主。

胆碱酯酶复活剂使用后的不良反应有短暂眩晕、视物模糊、血压升高等。用量过大,可引起癫痫样发作和抑制胆碱酯酶活性,出现呼吸抑制、肌颤,甚至昏迷。解磷定在剂量较大时,尚有口苦、咽干、恶心。注射速度过快可导致暂时性呼吸抑制。双复磷不良反应较为明显，可出现口周、四肢及全身麻木和灼热感，并有恶心、呕吐、颜面潮红。剂量过大可引起室性期前收缩和传导阻滞。

2. 抗胆碱药 最常用药物为阿托品。阿托品具有阻断乙酰胆碱对副交感神经和中枢神经系统毒蕈碱受体的作用，能缓解或消除毒蕈碱样症状和对抗呼吸中枢抑制，但对烟碱样症状和恢复胆碱酯酶活力无作用。可根据病情每 10～30 min 或 1～2 h 给药一次，直至毒蕈碱样症状明显好转或患者出现“阿托品化”表现为止。“阿托品化”即临床出现瞳孔较前扩大、口干、皮肤干燥、颜面潮红、肺部湿啰音消失及心率加快。此时，应减为维持剂量，24～48 h 后停药观察。若出现瞳孔扩大、神志模糊、烦躁不安、谵妄、尿潴留、抽搐甚至昏迷等表现，提示阿托品中毒，应立即停用阿托品。在阿托品使用过程中应密切观察患者全身反应和瞳孔大小，并随时调整阿托品剂量。

有机磷杀虫药中毒最理想的治疗是胆碱酯酶复活剂与阿托品两药的联合应用，具体用药应根据中毒轻重而定。两种解毒药合用时，阿托品的剂量应减少，以免发生阿托品中毒。

由于阿托品化与阿托品中毒剂量差距不大，使用过量也会引起抽搐、昏迷。因此，正确判别阿托品中毒、阿托品化及有机磷杀虫药中毒，在临床上非常重要，其主要区别详见表 8-4。

表 8-4 阿托品中毒、阿托品化及有机磷杀虫药中毒的主要区别

影响项目	阿托品中毒	阿托品化	有机磷杀虫药中毒
神经系统	谵妄、幻觉、抽搐、昏迷	意识开始清醒	表情淡漠、昏迷或有抽搐
皮肤	颜面绯红、干燥	颜面潮红、干燥	苍白、潮湿
瞳孔	极度放大	较前扩大	缩小
体温	高热，39 ℃以上	无高热	无高热
心率	心动过速	90～100 次/分	心率慢

（三）对症治疗

有机磷杀虫药中毒主要的死因是肺水肿、呼吸肌麻痹、呼吸中枢衰竭。休克、急性脑水肿、中毒性心肌炎、心跳骤停等也是重要死因。因此，对症治疗应以维持正常心肺功能为重点，保持呼吸道通畅、正确给予氧疗及应用机械通气。肺水肿者可应用阿托品，休克者可应用升压药物，脑水肿者可用脱水剂，危重患者可用输血疗法。

知识链接

为防止有机磷杀虫药中毒，在喷洒有机磷杀虫药时应注意如下几点。①要穿质厚长袖衣裤，扎紧袖口、裤管，戴口罩、手套，避免皮肤和有机磷杀虫药接触。②为农作物喷洒有机磷杀虫药时应隔行喷洒或倒退行喷洒，根据风向，顺风喷洒，以免污染衣服，如发现衣服被污染要及时更换，并清洗皮肤。③施药后凡接触有机磷杀虫药的用具、衣物与防护用具都需用清水反复冲洗，盛过的容器绝对不能盛食品。④在喷洒有机磷杀虫药过程中出现头晕、胸闷、流涎、恶心、呕吐等有机磷杀虫药中毒的先兆症状，应立即到当地医院就诊。长期接触有机磷杀虫药的生产者和使用者应定期体检，测定全血胆碱酯酶，并测定工作环境的有机磷杀虫药浓度。

（邓双全）

第三节 急性一氧化碳中毒

急性一氧化碳（CO）中毒又称煤气中毒，是由含碳物质燃烧不完全时产生的 CO，在防护不周或通风不良情况下，被人体过量吸入所引起的中毒。

一、病因及发病机制

CO是无色、无味、无臭的气体。该气体相对密度(比重)为0.967,其性质稳定,不会自行分解,也不易被氧化。当空气中CO浓度达到12.5%时,有爆炸的危险。

在生产和生活中,产生CO的环境很多:①炼钢、炼焦、铸造及煤气制造等车间;②石灰、砖瓦、陶瓷、玻璃及水泥等窑炉;③矿井采掘、放炮作业或煤矿瓦斯爆炸时;④隧道中火车排出的废气、密闭空调车长时间开放排出的废气;⑤合成丙酮、甲醇、甲醛及氨的过程中;⑥冬季烧煤或烧炭取暖、家中煤气灶、燃气热水器故障导致煤气泄漏,而室内通风不良;⑦失火现场空气中CO浓度可达10%,也可发生中毒;⑧农村废弃的密闭沼气池及长时间不用的储物地窖;⑨城市排水不畅的污水管道等。

工业生产过程中的CO中毒,多因设施故障或违反操作规程所致。生活中的CO中毒则可因自我防护不当、意外发生、自杀或谋害等原因所致。

接触CO是否中毒,主要取决于CO的浓度和接触时间,也取决于个体的健康状况。

CO中毒主要引起组织缺氧。CO被吸收入体内后,与血红蛋白(Hb)结合形成稳定的碳氧血红蛋白(COHb)。CO与Hb的亲和力比O_2与Hb的亲和力大240倍,吸入较低浓度的CO即可产生大量的COHb。COHb不能携带氧气,且不易解离(COHb的解离速度是氧合血红蛋白的1/3 600),还阻碍氧的释放而造成低氧血症,从而引起组织缺氧。此外,CO浓度过高,还可与含二价铁的肌球蛋白结合,影响氧从毛细血管弥散到细胞内的线粒体,损害线粒体功能,同时CO与还原型细胞色素氧化酶的二价铁结合,抑制细胞色素氧化酶活性,影响细胞呼吸和氧化过程,阻碍细胞对氧的利用。

CO中毒时,血管吻合支少且代谢旺盛的器官(如大脑和心脏等)最易遭受损害。

二、临床表现

急性CO中毒的症状与血液中COHb的浓度密切相关,也与患者中毒前的健康状况及体力活动强度等有关。按中毒程度可分为以下三级。

1. 轻度中毒 血液中COHb浓度可高达10%~20%。患者出现头痛、头晕、四肢无力、恶心、呕吐、心悸、视物不清、感觉迟钝、嗜睡、意识模糊、谵妄、幻觉、抽搐等症状。如能及时脱离中毒环境,吸入新鲜空气或氧疗,症状很快即可消失。

2. 中度中毒 血液中COHb浓度可高达30%~40%。患者出现呼吸困难、意识丧失、昏迷,对疼痛刺激可有反应,瞳孔对光反射和角膜反射迟钝,呼吸加快和脉搏增快,皮肤多汗,颜面潮红,口唇黏膜呈樱桃红色。此时如能迅速脱离中毒环境,给予氧疗可以恢复正常且无明显并发症。

3. 重度中毒 血液中COHb浓度可高于50%。患者迅速陷入深昏迷,各种反射消失,呼吸急促、体温升高、周身大汗、脉搏快而弱、血压下降、瞳孔缩小或扩大、大小便失禁,常有脑水肿、惊厥、呼吸衰竭、肺水肿、上消化道出血、严重的心肌损害、心律失常等表现。患者可出现大脑局灶性损害及锥体系或锥体外系损害体征。危重患者常因呼吸循环衰竭而死。昏迷时患者胸背部及肢体受压部位皮肤可出现红肿和水疱。受压部位肌肉可发生压迫性肌肉坏死。幸存者多有不同程度的后遗症。

部分重度中毒患者经抢救意识障碍恢复后,经2~60日的“假愈期”可出现各种不同的神经精神症状,称为急性一氧化碳中毒迟发脑病(神经精神后遗症),主要表现为:精神意识障碍,如痴呆、谵妄状态或去大脑皮层状态;锥体外系神经障碍,如震颤麻痹综合征;锥体系神经损害,如偏瘫、大小便失禁等;大脑皮质局灶性功能障碍,如失语、失明、继发性癫痫等;脑神经及周围神经损害,如视神经萎缩、听神经损害及周围神经病变等。

三、实验室检查及其他检查

1. 血液COHb测定 可采用以下几种方法。①加碱法:取患者血液1~2滴,用蒸馏水3~4 mL稀释后,加10%氢氧化钠溶液1~2滴,混匀。血液中COHb增多时,加碱后血液仍保持淡红色不变,正常血液则呈绿色。②分光镜检查法:取血数滴,加入蒸馏水10 mL,用分光镜检查可见特殊的吸收带。监测血液中COHb浓度,不仅能明确诊断,还有助于分型和估计预后。

2. 脑电图检查 可见弥漫性低波幅慢波，与缺氧性脑病进展相平行。

3. 心电图检查 重度中毒患者心肌缺氧，出现 ST 段改变及 T 波改变、心律失常等。

4. 头部 CT 检查 脑水肿时可见病理性密度减低区。

四、诊断要点

根据有吸入较高浓度 CO 的接触史，急性发生的中枢神经损害的症状和体征，如不同程度意识障碍和皮肤黏膜呈樱桃红色等，结合血液 COHb 测定增高的结果可确定急性 CO 中毒的诊断。

知识链接

急性 CO 中毒昏迷者，尚需与脑血管意外、脑震荡、糖尿病酮症酸中毒及其他中毒等可引起昏迷的疾病相鉴别，应注意对相关病史的询问（尤其是老人），详细了解现场环境情况及同室其他人有无同样症状等。

五、防治要点

（一）终止 CO 继续吸收

立即将患者转移至空气新鲜、通风良好的地方。使患者处于平卧位，注意保暖，保持呼吸道通畅。

知识链接

若患者掉进污水深坑或地窖等处，应及时报警，在无确切把握时不要草率下去救人，以免导致自身 CO 中毒。此时应设法对事故发生处进行通风，并等待专业救援人员的到来。

（二）纠正缺氧

吸入氧气可加速碳氧血红蛋白的解离，轻、中度 CO 中毒患者可用面罩或鼻导管高流量吸氧，5～10 L/min。氧气中可加入 5% CO_2，CO_2 对刺激呼吸中枢、加速 COHb 的解离更为有效。有条件者或严重中毒患者应给予高压氧舱治疗，以使血液中物理溶解氧增加，供组织细胞利用，促使昏迷患者清醒，加快神经系统功能恢复。呼吸停止时，应及时进行人工呼吸，或用呼吸机维持呼吸。危重患者可考虑血浆置换。

（三）防治脑水肿

严重中毒后 24～48 h，脑水肿达到高峰并可持续数日。应采取脱水疗法。最常用的是 20% 甘露醇，快速静脉滴注，待 2～3 日后颅内压增高现象好转时可减量。也可注射呋塞米脱水。糖皮质激素如地塞米松，也有助于缓解脑水肿。

（四）对症治疗

有惊厥、抽搐者，可用地西泮等镇静；高热患者采用冰帽、冰袋和冬眠药物等进行降温；可使用能量合剂，如三磷酸腺苷、辅酶 A、细胞色素 C、大剂量维生素 C 等可促进脑细胞功能恢复。

（五）防治并发症和后遗症

昏迷期间必须加强护理，保持呼吸道通畅，必要时行气管切开。定时翻身以防发生压疮和肺炎。必要时使用抗生素。注意营养，必要时给予鼻饲。如有后遗症，应给予相应的治疗，严防神经系统和心脏后遗症的发生。

知识链接

寒冷季节室内使用取暖煤炉时，要装好烟囱，并保持烟囱结构严密和通风良好，防止漏烟、倒烟；生活用的煤气设备，要经常检修，防止漏气。

（邓双全）

第四节 急性镇静催眠药中毒

镇静催眠药是中枢神经系统抑制药，具有镇静和催眠作用，一定剂量下可使包括延髓中枢的全身器官和系统麻醉。一次服用大剂量镇静催眠药可引起急性中毒，长期滥用镇静催眠药可引起慢性中毒。长期服用镇静催眠药者突然停药或减量可引起戒断综合征。本节主要介绍急性镇静催眠药中毒。

一、病因

镇静催眠药有苯二氮䓬类、巴比妥类、非巴比妥非苯二氮䓬类、吩噻嗪类等。目前，主要以苯二氮䓬类为主，如地西泮、氟西泮等。中毒原因多为误服或因自杀而大量服用。

此类药物主要抑制中枢神经系统，具有镇静、催眠作用。此类药物的作用虽有相似之处但又各有特点。过量使用可使全身麻醉，出现呼吸抑制、昏迷等。

知识链接

饮酒后服用镇静催眠药很危险，且饮酒后服用镇静催眠药中毒也很难抢救。这是因为乙醇本身具有麻痹神经的作用，神经系统反应性降低，如果饮酒后再服用镇静催眠药，将产生协同作用，犹如雪上加霜，可加重该类药物的毒性，会发生致死性中毒。乙醇和安定类药物单独应用时的致死血药浓度分别为500～800 mg及10～29 mg，而两者合用时的致死血药浓度则分别为100 mg及0.5 mg。

二、临床表现

（一）巴比妥类中毒

一次大剂量服用可引起中枢神经系统抑制，其表现与药物剂量有关。

轻度中毒者可出现嗜睡、情绪不稳定、注意力不集中、记忆力减退、共济失调、言语不清、步态不稳等；重度中毒者出现进行性中枢神经系统抑制，由嗜睡到深昏迷。患者呼吸抑制表现为由呼吸浅慢到呼吸停止，心血管功能由低血压到休克，皮肤可出现大疱。长期昏迷者可并发肺炎、肺水肿、脑水肿、肾功能衰竭等而危及生命。

（二）苯二氮䓬类中毒

患者主要出现嗜睡、头晕、言语含糊不清、共济失调、意识模糊等。很少出现长时间深度昏迷和呼吸抑制。

（三）非巴比妥非苯二氮䓬类中毒

其症状与巴比妥类中毒相似，但各有特点。例如，水合氯醛中毒可有心律失常、肝肾功能损害等表现，格鲁米特中毒有瞳孔散大等表现。

（四）吩噻嗪类中毒

吩噻嗪类中毒最常见的临床表现为锥体外系反应，包括震颤麻痹综合征、静坐不能、急性肌张力障碍（表现为斜颈、吞咽困难、牙关紧闭等）等。大剂量中毒则可出现呼吸抑制、昏迷。

三、实验室检查及其他检查

(1) 血液、尿液、胃液中药物浓度的测定对诊断有参考意义。

(2) 血液生化、血气分析检查对了解脏器损害情况有帮助。

四、诊断

有服用大量镇静催眠药史，出现意识障碍、呼吸抑制及血压下降。若胃液、血液、尿液中可检出镇静催眠药，则可诊断。

五、防治要点

防治要点：改善多个受抑制的器官功能，使其维持正常生理功能，直到机体将药物排出体外。

（一）维持昏迷患者的重要脏器功能

（1）吸氧，保持气道通畅。

（2）维持血压：急性中毒患者出现低血压多因血管扩张所致，应采取补充血容量等治疗。

（3）心电监护：若出现心律失常应给予抗心律失常药。

（4）促进意识恢复：给予葡萄糖、维生素 B_1、纳洛酮等。

（二）清除毒物

1. 洗胃 尽早洗胃，以减少毒物的吸收。

2. 活性炭 活性炭对吸附各种镇静催眠药有效，洗胃后将药用炭悬液（药用炭 50～100 g 溶于水）注入，随后 24 h 内每 4～6 h 重复一次。

3. 强化碱性化利尿 用呋塞米和碱性溶液，促使毒物尽快排出，对长效类苯巴比妥效果较好。

4. 血液透析、血液灌流 对苯巴比妥中毒有效，危重患者可考虑应用，对苯二氮䓬类中毒无效。

（三）使用特效解毒剂

氟马西尼是苯二氮䓬类拮抗药，能通过竞争抑制苯二氮䓬受体而阻断苯二氮䓬类药物的中枢神经系统作用。常用剂量为 0.2 mg，缓慢静脉注射，需要时可重复注射，总量可达 2 mg。巴比妥类中毒、吩噻嗪类中毒无特效解毒药。

（四）对症治疗

因多数镇静催眠药无特效解毒药，因而彻底洗胃及积极对症支持疗法就显得尤其重要。以前，人们用中枢兴奋药对抗镇静催眠药的中枢抑制作用，但效果并不理想。现在多采用连续监护、全面对症支持及透析或灌注疗法等，可降低患者死亡率。

知识链接

镇静催眠药要尽可能避免长期使用，若长期使用应交替或间断服用，避免产生依赖。达到治疗目的后要逐渐、有步骤地停药，不能突然停药，否则可出现药物戒断症状，导致失眠反弹。此外，镇静催眠药应慎与其他中枢神经系统抑制药合用，否则会导致生命危险。

（邓双全）

第五节　抗抑郁药中毒

抗抑郁药是一组主要用于治疗以情绪抑郁为突出症状的精神疾病的精神药物，包括三环抗抑郁药、四环抗抑郁药、选择性 5-羟色胺再摄取阻滞剂及单胺氧化酶抑制剂等。目前，最常用者多为三环抗抑郁药和选择性 5-羟色胺再摄取阻滞剂。

一、病因及发病机制

抗抑郁药主要作用于间脑（特别是下丘脑）及边缘系统，在这个被称为“情绪中枢”的部位，发挥其调整情绪的作用。

（一）三环抗抑郁药

三环抗抑郁药（TCA）包括丙咪嗪、阿米替林、氯丙咪嗪及多虑平等，为目前较好的抗抑郁药，其中以阿米替林最为常用。TCA阻断胺泵、减少突触前膜对生物胺的回收,特别是减少去甲肾上腺素(NE)和5-羟色胺(5-HT)的回收,使突触后膜受体部位有效神经递质的浓度增高,起到抗抑郁作用。但过量使用可损害机体,以丙咪嗪和阿米替林为例,一次吞服1.2～2 g即会出现严重中毒,一次吞服2～2.5 g则可致死。三环类药物从消化道吸收,与蛋白质结合,中毒后分布全身,以肝、肺、肾、心脏最多。因此,可对肝脏和心脏造成严重的损害,也是本类药物常见的致死原因。

(二) 四环抗抑郁药

四环抗抑郁药包括麦普替林等。其作用和三环抗抑郁药相似。

(三) 选择性5-羟色胺再摄取阻滞剂

此类药主要是选择性地抑制5-羟色胺和去甲肾上腺素的再摄取,使突触间隙5-羟色胺和去甲肾上腺素的浓度升高,达到治疗的作用,包括SSRI(如氟西汀、帕罗西汀、氟伏沙明等)、SNRI(文拉法辛及其缓释剂)及NaSSA(米氮平)等,目前已广泛用于临床。

(四) 单胺氧化酶抑制剂

单胺氧化酶抑制剂(MAOI)包括苯乙肼、吗氯贝胺等,主要通过抑制单胺氧化酶,减少中枢神经系统内单胺类递质的破坏,增加突触间隙内的浓度,起到提高情绪的作用。单胺氧化酶抑制剂的副作用大,临床上已很少应用。

以上抗抑郁药物的使用次数过多将产生一些不良反应,这些不良反应在使用过程中可逐渐减轻或消失,但若用药不当或大量服用则会对人体产生严重损害甚至危及生命。

二、临床表现

症状轻重取决于用药的量、年龄及身体状态,尤其是心功能、肝功能、肾功能等。

1. 神经系统 失眠、头痛、眩晕、共济失调、震颤、感觉异常、肌肉痉挛、精神错乱、癫痫发作、攻击性行为、嗜睡、昏迷等。

2. 心血管系统 可致各种心律失常(以室上性心律失常为多)、心肌损害(可致血压改变,出现低血压或高血压),重者甚至发生猝死。特别是老年人,危险性更大。

3. 消化系统 如口干、便秘、腹痛、恶心、呕吐等。

4. 其他 可出现呼吸抑制、尿潴留及诱发青光眼等,偶可引起胆汁淤积性黄疸和粒细胞减少等。选择性5-羟色胺再摄取阻滞剂中毒还可出现5-羟色胺综合征,表现为腹痛、腹泻、出汗、发热、心动过速、血压升高、动作增多、激惹、意识改变,严重者可导致高热、休克,甚至死亡。常在与其他可影响5-羟色胺系统的药物合用时出现,故不主张与其他药物合用。

三、实验室检查

可留取患者的呕吐物、胃液、血液,进行药物浓度的检测。

四、诊断

根据患者用药史、临床表现及药物检测可诊断。

五、防治要点

1. 催吐及洗胃 应及早进行,患者如无意识障碍,可口服吐根酊15 mL,饮水300～500 mL催吐,但米氮平、安非他酮等中毒严禁催吐,因其可能引起抽搐;口服者应尽早使用1:2 000高锰酸钾溶液或等渗盐水洗胃。此类药具有抗胆碱能作用,胃排空常延迟,服药后12 h内洗胃仍有助于清除药物。

2. 活性炭吸附 催吐、洗胃后可给予活性炭吸附,以免残留肠道内的抗抑郁药的再吸收,也可防止抗抑郁药及其代谢产物经肠道流入胃和小肠。连续应用24 h后,再给予导泻药硫酸钠,促使活性炭和药物从消化道排出。

3. 输液利尿 加速药物的排泄，但心功能不全者应慎用之。尿潴留者可留置导尿管。

4. 使用解毒剂 毒扁豆碱是对抗胆碱能阻断剂的解毒剂。在中毒时，应一次性静脉注射毒扁豆碱1～4 mg，必要时重复使用。

5. 对症治疗 吸氧；保持呼吸道通畅；加强心电监护；镇静抗惊厥；升压；抗感染；给予能量合剂等。

由于此类药半衰期长，中毒后临床表现在24 h内最为严重，大多数患者在36 h内恢复意识，4～6日后脱离危险。因此，监护和治疗应持续较长时间。当患者经抢救中毒症状消失并度过危险期后，应密切观察3～4日，以免再次出现中毒症状。

知识链接

美国食品和药物管理局（FDA）曾发布警告指出，有服用抗抑郁药的成年人，都必须非常小心地注意是否有自杀倾向的产生，尤其是刚开始服用抗抑郁药，或者在服用药物过程中调整剂量者，更要特别注意。

（邓双全）

第六节 灭鼠药中毒

灭鼠药按起效时间可分为急性灭鼠药和慢性灭鼠药。前者是指鼠食后24 h内毒性发作致死的灭鼠药，如毒鼠强、氟乙酰胺等。后者是指鼠食后在数天内毒性发作致死的灭鼠药，如敌鼠钠盐、灭鼠灵等。按灭鼠的毒理作用分为抗凝血类杀鼠药，如灭鼠灵、溴敌隆；兴奋中枢神经系统的灭鼠药，如毒鼠强、氟乙酰胺等；其他灭鼠药，如增加毛细血管通透性药物安妥，抑制烟酰胺代谢药灭鼠优；有机磷酸酯类毒鼠磷等。

一、病因及发病机制

(1) 误食用灭鼠药制成的毒饵，尤以儿童为多。

(2) 有意服毒或投毒，前者以个体中毒为主，后者可致多人甚至群体中毒。

(3) 灭鼠药被动、植物摄取后，以原形存留于体内，当人食用或使用这些中毒的动、植物后，造成中毒。

(4) 灭鼠药在生产加工过程中，经皮肤接触或呼吸道吸入而中毒。

不同的灭鼠药其作用机制不同：①毒鼠强（四亚甲基二砜四胺），主要拮抗γ-氨基丁酸对中枢神经系统的抑制作用，使中枢神经系统出现过度兴奋而导致惊厥。②氟乙酰胺，别名敌蚜胺、氟素儿等，主要导致三羧酸循环中断，使心、脑、肾、肺等脏器细胞发生变性、坏死，致肺水肿、脑水肿。③溴鼠隆，别名大隆，可干扰肝利用维生素K的作用，抑制凝血Ⅱ、Ⅶ、Ⅸ、Ⅹ因子及影响凝血酶原合成，导致凝血时间延长。④磷化锌，口服中毒后，在胃酸作用下分解产生磷化氢和氯化锌。磷化氢抑制细胞色素氧化酶，使神经细胞内的呼吸功能出现障碍。而氯化锌对胃黏膜的强烈刺激与腐蚀作用导致胃黏膜出血、溃疡。吸入中毒则导致肺充血、肺水肿，并致多器官功能障碍综合征。

知识链接

目前已倾向于使用既能灭鼠又对人无害或低害的灭鼠药，国家已将毒鼠强、氟乙酰胺、氟乙酸钠等强毒性灭鼠药列为禁限类灭鼠药。国家将对非法制造、买卖、运输、储存毒鼠强等禁用剧毒化学品，危害公共安全者，追究刑事责任。

二、临床表现

因接触灭鼠药的种类、途径及药量等不同，临床表现也轻重不等，重者可迅速危及生命。

1. 毒鼠强中毒 对人的致死量为一次口服5～12 mg。中毒者出现头痛、头晕、乏力、意识障碍及阵挛性惊厥和脑干刺激的癫痫大发作。重者因呼吸衰竭而死亡。致死量中毒者常迅速死亡。

2. 氟乙酰胺中毒 人口服致死量为0.1～0.5 g。轻度中毒出现头痛头晕、视力模糊、乏力、四肢麻木、抽动、口渴、呕吐、上腹痛。中度中毒还出现分泌物多、烦躁、呼吸困难、肢体痉挛、心跳加快、血压下降。重度中毒出现昏迷、惊厥、严重心律失常、瞳孔缩小、肠麻痹、大小便失禁、心肺功能衰竭等。

3. 溴鼠隆中毒 早期出现恶心、呕吐、腹痛、低热、食欲不佳、精神不振,中晚期出现皮下广泛出血,血尿,鼻和牙龈出血,咯血,呕血,便血,心、脑、肺出血,休克等。

4. 磷化锌中毒 对人的致死量为4.0 mg/kg。潜伏期约24 h。轻者出现恶心、呕吐、腹痛、腹泻及胸闷、咳嗽、鼻咽发干、头痛、乏力等。重者表现为意识障碍、抽搐、呼吸困难、呕吐物有大蒜味、口腔黏膜糜烂,甚至出现肺水肿、脑水肿、惊厥、心律失常、昏迷、休克。

三、实验室及其他检查

(一) 血、尿及胃内容物中的毒物成分检测

利用薄层层析法和气相色谱分析等方法检出标本中的毒物成分或其代谢产物。

(二) 其他检查

氟乙酰胺中毒,血及尿中柠檬酸含量增高;磷化锌中毒,血磷浓度升高,血钙浓度下降;溴鼠隆中毒,出、凝血时间及凝血酶原时间延长,凝血Ⅱ、Ⅶ、Ⅸ、Ⅹ因子减少等。心、肝、肾损害时相应功能检测异常。

四、诊断要点

误食、误吸、误用及有与皮肤接触和职业密切接触史者,出现相应临床表现,血、尿及胃内容物中的毒物成分检测阳性,排除其他疾病可诊断。

五、防治要点

(一) 立即终止接触并迅速清除毒物

(1) 皮肤接触中毒者应更换衣服,清洗皮肤。

(2) 吸入中毒者,应立即转移患者于空气清新处。

(3) 口服中毒者,应立即迅速催吐、洗胃、导泻。

① 催吐:对意识清楚者可采用。

② 洗胃:越早越好。使用清水或据中毒物而定洗胃液。氟乙酰胺中毒可用1∶5 000高锰酸钾溶液,磷化锌中毒可用0.5%硫酸铜溶液。氟乙酰胺、溴鼠隆禁用碳酸氢氧化钠,磷化锌禁用牛奶、鸡蛋清、油类、脂肪性食物。毒鼠强、溴鼠隆中毒洗胃后可于胃管内注入活性炭吸附毒物,氟乙酰胺中毒洗胃后可于胃管内注入白酒或食醋以助解毒。

③ 导泻:洗胃后于胃管内注入20%～30%$MgSO_4$导泻(磷化锌禁用)。

(4) 对毒鼠强中毒者可采用血液净化以加速毒物排出。

(二) 尽快使用特效解毒剂

氟乙酰胺中毒可用乙酰胺(解氟灵)肌内注射,醋精(甘油酸酯)肌内注射;溴鼠隆中毒使用维生素K110～20 mg静脉注射后改静脉滴注维持,并输注新鲜全血;毒鼠强中毒使用γ-羟基丁酸钠静脉滴注,二硫丙磺酸钠肌内注射等。

(三) 对症治疗

对有抽搐、惊厥者可给予镇静剂或冬眠疗法;腹痛者给予阿托品止痛;呼吸抑制者使用呼吸兴奋剂;有心脏损害者给予心脏保护;氟乙酰胺中毒昏迷者应尽快用高压氧疗法。毒鼠强中毒禁用阿片类、吗啡类药物,磷化锌中毒禁用胆碱酯酶复活剂。

知识链接

灭鼠方法很多，除化学灭鼠外，还可用环境灭鼠、物理灭鼠、生物学灭鼠和生态学灭鼠。化学灭鼠又以抗凝血剂为主的慢性鼠药为好，老鼠服药后，症状较轻，不易引起同类的警觉，而且浓度低，对人、畜较安全。

（邓双全）

第七节 其他物质中毒

生活中许多物质在一定条件下都可能成为毒物，例如药物使用不当，尤其是一些用于治疗慢性疾病需长期服用的药物，如抗癫痫药、抗结核药等，食品中过量或非法使用某些添加剂，如亚硝酸盐、盐酸克伦特罗（瘦肉精）、三聚氰胺等。

一、抗癫痫药中毒

临床上常用的抗癫痫药主要有苯妥英钠、卡马西平、扑米酮、乙琥胺、丙戊酸钠等。

通常情况下，适量服用抗癫痫药是安全有效的，由于抗癫痫药都有一定的副作用，出现一些轻微、可逆的不良反应也是正常的。但有的患者急于治病，认为服用较大剂量的抗癫痫药便能很好地控制癫痫发作，这就很可能会造成抗癫痫药中毒；有的难治性癫痫患者，由于所服用的抗癫痫药不能控制癫痫发作而盲目加量服用或多种抗癫痫药服用不当而导致中毒；少数因错用而致中毒。患者对药物耐受力的差异以及因其他疾病的影响等可对抗癫痫药中毒的发生产生一定的影响。

抗癫痫药中毒反应的轻重与其血药浓度相关。以苯妥英钠为例：轻度中毒者表现为恶心、呕吐、头痛、眩晕、心悸、全身乏力、失眠、言语不清、视物模糊、手颤等；当血药浓度大于 40 μg/mL 时患者可出现急性中毒表现，主要表现为眼球震颤、复视、共济失调等；当血药浓度大于 50 μg/mL 时，患者可出现嗜睡、昏睡，甚至昏迷。应根据患者服药史、典型表现、血液及胃内容物中是否检出苯妥英钠，且血液中苯妥英钠浓度是否达到其中毒浓度范围而尽快确诊。

诊断一旦确立，应尽快催吐、洗胃、导泻，同时通过输液、利尿等加速药物排泄，并积极对症处理。此类药物中毒无特效解毒剂，以对症、支持治疗为主。

知识链接

专家提醒：抗癫痫药可能对患者有多种影响，因此在服用药物前，除进行一般的体格、神经及智能检查外，还要做血常规、尿常规、凝血功能、肝功能、肾功能、血钙等检查。及时发现不良反应，及时处理。要定期对血药浓度进行监测。根据癫痫发作情况及药物的不良反应，随时进行血药浓度检查。

二、抗结核药中毒

临床上常用的抗结核药有异烟肼、利福平、链霉素、乙胺丁醇、吡嗪酰胺等。

结核病是我国常见多发病，抗结核治疗又是一个漫长的过程，其中，异烟肼是最常用的抗结核药之一，仅以此药为例介绍抗结核药中毒的特点。

异烟肼急性中毒多为患者自身或家属患有结核病史，可因用药过量、误服及自杀所致。误服者又多见于年幼及年老者。有肝功能不全或有其他药物的影响时中毒机会加大。患者若有甲状腺功能亢进症、癫痫、酒精中毒等疾病或有明显的自主神经紊乱，则容易发生不良反应。

患者中毒后多损害消化系统及神经系统，前者表现为恶心、呕吐、腹胀，严重者可出现中毒性肝炎、肝脂肪性变、转氨酶升高、黄疸，甚至肝坏死；后者表现为头痛、头晕、惊慌不安、失眠、耳鸣、视神经炎、共济失调、排尿困难等，严重时可出现精神异常、周围神经炎、癫痫样抽搐、呼吸抑制等。

根据用药史及血液、尿液中异烟肼浓度测定而诊断。

抢救:对大量或近期摄入中毒者可洗胃;口服泻药或活性炭;给予渗透性利尿剂,促进药物排泄;惊厥者给予镇静药(禁用吗啡);静脉给予摄入异烟肼等量的维生素 B_6,以对抗异烟肼的不良反应;重者可行血液或腹膜透析。

三、亚硝酸盐中毒

亚硝酸盐是一种白色不透明的结晶化工产品,形状极似食盐,在工业、建筑业中广为使用。肉类制品中也允许亚硝酸盐作为发色剂、防腐剂限量使用。由亚硝酸盐引起食物中毒的概率较高,食用0.3～0.5 g亚硝酸盐即可引起中毒,食用3 g可致死。

亚硝酸盐中毒多由食用硝酸盐或亚硝酸盐含量较高的腌制品、泡菜及变质的蔬菜引起,或是误将工业用亚硝酸钠作为食盐、面碱食用而引起,也可见由饮用含有硝酸盐或亚硝酸盐的苦井水、蒸锅水所致。亚硝酸盐能将血液中正常携氧的低铁血红蛋白氧化成高铁血红蛋白,使其失去携氧能力而造成机体缺氧。

亚硝酸盐中毒发病急速,潜伏期一般为1～3 h。症状以发绀为主,皮肤黏膜、口唇、指尖最明显。此外,因组织器官缺氧尚出现头痛、头晕、乏力、恶心、呕吐、腹痛、腹泻、心率增快、烦躁不安。严重者出现心律不齐、惊厥、昏迷、大小便失禁,常因呼吸衰竭而死亡。实验室检查可见血液呈紫蓝色,血中高铁血红蛋白量明显高于正常。

抢救:及时应用1∶5 000高锰酸钾溶液洗胃,导泻,给予吸氧,尽快应用特效解毒剂美蓝,还原高铁血红蛋白,使其恢复正常携氧功能;对有心肺功能障碍的患者应积极对症处理;病情稳定后,给予能量合剂、维生素C等支持疗法。

知识链接

相关研究数据显示,食道癌与患者摄入的亚硝酸盐量成正相关性。6个月以内的婴儿对亚硝酸盐特别敏感,若食用亚硝酸盐或硝酸盐浓度高的食品易患高铁血红蛋白症,表现为缺氧,出现发绀,甚至死亡。故而许多国家已规定严禁将亚硝酸盐用于婴儿食品。

四、"瘦肉精"中毒

"瘦肉精"其实是一种动物用药,将其添加于饲料中,可以增加动物的瘦肉量。任何能够促进瘦肉生长、抑制肥肉生长的物质都可以叫做"瘦肉精"。

在我国,通常所说的"瘦肉精"的学名为盐酸克伦特罗,是一种平喘药,属强效 β_2 受体激动剂。它是一种白色或类似白色的结晶体粉末,无臭、微苦,化学性质稳定,加热到172 ℃才能分解。盐酸克伦特罗曾作为药物用于治疗支气管哮喘,后由于其副作用太大而被禁用。然而由于"瘦肉精"具有脂肪再分配功能,能使猪的生长速度加快,瘦肉多,肥肉少,而被不法商贩用于猪的饲料中。

当含有"瘦肉精"的猪肉被人食用后,可因食用残留"瘦肉精"的动物性食物而发生中毒,其毒性反应剂量因人而异。一般食用0.5～6 h后出现症状,症状可持续1.5～6 h。轻者可出现头晕、头痛、胸闷、心悸、心动过速、面部及眼睑部肌肉震颤和乏力等症状;严重者导致恶心、呕吐、四肢骨骼肌震颤、心律失常等。原有高血压、冠心病、甲状腺功能亢进症的患者,更易发生上述症状。

目前,临床诊断主要依靠中毒者有进食动物内脏或肉类史,特别是进食动物肝脏、肺脏、肾脏等器官后,出现上述症状时,应高度警惕"瘦肉精"中毒,当不能确定诊断时,可采集中毒者血液、尿液标本送往有条件检测的单位进行毒物分析鉴定。

"瘦肉精"中毒无特异性治疗措施,目前主要是对症支持治疗。轻度中毒者,暂停进食,平卧休息、多饮水,可很快好转。重度中毒者,可催吐、洗胃、导泻,并采取强化利尿的方法加速药物清除;监测血钾,适量补钾;口服或静脉滴注β受体阻断剂;积极对症治疗,纠正水、电解质及酸碱平衡紊乱等。

知识链接

学会识别含“瘦肉精”的猪肉，主要方法如下。①看该猪肉是否具有脂肪（猪油），如该猪肉在皮下就是瘦肉或仅有少量脂肪，则该猪肉就存在含有“瘦肉精”的可能。②喂过“瘦肉精”的瘦肉外观特别鲜红，后臀较大，纤维比较疏松，切成二三指宽的猪肉比较软，不能立于案，瘦肉与脂肪间有黄色液体流出，脂肪特别薄；而一般健康的瘦猪肉是淡红色，肉质弹性好，瘦肉与脂肪间没有任何液体流出。③购买时一定看清该猪肉是否有盖有检疫印章和检疫合格证明。目前，中国禁止使用包括盐酸克伦特罗、盐酸莱克多巴胺、雷托巴胺在内的任何“瘦肉精”。

（邓双全）

能力测试

1. 从哪几方面寻找急性中毒的诊断依据？急性中毒的处理原则是什么？

2. 阿托品化与阿托品中毒的区别是什么？

3. 患者，女，18岁。1 h前自服农药后被家人发现送入医院。曾呕吐少量胃内容物1次，胃内容物有臭大蒜味。体格检查：体温36.5 ℃，脉搏75次/分，呼吸26次/分，血压100/68 mmHg。呼之不应，面色苍白，手足抽动，皮肤及四肢湿冷，瞳孔缩小，心率80次/分，双肺散在少许湿啰音。讨论：①患者最可能的诊断是什么？②应进一步收集哪些资料以明确诊断及指导抢救？③主要抢救措施有哪些？

第九章　常见急症

学习要点：本章重点介绍常见急症和急救基础知识，要求掌握心肺脑复苏的主要步骤和常见急症的主要临床表现，熟悉常见急症的防治要点，了解常见急症的病因、发病机制和诊断要点。

第一节　心肺脑复苏

心肺复苏(cardio pulmonary resuscitation，CPR)是针对心搏和呼吸骤停所采取的一切恢复循环和呼吸功能的抢救措施。脑复苏(cerebral resuscitation，CR)是指减轻心搏骤停后脑缺血损伤、保护脑功能的救治措施。在实践中发现，有效的人工呼吸、心脏按压和电除颤可大大提高心肺复苏的效果，使患者很快恢复心搏、呼吸，但脑复苏却比较困难，而从最后的治疗效果评价来看，脑复苏失败也就意味着整个心肺复苏的失败。因此，现代医学强调在心肺复苏过程中注意脑功能保护，即将既往的心肺复苏延伸为心肺脑复苏(cardio pulmonary cerebral resuscitation，CPCR)。

随着心肺脑复苏内容的充实、普及范围的扩大，不少濒死的患者被阻止了死亡进程，生命得到挽救，重新回到社会。整个复苏程序可分为：基础生命支持(basic life support，BLS)、高级生命支持(advanced life support，ALS)和后续生命支持(prolonged life support，PLS)三个阶段。

一、基础生命支持

基础生命支持(BLS)也称现场复苏或初期复苏，是发现患者心搏骤停后立即采取的急救措施。内容包括识别心搏骤停、启动急诊医疗服务体系、建立人工循环、开放气道、人工呼吸等。基础生命支持可由医疗专业人员操作，也可由非专业人员操作。

知识链接

引起心搏骤停的原因很多，冠心病是猝死最常见的原因，其他常见原因有电击、溺水、创伤、窒息、严重过敏反应和药物过量等。猝死大多是一时性严重心律失常，并非病变已发展到了致命的程度。只要抢救及时、正确、有效，许多患者有望救活。

在常温下，心跳停止 3 s 患者即会感到头晕，10～20 s 可发生晕厥或抽搐，60 s 后瞳孔散大，呼吸可同时停止，4～6 min 后大脑细胞有可能发生不可逆损害。因此，要使患者得救，避免大脑细胞死亡，以便于心跳、呼吸恢复后意识也能恢复，就必须在心跳停止后立即进行有效的心肺复苏。复苏开始越早，存活率越高。4 min 内进行复苏者约 50％可被救活；4～6 min 开始复苏者，约 10％可被救活；超过 6 min 者存活率仅为 4％，10 min 以上开始复苏者，存活率更小。

基础生命支持的核心内容可以归纳为 CABD：C(circulation)人工循环、A(airway)开放气道、B(breathing)人工呼吸、D(defibrillation)电击除颤。具体实施步骤可分为以下十步。

(一) 判断

首先要判断患者心跳、呼吸是否停止。若患者出现意识突然丧失、大动脉(如颈动脉、股动脉等)搏动消失、无自主呼吸即可诊断为心跳、呼吸骤停，应立即实施抢救。切忌反复测血压、听心音或等待心电图结果等，以免延误抢救时机。

（二）呼救、启动急诊医疗服务体系

一旦确定心搏骤停应立即向周围呼救，“快来人啊，救命啊！”。作为目击者，此时应请人协助拨打急救电话，启动急诊医疗服务体系(EMSS)。

（三）摆放正确体位

让患者置于硬板床或地面上，取仰卧位，头偏向一侧，双上肢置于躯干两侧，双下肢伸直。当患者呈俯卧位需要翻转身体时，应沿纵轴平行翻转，尽量做到不使患者身体出现扭曲现象。在翻身时应注意有无颈部损伤和骨折，如有颈部骨折应注意整体搬动来摆放体位，以防颈髓损伤或高位截瘫发生。

（四）心前捶击复律

心前捶击能使少数心搏骤停患者(如无脉性室速)恢复窦性节律。因此一旦确认心搏骤停而手边无除颤仪时，应坚定地予以心前捶击：拳头抬高 20～30 cm，捶击患者胸骨中下 1/3 处，共 1～2 次。

（五）人工循环

胸外心脏按压是建立人工循环(circulation，C)的主要办法，按压位置为胸骨下半部(图 9-1)，即胸骨中下 1/3 交界处(两乳头连线与胸骨交界处)。按压时，急救人员跪于患者身旁，一手掌根部置于按压位置，另一手掌根部平行叠放于第一手掌之上(小于 3 岁的儿童，用 2 个手指按压，其余儿童用单手按压)，双手紧扣，双臂绷直，垂直向下用力按压，一般按压力量以使胸骨下陷 5 cm 为宜(儿童 3～4 cm)，然后放松，使胸廓回弹，但手掌根部不能离开胸壁，如此反复，频率为至少 100 次/分(婴幼儿 120 次/分)。按压应平稳、有规律地进行，不能间断，不能冲击式地按压(图 9-2)。心脏按压与人工呼吸的比例为 30∶2。

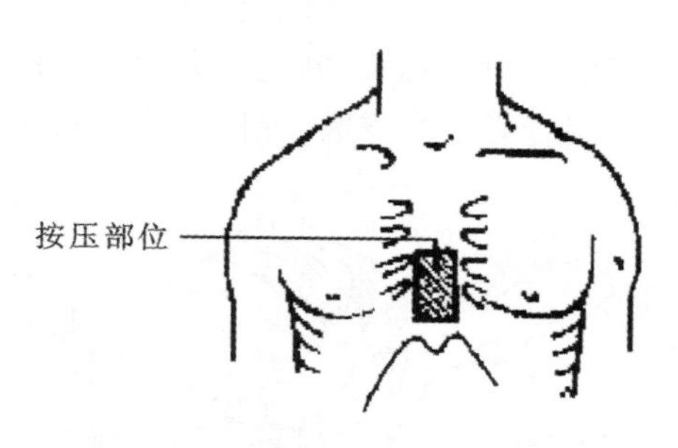

图 9-1 胸外心脏按压部位

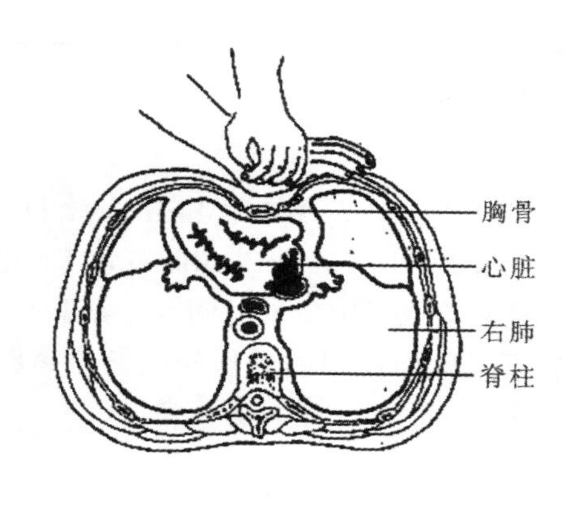

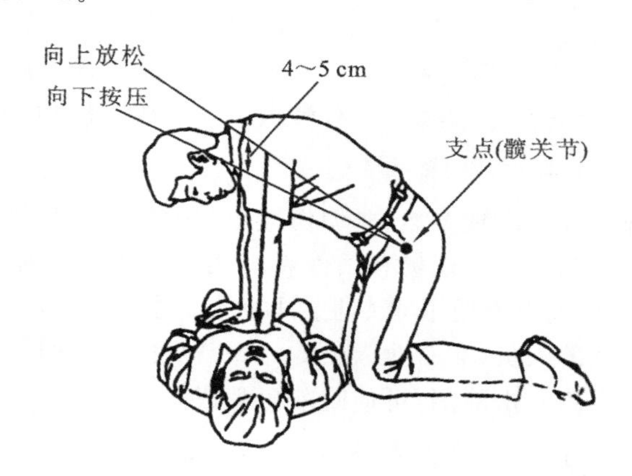

图 9-2 胸外心脏按压方法

（六）开放气道

保持呼吸道通畅是进行人工呼吸的先决条件，因此，首先应清除呼吸道、口鼻腔内的异物或分泌物，取出义齿，以便开放气道。昏迷患者往往因舌肌松弛后坠，阻塞气道而使通气障碍，急需开放气道。开放气道(airway，A)的方法包括以下几种。

1. 抬颏-仰头法 抢救者一手置于患者前额，下压使头后仰，另一手示、中指置于患者下颏处，抬起下颏(推向前上方)，使下颌角、耳垂连线与地面垂直(图 9-3)。此法较安全，适用于所有患者。

2. 托颌法 将手放置在患者头部两侧，两手拇指按住患者口角旁，其余手指托住下颌部，用力将下颌向上抬起，使下牙高于上牙(图 9-4)。此法也可畅通气道，适用于疑有颈椎损伤的患者。

3. 腹部冲击法 使患者仰卧，呈头低脚高位，抢救者骑跨在患者膝部，一手掌根部置于患者脐与剑突连线中点，另一手掌重叠在前一手背上，向膈肌方向猛烈快速冲击，可连续冲击 5 次，以促使异物排出(图 9-5)。若无效，可考虑借助器械，如喉镜或纤维支气管镜取出异物。

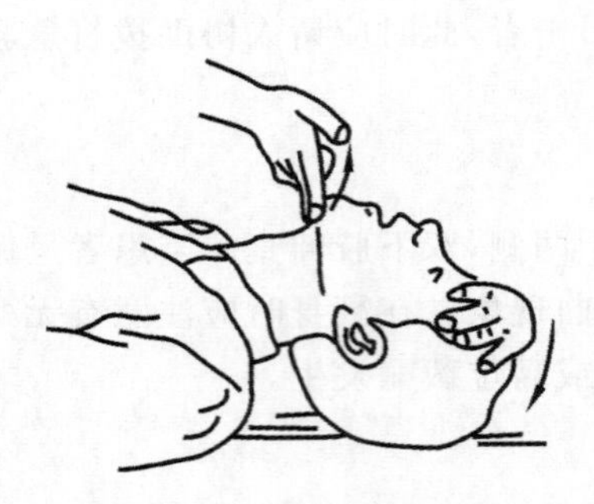
图 9-3 抬颏-仰头法

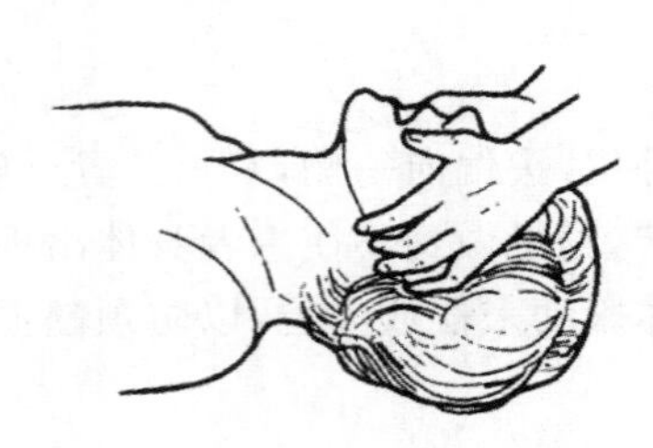
图 9-4 托颌法

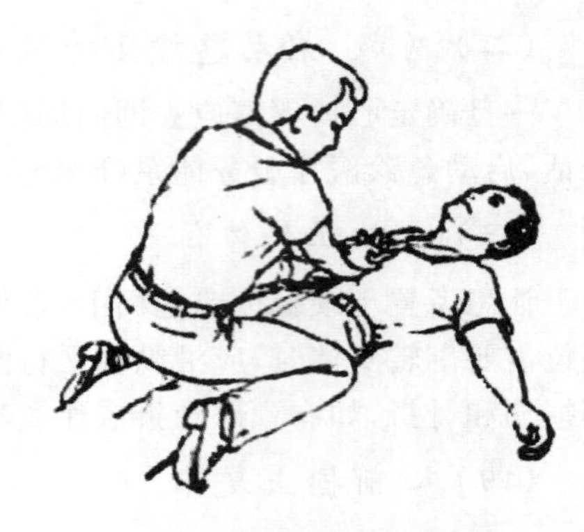
图 9-5 腹部冲击法

(七) 判断自主呼吸

在畅通气道的同时,通过"一看、二听、三感觉"的方法判断患者有无自主呼吸,即观察患者的胸部有无起伏;用耳即面部贴近患者口鼻,分别听或感觉患者呼吸道有无气流声及气体呼出。若非专业急救者不能确定有无自主呼吸,或医务人员在10 s内不能觉察到有效的自主呼吸,应立即开始人工呼吸。

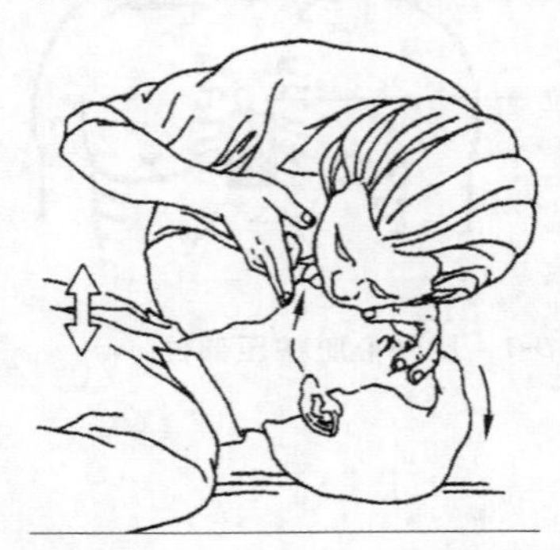
图 9-6 口对口人工呼吸

(八) 人工呼吸

最常用的急救方法是口对口人工呼吸(breathing,B)。进行口对口人工呼吸时,抢救者用固定患者前额的手的拇指与示指捏闭患者鼻孔,然后深吸一口气,用嘴唇密封住患者的口部,用力吹气1 s以上(图9-6),当患者胸部隆起后即停止吹气,放开紧捏的鼻孔,使患者被动呼气。吹气频率为10～12次/分,通常每心脏按压30次后,迅速大力吹气2次,即心脏按压与人工呼吸的比例为30∶2。

对于牙关紧闭或口唇有创伤的患者,在确保呼吸道通畅的情况下可用口对鼻人工呼吸法,婴幼儿可用口对口鼻人工呼吸法。

(九) 早期体外除颤

大部分成人出现突然、非创伤性心跳骤停时的最初心律失常为室颤,而除颤(defibrillation,D)是对室颤最为有效的治疗。现场有条件者可用自动体外除颤器(automated external defibrillator,AED)进行电除颤。AED大大方便了非专业急救人员的操作,为心搏骤停的抢救争取了宝贵的时间。公众除颤计划要求受过训练的人员(非专业人员30 min就可学会使用AED)在5 min内使用就近预先准备的AED对心搏骤停者实施电击除颤,可使院前急救成功率提高2～3倍。

(十) 判断复苏效果尽早实施高级生命支持

通过胸外心脏按压和人工呼吸3～4 min后,可评估复苏效果。效果好者尽早安全转运至医院ICU,实施高级生命支持。无效者继续进行CPR。有条件时,在CPR的同时也可由2名抢救人员尽早实施现场高级生命支持。

判断复苏有效的指标:①可触及颈动脉搏动;②收缩压>60 mmHg;③面色由发绀转为红润;④瞳孔由大变小,对光反射逐渐恢复;⑤自主呼吸恢复;⑥心电图出现窦性心律、房性心律或交界性心律,并能听到相应的心音。

知识链接

现场复苏应坚持不间断地进行,不可轻易作出停止复苏的决定,若符合下列条件,现场抢救人员方可考虑终止复苏。①急救现场情况危险,严重威胁人员生命安全;②患者呼吸和循环已得到有效恢复;③有急救人员接手承担复苏或其他人员接替抢救;④已由医师判断患者死亡(一般抢救30 min以上)。如果在现场或转运途中急救,经过评估后宣布终止复苏时应该做好在场家属的解释、安慰工作,取得充分的理解。

二、高级生命支持

高级生命支持(ALS)也称后期复苏，由专业急救人员到达现场或在医院内进行，是在基础生命支持(BLS)的基础上利用设备、特殊技术和药物等进行更为有效的呼吸、循环支持，以恢复患者自主的心跳和呼吸，重建心肺功能。高级生命支持应尽早开始。

(一) 人工通气

主要方法有经气管内插管、气管切开建立人工气道，并根据患者自主呼吸情况行呼吸支持。

1. 气管内插管 如有条件，应尽可能早期实施气管内插管以代替口对口人工呼吸。因为气管内插管是进行人工通气的最好方法，它能保持呼吸道通畅，减少气道阻力，便于清理呼吸道分泌物，减少解剖死腔，为吸氧、加压人工通气(呼吸机)、气管内给药等提供有利条件。

2. 气管切开 通过气管切开可较长时间保持呼吸道通畅，防止或迅速解除气道梗阻，清除气道分泌物，减少气道阻力和解剖无效腔，增加有效通气量，也便于吸痰、加压给氧及气管内滴药。气管切开常用于口面颈部创伤后呼吸困难或已行气管内插管需要较长时间应用呼吸机辅助呼吸者。

3. 呼吸支持 吸氧可有效地纠正低氧血症。根据不同条件可用不同的给氧方式，包括面罩、口咽或鼻咽导管、简易呼吸器、气管插管喉罩、氧源性机械呼吸机等给氧，根据患者自主呼吸情况选择氧疗或呼吸机辅助呼吸。其中，简易呼吸器是最简单的一种人工机械通气方式(图 9-7)，它由一个橡皮囊、三通阀门、连接管和面罩组成。在橡皮囊后面有一单向阀门，可保证橡皮囊舒张时空气能单向进入；其侧方有一氧气入口，可由此输氧 10～15 L/min，徒手挤压橡皮囊，保持适当的频率、深度和时间，可以使吸入气体的氧浓度增至 60%～80%。

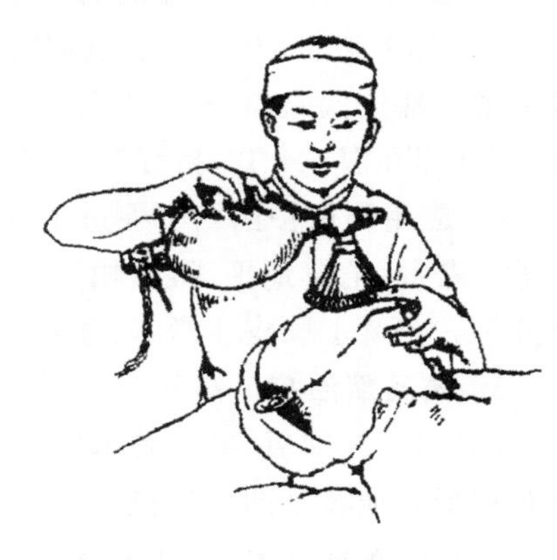

图 9-7 用简易呼吸器行人工呼吸

(二) 人工循环

继续进行胸外心脏按压，必要时采取胸内心脏按压。循环辅助设备包括胸外按压器、心肺复苏机等。

(三) 电击除颤或心脏起搏

心室颤动首次除颤无效时，持续心肺复苏、纠正缺氧和酸中毒、静脉注射肾上腺素(可重复使用)及利多卡因(1～1.5 mg/kg)或溴苄胺(5～10 mg/kg)，可提高再次除颤成功率。

人工心脏起搏是通过心脏起搏器发放脉冲电刺激，引起心肌兴奋与收缩的治疗方法。心搏骤停时临时心脏起搏主要用于心室停搏、严重心动过缓。

(四) 复苏用药

复苏用药的目的在于增加脑、心等重要器官的血流灌注，纠正酸中毒、提高心肌张力或室颤阈值，以利于除颤。

1. 给药途径 以静脉给药为首选，其次是气管滴入法。心内注射给药目前不主张应用，仅在开胸心脏按压或其他途径无法注入药物时采用。

2. 常用药物 肾上腺素是心脏复苏的首选药物，其他药物有利多卡因、胺碘酮、阿托品、溴苄胺、多巴胺、碳酸氢钠等。

(五) 监测

在复苏过程中应尽早使用心电监护仪，以明确心搏骤停类型和心律失常变化情况，指导抗心律失常治疗。同时应重视动脉压、中心静脉压、血气分析、尿量、电解质、肝肾功能等监测，一旦发现异常，应立即采取措施。

三、后续生命支持

后续生命支持(PLS)即复苏后处理，是指自主循环恢复后进一步采取措施，确保脑功能的恢复和其他器官功能的稳定，以使患者不遗留包括神经系统在内的后遗症。

（一）脑复苏

心搏、呼吸骤停患者复苏成功的最终目的是脑复苏，通过恢复脑的再灌注促进中枢神经系统功能的恢复，以恢复患者智能、生活和工作能力。脑灌注压受颅内压和平均动脉压的影响（脑灌注压=平均动脉压−颅内压），当其小于 30 mmHg 时，脑血流灌注严重不足，将发生脑细胞坏死。因此，在心肺复苏的同时和自主循环恢复后应尽早采取脑复苏措施。研究证明各种药物在脑复苏领域疗效甚微，而亚低温疗法（32～35 ℃）对脑具有保护作用，且无明显不良反应。脑复苏的措施如下。

1. 维持有效血压水平 自主循环恢复后，应尽快提高动脉压和脑灌注压，在改善脑循环、防止缺氧性脑损伤和恢复脑功能方面有着重要作用。因此在补充血容量的基础上，应适当应用血管活性药物，将平均动脉压维持在 90～100 mmHg。首选多巴胺，也可与多巴酚丁胺联合使用。

2. 防治脑水肿 心搏骤停后常出现脑水肿，而脑水肿的治疗又是改善脑灌注、促进神经细胞功能恢复的主要措施。对神志恢复缓慢或有颅内压增高者，应及时选用甘露醇、利尿剂。

3. 亚低温治疗 研究证明体温每下降 1 ℃，脑代谢下降 5%～7%，体温 32 ℃时脑组织代谢率降至正常的 50%，所以低温是降低大脑代谢率的一种有效方法。降温技术有多种，如冰袋、冰毯、冰帽等。目前，多主张头部亚低温疗法，有条件者可在心搏骤停 5 min 内实施。方法：应用冰帽或冰袋降低头部温度，保持头温（即耳温）34 ℃，持续时间根据患者具体情况而定，以听觉或痛觉恢复为限，一般 2～5 天。

4. 应用脑保护药 ①促进脑细胞代谢药物：细胞色素 C、辅酶 A、ATP、胞二磷胆碱、脑活素等。②钙通道阻滞剂：尼莫地平、维拉帕米、利多氟嗪等。③氧自由基清除剂：甘露醇、维生素 E、维生素 C、丹参注射液等。④肾上腺皮质激素：通常选用地塞米松，也可选用短效的甲泼尼龙。

5. 高压氧治疗 高压氧可很大程度地提高患者的动脉血氧分压，明显提高脑组织和脑脊液的氧分压，有效纠正脑缺氧，减轻脑水肿，降低颅内压，促进缺氧脑细胞的功能修复，促进意识的恢复，同时高压氧也有利于其他器官的血氧供应。有条件者可尽早实施。

（二）维护其他器官功能

1. 维持循环功能 心搏骤停后综合征常伴有心律失常、心输出量降低和休克，应通过严密监测、评估病情变化，发现心电图和血流动力学改变并采取相应措施，如抗心律失常、抗休克等，以维护循环功能。

2. 维持呼吸功能 自主呼吸恢复良好者，无需气管插管，注意保持呼吸道通畅，经面罩或鼻导管吸氧。自主呼吸存在但不稳定者，应保留气管插管，给予高浓度吸氧，必要时应用呼吸兴奋剂或行机械通气。自主呼吸微弱或消失者，应保留气管插管，接通呼吸机行机械通气。

3. 防治肾功能不全 心搏骤停时间长、心搏骤停后综合征持续低血压或大量应用缩血管药物，均可能造成肾功能不全。所以，患者宜留置导尿管，记录每小时尿量、尿液比重；监测血压、血肌酐、尿素氮变化。一旦出现肾脏替代治疗指征，应考虑血液透析或血液滤过。

4. 防治消化道出血 心搏骤停后综合征可导致应激性溃疡、糖皮质激素或抗凝药物的应用，均可能引起急性上消化道大出血。尽早恢复胃肠黏膜的血液供应是控制应激性溃疡发生与发展的关键，亦可使用保护胃黏膜、降低胃内氢离子浓度的药物治疗，如质子泵抑制剂。

（三）其他治疗

如保持水、电解质及酸碱平衡和及时控制感染等。

（蒲永莉）

第二节 休 克

休克是由于各种致病因素引起有效循环血容量减少，器官和组织微循环灌注不足，致使组织细胞缺氧、代谢紊乱和器官功能受损的临床综合征。

一、病因及发病机制

休克按其病因不同，可分为以下几类。

1. 低血容量性休克 最常见，见于出血、烧伤、失水、腹泻、呕吐等。

2. 心源性休克 见于急性心肌梗死、心力衰竭及严重心律失常等。

3. 感染性休克 见于严重感染，尤其是革兰阴性杆菌败血症释放的内毒素。

4. 过敏性休克 见于使用抗生素、生物制品，接触昆虫，食物及花粉过敏等。

5. 神经源性休克 见于麻醉药、降压药过量，脊髓外伤，剧痛，直立性低血压，过度紧张恐惧等。

休克根据其病情轻重可分为轻度休克、中度休克和重度休克；按病程进展又可分为休克早期（微循环收缩期或缺血缺氧期）、休克期（微循环扩张期或淤血性缺氧期）和休克晚期（微循环衰竭期）。

二、临床表现

休克的临床表现可分为两个阶段：休克代偿期和休克期。

（一）休克代偿期

休克代偿期即休克早期，有效循环血容量的减少可启动机体代偿机制。中枢神经系统兴奋性增加，交感神经活动增强，患者表现为精神紧张、兴奋、烦躁不安，面色苍白、四肢湿冷，呼吸加快，血压正常或稍高，脉压差缩小，尿量正常或减少。如果在休克早期能够及时诊断、治疗，休克可以很快得到纠正，但如果不能及时有效治疗，休克会进一步发展，进入休克期。

（二）休克期

休克期即休克抑制期，患者由兴奋转为抑制，表现为神志淡漠，反应迟钝，甚至出现意识模糊或昏迷，口唇及肢端发绀，四肢厥冷，脉搏细速，血压下降至 80 mmHg 以下。严重时，全身皮肤黏膜明显发绀，脉搏无力，血压测不出，少尿或无尿。可出现急性呼吸窘迫综合征、代谢性酸中毒及脏器功能改变的表现。弥散性血管内凝血（disseminated intravascular coagulation，DIC）时可出现皮肤黏膜淤斑及全身广泛严重出血倾向，甚至可出现多器官功能障碍综合征（multiple organ dysfunction syndrome，MODS）。

三、实验室及其他检查

1. 动脉血压检查 血压是机体维持稳定循环状态的三要素之一，较其他两个因素（心排出量和外周阻力）容易获得，因此血压是休克治疗中最常用的监测指标。但是休克代偿期血压的变化并不十分敏感，所以在判断病情时，应兼顾其他参数进行综合分析，动态观察血压的变化更有临床意义。一般认为，收缩压＜90 mmHg、脉压＜20 mmHg 是休克存在的依据，血压回升、脉压增大是休克好转的征象。

2. 中心静脉压（CVP）测定 CVP 能反映右心功能，并反映血容量、回心血量和右心排血功能之间的关系。正常值 4～12 cmH_2O，CVP 降低常表明有效血容量不足。

3. 肺动脉楔压（PAWP） PAWP 较 CVP 反映的左心房压力更准确。PAWP 正常值为 5～12 mmHg。若 PAWP 低于正常，则提示血容量不足。若 PAWP 高于正常，提示肺循环阻力增高。

4. 心排血量（CO）和心脏指数（CI） CO 正常值为 4～6 L/min，CI 正常值为 2.5～3.5 $L/(min \cdot m^2)$。休克时 CO 和 CI 均有不同程度降低，但某些脓毒性休克（暖休克）却可能正常或增高。

5. 尿量测定 测定尿量是反映肾血流量灌注和血容量状况简便、易行的方法。当尿量少于 20mL/h 时，往往表示肾血流量灌注不良或血容量不足。

6. 血液检查 血液检查包括：血气分析、血乳酸监测、血电解质测定及血尿素氮、肌酐、血清酶及凝血因子等测定；血常规、血小板计数、血细胞比容等检查；血培养及药敏试验等。

7. 其他 包括胸片和心电图检查等。

四、诊断要点

有典型临床表现时，休克的诊断并不难，重要的是能在早期及时发现并正确处理。

1. 早期诊断 早期诊断依据包括:①血压升高而脉压差缩小;②心率增快;③口干;④皮肤湿冷、肢端发凉、黏膜苍白;⑤皮肤静脉萎陷;⑥尿量减少(<30 mL/h)。

2. 诊断标准 临床上休克的诊断标准是:①有休克的诱因;②有意识障碍;③脉搏细速,脉搏>100次/分或不能触及;④四肢湿冷、胸骨部位皮肤指压阳性(压后再充盈时间>2 s);皮肤花斑、黏膜苍白或发绀;尿量<30 mL/h或无尿;⑤收缩压<90 mmHg;⑥脉压<20 mmHg;⑦原有高血压者收缩压较基础水平下降30%以上。

凡符合上述第①项以及第②、③、④项中的两项和第⑤、⑥、⑦中的一项者,即可诊断为休克。

五、防治要点

休克是一种急危重症,早期、迅速采取有效的抢救措施是救治成功的关键。治疗的关键在于尽早去除病因、尽快恢复有效循环血容量、维持机体正常代谢水平、保护重要脏器功能。

(一) 一般治疗

1. 体位 患者平卧,将下肢抬高15°～30°;伴有呼吸困难时,将头、胸部抬高30°。保持患者安静,避免不必要的搬动。

2. 快速建立静脉通道 选用大口径静脉穿刺针建立输液通道,必要时建立2～3条通道,或行深静脉穿刺、静脉切开。

3. 保持呼吸道通畅 给予吸氧,流量为4 L/min左右。必要时使用呼吸机。

(二) 病因治疗

积极处理原发病,去除休克的原始动因(如止血、抗感染、强心、镇痛、抗过敏等)是治疗休克的先决条件。

(三) 扩容治疗

大部分休克都存在有效循环血容量绝对或相对不足,其治疗的共同目标是恢复组织灌注,所以及时、快速、有效地补充血容量是治疗休克的关键措施(心源性休克除外)。补液的原则是"先快后慢、先晶后胶、按需补液"。

(四) 纠正酸中毒

休克时常有酸中毒,应及时纠正。治疗酸中毒的根本办法是补液扩容,改善微循环灌注。

(五) 血管活性药物的应用

血管活性药物是抗休克治疗的重要手段之一,但须在积极治疗原发病因(如抗感染、止血等)、补充有效循环血容量、纠正酸中毒等基础上,选用适当的血管活性药物。常用的血管活性药物有缩血管药、血管扩张药、抗胆碱能药等。血管活性药物使用得当则可提高动脉血压,改善血流灌注,从而使休克得到改善。

(六) 肾上腺糖皮质激素的应用

对这类药物的应用指征也有争议,目前较为一致的看法是激素适用于感染性休克、心源性休克、过敏性休克、顽固性休克及休克并发ARDS或脑水肿等。

(七) 防治DIC及营养支持

知识链接

休克的诊断思路:"一看",即看意识、肤色、甲床、颈静脉、呼吸;"二摸",即摸肢体温度、湿度和脉搏;"三测",即测血压和脉压;"四量",即观察尿量。

(蒲永莉)

第三节 多系统器官功能衰竭

多系统器官功能衰竭(multiple systemic organ failure,MSOF)是ICU(重症加强护理病房)中死亡的最常见原因，是指机体在经受严重损害(如严重疾病、外伤、手术、感染、休克等)后，同时或相继发生两个或两个以上器官功能衰竭的临床综合征。该病病因繁多、发病机制复杂、病死率极高,需紧急诊治。多器官功能障碍综合征(multiple organ dysfunction syndrome,MODS)是指在各种危重疾病时某些器官不能维持其自身功能,从而出现器官功能障碍的临床综合征。

一、病因及发病机制

(1) 严重感染:严重感染是引起MSOF最常见和最重要的原因,如急性梗阻性化脓性胆管炎、严重腹腔感染、继发于创伤后的感染等。

(2) 严重创伤:如多发性创伤、大面积烧伤、挤压综合征、大手术后等。

(3) 休克。

(4) 低氧血症。

(5) 心跳骤停。

(6) 妊娠中毒症。

(7) 其他:如急性出血性坏死性胰腺炎、绞窄性肠梗阻、大量快速输血和输液、急性药物与食物中毒等。

(8) 潜在的易发因素:如原发疾病的严重性、高龄、免疫功能低下、严重营养不良、长期酗酒及大量输血输液等。

尽管病因多种多样,但多数观点认为,导致MSOF发生、发展的机制是相似的。当机体经受打击后,发生全身性自我破坏性炎性反应过程,称为全身炎性反应综合征(systemic inflammatory response syndrome,SIRS)。在感染或无感染的情况下均可发生SIRS,最终导致MSOF。

二、临床表现

由于MSOF的发病机制十分复杂,因而临床表现多种多样。

(一) 原发病的表现

休克、创伤、各种严重的慢性疾病的临床表现。

(二) 各器官衰竭的表现

器官功能障碍中肺是最早累及的器官,依次为肝、胃肠道、肾等,以肺和肾功能衰竭死亡率最高,随着涉及脏器数目增多,死亡率累积性升高。在合并3个脏器衰竭的患者中,只有不伴肾衰竭者才能生存。

1. 肺脏 出现呼吸困难、肺水肿、低氧血症、发绀。严重低氧血症经一般氧疗不能纠正。晚期行机械通气时动脉血氧分压和吸入氧浓度之比应小于200($PaO_2/FiO_2<200$)。

2. 心脏 早期心率增快(体温升高1 ℃,心率加快15~20次/分)、心肌酶正常、发展至后期心动过速、心肌酶(CPK、GOP、LDH)升高,甚至出现室性心律失常、Ⅱ~Ⅲ度房室传导阻滞、室颤、心跳停止。

3. 肾脏 肾功能障碍早期,无血容量不足,尿量能维持40 mL/h,尿钠、血肌酐可正常。随着病情进展,尿量少于40 mL/h,使用利尿剂后尿量可增加,尿钠为20~30 mmol/L、血肌酐为176.8 μmol/L左右。严重时出现少尿或无尿、颜面水肿及体重增加等。使用利尿剂后尿量不增加,尿钠大于40 mmol/L、血肌酐大于176.8 μmol/L。非少尿肾功能衰竭者尿量多于600 mL/24 h,但血肌酐大于176.8 μmol/L,尿比重不超过1.012。

4. 肝脏 厌油,黄疸,食欲明显下降。转氨酶增高1倍以上,凝血酶原时间高于对照组的1.5倍,血清胆红素可大于34.2 μmol/L,重者出现肝性脑病。

5. 胃肠道 腹部胀气、肠鸣音减弱或消失。重者出现麻痹性肠梗阻、应激性溃疡出血。

6. 血液 自发性皮肤黏膜出血,血小板计数≤50×10^9/L,白细胞计数≤1.0×10^9/L,纤维蛋白原<1 g/L。

7. 中枢神经系统 早期有兴奋或嗜睡表现,唤之能睁眼,能交谈,能听从指令,但有定向障碍。随病情进展可发展为对疼痛刺激能睁眼、有屈曲或伸展反应,但不能交谈、语无伦次。重者则对语言和疼痛刺激均无反应。

8. 代谢 血糖可升高或降低,血钠增高或降低,酸中毒或碱中毒。

三、实验室检查及其他检查

根据病情可行三大常规、血气分析、肝肾功能、电解质测定等。心电图显示心律异常;胸片早期正常,中晚期出现肺泡实变性进行性改变。

四、诊断要点

MSOF的早期诊断依据为:①诱发因素(如严重创伤、休克、感染等);②SIRS;③器官功能障碍。

SIRS诊断需下列两种或以上的表现:①体温>38 ℃或<36 ℃;②心率>90次/分;③呼吸超过20次/分或$PaCO_2$<32 mmHg;④外周血白细胞计数>12×10^9/L或<4.0×10^9/L或未成熟白细胞10%。

五、防治要点

MSOF发病急、病程进展快、死亡率高,是医学领域的一个难题。迄今为止对MSOF尚无理想治疗手段,但通过连续性临床监测,能够做到早期发现可能出现的器官功能异常,进行早期干预,采取有效措施,则可减缓或阻断病程的发展,提高抢救成功率。

(1) 消除引起MSOF的病因和诱因(如感染、休克、创伤等),治疗原发疾病。

(2) 改善和维持组织充分氧合。

(3) 保护肝、肾等重要脏器功能。

(4) 给予营养支持及代谢调理。

(5) 合理应用抗生素。

(6) 应用抗氧化剂、自由基清除剂。

(7) 给予特异性治疗。

(蒲永莉)

第四节 损 伤

损伤是机体受到各种致伤因子作用引起的组织器官的完整性破坏或功能障碍。损伤包括创伤、烧伤、冻伤、咬伤等,临床上十分常见,故在急诊和外科领域中占有非常重要的地位。

一、分类与发病机制

损伤分类能确定创伤的性质和程度,为治疗提供必要的依据,有利于及时抢救生命危险的伤员,并进行有效的院前急救和转运。常见损伤分类如下。

(一) 按致伤部位分类

按致伤部位分类是临床上最常用的分类法。损伤可分为颅脑伤、颌面部伤、颈部伤、胸(背)部伤、腹(腰)部伤、骨盆伤、脊柱脊髓伤和四肢伤等。

(二) 按致伤因素分类

常见的致伤因素有:①机械因素,多为钝性或锐性暴力所致,也称为创伤,如擦伤、挫伤、扭伤、挤压伤、刺伤、撕裂伤等。②物理因素，如冻伤、烧伤、电击伤、放射伤等。③化学因素，如强酸、强碱所致的损伤。④生物因素，如毒蛇、昆虫等动物咬伤。

多发伤一般指在同一致伤因素作用下，人体同时或相继遭受两处以上解剖部位的损伤。复合伤指两种或两种以上致伤因素同时或相继作用于机体所造成的损伤。如放射线与热力作用造成的放烧复合伤，热力和冲击波作用造成的烧冲复合伤，毒剂与机械力作用造成的毒剂创伤复合伤等。

（三）按有无伤口分类

损伤部位皮肤黏膜完整者称为闭合伤，如挫伤、扭伤、挤压伤、震荡伤、关节脱位等；损伤部位皮肤黏膜破损者称为开放伤，如擦伤、切割伤、刺伤、撕裂伤和火器伤等。

开放伤常有外出血，并发感染的机会较多，尤其应注意防治破伤风。破伤风是一种与创伤密切相关的特异性感染，一旦发生死亡率高。致病的破伤风杆菌为专性厌氧菌，发生外伤时该菌可能污染伤口及深部组织，如伤口外口小，伤口内有坏死组织、血块充塞，或填塞过紧、局部缺血等，可形成一个适合该菌生长繁殖的缺氧环境。

（四）按损伤程度分类

一般分为轻伤、重伤、危重伤、濒死伤四类。

1. 轻伤 伤情较轻，无重要脏器损伤。一般不需住院治疗，如挫伤、扭伤、撕裂伤等。此类伤员现场分类以绿色标记。

2. 重伤 重伤是指伤情虽较重但生命体征平稳，可以在一定时间内做好术前准备及必要的检查，争取在 12 h 内手术。上肢开放性骨折、无呼吸障碍的胸部外伤等，此类伤员现场分类以黄色标记。

3. 危重伤 危重伤是指伤情严重、伤员随时可能发生生命危险，必须紧急处理的创伤。如内脏大出血、休克、张力性气胸等。生命体征常有显著异常，此类伤员现场分类以红色标记。

4. 濒死伤 濒死伤的生存机会很小。此类伤员现场分类以黑色标记。

损伤后机体可发生局部和全身反应，这些反应有利于机体对抗损伤因子的有害作用，以维持内环境的稳定和促进机体的康复。但若反应过于强烈，对机体也会造成有害的影响。

二、临床表现

损伤的临床表现与致伤因素及作用部位密切相关，亦与伤者的年龄、患病情况有关。

1. 局部表现 ①疼痛：与受伤部位、轻重及炎症反应有关，活动时加重，一般 1～3 天缓解，持续或加重提示可能并发感染。②肿胀：由局部出血和炎性渗出所致。③功能障碍：由创伤、疼痛、炎症所致。④皮下淤斑：由皮下血管出血造成。⑤伤口：开放性创伤可见皮肤裂口、局部出血、组织坏死甚至器官脱出体外。

2. 全身表现 ①发热：多由损伤区血液或其他组织分解坏死物吸收引起，一般在 38 ℃左右，受伤后 3 天逐渐恢复。体温过高或持续不退，应考虑存在感染或中枢性高热。②休克：与创伤、失血、感染等因素有关。③其他严重并发症：如急性呼吸窘迫综合征、急性肾功能衰竭、应激性溃疡或多器官功能障碍综合征等。

三、实验室检查及其他检查

根据伤员的情况和医院具体条件合理选择实验室检查及其他检查，如常规化验、X 线透视或摄片、CT 检查、MRI 检查、B 超检查、各种诊断性穿刺等。

四、诊断要点

损伤的诊断有时非常容易，仅根据外伤史和局部表现就可以做出正确的诊断。但有时却十分困难，如闭合性损伤、多发伤、复合伤等，常需要多专业联合诊断。对复杂性损伤应做到“三不”，即不随便确定诊断、不满足于某个诊断、不忽视隐匿的损伤。

损伤的诊断主要是明确伤部、伤型、伤因和伤情。通过详细询问病史（包括伤因、伤时、地点、姿势、伤后局部和全身表现、处理经过等）结合体格检查一般可做出诊断。体格检查时，应先检查患者的神志、呼吸、脉搏、血压等生命体征,区分伤情轻重;然后对各系统做全面仔细检查。若患者有危及生命的严重损伤或并发症,应先采取相应的急救措施,待伤情好转后再做全面检查。对闭合伤要查明深部重要组织器官有无损伤;对开放伤要了解伤口形状、大小、深度、出血情况、污染程度、有无异物存留以及深层重要组织器官损伤情况等。必要时进行实验室检查或其他检查以明确诊断。

五、防治要点

(一) 现场急救

损伤的治疗是从现场的急救开始,基本原则是先救命,后治伤。如发生窒息、大出血、呼吸困难等情况,必须立即抢救,否则伤员会在短时间内死亡。即使发生心搏骤停,只要有可能抢救,就应立即进行心肺复苏,以挽救伤员生命。妥善的现场急救能为后续治疗奠定良好的基础,预防或减轻并发症,有利于伤员顺利康复。

(1) 去除致伤因素,避免继续损伤。例如,塌方致挤压伤时应尽可能移去压迫肢体上面的物体,迅速将患者搬运至较安全的地方。

(2) 优先抢救心跳和呼吸骤停、窒息、大出血、张力性气胸、休克、内脏脱出等可能危及患者生命的急症,确保循环得以维持和呼吸道通畅。

(3) 包扎伤口,以防进一步污染和出血。

(4) 骨折或关节损伤的肢体应进行临时固定。

(5) 酌情使用止痛剂,但应避免掩盖病情。

(6) 液体复苏,以防休克的发生与恶化。

(7) 根据伤情选用适当的运输工具,迅速将伤员转运到就近、有救治条件的医疗单位。

(二) 后续救治

经过现场急救或紧急处理后,根据伤情应继续积极采取有效措施进行救治。

1. 清创 对常见的软组织伤口,应反复冲洗、消毒周围皮肤、清除异物和坏死组织后缝合。清创的目的是使污染的伤口转变为清洁伤口,有利于缝合后一期愈合。一般受伤 6～8 h 内必须清创,必要时可延长至 12 h 甚至更长。

2. 确定性手术 经过早期紧急救治处理后根据患者具体情况施行确定性手术,如胸腹器官修复、骨折固定术等。

3. 防治感染 污染较重和组织破坏严重者应及时、足量、有效应用适宜抗生素,开放性创伤必须注射破伤风抗毒血清。

4. 维护重要脏器的功能 严重创伤可直接造成重要脏器的损伤,同时休克、感染、全身炎症反应等引起继发性损害,亦可导致脏器功能障碍。因此,应对伤员呼吸、循环、肝肾功能等进行全面、系统地监测,采取积极有效的措施,维护重要脏器的功能,预防多器官功能衰竭等并发症的发生。

六、临床常见损伤

(一) 烧伤

烧伤是指由于热力(如火焰、热液、热蒸气、热金属等)、电流、放射线、化学物质等作用于人体所引起的组织损伤。烧伤不仅是皮肤损伤,还可深达肌肉、骨骼,严重者能引起一系列全身变化,如休克、感染等。根据致伤因素烧伤可分为热力烧伤、电烧伤、化学烧伤、放射线损伤等。其中,热力烧伤最常见,约占 80%。

1. 伤情判断 烧伤的严重程度主要取决于烧伤的面积和深度。

(1) 烧伤面积估计:人体体表面积按 100%计,烧伤面积以烧伤区占体表面积的百分比表示。常用的面积计算方法如下。

①新九分法:将全身体表面积分成 11 个 9%,另加 1 个 1%来计算的方法。此法适用于大片烧伤区的面积计算。儿童因头部面积较大,并随着年龄增长而逐渐改变身体各部位的比例,应给予矫正。计算方法见表 9-1。

表 9-1　新九分法各部位体表面积的估计

部　　位		占成人体表面积的百分比/(%)		占儿童体表面积的百分比/(%)
头颈	发部	3	9×1	9+(12−年龄)
	面部	3		
	颈部	3		
双上肢	双手	5	9×2	9×2
	双前臂	6		
	双上臂	7		
躯干	躯干前	13	9×3	9×3
	躯干后	13		
	会阴	1		
双下肢	双臀	男 5,女 6	9×5+1	9×5+1−(12−年龄)
	双大腿	21		
	双小腿	13		
	双足	男 7,女 6		

②手掌法:以患者自己五指自然并拢后一手掌面积为体表总面积的 1%来估计。此法适用于小片、散在烧伤区的面积计算,或辅助新九分法不足。

(2) 烧伤深度估计:按损伤组织的层次,一般采用“三度四分法”,详见表 9-2,将烧伤分为Ⅰ度、浅Ⅱ度、深Ⅱ度和Ⅲ度烧伤。

表 9-2　烧伤深度鉴别表

深　　度	组织学损伤	临 床 特 点	患 者 感 觉	预　　后
Ⅰ度	表皮层	轻度红肿,无水疱	烧灼感,疼痛	3～5 天痊愈,脱屑,不留瘢痕
浅Ⅱ度	表皮全层和真皮浅层,部分生发层健在	水疱大而薄,创面淡红,渗出明显	感觉过敏,剧痛	一般 2～3 周愈合,不留瘢痕
深Ⅱ度	表皮至真皮深层,尚残留皮肤附件	水疱小而厚,创面红白相间,渗出明显	感觉迟钝,疼痛	一般 3～4 周愈合,遗留瘢痕,色素沉着
Ⅲ度	皮肤全层甚至达脂肪、肌肉、骨骼	创面苍白,焦黄炭化,皮革样,干燥,树枝状栓塞血管网	感觉迟钝,痛觉消失	3～4 周后焦痂可脱落愈合,但时间多不等,遗留瘢痕

(3) 烧伤严重程度的分类。

①轻度烧伤:Ⅱ度烧伤面积 9%以下。

②中度烧伤:Ⅱ度烧伤面积 10%～29%,或Ⅲ度烧伤面积不足 10%。

③重度烧伤:烧伤总面积 30%～49%或Ⅲ度烧伤面积 10%～19%,或烧伤面积虽达不到上述百分比,但已发生休克等严重并发症、呼吸道烧伤或有较严重的复合伤。

④特重烧伤:烧伤总面积 50%以上;或Ⅲ度烧伤 20%以上;或已有严重并发症。

2. 病理生理和临床分期

(1) 局部改变:烧伤后 48 h 以内以渗出为主;伤后 3～5 天修复开始。烧伤后皮肤屏障功能丧失,感染机会明显增加,局部可发生脓性创面、痂下积脓和坏死。

(2) 全身改变:随着局部变化,伤后 48 h 以内,体液大量丢失和红细胞破坏导致低血容量和血红蛋白尿,严重时可致低血容量性休克和急性肾功能衰竭。48 h 以后,由于全身创伤炎症反应,持续的高代谢状态,免疫功能下降,可致脓毒症。

(3) 病程演变及临床分期。

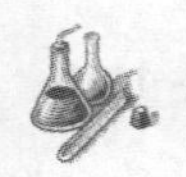

①休克期:烧伤后,由于局部坏死组织释放组胺类血管活性物质,使局部毛细血管扩张、通透性增加而导致体液渗出,大量渗出可导致低血容量性休克。

②感染期:烧伤后,只要有创面存在,就有可能发生感染,感染贯穿于整个病程中。

③修复期:伤后3～5天修复开始,时间长短取决于伤势轻重和处理是否得当。创面感染可使伤势加重、修复时间延长、预后差。

3. 防治要点

(1) 现场急救:应尽快让患者脱离致伤环境,抢救生命,保护创面,减轻损伤,减轻痛苦,安全转送。

(2) 防治休克:主要用于大面积烧伤有大量渗出的患者,最基本的措施是补充血容量。

(3) 防治感染:关键在于正确处理创面。患者休克基本控制后,在良好的止痛和无菌条件下应尽早清创。一般创面可外敷软膏类药物。创面污染轻的四肢烧伤及小面积烧伤可用包扎疗法。头颈部、会阴部烧伤及有严重感染创面和大面积烧伤患者可用暴露疗法。感染创面根据情况可选用湿敷、半暴露、局部浸泡或全身浸浴等方法充分引流脓性分泌物。根据创面特点和病程进展选用合适的抗生素,加强全身支持及对症处理。

(4) 其他:及时纠正体液失衡、维护脏器功能、防治各种并发症等。

(二) 常见部位损伤

1. 颅脑损伤

颅脑损伤多见于交通工矿等事故、自然灾害、爆炸、火器伤、坠落、跌倒以及各种锐器、钝器对头部的伤害,约占全身各部位损伤总数的20%,发生率仅次于四肢损伤,占第二位,而死亡率却居首位。常见的颅脑损伤有头皮损伤、颅骨骨折和脑损伤,三者可单独发生,也可合并存在。

(1) 头皮损伤:一般为暴力直接作用于头皮所致,如碰撞伤、刀砍伤等。头皮可出现裂伤、出血或在局部形成血肿。

(2) 颅骨骨折:按发生部位颅骨骨折可分为颅盖骨骨折和颅底骨折。其中,颅盖骨骨折较常见,颅骨骨折的重要性不在于骨折本身,而在于骨折引起的脑神经组织和血管损伤等。

(3) 脑损伤:往往与头皮损伤和颅骨骨折合并发生,但脑损伤的程度和处理效果直接决定患者预后。脑损伤有原发性和继发性之分,前者包括脑震荡、脑挫裂伤等,后者包括脑水肿和各种颅内血肿。脑损伤患者常见的临床表现包括意识障碍、呼吸功能障碍、循环功能障碍、运动功能障碍、语言障碍、瞳孔变化等。

2. 胸部损伤

胸部损伤的发生率居第三位,占全部损伤的10%～25%。胸部损伤的临床类型包括肋骨骨折、胸骨骨折、损伤性气胸、损伤性血胸、肺挫伤、心脏损伤等。胸腔内脏器最主要的是肺和心脏大血管,损伤后易发生呼吸和循环功能衰竭。因此,在处理胸部损伤患者时应保持呼吸道通畅,必要时可做气管插管或气管切开。呼吸、心脏骤停者立即进行心肺复苏。

3. 腹部损伤

腹部损伤也很常见。据统计,平时腹部损伤约占创伤手术患者的20%;战时腹部损伤占战伤手术的5%～8%。腹部损伤伤情常较复杂,是威胁伤员生命的重要原因。腹部损伤分开放伤和闭合伤两类。开放伤按是否穿透腹膜又分为穿透伤与非穿透伤。前者多伴有内脏伤,后者因冲击效应也会引起内脏伤。腹部损伤的危险性主要是腹腔实质性脏器或大血管破裂引起的大出血,以及空腔脏器破损造成的腹腔感染。因此,早期正确诊断和处理是降低此类损伤死亡率的关键。

4. 泌尿系统损伤

泌尿系统损伤以男性尿道损伤最为多见,肾、膀胱次之。泌尿系统损伤大多数是胸、腰、腹或骨盆严重损伤的合并伤。因此,当上述部位严重损伤时应注意有无泌尿系统的损伤。当泌尿系统发生损伤时,其主要表现为出血和尿液外渗。大量出血可以导致失血性休克,血肿和尿液外渗可继发感染。因此,尽早确诊、正确处理,对泌尿系统损伤的预后极为重要。

5. 骨折和关节损伤

骨折和关节损伤在各类损伤中最为多见,大多数是由于遭受各种暴力所致,如处理不当不仅加重患者病情,甚至可导致残疾或死亡。骨折和关节损伤包括四肢骨折、关节脱位、脊柱骨折、骨盆骨折等。骨折后可出现畸形、异常活动、骨擦音或骨擦感，一旦出现即可诊断为骨折。骨折和关节损伤的治疗要点为复位、固定和功能锻炼。

（蒲永莉）

第五节 中 暑

中暑是指人体处于高气温或伴有湿度较大和无风的环境中，出现以体温调节中枢障碍、汗腺功能障碍和水、电解质丧失过多为特征的急性疾病。根据发病过程及轻重，将中暑分为先兆中暑、轻度中暑和重度中暑。又根据发病机制和临床表现不同，将重度中暑分为热痉挛、热衰竭、热射病。

体温的调节机制基本上属于神经反射活动，是指温度感受器接受机体内外环境温度的刺激，通过下丘脑体温调节中枢，反射性引起内分泌腺、骨骼肌、皮肤血管和汗腺等组织器官活动的改变，从而调节机体的产热和散热过程，使体温保持在相对恒定的水平。

人体体温调节机制简图（图 9-8）。

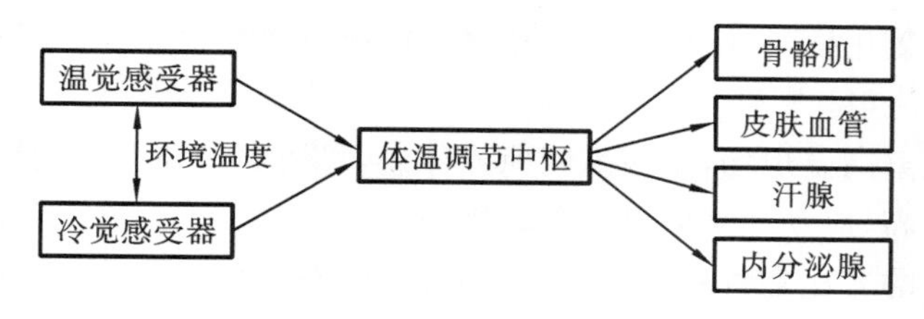

图 9-8 人体体温调节机制简图

寒冷环境中增加产热、减少散热，炎热环境中减少产热、增加散热。但人体调节体温的能力是有限的，当长时间置身于寒冷环境中，机体产生的热量不足以补偿散失的热量，会引起体温降低；而在高温环境中过久，会因体内热量散不出去，导致体温升高。

一、临床表现

（一）先兆中暑

处在高温环境下一定时间后，出现多汗、口渴、头痛、头晕、四肢无力、注意力不集中、动作不协调等症状。体温一般正常或略有升高，一般不高于 37.5 ℃。若能及时转移到阴凉通风处，补充水和盐分，通常短时间内即可恢复。

（二）轻度中暑

除上述先兆中暑表现外，出现面色潮红、皮肤灼热等，或早期呼吸循环衰竭的表现，如面色苍白、皮肤湿冷、血压下降、脉搏加快等，体温往往在 38 ℃以上。若能及时处理，通常在数小时内恢复。

（三）重度中暑

除上述症状外，患者可出现晕厥、昏迷、痉挛、皮肤干燥无汗或体温在 40 ℃以上，应紧急处置，如不及时救治将会危及生命。

1. 热痉挛 热痉挛一般发生于患者大量出汗后，饮水多而盐分补充不足，血钠、血氯浓度明显降低时。表现为肌肉突然出现阵发性痉挛和疼痛，体温可在正常范围。热痉挛也可为热射病的早期表现。

2. 热衰竭 患者血容量不足，主要表现为头晕、头痛、心慌、口渴、恶心、呕吐、皮肤湿冷、血压下降、晕厥或神志模糊。患者体温正常或稍微偏高。热衰竭可以是热痉挛和热射病的中间过程，治疗不及时，可发展为热射病。

3. 热射病 热射病是一种致命性急症，主要表现为高热（直肠温度≥41 ℃）和神志障碍。早期受影响的器官依次为脑、肝、肾和心脏。根据发病时患者所处的状态和发病机制，临床上分为两种类型：劳力性和非劳力性热射病。劳力性热射病主要是在高温环境下内源性产热过多所致；非劳力性热射病主要是在高温环境下体温调节功能障碍引起散热减少所致。

二、防治要点

中暑处理原则:尽快使患者脱离高温现场,降低体温,补充水分及电解质,对症处理,防治多器官功能不全综合征。

(一) 先兆中暑

立即使患者脱离高温环境,至阴凉通风处休息即可。

(二) 轻度中暑

使患者迅速脱离高温现场,至通风、阴凉、干燥的地方,让患者仰卧,解开衣扣,脱去或松开衣服。如衣服被汗水湿透,应更换干衣服,同时开电扇或开空调降温,以尽快散热。可让患者饮用绿豆汤、淡盐水等解暑。亦可口服人丹和藿香正气水。不能饮水的患者及时静脉滴注生理盐水或林格液。

(三) 重度中暑

使患者迅速脱离高温现场,并根据发病机制和临床类型进行救治。

1. 热痉挛 主要补充氯化钠,一般可口服含盐清凉饮料或饮食中加盐,局部按摩,必要时给以10%葡萄糖酸钙10～20 mL缓慢注射。

2. 热衰竭 使患者脱离高温现场,至通风阴凉处休息,尽快大量补液,一般不必应用升压药。

3. 热射病 病死率较高,应立即采取以下急救措施。

(1) 物理降温:最简便的方法是将患者置于通风阴凉处(空调休息室更好),电风扇吹风,头部冷敷,应在头部、腋窝、腹股沟等大血管处放置冰袋,并可用冷水或30%乙醇擦浴直到皮肤发红。每10～15 min测量1次体温。有条件时可使用降温毯或自动降温仪进行物理降温。循环系统严重衰竭导致其他方法难以迅速降低中心体温时,腹腔冷液降温是降低中心体温的有效手段。

(2) 药物降温:首选氯丙嗪,其药理作用有调节体温中枢功能、扩张血管、松弛肌肉和降低氧消耗,是协助物理降温的常用药物,目前多主张物理降温与药物降温同时进行。用法:25～50 mg加入5%葡萄糖溶液500 mL中静脉滴注1～2 h。用药过程中要观察血压,血压下降时应减慢滴速或停药,低血压时应使用升压药。降温过程中,必须始终观察肛温变化,待肛温降至38 ℃时,应停止药物降温,暂停物理降温,待体温回升后继续以物理降温为主。

(3) 对症治疗:保持患者呼吸道通畅,给予吸氧。补液滴注速度不宜过快,用量适宜,以避免加重心脏负担,诱发心力衰竭。纠正水、电解质紊乱和酸中毒。休克用升压药,心力衰竭用快速效应的洋地黄制剂。疑有脑水肿患者应给甘露醇脱水,有急性肾功能衰竭患者可进行血液透析。发生弥散性血管内凝血时应用肝素,需要时加用抗纤维蛋白溶解药物。抽搐者可给予镇静剂。肾上腺皮质激素在热射病患者的应用中尚有不同看法,一般认为肾上腺皮质激素对高温引起机体的应激和组织反应以及防治脑水肿、肺水肿均有一定的效果,但剂量不宜过大,用药时间不宜过长,以避免发生继发感染。

预防中暑应从根本上改善劳动和居住条件,如隔离热源、降低车间温度、调整作息时间,可供给0.3%含盐清凉饮料。暑热季节要加强宣传中暑的防治知识,特别是中暑的早期症状。对有心血管器质性疾病、高血压、中枢神经器质性疾病,明显的呼吸、消化或内分泌系统疾病和肝、肾疾病患者应列为高温作业的禁忌者。

(蒲永莉)

第六节 电 击 伤

电击伤也称触电,是指电流与伤员直接接触进入人体,或在高电压、超高电压的电场下,电流击穿空气或其他介质进入人体而引起全身或局部的组织损伤和功能障碍,甚至发生心跳和呼吸骤停。电流能量转化为热量还可造成电烧伤。雷击(闪电)属于高压电损伤范畴,是一种特殊的电击伤。

一、临床表现

（一）全身表现

1. 轻型 出现头晕、心悸、面色苍白、口唇发绀、惊恐、四肢无力、接触部位肌肉抽搐、疼痛、呼吸及脉搏加快，敏感者可出现晕厥、短暂意识丧失，一般都能恢复。

2. 重型 可出现心跳、呼吸骤停和神志丧失，如不及时进行心肺复苏可致死亡。

（二）局部烧伤

1. 低电压所致的烧伤 常见于电流进入点与流出点，创面小，直径 0.5～2 cm，呈椭圆形或圆形，焦黄或灰白色，干燥，边缘整齐，与健康皮肤分界清楚。一般不损伤内脏，致残率低。

2. 高电压所致的烧伤 常有一处进口和多处出口，创面不大，但可深达肌肉、神经、血管，甚至骨骼，有“口小底大，外浅内深”的特征。随着病情发展，可在一周或数周后出现坏死、感染、出血等；血管内膜受损，可有血栓形成，继发组织坏死、出血，甚至肢体广泛坏死。后果严重，致残率高达 35%～60%。

（三）并发症

大量的组织损伤和溶血可致高钾血症。组织灌注不足、电解质紊乱及严重的肌球蛋白尿可致急性肾功能衰竭。神经系统可遗留失明、耳聋、周围神经病变、脊髓病变和侧索硬化症。胃肠道功能紊乱、凝血机制障碍等也可见，少数还会发生性格改变。

二、防治要点

（一）预防

应普及安全用电教育。生产并使用合格电器，电路内应装有保护性的断路装置。预防闪电雷击，关注天气预报和寻找合适的雷雨躲避处。

（二）抢救

触电抢救原则是首先脱离电源，再行医学救援处理。

1. 现场急救

(1) 脱离电源：立刻切断电源，或应用绝缘物体剥离电源，使触电者与电源分离。在救护触电者时，应首先确保现场救护者自身的安全。

(2) 生命体征评估。

(3) 心肺复苏：心跳、呼吸骤停者立即进行心肺复苏。发生心室纤颤，应及早在现场除颤，使用自动体外除颤仪(AED)，复苏成功率很高。

2. 急诊治疗

(1) 补液：低血容量性休克或组织严重烧伤者，迅速静脉补液，补液量根据输液治疗效果决定，如每小时尿量、中心静脉压检测结果等。

(2) 创面处理：清除坏死组织，间隙综合征者按需行筋膜切开减压术，骨折患者按骨折的处理原则处理。常规使用破伤风抗毒血清，并使用抗生素以防感染。

(3) 对症处理：纠正心功能不全、电解质紊乱，防治脑水肿、急性肾功能不全等。

(蒲永莉)

第七节 溺　水

溺水又称淹溺，是指人淹没于水中，水和水中污泥、杂草等堵塞呼吸道或因反射性喉、气管、支气管痉挛引起通气障碍而窒息。

水大量进入血液循环中可引起血浆渗透压改变、电解质紊乱和组织损伤，若急救不及时，可造成呼吸和心跳骤停而死亡。不慎跌入粪坑、污水池和化学物贮槽时，还可引起皮肤和黏膜损伤以及全身中毒。

一、临床表现

临床表现与溺水持续时间长短、吸入水量多少、吸入水的性质等有关。溺水者早期获救神志多清醒，有呛咳，呼吸频率加快，血压增高，胸闷胀不适，四肢酸痛无力。溺水者晚期获救多有头痛、胸痛、呼吸困难、咳粉红色泡沫样痰。溺水患者濒死期获救时，常表现为神志丧失、呼吸停止及大动脉搏动消失。体检可见皮肤青紫或苍白，颜面肿胀，球结膜充血，口鼻充满泡沫或污泥，有时可伴头部、颈部损伤。尿液可呈橘红色，可出现少尿或无尿。海水淹溺者有口渴感。

二、防治要点

（一）预防

加强宣传游泳安全知识，游泳前做准备活动避免腓肠肌痉挛，结伴下水活动。加强海上作业人员的安全和急救知识教育。

（二）现场急救

1. 水中自救 不会游泳者，采取仰面体位，头顶向后，口鼻向上露出水面，保持冷静，设法呼吸，等待他救。会游泳者，当腓肠肌痉挛时，将痉挛下肢的大脚趾用力往上方拉，使大脚趾跷起，持续用力，直至剧痛消失，痉挛也就停止；若手腕肌肉痉挛，自己将手指上下屈伸，并采取仰卧位，用两足划游。

2. 水中他救 救护者应从其背后接近，用一只手从背后抱住淹溺者头颈，另一只手抓住淹溺者手臂，游向岸边。救护时应防止被淹溺者紧紧抱住。

3. 地面急救

(1) 畅通呼吸道：立即清除淹溺者口及鼻中的杂草、污泥，保持呼吸道通畅。随后将患者腹部置于抢救者屈膝的大腿上，头部向下，按压背部迫使呼吸道和胃内的水倒出，也可将淹溺者面朝下扛在抢救者肩上，上下抖动而排水。但不可因倒水时间过长而延误心肺复苏。

(2) 心肺复苏：对呼吸、心跳停止者应迅速进行心肺复苏，即尽快予以胸外心脏按压和口对口人工呼吸。口对口吹气量要大。有条件时及时予以心脏电击除颤，并尽早行气管插管，吸入高浓度氧。在患者转运过程中，不应停止心肺复苏。

（三）急诊室抢救

1. 继续心肺复苏 入院初重点在心肺监护，通过气管插管、高浓度供氧及辅助呼吸等一系列措施来维持适当的动脉血气和酸碱平衡。间断正压呼吸或呼吸末正压呼吸，以使肺不张肺泡再扩张，改善供氧和气体交换。积极处理心力衰竭、心律失常、休克和急性肺水肿。

2. 防止脑缺氧损伤 有颅内压升高者应适当过度通气，静脉输注甘露醇、白蛋白、呋塞米等以降低颅内压、缓解脑水肿。

3. 维持水、电解质平衡 淡水淹溺时，应限制补水量，根据血气分析结果补充氯化钠、血浆和白蛋白；海水淹溺时，需及时补液，如葡萄糖溶液、低分子右旋糖酐，控制氯化钠溶液。注意纠正高钾血症及酸中毒。

4. 复温 如患者体温过低，可酌情采用体外或体内复温措施。

5. 其他 及时防治肺部感染，合并颅外伤及四肢伤者应及时处理，须提高对急性呼吸窘迫综合征、急性肾功能衰竭、弥散性血管内凝血等并发症出现的警惕性。

（蒲永莉）

能力测试

1. 对心跳、呼吸骤停者，现场复苏的基本步骤有哪些？
2. 对触电者如何进行急救？
3. 暑假期间如何防治中暑？
4. 溺水时如何水中自救与他救？

第四篇　常见系统疾病

第十章　呼吸系统疾病

学习要点：本章重点介绍呼吸系统常见病及多发病。要求掌握急性上呼吸道感染、慢性支气管炎、支气管哮喘、肺炎等常见疾病的临床表现；本系统常见疾病的辅助检查及防治要点。熟悉肺炎球菌肺炎与其他类型肺炎的区别；慢性阻塞性肺疾病和肺源性心脏病的临床特点；肺癌的分型。了解本系统常见疾病的病因及发病机制和诊断要点。

第一节　急性上呼吸道感染和急性气管-支气管炎

一、急性上呼吸道感染

急性上呼吸道感染是指鼻、咽、喉部急性炎症的总称，是呼吸道常见的一种传染病。多数由病毒感染所致，少数由细菌感染引起。患者不分年龄、性别、职业和地区，免疫力低下者易患。该病发病率高，具有一定的传染性，有时可引起严重的并发症，应积极防治。本病全年皆可发病，冬春季节多发。

（一）病因及发病机制

急性上呼吸道感染大多数由病毒感染引起。主要有鼻病毒、流感病毒、副流感病毒、埃可病毒、腺病毒、麻疹病毒、柯萨奇病毒等。少数由细菌直接感染或继发于病毒感染之后，主要为溶血性链球菌，其次为流感嗜血杆菌、肺炎链球菌、葡萄球菌等。

正常情况下健康人的鼻或咽部有病毒、细菌存在，一般不会致病。当有受凉、淋雨、过度劳累等诱发因素，使机体全身或呼吸道局部防御功能降低时，原已存在于上呼吸道或从外界侵入的病毒、细菌可迅速繁殖引起本病。尤其是老幼体弱、免疫力低下或有慢性呼吸道疾病，如鼻旁窦炎、扁桃体炎者，更易发病。病原体主要通过飞沫传播，也可由被污染的手和用具传播而发病。

（二）临床表现

根据病因不同，本病的临床表现有以下几种。

1. 普通感冒　俗称“伤风”，又称急性鼻炎或上呼吸道卡他。以鼻咽部炎症为主，最常见的病原体是鼻病毒。起病较急，初期有咽干、咽痒或烧灼感，发病同时或数小时后，可有喷嚏、鼻塞、流清水样鼻涕，2～3天后变稠。可伴咽痛、流泪、味觉迟钝、呼吸不畅、声嘶，有时由于耳咽管炎使听力减退等。一般无发热及全身症状，或仅有低热、不适、轻度畏寒和头痛。检查可见鼻腔黏膜充血、水肿、有分泌物，咽部轻度充血。一般经5～7天痊愈。

2. 急性病毒性咽炎和喉炎　急性病毒性咽炎由鼻病毒、腺病毒、流感病毒、副流感病毒以及肠病毒、呼吸道合胞病毒等引起。临床表现为咽痒和灼热感，咽痛不明显。合并链球菌感染时，常有咽痛，并伴有发热、乏力。体检可见咽部充血、咽后壁淋巴滤泡增生，颌下淋巴结肿大和触痛。急性喉炎多由流感病毒、副流感病毒及腺病毒等引起，临床表现为明显声嘶、讲话困难，可有发热、咽痛或咳嗽，咳嗽时咽喉疼痛加重。体检可见喉部充血、水肿，局部淋巴结轻度肿大和触痛，有时可闻及喉部的喘息声。

3. 细菌性咽-扁桃体炎 以咽、扁桃体炎症为主,多由溶血性链球菌感染引起,起病急,有畏寒、发热症状,体温可达39 ℃以上。咽痛明显,吞咽时加剧,头痛、全身乏力。体检咽部明显充血、扁桃体充血肿大,表面有黄色点状渗出物,颌下淋巴结肿大、有压痛。

4. 急性疱疹性咽峡炎 多于夏季发作,多见儿童,偶见于成人。常由柯萨奇病毒A引起,表现为明显咽痛、发热,病程约一周。检查可见咽充血,软腭、腭垂、咽及扁桃体表面有灰白色疱疹有浅表溃疡,周围有红晕。

5. 咽结膜热 常发生于夏季,游泳中传播。儿童多见。主要由腺病毒、柯萨奇病毒等引起。临床表现有发热,咽痛、畏光、流泪,咽及结膜充血明显,病程4～6天。

(三) 实验室检查及其他检查

1. 血常规检查 病毒性感染时,白细胞计数多正常或偏低,淋巴细胞比例升高;细菌感染时,白细胞计数常增多,有中性粒细胞增多或核左移现象。

2. 病原学检查 通过对病毒或病毒抗体的检测,可判断病毒的类型,但因病毒类型繁多,且明确类型对治疗无明显帮助,一般无需明确病原学检查。细菌培养可判断细菌类型和进行药敏试验以指导临床用药。

(四) 诊断要点

根据病史、鼻咽部发炎的症状和体征,结合血常规检查可做出临床诊断,病毒抗体检测、细菌培养可确定病因。

(五) 防治要点

目前尚无特异抗病毒药物,多以对症和中医治疗为主。

1. 抗感染治疗 细菌感染者合理选用抗生素,如青霉素、红霉素、螺旋霉素或磺胺类药物治疗。若单纯病毒感染,一般可不用抗生素。若病情较重或免疫功能低下者可选用金刚烷胺、吗啉胍等抗病毒药物。

2. 中药治疗 具有清热解毒和抗病毒作用的中药可选用,有助于改善症状,缩短病程。常用中成药有板蓝根冲剂、清热解毒口服液、银翘解毒丸、桑菊感冒片等。

3. 对症治疗 如有发热、头痛,可选用解热止痛片(如复方阿司匹林、去痛片等)口服。咽痛可用消炎喉片含服,局部雾化治疗。鼻塞、流鼻涕可用1%麻黄素滴鼻。

二、急性气管-支气管炎

急性气管-支气管炎是由感染或非感染性因素所引起的气管-支气管黏膜的急性炎症。多继发于上呼吸道感染,常在寒冷季节或气候突变时患病。临床主要表现为咳嗽、咳痰。

(一) 病因及发病机制

1. 感染 可由病毒、细菌直接感染,也可由急性上呼吸道感染迁延所致。常见致病原体为鼻病毒、腺病毒、流感病毒、呼吸道合胞病毒、流感嗜血杆菌、肺炎球菌、链球菌、葡萄球菌等。多于受凉、劳累等因素引起呼吸道生理防御机能削弱时感染发病。近年来,支原体和衣原体感染引起的急性气管-支气管炎有所上升。

2. 物理、化学因素 过冷空气、粉尘、刺激性气体或烟雾(如二氧化碳、二氧化氮、氯气、氨气等)的吸入,对气管-支气管黏膜急性刺激等亦可引起。

3. 变态反应 吸入花粉、有机粉尘、真菌孢子以及对细菌蛋白质的过敏等可引起气管-支气管的变态反应。寄生虫(如钩虫、蛔虫)的幼虫在肺移行亦可导致本病。

以上因素导致支气管黏膜的充血、水肿、腺体分泌增多等病理性损害。

(二) 临床表现

起病较急,常先有鼻塞、流涕、咽痛、咽部不适等急性上呼吸道感染症状,当炎症累及气管、支气管黏膜后,则出现咳嗽、咳痰,开始为干咳或少量黏液痰,1～2天后可转为黏液脓性或脓性,痰量增多,咳嗽加剧,甚至可见痰中带血。咳嗽于早晨及晚间或吸入冷空气时明显。气管受累时可在深呼吸和咳嗽时感胸骨后疼痛;若伴支气管痉挛,则可出现程度不等的气促、胸骨后发紧感。全身症状较轻,可有头痛、低或中度发热、乏力、食欲减退,多在3～5天后消退。而咳嗽、咳痰恢复较慢,可延续2～3周。吸烟者则咳嗽更重、时间更长。

胸部听诊可正常或呼吸音粗糙,可有散在干性、湿性啰音。咳嗽后啰音的部位、性质可改变或消失。如有支气管痉挛时,可闻及哮鸣音。

(三)实验室检查及其他检查

1. 胸部X线胸片检查 肺纹理增粗或正常,偶有肺门阴影增浓。

2. 血液检查 周围血白细胞总数正常或偏低,由细菌引起或合并细菌感染时白细胞总数升高,中性粒细胞增多。

(四)诊断要点

据受凉等病史、咳嗽及咳痰特点、胸部体征、血常规及X线胸片检查等可做出临床诊断。痰涂片和培养有助于病因诊断。

(五)防治要点

1. 抗菌治疗 根据感染的病原体及病情轻重情况,可选用青霉素、磺胺素、喹诺酮类、头孢类抗生素等。以口服药物为主,必要时静脉滴注。

2. 对症治疗 剧烈干咳者可用喷托维林、氢溴酸右美沙芬等止咳。痰液黏稠不易咳出者,可选用氯化铵、溴己新、溴环己胺醇等药物,不宜给予可待因等强力镇咳药。也可应用雾化吸入协助排痰。若患者有喘息可用支气管舒张药,如氨茶碱、喘定等。

(林昌勇 林爱琴)

第二节 慢性支气管炎和慢性阻塞性肺疾病

一、慢性支气管炎

慢性支气管炎是由于感染或非感染因素引起气管、支气管黏膜及其周围组织的慢性非特异性炎症。其病理特点是支气管腺体增生、黏液分泌增多。临床表现有连续两年以上,每持续三个月以上的咳嗽、咳痰或气喘等症状。早期症状轻微,多在冬季发作,春暖后缓解;晚期炎症加重,症状长年存在,不分季节。疾病进展又可并发阻塞性肺气肿、肺源性心脏病,严重影响劳动力和健康。

(一)病因及发病机制

慢性支气管炎的病因及发病机制迄今尚有许多还不够明了,近年来发现与吸烟、感染、理化因素的慢性刺激、寒冷、过敏、呼吸道局部防御及免疫功能低下等因素有关。

当机体抵抗力减弱时,气道在不同程度敏感性(易感性)的基础上,有一种或多种外因存在,长期反复作用,可发展成为慢性支气管炎。如长期吸烟损害呼吸道黏膜,加上微生物的反复感染,可发生慢性支气管炎,甚至发展成慢性阻塞性肺气肿或慢性肺心病。

(二)临床表现

1. 症状 本病起病多缓慢,病程较长,主要症状为慢性咳嗽、咳痰和气短或伴有喘息。症状初期较轻,随着病程进展,因反复呼吸道感染,急性发作愈发频繁,症状亦愈严重,尤以冬季为甚。

(1) 咳嗽:初期晨间咳嗽较重,白天较轻,晚期夜间亦明显,睡前常有阵咳发作,并伴咳痰。此是由于支气管黏膜充血、水肿,分泌物积聚于支气管腔内所致。随着病情发展,咳嗽终年不愈。

(2) 咳痰:以晨间排痰尤多,痰液一般为白色黏液性或浆液泡沫性,偶可带血。此多是夜间睡眠时咳嗽反射迟钝,气道腔内痰液堆积,晨间起床后因体位变动引起刺激排痰之故。当急性发作伴有细菌感染时,痰量增多,痰液则变为黏稠或脓性。

(3) 气短与喘息:病程初期多不明显,当病程进展合并阻塞性肺气肿时则逐渐出现轻重程度不同的气短,以活动后尤甚,并可伴有哮鸣音。

2. 体征 早期多无任何异常体征,急性发作期可在肺底部闻及散在干、湿啰音,咳嗽排痰后啰音可消失。伴哮喘的患者急性发作时可闻及广泛哮鸣音并伴呼气延长。晚期患者因并发肺气肿常有肺气肿的体征。

(三) 实验室检查及其他检查

1. 血常规检查 急性发作期或并发肺部感染时,可见白细胞计数及中性粒细胞增多。喘息型者嗜酸性粒细胞可增多。缓解期血常规多无变化。

2. 痰液检查 涂片或培养可找到病原菌。涂片中可见大量中性粒细胞、已破坏的杯状细胞,喘息型者常见较多的嗜酸性粒细胞。

3. X线检查 早期可无明显改变,反复急性发作者可见两肺纹理增粗、紊乱、呈网状或条索状及斑点状阴影,以下肺野为明显。

4. 肺功能检查 早期呼吸功能常无异常。气道明显狭窄或有阻塞时,出现阻塞性通气功能障碍的肺功能表现,肺最大通气量减少(低于预计值的80%),第1秒用力呼气量占用力肺活量的比值减少(低于70%),残气量占肺总量的百分比增加,若超过40%,对诊断阻塞性肺气肿有重要意义。

(四) 诊断要点

根据临床表现,将慢性支气管炎分为单纯型与喘息型两种。前者主要表现为反复咳嗽、咳痰;后者除咳嗽、咳痰外尚有喘息症状,并伴有哮鸣音。患者咳嗽、咳痰或伴喘息,每年发病持续3个月,连续2年或以上,并排除其他心、肺疾病即可做出诊断。若每年发病持续不足3个月,而有明确的客观检查依据亦可诊断。

(五) 防治要点

1. 预防为主 吸烟是引起慢性支气管炎的重要原因,烟雾对周围人群也会带来危害,应大力宣传吸烟的危害性,要教育青少年杜绝吸烟。同时,针对慢性支气管炎的发病因素,加强个人卫生,包括体育、呼吸和耐寒锻炼,以增强体质,预防感冒。改善环境卫生,处理"三废",消除大气污染,以降低发病率。

2. 缓解期的治疗 应以增强体质,提高抗病能力和预防复发为主。

3. 急性发作期及慢性迁延期的治疗 应以控制感染和祛痰、镇咳为主;伴发喘息时,加用解痉平喘药物。

二、慢性阻塞性肺疾病

慢性阻塞性肺疾病(COPD)是指一种具有气流受限特征的肺部疾病,气流受限不完全可逆,呈进行性发展。COPD是呼吸系统疾病中的常见病和多发病。其患病率和死亡率均高。其发生与慢性支气管炎及肺气肿密切相关。慢性支气管炎(简称慢支)是指气管、支气管黏膜及其周围组织的慢性非特异性炎症,以慢性反复发作的咳嗽、咳痰或伴有喘息为临床特征。慢性阻塞性肺气肿是指终末细支气管远端的气道弹性减退、过度膨胀、充气或伴有气道壁破坏、肺容积增大的病理状态。当慢性支气管炎和(或)肺气肿患者肺功能检查出现气流受限且不能完全可逆时,则诊断为COPD。

(一) 病因及发病机制

确切病因不明,可能与吸烟、空气污染、职业性粉尘和化学物质、感染、蛋白酶-抗蛋白酶失衡,及机体内在因素如呼吸道防御功能及免疫功能降低、自主神经功能失调等有关。其中感染是COPD发生、发展的重要因素之一。

COPD的病理改变主要为慢性支气管炎和肺气肿的病理改变。COPD的早期病变仅局限于细小气道,随着病情进展,病变范围扩大,气道狭窄、阻力增加,气流受限成为不可逆,最终因通气和换气功能障碍而引起缺氧和二氧化碳潴留,发生不同程度的低氧血症和高碳酸血症,进而出现呼吸功能衰竭。

(二) 临床表现

1. 症状

(1) 慢性咳嗽、咳痰 本病起病缓慢,病程较长。初期症状轻微,仅在寒冷季节、吸烟、感冒后可引起急性发作或症状加重，尤其在冬春季加剧，白天较轻，早晚加重，睡眠时可有阵咳。咳痰以清晨排痰较多，痰为白色黏液或浆液泡沫性，偶可带血，合并细菌感染时，则为脓痰，咳嗽和痰量亦增加。

（2）气短或呼吸困难　早期仅在体力劳动或活动时出现，随着病情进展逐渐加重，日常活动甚至休息时也可感到气短。这是COPD的标志性症状。

（3）喘息和胸闷　部分患者特别是重症患者或急性加重时出现喘息。

（4）其他　晚期患者有体重下降、食欲减退等全身症状。

2. 体征　早期可无异常，随着病情发展出现桶状胸，呼吸运动减弱；触诊语颤减弱或消失；叩诊呈过清音，心浊音界缩小，肺下界和肝浊音界下降；听诊呼吸音减弱，呼气延长，并发感染时在背部或双肺底听到干、湿啰音，咳嗽后可减少或消失。

3. COPD的严重程度分级　根据第1秒用力呼气容积占用力肺活量的百分比（FEV_1/FVC）、第1秒用力呼气容积占预计值百分比（$FEV_1\%$预计值）和症状对COPD严重程度分级，常分为0级（高危）、Ⅰ级（轻度）、Ⅱ级（中度）、Ⅲ（重度）、Ⅳ（极重度）。

4. COPD病程分期　COPD按病程可分为急性加重期和稳定期，前者指在短期内咳嗽、咳痰、气短和（或）喘息加重、脓痰量增多，可伴发热等症状；稳定期指咳嗽、咳痰、气短等症状稳定或轻微。

5. 并发症　COPD可并发肺部感染、慢性呼吸衰竭、自发性气胸、慢性肺源性心脏病等。

（三）实验室检查及其他检查

1. 血常规检查　细菌感染时白细胞计数、中性粒细胞增多，可出现核左移现象。

2. 痰液检查　痰涂片或培养可见致病菌。

3. 肺功能检查　判断气流受限的主要客观指标，对COPD诊断、严重程度评价、疾病进展、预后及治疗反应等有重要意义。第1秒用力呼气容积占用力肺活量的百分比（FEV_1/FVC）是评价气流受限的敏感指标。第1秒用力呼气容积占预计值百分比（$FEV_1\%$预计值）是评估COPD严重程度的良好指标，当$FEV_1/FVC<70\%$及$FEV_1<80\%$预计值者，可确定为不完全可逆性气流受限。

4. 影像学检查　早期X线胸片无异常，随着病程进展两肺纹理粗乱，呈网状或条索状、斑点状阴影，以下肺野较明显。肺气肿改变时出现胸廓前后径增大，肋间隙增宽，肋骨平行，膈低平，两肺透亮度增加，肺血管纹理减少或有肺大泡征象。

5. 动脉血气分析　早期无异常，随着病程进展可出现低氧血症、高碳酸血症、酸碱平衡失调等。

（四）诊断要点

根据吸烟等高危因素史、临床症状、体征及肺功能检查等综合分析可做出诊断。不完全可逆的气流受限是COPD诊断的必备条件。吸入支气管舒张药后$FEV_1/FVC<70\%$及$FEV_1<80\%$预计值可确定为不完全可逆性气流受限。

（五）防治要点

防治要点为急性加重期以控制感染及对症治疗为主；稳定期为提高机体抵抗力，预防上呼吸道感染，避免病情急性加重，减少并发症的发生。

1. 急性加重期治疗

（1）确定急性加重期的原因及病情严重程度。根据病情严重程度决定门诊或住院治疗。

（2）抗感染：根据病原菌种类及药敏试验，选用抗生素积极治疗，如给予β内酰胺类/β内酰酶抑制剂，第二代头孢菌素、大环内酯类或喹诺酮类等。轻者可口服给药，重者可肌内注射或静脉滴注。能单独应用窄谱抗生素应尽量避免使用广谱抗生素，以免二重感染或产生耐药菌株。

（3）祛痰、镇咳：对痰多不易咳出者，常用药物有氯化铵合剂、溴己新、喷托维林等。

（4）解痉、平喘：常选用沙丁胺醇、氨茶碱等，若气道舒张剂使用后气道仍有持续阻塞，可使用糖皮质激素。

（5）吸氧：对发生低氧血症者可采用鼻导管持续低浓度吸氧。

2. 稳定期治疗

（1）使用支气管舒张药：短期应用以缓解症状，长期规律应用可预防和减轻症状。

(2) 祛痰药:对痰多不易咳出者适用。

(3) 长期家庭氧疗(LTOT):持续低流量吸氧,1～2 L/min,每天15 h以上,对COPD慢性呼吸衰竭者可提高生活质量和生存率。LTOT的指征:①$PaO_2 \leqslant 55$ mmHg或$SaO_2 \leqslant 88\%$,是否有高碳酸血症;②PaO_2 55～60 mmHg或$SaO_2 \leqslant 88\%$,并有肺动脉高压、心力衰竭所致的水肿或红细胞增多症。

(林昌勇 林爱琴)

第三节 慢性肺源性心脏病

慢性肺源性心脏病(简称肺心病)是由肺组织、肺血管或胸廓的慢性病变引起肺组织结构和(或)功能异常,产生肺血管阻力增加、肺动脉高压,进而使右心肥厚、扩大,伴(或)不伴右心衰竭的心脏病。此病是我国呼吸系统的常见病。患病年龄多在40岁以上,随年龄增长,患病率逐渐增高。冬春季节和气候骤变时易出现急性发作。

一、病因及发病机制

病因以慢性阻塞性肺疾病为多见,其次为支气管哮喘、支气管扩张、重症肺结核、尘肺、慢性弥漫性肺间质纤维化等,胸廓运动障碍性疾病和肺血管疾病等少见。慢性阻塞性肺疾病等可致肺功能和结构的不可逆改变,肺气肿时可使肺泡内压增高、压迫肺泡毛细血管,或因肺泡壁破坏造成毛细血管床减少;慢性炎症可致肺血管发生炎症,使血管管腔狭窄或闭塞,进而逐渐发生肺动脉高压;慢性肺、胸疾病引起通气和换气功能障碍,导致机体慢性缺氧、高碳酸血症,使肺小动脉痉挛、收缩,也可引起肺动脉高压。各种原因造成机体慢性缺氧均可引起继发性红细胞增多,血液黏稠度增高,血流阻力增加,使肺动脉压增高,同时缺氧使肾小动脉收缩,肾血流量减少,促使水、钠潴留,引起血容量增多,也加重了肺动脉高压及心脏负荷,以上因素共同促使了肺心病的发生,最终可导致右心衰竭。

二、临床表现

本病发展缓慢,临床上除原有肺、胸疾病的表现外,主要是逐渐有肺、心功能及其他器官损害的表现。

(一) 症状与体征

1. 肺、心功能代偿期 此期主要是慢性阻塞性肺疾病的表现。如慢性咳嗽、咳痰、气急或伴喘息。活动后可感心悸、呼吸困难等症状。体检可有不同程度的肺气肿征象,感染时可闻及肺部干、湿啰音。肺动脉瓣区第二心音亢进,常提示有肺动脉高压。三尖瓣区出现收缩期杂音或剑突下心脏搏动,多提示有右心肥大。部分患者因肺气肿使胸内压升高,阻碍腔静脉回流,可有颈静脉充盈。

2. 肺、心功能失代偿期 呼吸衰竭的表现最突出,有或无右心衰竭。由肺血管疾病引起的肺心病则以右心衰竭为主。

(1) 呼吸衰竭:常因急性呼吸道感染诱发,患者呼吸困难严重、发绀明显,甚至出现嗜睡、昏迷、抽搐等肺性脑病的表现。

(2) 右心衰竭:表现为气促更明显,心悸、乏力、腹胀、恶心等。体检发绀更明显,颈静脉怒张,肝颈静脉回流征阳性,剑突下收缩期搏动明显,心界向左扩大,三尖瓣区有收缩期吹风样杂音,可有奔马律。肝大且有压痛,下肢水肿,重者可有腹腔积液征。少数患者可出现肺水肿及全心衰竭的体征。

(二) 并发症

肺心病患者由于低氧血症和高碳酸血症,可致多脏器受累,出现严重的并发症。常见并发症有肺性脑病、酸碱失衡及电解质紊乱、心律失常、休克、消化道出血、弥散性血管内凝血等。

三、实验室检查及其他检查

1. 血常规检查 红细胞和血红蛋白可升高,全血黏度和血浆黏度可增加,并发感染时白细胞总数增加或有核左移现象。部分患者可有肝、肾功能的改变及电解质紊乱。

2. 心电图检查 主要为右心室肥大的表现，如心电轴右偏、肺型P波，也可出现右束支传导阻滞等。

3. 血气分析 可出现低氧血症、高碳酸血症，呼吸衰竭时出现 $PaO_2<60$ mmHg，$PaCO_2>50$ mmHg。早期pH值正常，重症pH值降低。

4. 影像学检查

(1) X线检查 除肺、胸原发病的X线征象外，尚有肺动脉高压和右心室肥大的征象。如右下肺动脉干扩张，横径≥15 mm；肺动脉段中度凸出或其高度≥3 mm；右心室扩大。

(2) 通过测定右心室流出道内径(≥30 mm)，右心室内径(≥20 mm)，右心室前壁的厚度，左、右心室内径比值(<2)，右肺动脉内径，肺动脉内径或肺动脉主干及右心房增大等指标，可诊断慢性肺心病。

5. 其他检查 如肺血管造影、痰细菌学检查、肺功能检查等有助诊断。

四、诊断要点

有慢性阻塞性肺疾病及其他胸肺疾病或肺血管疾病的病史，有肺动脉高压、右心室增大或右心衰竭的表现，X线检查、心电图检查、超声心动图检查等有右心肥厚的征象。在排除其他引起右心室增大的心脏病后，即可做出诊断。

五、防治要点

慢性肺源性心脏病的治疗要点是积极控制感染，保持呼吸道通畅，改善呼吸功能，纠正缺氧和二氧化碳潴留，控制呼吸衰竭和心力衰竭。积极处理并发症。

(一) 急性加重期的治疗

1. 控制感染 根据感染的环境(院内或院外)、痰涂片、痰培养和药敏试验选用抗生素，常用的抗生素有青霉素类、氨基糖苷类、喹诺酮类和头孢菌素类。

2. 通畅呼吸道 纠正缺氧和二氧化碳的潴留，采取低流量、低浓度持续吸氧，改善通气功能。

3. 控制心力衰竭 肺心病患者在有效控制感染、改善呼吸功能后心力衰竭症状便可得到改善。但对治疗无效的患者可选用利尿剂、强心药、血管扩张剂等。常用氢氯噻嗪加氨苯蝶啶或螺内酯，水肿较重者可用呋塞米(速尿)口服或肌内注射，同时口服氯化钾等。强心剂应选作用快、排泄快的药物，剂量宜小，一般为常规剂量的1/2或2/3。如毒毛花苷K或毛花苷丙，亦可口服地高辛。扩张血管药，应选硝酸甘油、酚妥拉明等。

4. 控制心律失常 肺心病合并心律失常，一般在控制感染、纠正缺氧后可缓解。若持续存在可根据心律失常的类型选用药物，如异搏定、慢心律等。

(二) 缓解期治疗

缓解期应采用中西结合的综合治疗措施。应积极防治原发病，增强患者的免疫功能，预防急性呼吸道感染等诱发因素，减少或避免急性加重期的发生，使肺、心功能得到部分或全部恢复。

(林昌勇 林爱琴)

第四节 支气管哮喘

支气管哮喘，简称哮喘，是一种以嗜酸性粒细胞、肥大细胞等多种细胞和细胞组分参与的气道慢性炎症性疾病。这种慢性炎症导致气道的高反应性和广泛多变的不同程度的可逆性气道气流受限。临床主要表现为反复发作的呼气性呼吸困难伴哮鸣音、胸闷或咳嗽等症状，可自行或经治疗后缓解。若长期反复发作可产生气道不可逆性狭窄和气道重塑。因此，合理的防治至关重要。近年来哮喘发病严重程度和死亡率均有上升趋势。我国哮喘发病率为1%～4%，其中儿童患病率高于青壮年，成人男女发病率大致相同，约40%的患者有家族史。

一、病因及发病机制

(一) 病因

哮喘病因和发病机制尚不完全清楚,大多认为是受遗传因素和环境因素的双重影响。

1. 遗传因素 哮喘患者亲属患病率高于群体患病率,而且血缘关系越近,患病率越高。有研究表明,与气道高反应、IgE调节和特应性相关的基因在哮喘的发病中起着重要的作用。

2. 环境因素 环境因素包括吸入性变应原如花粉、尘螨、动物皮毛、真菌、工业粉尘、二氧化硫、氨气等各种特异性和非特异性吸入物。药物如阿司匹林、青霉素、吲哚美辛(消炎痛)、普萘洛尔(心得安)、碘造影剂等;某些食物如鱼、虾、蟹、蛋类、牛奶等;病原体如细菌、病毒、寄生虫、原虫等。尤其上呼吸道感染是诱发哮喘发作的主要原因。

(二) 发病机制

哮喘的发病机制非常复杂,变态反应、气道炎症、气道反应性增高和神经等因素及其相互作用被认为与哮喘的发病关系密切。其中,气道炎症是哮喘发病的本质,而气道高反应性是哮喘的重要特征。根据变应原吸入后哮喘发生的时间,可分为速发性哮喘反应(IAR)、迟发性哮喘反应(LAR)和双相型哮喘反应(DAR)。当外界过敏原初次进入机体后,使T淋巴细胞致敏,进而引起B淋巴细胞分化增殖发展成浆细胞,产生大量相应的特异性抗体IgE(亲细胞抗体)。IgE吸附在支气管黏膜下层肥大细胞和血液中嗜碱性粒细胞表面,使这些细胞致敏。当患者再次接触同一类抗原时,抗原-抗体在致敏细胞上结合发生作用,导致肥大细胞发生破裂、释放生物活性物质如组胺、缓激肽、前列腺素、白三烯、血小板活化因子,引起微小血管渗漏、支气管黏膜水肿、腺体分泌增加、支气管平滑肌痉挛,以及渗出物阻塞气道,有的甚至形成黏液栓,导致通气障碍而出现哮喘症状,此为速发型哮喘反应(IAR)。也有部分患者在接触抗原数小时后才发生哮喘,为迟发型哮喘反应。

二、临床表现

(一) 症状

典型表现为发作性呼气性呼吸困难或发作性胸闷和咳嗽,伴有哮鸣音。严重者呈强迫坐位或喘坐呼吸,甚至出现发绀等;干咳或咳大量白色泡沫样痰。部分患者仅以咳嗽为唯一症状。哮喘症状可在数分钟内发作,经数小时至数天,用支气管舒张药可缓解或自行缓解。在夜间及凌晨发作和加重常是哮喘的特征之一。有些患者可在运动时出现胸闷、咳嗽和呼吸困难。

(二) 体征

哮喘发作时胸部呈过度充气状态,听诊有广泛的哮鸣音,呼气音延长。严重者可出现心率加快、奇脉、胸腹反常运动和发绀。但在轻度哮喘或非常严重哮喘发作时,哮鸣音可不出现,称之为寂静胸。

(三) 支气管哮喘的分期及病情评价

根据临床表现支气管哮喘可分为急性发作期、慢性持续期和缓解期。

1. 急性发作期 气促、咳嗽、胸闷等症状突然发生,常有呼吸困难,以呼气流量降低为其特征,常因接触刺激物或治疗不当所致。正确评价病情的严重程度有利于及时、有效的紧急治疗。此期的严重程度可根据临床表现、血气分析、血氧饱和度及支气管舒张剂治疗效果的不同分为轻度、中度、重度、危重四等级。

2. 慢性持续期 在哮喘非急性发作期,患者在相当长的时间内仍有不同频度和(或)不同程度地出现哮喘症状(喘息、咳嗽、胸闷等)。在患者治疗前(包括新发生症状的患者和既往已诊断为哮喘而长期未应用药物规范治疗的患者)可根据临床表现和肺功能改变将此期的病情程度分为间歇状态(第一级)、轻度持续(第二级)、中度持续(第三级)、严重持续(第四级)四等级。当患者已经处于规范化分级治疗,其病情严重程度分级则应根据当前临床表现、肺功能和目前治疗方案综合判断。例如,患者未经治疗前分级已为轻度持续,经正规治疗后仍为轻度持续,则应分级为中度持续;若经正规治疗后症状呈现中度持续,则应视为重度持续。余此类推。

3. 缓解期 经过或未经过治疗哮喘症状、体征消失，肺功能恢复到急性发作前水平，并持续4周以上。

（四）并发症

急性发作时可并发气胸、纵隔气肿、肺不张。长期反复发作和继发感染可并发慢性支气管炎、阻塞性肺气肿和肺源性心脏病。

三、实验室检查及其他检查

（一）血液常规检查

由过敏所致者血清IgE增高。合并感染时白细胞总数和中性粒细胞增高。

（二）痰液检查

痰涂片可见嗜酸性粒细胞增多。

（三）呼吸功能检查

1. 通气功能检测 发作时呈阻塞性通气功能障碍，呼气流速指标显著下降，FEV_1、FEV_1/FVC、最大呼气中期流速（MMEF）、呼气峰值流速（PEF）均减少。缓解期上述通气功能指标逐渐恢复。

2. 支气管激发试验 用以测定气道反应性，证实气道高反应性的存在。常用吸入激发剂为乙酰甲胆碱、组胺。吸入激发剂后其通气功能下降、气道阻力增加。激发试验只适用于FEV_1在正常预计值70%以上的患者。但气道反应性增高，并非都是哮喘，必须排除其他呼吸道炎症。

3. 支气管舒张试验 用以测定气道气流的可逆性。常用吸入型的支气管舒张药为沙丁胺醇、特布他林等。

4. PEF及其变异率测定 PEF可反映气道通气功能的变化。哮喘发作时PEF下降。昼夜PEF变异率≥20%，则符合气道气流受限可逆性改变的特点。

（四）血气分析

哮喘发作时可有不同程度低氧血症。若气道堵塞严重，在PaO_2下降的同时尚有$PaCO_2$升高，出现呼吸性酸中毒，缺氧严重可合并代谢性酸中毒。

（五）胸部X线检查

哮喘发作时两肺透亮度增加，呈过度充气状态，缓解期无异常。

（六）特异性变应原的检测

哮喘患者多对众多的变应原和刺激物敏感。结合病史测定变应原指标有助于对病因的诊断，避免或减少对该致敏因素的接触。

四、诊断要点

对于有典型症状和体征的患者，排除其他疾病引起的喘息、气急、胸闷和咳嗽后，可作出临床诊断；对不典型病例，应做支气管舒张或激发试验，阳性者可确诊。

五、防治要点

目前尚无特效的治疗方法。防治要点为以抑制气道炎症为主的综合性规范治疗，达到控制急性发作症状的目的，减少发作，防止病情恶化，尽可能保持肺功能正常，维持正常活动能力（包括运动），减少药物使用，避免治疗副作用，防止不可逆气流阻塞，降低哮喘病死率。

（一）消除病因

迅速脱离变应原，避免接触刺激因子。这是防治哮喘最有效的方法。

（二）药物治疗

1. 支气管舒张药物 此类药物主要作用是舒张支气管，缓解哮喘发作。

(1) β_2受体激动剂:能兴奋支气管平滑肌细胞膜上的β_2受体,可舒张支气管平滑肌,是控制哮喘急性发作的首选药物。常用药物有沙丁胺醇(舒喘灵)、特布他林(博利康尼)、克化特罗(氨哮素)及喘乐宁气雾剂吸入等。

(2) 茶碱类:仍为目前治疗哮喘的有效药物,通过抑制磷酸二酯酶,提高平滑肌细胞内的cAMP浓度,拮抗腺苷受体,刺激肾上腺分泌肾上腺素,增强呼吸肌的收缩,松弛支气管平滑肌,同时具有气道黏液纤毛清除功能和抗炎作用。常用药有氨茶碱、丙羟茶碱(喘定)、茶碱缓释片等。

(3) 抗胆碱药:有舒张支气管及减少痰液的作用。包括东莨菪碱、阿托品、山莨菪碱、异丙托溴胺等,尤其适用于夜间哮喘及痰多哮喘。

2. 抗炎药物 此类药物主要治疗哮喘的气道炎症,控制哮喘发作。

(1) 糖皮质激素:目前控制哮喘发作最有效的抗炎药物。主要作用机制是抑制炎症细胞的迁移和活化,抑制细胞因子的生成,抑制炎症介质的释放,增强平滑肌细胞β_2受体的反应性。可分为吸入、口服和静脉用药。吸入治疗是目前推荐长期抗炎治疗哮喘的最常用的方法。常用吸入药物有倍氯米松、氟替卡松、莫米松等;口服药有泼尼松、泼尼松龙等;静脉用药有琥珀酸氢化可的松、甲泼尼龙(甲基强的松)等。

(2) 白三烯(LT)拮抗剂:具有抗炎和舒张支气管平滑肌的作用。常用药物如扎鲁司特或孟鲁司特。

(3) 其他:色苷酸钠及尼多酸钠,是非糖皮质激素类抗炎药物,对预防运动或变应原诱发的哮喘最为有效。酮替芬和新一代组胺H_1受体拮抗剂阿司咪唑、曲尼斯特等对轻症哮喘和季节性哮喘有一定效果。

(三) 免疫疗法

免疫疗法分为特异性和非特异性两种,前者又称脱敏疗法。通常采用特异性变应原(如花粉、螨、猫毛等)作定期反复皮下注射,剂量由低到高,以产生免疫耐受性,使患者脱敏。非特异性免疫疗法,如注射卡介苗、转移因子、疫苗等生物制品抑制变应原反应的过程。

(林昌勇 林爱琴)

第五节 肺 炎

肺炎是指包括终末气道、肺泡腔及肺间质的肺实质的炎症。可由多种病原微生物、理化因素、过敏因素等引起,其中以细菌性肺炎最多见,是呼吸系统的常见病、多发病。

目前尚无统一的肺炎分类法,常用的有以下几种。

1. 病理分类 按病理累及的部分分为:大叶性肺炎、支气管肺炎和间质性肺炎。以支气管肺炎最为多见。

2. 病因分类

(1) 病毒性肺炎:国外呼吸道合胞病毒(RSV)占首位,我国曾以腺病毒(ADV)为主,现已转为RSV占首位。

(2) 细菌性肺炎:肺炎链球菌、金黄色葡萄球菌、肺炎杆菌、流感嗜血杆菌、大肠杆菌、军团菌等。

(3) 支原体肺炎:由肺炎支原体所致。

(4) 衣原体肺炎:由沙眼衣原体(CT)、肺炎衣原体(CP)和鹦鹉热衣原体引起,以CT多见。

(5) 原虫性肺炎:卡氏肺囊虫(卡氏肺孢子虫)肺炎,免疫缺陷病患者为易感人群。

(6) 真菌性肺炎:由白色念珠菌、肺曲菌、组织包浆菌、毛霉菌、球孢子菌等引起的肺炎。对监狱免疫缺陷病及长期使用抗生素者。

(7) 肺感染病因引起的肺炎:如吸入性肺炎、坠积性肺炎、嗜酸性细胞性肺炎等(过敏性肺炎)。

3. 病程分类

(1) 急性肺炎:病程<1个月。

(2) 迁延性肺炎:病程1~3个月。

(3) 慢性肺炎:病程>3个月。

4. 病情分类

（1）轻症：除呼吸系统外，其他系统仅轻微受累，无全身中毒症状。

（2）重症：除呼吸系统外，其他系统亦受累，出现其他系统表现，全身中毒症状明显，发生生命体征危险，甚至发生生命体征危象。

5. 临床表现典型与否分类

（1）典型性肺炎：肺炎链球菌、金黄色葡萄球菌（金葡菌）、肺炎杆菌、流感嗜血杆菌、大肠杆菌等引起的肺炎。

（2）非典型性肺炎：肺炎支原体、衣原体、军团菌、病毒性肺炎等。2002 年冬季和 2003 年春季在我国发生一种传染性非典型肺炎，世界卫生组织将其命名为严重急性呼吸道综合征，初步认定为新型冠状病毒引起。以肺间质病变为主，传染性强，病死率较高。儿童患者临床表现较成年人轻，病死率亦较低。

6. 发生肺炎的地区进行分类

（1）社区获得性肺炎：无明显免疫抑制的患儿在院外或住院 48 h 内发生的肺炎。

（2）院内获得性肺炎：住院 48 h 发生的肺炎。

知识链接

严重急性呼吸综合征（SARS）是由世界卫生组织命名的以呼吸道传播为主的急性传染病，国内称为“非典型肺炎”，它是由一种尚未完全认识的病原体引起的病毒性肺炎，初步查明该病是由变异的冠状病毒所引起，传染性强，患者通常以发热为首发症状，多为高热，并可持续 1～2 周甚至以上，可伴有寒战或其他症状，包括头痛、全身酸痛和不适、乏力，部分患者在早期可有轻度的呼吸道症状（如咳嗽、咽痛等）。发病 2～7 天后，患者可出现干咳、少痰、呼吸困难，少数进展为急性呼吸窘迫综合征，约 10%的患者需要机械性通气。血常规检查时白细胞计数大多正常或降低，胸部 X 线片显示出不同程度的肺炎改变。

本节重点阐述肺炎链球菌肺炎。

肺炎链球菌肺炎是由肺炎链球菌或称肺炎球菌所引起的肺炎，约占社区获得性肺炎的半数。通常起病急骤，以高热、寒战、咳嗽、血痰及胸痛为特征。X 线胸片呈肺段或肺叶急性炎性实变。

一、病因及发病机制

肺炎链球菌为革兰染色阳性球菌，多呈双排列或短链排列。除引起肺炎外，少数可发生菌血症或感染性休克，老年人及婴幼儿的病情尤为严重。

肺炎球菌一般通过吸入，经上呼吸道到达肺部。最初阶段是充血，大量浆液性渗出物，血管扩张及细菌迅速增殖。下一阶段称作“红色肝样变”，实变的肺脏呈肝样外观：气腔充满多形核细胞，血管充血及红细胞外渗，因此肉眼检查呈淡红色。接着是“灰色肝样变”期，该期的纤维蛋白集聚与处于不同分解阶段的白细胞和红细胞有关，肺泡腔充满炎症渗出物。最后阶段是以渗出物吸收为特征的消散期。

二、临床表现

发病以冬季和初春为多，多见于青壮年，起病急骤，多数患者在发病前有受凉、淋雨、过度劳累、酗酒或上呼吸道感染史。

1. 症状 常突起寒战、高热，体温在数小时内可以升至 39～40 ℃，呈稽留热，伴头痛、全身肌肉酸痛、乏力等。患侧胸部疼痛，可放射到肩部、腹部，咳嗽或深呼吸时加剧。咳嗽，咳痰，典型病例在起病后 1～3 天痰可带血丝或呈铁锈色，随着病情进展逐渐转为脓性。部分患者可有恶心、呕吐、腹痛或腹泻，有时误诊为急腹症。

2. 体征 患者呈急性病容，鼻翼扇动，呼吸运动变弱，口角和鼻周可出现单纯性疱疹，严重者可有发绀。心率增快，可出现心律不齐。早期肺部体征无明显异常，仅有胸廓呼吸运动幅度减小，叩诊轻度浊音。肺实变时有叩诊浊音、语颤增强，听诊有支气管呼吸音等实变体征。病变累及胸膜时可闻及胸膜摩擦音。消散期可闻及湿啰音。

三、实验室检查及其他检查

1. 血常规检查 白细胞及中性粒细胞明显增高,白细胞总数可达 20×10^9/L 以上,偶达 $50\times10^9\sim70\times10^9$/L,但有些年老体弱或免疫力低下者的白细胞总数低下,常示病情严重。C反应蛋白往往呈阳性。

2. 病原学检查 作气道分泌物、血液、胸水培养可获肺炎链球菌。此外,可采用从血、尿标本CIE、LA等方法检测肺炎链球菌荚膜抗原,用放射免疫、杀菌力试验和ELISA等方法测定肺炎链球菌抗体做辅助诊断。痰涂片检查可见革兰阳性成对或短链状球菌,并有大量中性粒细胞。痰细菌培养在24~48 h可以确定病原体。

3. X线检查 早期可见肺纹理加深或局限于一个节段的浅薄阴影,以后有大片阴影均匀而致密,占全肺叶或一个节段。少数病例出现胸腔积液。值得指出的是,在肺部体征出现之前,即可能用X线透视查出实变。多数患者在起病3~4周后X线阴影消失。

四、诊断要点

凡有急性发热伴胸痛、呼吸困难和咳嗽等症状都应怀疑为肺炎球菌性肺炎。根据病史、X线胸片改变、适当标本的培养和革兰氏染色、荚膜肿胀反应等症状可做出初步诊断。确切诊断则需证明胸膜液、血液、肺组织或经气管吸出物中有肺炎链球菌。对于临床表现不典型的病例应与其他肺炎进行鉴别诊断(表10-1)。

表 10-1 常见肺炎的临床特点比较表

致病菌	发病年龄	症状、体征	X线征象	首选抗生素
肺炎球菌	青壮年多见	起病急,寒战、高热,铁锈色痰,胸痛,肺实变体征	肺叶或肺段实变,无空洞	青霉素
葡萄球菌	婴幼儿、年老体弱者多见	起病急,寒战、高热,脓血痰,气臭,毒血症状明显	肺叶或小叶浸润,多变,早期空洞,脓胸、肺气囊	耐酶青霉素(苯唑西林、氯唑西林)
克雷伯杆菌	年老、久病体弱者多见	起病急,寒战、高热,全身衰弱,痰稠,可转红色、胶冻状	肺小叶实变,蜂窝状脓肿,小间隙下坠	氨基糖苷类加半合成广谱青霉素
军团菌	中老年人多见	高热、肌痛、相对缓脉	下叶斑片状浸润,进展迅速,无空洞	红霉素
支原体	儿童及青少年多见	起病缓、可小流行、发热、乏力、肌痛	下叶间质性、支气管肺炎,3~4周自行消散	红霉素

五、防治要点

1. 抗生素药物治疗 肺炎球菌对青霉素多敏感,一经诊断,应及时使用青霉素治疗。用药剂量及途径视病情轻重和并发症而定。青霉素过敏者可选用红霉素、林可霉素或头孢菌素等。抗生素药物疗程一般为5~7天,或在退热后3天停药。

2. 支持疗法 患者应卧床休息,注意足够蛋白质、热量和维生素等的摄入,观测呼吸、心率、血压及尿量,注意可能发生的休克。根据病情需要给予吸氧、物理降温、镇痛、化痰止咳等对症治疗。

3. 感染性休克的治疗 力求早期诊断、及时治疗。详见第九章第二节相关内容。

(林昌勇 林爱琴)

第六节 原发性支气管肺癌

原发性支气管肺癌简称肺癌，起源于支气管黏膜或腺体，常有区域性淋巴转移和血行转移。近年来，世界各国肺癌发病率和死亡率急剧上升，是当前世界各地最常见的恶性肿瘤之一。全世界每年约有98.9万人死于肺癌。在我国肺癌死亡占癌症死亡患者的第三位，城市占第一位，农村占第四位。

知识链接

在男性肺癌患者持续增加的同时，女性肺癌患者也呈明显上升之势，21世纪初与20世纪70年代相比，女性肺癌患者上升了122.6%。由此可见，女性肺癌患者上升势头超过男性患者。女性易患肺癌的原因如下。①厨房油烟“熏”出肺癌：来自上海的一项长达5年的肺癌流行病学调查显示，中青年女性长期在厨房做饭时接触高温油烟，会使其患肺癌的危险性增加2～3倍。研究表明，由于厨房做饭时高温油烟产生有毒烟雾，使局部环境恶化，有毒烟雾长期刺激眼和咽喉，损伤呼吸系统组织细胞，若不加以保护，容易使肺癌高发。②“二手烟”让女性被动受害：如今不吸烟的女性肺癌患者的人数逐渐增多，这似乎与“吸烟导致肺癌”有所矛盾。实际调查表明，女性肺癌患者的发病诱因来自被动吸烟，也就是“二手烟”。③大气污染：由于人的呼吸系统直接与外界相通，故女性肺癌的发病率与周围环境质量的好坏密切相关。女性肺癌的发生主要与三大因素相关，即烟草的泛滥、大气污染、小环境的污染。

一、病因及发病机制

迄今尚未明确。一般认为与下列因素有关。

1. 吸烟 国内外的调查资料均证明80%～90%的男性肺癌患者与吸烟有关，女性19.3%～40%。吸烟者肺癌的死亡率比不吸烟者高10～13倍。已证明烟草中含有各种致癌物质，其中苯并芘是致癌的主要物质。

2. 职业致癌因子 目前已确认的致人类肺癌的职业因素有：石棉、砷、二氯甲醚、镍冶炼、铬及其化合物、煤烟、焦油和石油中的多环芳烃、烟草的加热产物等。

3. 电离辐射 大剂量电离辐射可引起肺癌。辐射的不同射线产生的效应也不同。

4. 空气污染 空气污染包括室内及室外的空气污染。有数据表明，室内用煤、烹调加热时所产生的油烟雾、被动吸烟均与肺癌有关。室外环境污染主要原因是工业废气、汽车废气、公路沥青等污染大气后被人体吸入致病。

5. 饮食与营养 动物实验证明，维生素A及其衍生物β胡萝卜素能够抑制化学致癌物诱发肿瘤。维生素A能作为抗氧化剂直接抑制甲基胆蒽、苯并芘、亚硝酸铵的致癌作用，抑制某些致癌物和DNA的结合。故上述两种物质若摄入减少，患肺癌的危险性则增高。

此外，病毒感染、真菌毒素（黄曲霉菌）、机体免疫功能低下、内分泌失调及家族遗传等因素对肺癌的发生可能也起一定的作用。

肺癌按解剖学部位可分为以下两类。①中央型肺癌：发生在段支气管以上至主支气管的肺癌，位置多靠近肺门称为中央型，约占3/4，以鳞状上皮细胞癌和小细胞未分化癌较多见。②周围型肺癌：发生在段支气管以下的肺癌，位置多在肺的周边部位称为周围型，约占1/4，以腺癌较为多见。

按组织学分类可分为如下几类。①鳞状上皮细胞癌（简称鳞癌）：此型为最常见的类型，约占原发性肺癌的50%，多见于老年男性，与吸烟关系非常密切。以中央型肺癌多见，并有向管腔内生长的倾向，常早期引起支气管狭窄，导致肺不张或阻塞性肺炎。根据癌组织结构及异型性的不同，可将鳞癌分为高、中、低三型。②腺癌：女性多见，多发生于肺边缘小支气管的黏液腺，因此，在周围型肺癌中以腺癌为最常见。早期一般没有明显症状，往往通过胸部X线检查发现，表现为圆形或类圆形分叶状阴影。③细支气管肺泡癌(简称肺泡癌):细支气管肺泡癌是腺癌的一种类型,起源于细支气管黏膜或肺泡上皮。发病率低,女性多见。④小细胞未分化癌(简称小细胞癌):小细胞癌发病率比鳞癌低,多见于男性,发病年龄轻。多起源于大支气管,以中央型肺癌多见。常侵犯管外肺实质,多发生于肺门,呈结节状,压迫支气管,质地细腻,呈鱼肉状。癌细胞密集,形态与小淋巴细胞相似,如燕麦颗粒,故又称燕麦细胞癌。⑤大细胞癌:此型肺癌少见,半数起源于大支气管。癌细胞大,细胞质丰富,细胞排列不规则,呈片状或条索状。此型分化程度低,常发生脑转移,预后差。

二、临床表现

肺癌的临床表现比较复杂,症状和体征的有无、轻重以及出现的早晚,取决于肿瘤发生部位、病理类型、有无转移及有无并发症,以及患者的反应程度和耐受性的差异。肺癌早期症状常较轻微,甚至可无任何不适。中央型肺癌症状出现早且重,周围型肺癌症状出现晚且较轻,甚至无症状,常在体检时被发现。肺癌的症状大致分为:局部症状、全身症状、肺外症状、浸润和转移症状。

(一)局部症状

局部症状是指由肿瘤本身在局部生长时刺激、阻塞、浸润和压迫组织所引起的症状。

1. 咳嗽 咳嗽是最常见的症状,以咳嗽为首发症状者占35%~75%。肺癌所致的咳嗽可能与支气管黏液分泌的改变、阻塞性肺炎、胸膜侵犯、肺不张及其他胸内合并症有关。典型的表现为阵发性刺激性干咳,一般止咳药常不易控制。肿瘤生长在段以下较细小支气管黏膜时,咳嗽多不明显,甚至无咳嗽。对于吸烟或患慢性支气管炎的患者,如咳嗽程度加重,次数变频,咳嗽性质改变如呈高音调金属音时,尤其在老年人,要高度警惕肺癌的可能性。

2. 痰中带血或咯血 以此为首发症状者约占30%。多为间断性或持续性、反复少量的痰中带血丝,或少量咯血,偶因较大血管破裂、大的空洞形成或肿瘤破溃入支气管与肺血管而导致难以控制的大咯血。

3. 胸痛 以胸痛为首发症状者约占25%。常表现为胸部不规则的隐痛或钝痛。

4. 胸闷、气急 约有10%的患者以此为首发症状,多见于中央型肺癌,特别是肺功能较差的患者。

5. 声音嘶哑 有5%~18%的肺癌患者以声嘶为第一主诉,通常伴随有咳嗽。声嘶一般提示直接的纵隔侵犯或淋巴结长大累及同侧喉返神经而致左侧声带麻痹。声带麻痹亦可引起程度不同的上气道梗阻。

(二)全身症状

1. 发热 以此首发症状者占20%~30%。发热原因有两种:一为炎性发热,多在38 ℃左右,很少超过39 ℃,抗生素治疗可能奏效,但因分泌物引流不畅,常反复发作;二为癌性发热,多由肿瘤坏死组织被机体吸收所致,此种发热抗炎药物治疗无效,激素类或吲哚类药物有一定疗效。

2. 消瘦和恶病质 肺癌晚期由于感染、疼痛所致食欲减退,肿瘤生长和毒素引起消耗增加,可引起严重的消瘦、贫血、恶病质。

(三)肺外症状

由于肺癌所产生的某些特殊活性物质(包括激素、抗原、酶等),患者可出现一种或多种肺外症状,包括内分泌系统、神经、肌肉、血液系统等的异常改变,又称副癌综合征。常可出现在其他症状之前,并且可随肿瘤的消长而消退或出现,临床上以肺源性骨关节增生症较多见。

(四)浸润和转移症状

肺癌转移到脑、骨骼、肝脏、淋巴结等处可出现相应的症状,如头痛、眩晕、呕吐、骨骼压痛、肝大、肝区疼痛、淋巴结肿大等。

三、实验室检查及其他检查

1. X线检查 X线检查是诊断肺癌最重要的一种方法。可通过透视、摄片发现块状阴影或可疑肿块阴影。进一步选用高电压摄片、体层摄片、CT检查、MRI检查、支气管或血管造影等检查,以明确肿块的形态、部位、范围及有无转移等,以提供诊断和治疗的依据。

2. 放射性核素扫描检测　利用肿瘤细胞摄取放射性核素的数量与正常细胞之间的差异，进行肿瘤的定性、定位诊断。

3. 痰细胞学检查　痰细胞学检查是肺癌普查和诊断的一种简便有效的方法，原发性肺癌患者多数在痰液中可找到脱落的癌细胞。中央型肺癌痰细胞学检查的阳性率可达 70%～90%，周围型肺癌痰细胞学检查的阳性率则仅约 50%。

4. 纤维支气管镜检查　对明确肿瘤的存在和获取组织供组织学诊断均具有重要意义。对位于近端气道内的肿瘤经纤维支气管镜刷检结合钳夹活检阳性率为 90%～93%。对位于远端气道内而不能直接窥视的病变，可在荧光屏透视指导下进行纤维支气管镜活检。

5. 肺活组织检查　常用方法有肺穿刺活检或开胸肺活检，可做出明确的细胞学诊断。

四、诊断要点

肺癌的治疗效果取决于肺癌的早期明确诊断，一般依靠详细的病史询问、体格检查和有关检查，进行综合判断，大多可以确诊。加强肺癌知识的科普宣传，进行高危人群普查，提高医务人员对肺癌早期诊断的认识和诊断技能，是早期诊断肺癌的关键。

五、防治要点

肺癌的治疗是根据患者的机体状况、肿瘤的病理类型、侵犯的范围和发展趋势，合理、有计划地应用现有的治疗手段，以期较大幅度地提高治愈率和患者的生活质量。

1. 手术治疗　手术治疗是肺癌的首选治疗方法，应尽早实施。一般推荐肺叶切除术，非小细胞癌手术治疗效果较好，小细胞癌应先采用化疗后再手术。

2. 化学药物治疗　化学药物治疗是治疗小细胞癌的主要方法。一般主张间歇、短程、联合用药，常用药物有长春新碱等，主要副作用为恶心、呕吐、白细胞减少等。

3. 放射治疗　放射线对癌细胞有杀伤作用。常用的放射治疗（简称放疗）可分为根治性放疗和姑息性放疗两种，根治性放疗用于病灶局限、因解剖原因不便手术或不愿意手术者；姑息性放疗目的在于抑制肿瘤的发展，延迟肿瘤扩散和缓解症状。放疗的主要副作用是白细胞减少。

4. 其他局部治疗方法　如经支气管动脉（或）肋间动脉灌注加栓塞治疗、经纤支镜用电刀切割瘤体、激光烧灼及血卟啉衍生物（HPD）静脉注射后，用 Nd：YAG 激光局部照射产生光动力，使瘤组织变性坏死。此外，经纤支镜引导腔内置入放疗作近距离照射也可取得较好的效果。

5. 生物缓解调解剂（BRM）　BRM 为小细胞肺癌提供了一种新的治疗手段，如小剂量干扰素、转移因子、左旋咪唑、集落刺激因子（CSF）在肺癌的治疗中都能增加机体对化疗、放疗的耐受性，提高疗效。

6. 生物靶向治疗　依据已知肿瘤发生中涉及的异常分子和基因，设计和研制针对特定分子和基因靶点的药物，选择性杀伤肿瘤细胞，这种治疗方法称为肿瘤药物靶向治疗。

7. 中医药治疗　祖国医学也有许多单方、方剂在肺癌的治疗中可以与西药治疗起协同作用。减少患者对放疗、化疗的反应，提高机体抗病能力，在巩固疗效，促进、恢复机体功能中起到辅助作用。

（林昌勇　林爱琴）

能力测试

1. 患者，男，60 岁，因咳嗽、咳痰 20 年，加重伴发热 1 周入院。

患者于 20 年前，无明显诱因常于秋冬季节出现咳嗽、咳痰，晨起及夜间入睡时为重。痰量不多，为白色泡沫状。不伴发热，胸痛，咯血等。间断服用中药治疗，无效。7 年前，上述症状较前加重，患者上 3 层楼有明显的气促，喘憋，行肺功能检查：FEV_1/FVC 为 50%；FEV_1 占预计值 40%，诊断 COPD，给予抗感染、解痉、平喘治疗后症状好转出院。1 周前，受凉后出现发热，体温 38 ℃，痰量增多，为黄色脓痰，口唇发绀，气短、喘憋加重，休息时也感呼吸困难，为进一步诊治入院。

既往否认高血压、冠心病等病史。吸烟 40 年，每日 20 支。无毒物、粉尘接触史。家族史无特殊。

体格检查：T 38 ℃，P 100 次/分，R 25 次/分，BP 110/70 mmHg。慢性病容，神志清楚，端坐呼吸，喘息。口唇发绀，浅表淋巴结未及肿大，巩膜无黄染。心界不大，心音低，心率 100 次/分，律齐，无杂音。桶状胸，双肺叩诊过清音，呼吸音低，散在哮鸣音，右肺可闻及少量湿啰音。腹平软，肝脾未及。双下肢有轻度可凹性水肿。

实验室检查：血常规 WBC 10×10^9/L，N 85％，PLT 180×10^9/L，Hb 150 g/L；尿常规(－)。

思考题：

(1) 最可能是何种疾病？

(2) 诊断该病的依据有哪些？

2. 患者，男，35 岁。咳嗽、发热 2 周，喘息 5 天。

患者 2 周前受凉后出现咽痛、咳嗽、发热，以干咳为主，最高体温 37.8 ℃。口服"感冒药"后发热症状明显改善，但咳嗽症状改善不明显。5 天前出现喘息，夜间明显，自觉呼吸时有"喘鸣音"。常常于夜间憋醒。接触冷空气或烟味后症状可加重。

既往患"过敏性鼻炎"5 年，经常使用"抗过敏药物"。无烟酒嗜好。其父患湿疹多年。

体格检查：T 36.2 ℃，P 80 次/分，R 24 次/分，BP 120/80 mmHg，意识清楚，口唇无发绀，颈静脉无充盈。双肺可闻及散在哮鸣音。心界不大，HR 80 次/分，律齐，未闻及杂音。腹软，肝脾肋下未触及，双下肢无水肿，未见杵状指。

辅助检查：血常规 WBC 7.6×10^9/L，N 75％，L 12％，E 10％(正常值 0.5％～5％)，Hb 135 g/L，PLT 234×10^9/L。胸片未见明显异常。

思考题：

(1) 最可能是何种疾病？

(2) 诊断该病的依据有哪些？

(3) 需完善哪些检查？

(4) 治疗要点有哪些？

3. 患者，男，39 岁，工人。寒战、高热、头痛 1 天。

患者 1 天前淋雨后出现寒战、继而发热、头痛，在医务室肌内注射退热药(药名不详)后，体温稍有下降，但 1 h 后又发热，并伴有恶心。2 h 前患者突然面色苍白，出现烦躁、四肢厥冷、出汗，倒在地上，故急诊入院。

体格检查：急性热面容，T 39.5 ℃，P 112 次/分，R 26 次/分，BP 75/50 mmHg。神志模糊，烦躁不安，口唇发绀，四肢厥冷。右下肺叩诊呈浊音，语颤增强，可闻及管音，律齐，心脏各瓣膜听诊区未闻及杂音，心率 112 次/分，腹软，无压痛，肝脾未触及肿大，双下肢无水肿，指端发绀。血常规：WBC 13×10^9/L，L 0.08，N 92％。

思考题：

(1) 最可能是何种疾病？

(2) 诊断该病的依据有哪些？

第十一章　循环系统疾病

学习要点：本章重点介绍循环系统常见病及多发病，要求掌握：①原发性高血压的临床表现与并发症、诊断及药物治疗；②心绞痛的临床表现及治疗要点，心肌梗死的临床表现、主要并发症、诊断标准及治疗要点；③心律失常常见类型的心电图特征，病毒性心肌炎、心脏瓣膜病的临床表现及急性心力衰竭的治疗要点。熟悉原发性高血压的分级，冠状动脉粥样硬化性心脏病的发病机制。了解常见病的病因。

第一节　原发性高血压

原发性高血压是以血压升高为主要表现而病因尚未明确的独立疾病，是一种临床综合征，简称高血压，是最常见的心血管疾病之一，也是导致人类死亡的常见疾病（如脑卒中、冠心病等）的重要危险因素。在某些肾脏病、内分泌疾病及其他疾病中，亦可出现高血压，此类高血压称为继发性高血压或症状性高血压，约占高血压患者的5%。

高血压的发病率有地域、年龄、种族的差异，发达国家高于发展中国家。我国高血压患病率不如工业化国家高，但呈增长态势，且我国高血压患者总体的知晓率、治疗率和控制率明显较低，分别低于50%、40%和10%。患病率北方高于南方，东部高于西部，城市高于农村，男女差别不大。

目前，我国采用国际上统一的高血压诊断标准为：在未服抗高血压药物的情况下，收缩压≥140 mmHg(18.7 kPa)和(或)舒张压≥90 mmHg(12.0 kPa)。

一、病因及发病机制

目前认为，原发性高血压是在有一定遗传因素的前提下由多种后天环境因素作用的结果。一般认为遗传因素约占40%，环境因素约占60%。

1. 遗传因素　原发性高血压有明显的家族发病倾向。父母均有高血压，子女高血压的发病率高达46%。约60%高血压患者有家族史。

2. 环境因素

(1)饮食：资料显示，每日摄盐量与高血压的发生及血压升高水平呈明显正相关，且摄盐过多导致血压升高主要见于对盐敏感的人群。饮食中饱和脂肪酸较多或饱和脂肪酸与不饱和脂肪酸的比值较高也可导致血压升高，降低脂肪摄入总量，增加不饱和脂肪酸的成分，可使人群平均血压下降。另外，长期饮酒者高血压患病率升高，且与饮酒量呈正相关。

(2) 精神应激：长期反复的精神刺激与过度紧张、噪声环境、视觉刺激、焦虑等可致血压升高，因此从事脑力劳动且活动过少、从事精神高度紧张的职业和长期在噪声环境中工作者高血压患病率均高于正常。

3. 其他因素　肥胖是血压升高的重要危险因素，此外，吸烟、服用避孕药、高龄等均可能与高血压的发生有关。

原发性高血压发病机制未明，学说众多。目前认为，原发性高血压主要与长期精神紧张导致大脑皮质功能失调、交感神经活动增强、释放儿茶酚胺增多，以及肾素-血管紧张素系统(RAS)平衡失调、血管内皮功能异常等因素有关。

知识链接

美国科学家最新的一项研究表明,孤独感会使年龄超过50岁的中老年人患高血压的概率增高,研究数据还显示,最孤独的人的血压测定值要比不孤独的人的血压测定值高30,这表明孤独感同超重和不运动对心脏的危害程度一样。研究结果提醒人们,治疗高血压的一种方法是更多地参与到社会生活中去。

二、临床表现

(一) 症状

原发性高血压通常起病缓慢,病程较长,缺乏特殊表现。常有头晕、头痛、后颈部疼痛、疲劳、心悸、耳鸣、健忘、注意力不集中、失眠等神经系统功能失调症状,在紧张、劳累后加重,去除上述因素后多数症状可缓解。也可出现视力模糊、鼻出血等较重症状,但症状与血压水平不一定相关。典型的高血压头痛症状在血压下降后即可消失。约1/5患者早期无症状,偶于体格检查时或发生心、脑、肾等并发症时才被发现。

(二) 体征

血压水平随季节、昼夜、情绪等因素有较大波动。冬季血压较高,夏季较低;一般夜间血压较低,清晨起床活动后血压迅速升高,形成清晨血压高峰。患者在家中的自测血压值往往低于医院测定血压值。

高血压时体征一般较少。心脏听诊可有主动脉瓣区第二心音亢进、收缩期杂音或收缩早期喀喇音。

(三) 并发症

血压持久升高可有心、脑、肾、眼底等靶器官损害。

1. 心 长期高血压可加重左心室后负荷,引起左心室肥厚、扩张,导致高血压性心脏病。体格检查可发现心尖搏动增强,左心室增大,在失代偿期可有左心衰竭的表现。高血压可促进冠状动脉粥样硬化性心脏病的发生和发展,患者可发生心绞痛和心肌梗死。

2. 脑 主要为急性脑血管病,包括短暂性脑缺血发作、脑血栓形成、脑出血和高血压脑病。由于高血压可加速脑动脉粥样硬化,而使患者出现短暂性脑缺血发作,表现为头痛、眩晕、肢体麻木,亦可出现短暂性瘫痪、失语和失明,严重者可有脑血栓形成;长期的血压增高可形成微动脉瘤,血压突然升高时可引起瘤破裂而发生脑出血;严重而持久的脑血管痉挛可使血液循环突然发生障碍引起脑水肿和颅内压增高,致血压突然显著升高,形成高血压脑病,表现为剧烈头痛、呕吐、抽搐甚至意识障碍、昏迷等。

3. 肾 长期持久高血压可致进行性肾小球硬化,并加速肾动脉粥样硬化的发生,可出现蛋白尿、肾功能损害,晚期出现肾功能衰竭。

4. 眼底 眼底改变可反映高血压的严重程度和间接判断脑血管病变。目前采用Keith-Wagener眼底分级法:Ⅰ级,视网膜动脉痉挛、变细、反光增强;Ⅱ级,视网膜动脉狭窄,动静脉交叉压迫;Ⅲ级,眼底出血或棉絮状渗出等;Ⅳ级,视神经乳头水肿。

(四) 高血压急症

患者血压在数小时至数天内急剧升高,伴有心、脑、肾等器官严重损害或功能障碍的一种临床危重状态。

1. 恶性高血压 恶性高血压也称急进型高血压病。在未及时治疗或治疗不当的原发性高血压患者中,1%～5%可发展为恶性高血压,也可起病时即为恶性高血压。临床特点为:①发病急骤,多见于中青年;②血压显著升高,舒张压持续超过130 mmHg;③头痛、视力下降、眼底改变;④肾脏损害严重,可伴肾功能不全。如不及时治疗则预后不佳,患者多死于肾功能衰竭、脑卒中或心力衰竭。

2. 高血压危象 高血压病程中由于某种诱因使全身小动脉发生强烈痉挛,引起血压骤升而出现一系列症状,称为高血压危象。其发生机制是交感神经兴奋性增加导致儿茶酚胺分泌过多。收缩压可达260 mmHg(34.7 kPa),舒张压可为120 mmHg(16.0 kPa)以上。患者出现头痛、恶心、呕吐、烦躁、心悸、多汗、面色苍白或潮红、视力模糊等征象,严重者可伴心绞痛、肺水肿、高血压脑病等。发作一般短暂,但可复发。

3. 高血压脑病 高血压脑病是指在血压明显升高的同时所出现的脑水肿和颅内压增高的临床征象，表现为严重头痛、呕吐、神志改变，严重者可发生抽搐、昏迷。其原因主要为血压过高引起脑血管调节机制异常，脑灌注过多引起脑水肿和颅内压升高。

（五）血压的水平分类和心血管的风险分层

1. 血压的水平分类和定义 目前我国采用正常血压、正常高值和高血压进行血压水平分类，根据血压升高水平，又进一步将高血压分为1级、2级 和3级，如表11-1所示。

表11-1 血压水平分类和定义（中国高血压防治指南，2010年）

类别	收缩压/mmHg		舒张压/mmHg
正常血压	＜120	和	＜80
正常高值	120～139	和（或）	80～89
高血压	≥140	和（或）	≥90
1级（轻度）	140～159	和（或）	90～99
2级（中度）	160～179	和（或）	100～109
3级（重度）	≥180	和（或）	≥110
单纯收缩期高血压	≥140	和	＜90

注：当收缩压与舒张压分属于不同级别时，应按较高级别分类。

2. 心血管的风险分层 高血压及血压水平是影响心血管事件发生和预后的独立危险因素，但并不是唯一的决定因素。因此，临床上对高血压患者的诊断和治疗不能只根据血压水平，必须进行心血管的风险评估并分层。心血管风险分层主要依据血压水平、心血管危险因素、靶器官损害及伴随的临床病患分为低危、中危、高危、很高危四个层次。

三、实验室检查及其他检查

1. 血常规检查 红细胞和血红蛋白一般无异常。血清胆固醇、甘油三酯、低密度脂蛋白增高，高密度脂蛋白降低，血糖和尿酸水平也常增高。

2. 尿常规检查 早期正常。随肾脏病变进展，尿液可出现红细胞、蛋白质、管型等。

3. 肾功能检查 早期无异常。肾功能减退时，血尿素氮和肌酐水平可升高，内生肌酐清除率可降低。

4. 其他检查 心电图可显示左心室肥厚、劳损；心脏受累时X线检查可见主动脉迂曲、延伸，左心室增大；超声心动图检查可示左心室室壁增厚，左心室室腔扩大和左心功能异常。必要时做24 h动态血压监测，既有助于判断高血压的严重程度，又可指导降压治疗和评价降压药物的疗效。

四、诊断要点

非药物、非同日、静息状态下测量3次血压均达到高血压的诊断标准，且原因不明时可诊断为原发性高血压。在作出诊断的同时，必须排除其他疾病导致的继发性高血压，如嗜铬细胞瘤、肾小球肾炎等，也要评估靶器官受损程度和相关危险因素。

五、防治要点

主要治疗目的是将血压降至正常或降至接近正常水平，最大程度降低心脑血管并发症发生与死亡的总体危险。目前主张一般高血压患者应将血压降至140/90 mmHg以下，65岁及以上的老年人的收缩压应控制在150 mmHg以下。治疗要点：临界性高血压在定期随访的基础上，以非药物治疗为主。轻度高血压首先非药物治疗观察4周，若4周内能使血压稳定地降至140/90 mmHg(18.7/12.0 kPa)以下，则坚持非药物治疗，但应定期监测有无脏器受累；如无效，则应开始药物治疗。对中、重度高血压则药物治疗为主。高血压危象、高血压脑病、急进型高血压等高血压急症则需紧急药物治疗。

（林爱琴）

第二节　动脉粥样硬化和冠状动脉粥样硬化性心脏病

一、动脉粥样硬化

动脉粥样硬化是一组动脉硬化血管病中最常见且最重要的一种。其特点是动脉管壁增厚变硬、失去弹性和管腔缩小，由于在动脉内膜上积聚的脂质外观呈黄色粥样，因此称为动脉粥样硬化。病变常累及大、中动脉。

(一) 病因及发病机制

本病为多病因疾病，确切原因尚不清楚，主要危险因素包括高脂血症、高血压、有吸烟史、有动脉粥样硬化家族史或糖尿病。其他如肥胖、年龄因素、性别因素、遗传因素等也可引起。

(二) 临床表现

动脉粥样硬化的临床表现主要决定于血管病变的程度及受累器官的缺血程度，早期患者感觉不到任何症状，当某器官中的动脉阻塞严重时才引起明显症状。例如，主动脉粥样硬化常无症状，冠状动脉粥样硬化者，当管径狭窄达75%以上，常发生心绞痛、心肌梗死、心律失常，甚至猝死。脑动脉硬化可引起脑缺血、脑萎缩，或造成脑血管破裂出血，肾动脉粥样硬化常引起夜尿、顽固性高血压，严重者可有肾功能不全。肠系膜动脉粥样硬化可表现为饱餐后腹痛、便血等症状。下肢动脉粥样硬化引起血管腔严重狭窄者可出现间歇性跛行、足背动脉搏动消失，严重者甚至可发生坏疽。

(三)　实验室检查及其他检查

1. 血脂检查　患者常有血胆固醇、甘油三酯升高，高密度脂蛋白降低，脂蛋白电泳图形异常，多数患者表现为第Ⅲ或第Ⅳ型高脂蛋白血症。

2. X线检查　可见主动脉伸长、扩张和扭曲，有时可见钙质沉着。

3. 动脉造影　可显示四肢动脉、肾动脉与冠状动脉由于粥样硬化所造成的管腔狭窄、病变部位及范围。

4. 多普勒超声检查　有助于判断四肢动脉、肾动脉血流通畅情况。

其他如心电图、放射性核素心、脑、肾等脏器扫描等亦有助明确诊断。

(四) 诊断要点

(1) 40岁以上的患者，如有主动脉增宽扭曲而能排除其他疾病，提示有主动脉粥样硬化的可能。

(2) 如突然出现眩晕或步态不稳而无颅内压增高征象，则应疑有基底动脉粥样硬化所引起的脑供血不足。

(3) 活动后出现短暂的胸骨后和心前区闷痛或压迫感，则应疑及冠状动脉供血不足。

(4) 夜尿常为肾动脉粥样硬化的早期症状之一。

(五) 防治要点

1. 一般治疗　合理饮食，饮食总热量不应过高，防止超重。坚持适量的体力活动，合理安排工作及生活，提倡不吸烟，可饮少量酒。同时控制易患因素，如患有糖尿病应及时控制血糖，包括饮食控制；如有高血压则应给予降压药，使血压降至适当水平，如有血胆固醇升高，则应控制高胆固醇，适当给予降脂药物。

2. 药物治疗

(1) 降血脂药物　①他汀类；②贝特类；③烟酸；④消胆胺；⑤安妥明；⑥不饱和脂肪酸如益寿宁、血脂平及心脉乐等；⑦藻酸双酯钠。

(2) 抗血小板药物　①阿司匹林；②潘生丁；③氯吡格雷；④西洛他唑。

(3) 水蛭素　天然水蛭素通过抑制凝血酶诱导的血小板激活，具有明确的抑制血小板聚集作用。

3. 手术治疗　手术治疗包括对狭窄或闭塞的血管，特别是冠状动脉、肾动脉和四肢动脉施行再通或重建或旁路移植等外科手术，以恢复动脉的供血。

二、冠状动脉粥样硬化性心脏病

冠状动脉粥样硬化性心脏病简称冠心病，亦称之为缺血性心脏病。它是指冠状动脉粥样硬化后，使血管壁阻塞、狭窄、痉挛，甚至闭塞，导致心肌缺血缺氧，甚至坏死而引起的心脏病。本病男性多于女性，40岁以后多见，脑力劳动者居多。据世界卫生组织2011年资料显示，我国冠心病死亡人数已列世界第二位。

本病病因复杂，尚未完全确定，多认为是多种因素共同作用所致，这些因素称之为危险或易患因素，主要危险因素包括如下几种。

1. 年龄和性别 本病常见于40岁以上人群。男性高于女性，比例约为2∶1。女性患者多发生在绝经期之后，提示该病发生可能与性激素平衡状态有关。

2. 高血压 收缩压与舒张压持续增高均与本病关系密切。

3. 血脂异常 胆固醇、甘油三酯、低密度脂蛋白、极低密度脂蛋白、载脂蛋白B(Apo B)增高。高密度脂蛋白、载脂蛋白A(Apo A)降低。

4. 吸烟 吸烟可引起动脉壁含氧量下降，促进动脉粥样硬化的形成。

5. 糖尿病和糖耐量异常 高血糖易使血管内膜受损，发病率较血糖正常者高2倍。糖耐量降低者也常发生此病。

6. 家族因素 有高血压、高血糖、高脂血症的家族成员，其发病率明显增高。

7. 其他次要危险因素 肥胖、体力活动较少、进食过多的动物脂肪、胆固醇、糖和钠盐、遗传因素、A型性格等。

根据病理解剖和病理生理变化的不同，本病有不同的临床分型。1979年世界卫生组织(WHO)将冠心病分为隐匿型或无症状性心肌缺血、心绞痛、心肌梗死、缺血性心肌病、猝死5型。近年来趋于将本病分为急性冠脉综合征(ACS)和慢性冠脉病(CAD)或称慢性缺血综合征(CIS)两大类。ACS包括不稳定型心绞痛、心肌梗死和冠心病猝死，后者包括稳定型心绞痛、冠脉正常的心绞痛、无症状性心肌缺血和缺血性心肌病。及时作出正确的ACS临床判断并尽早采取积极的救治措施，可大大降低该病的死亡率。本节重点介绍心绞痛和心肌梗死。

（一）心绞痛

【稳定型心绞痛】 稳定型心绞痛是在冠状动脉狭窄的基础上，由于心肌负荷加重使心肌急剧地、暂时地缺血与缺氧所引起的临床综合征，以发作性胸痛或胸部不适为主要临床特点。

1. 病因及发病机制 心绞痛的基本病因为冠状动脉粥样硬化造成冠状动脉管腔狭窄和(或)痉挛导致心肌血液供应障碍。其他还可见于重度主动脉瓣狭窄、关闭不全，肥厚型心肌病，冠状动脉扩张，冠状动脉栓塞，先天性冠状动脉栓塞等。

心肌平时对冠状动脉中氧的利用率很高，当心肌需氧量增加时，只能靠增加冠状动脉血流量来维持。正常冠状动脉的储备力很大，当运动、激动等使心肌耗氧量增加时，通过神经、体液调节，冠状动脉扩张，以增加血流量来进行代偿，因此正常人在此种情况下常不出现心绞痛。当冠状动脉粥样硬化后，管壁弹性降低、管腔狭窄或附壁血栓刺激导致冠状动脉痉挛，限制了血流量的增加，一旦心脏负荷增加(如劳累、激动、心力衰竭等)，心肌耗氧量增加，需血量增加，而狭窄或痉挛的冠状动脉不能明显增加心肌供血，致使心肌对血、氧的供需矛盾突出，心肌缺血、氧供给不足时，则发生心绞痛。

2. 临床表现

1) 症状 本病以发作性胸痛为主要特征，胸痛的特点有如下几项。

(1) 诱因：体力劳动、情绪激动最常见，其他如寒冷、饱餐、心动过速、休克、吸烟等亦可见。

(2) 部位：常见胸骨中下段之后、心前区，部分患者还可发生在上腹部。

(3) 性质：多有压榨性不适、紧缩感、闷胀感、堵塞感、烧灼感，但不尖锐，不像针刺或刀扎样疼痛，同时可伴濒死感。

(4) 持续时间：典型者持续时间常数分钟(3～5 min)，疼痛发作后，停止原来的诱发因素或舌下含服硝酸甘油，几分钟内常可缓解。可数天、数周或更长时间发作一次，亦可一日内多次发作。

(5) 放射痛:常放射至左上肢尺侧,左肩、颈、肩胛部,甚至上腹部。

2) 体征　平时少有异常。发作时可见表情痛苦、面色苍白、皮肤出冷汗、心率增快、血压升高,心尖部出现第四心音、第三心音奔马律,或一过性收缩期杂音等。

3. 实验室检查及其他检查

1) 心电图检查　静息心电图约50%为正常,也可有陈旧性心肌梗死或特异性ST-T改变。

(1) 心绞痛发作时心电图检查:绝大多数患者出现暂时性心肌缺血性ST段移位,T波改变的特异性不如ST段,若与平时比较有显著差别,也有助于诊断。变异型心绞痛发作时可出现ST段抬高。

(2) 心电图负荷试验:通过增加心脏负荷诱发心肌缺血以协助对可疑心绞痛者的诊断。

(3) 心电图连续监测:期望从中发现心电图ST-T改变来协助对可疑患者的诊断,同时还可将患者的活动情况、症状、心电图改变相互对照。心电图负荷试验,常用运动负荷试验,运动时可增加心脏负荷以激发心肌缺血,出现ST段水平型或下斜型低压,电压达到或超过0.1 mV为阳性。但心肌梗死急性期、心功能不全、心律失常、急性疾病者禁做该试验。

2) 冠状动脉造影　可使冠状动脉主干及其主要分支得到清楚、客观的显示,并能确定其病变部位、范围、程度等。本检查具有确诊价值,并对诊断、治疗、预后判断极为重要。

3) 放射线核素检查　利用放射性铊或锝显像所示灌注缺损提示心肌供血不足或消失区域,对心肌缺血的诊断很有价值。

4. 诊断要点　对有典型心绞痛发作史的患者的诊断不难,症状不典型者,可依据年龄、易患因素、心电图等检查确定诊断,必要时可做放射性核素检查、冠状动脉造影确诊。

5. 防治要点　预防要点主要是防止动脉粥样硬化的发生和发展。治疗要点是减少心肌耗氧量,增加心肌供血,促进冠状动脉侧支循环形成。

1) 发作时的治疗

(1) 休息:发作时应立即休息。

(2) 药物治疗:选用作用迅速、疗效高的硝酸酯制剂,这类药可扩张冠状动脉,增加心肌供血,同时扩张外围血管,减轻心脏负荷。常用药物有:①硝酸甘油,每次0.3～0.6 mg,舌下含服1～2 min开始起作用,持续时间约30 min;②硝酸异山梨醇酯(消心痛),每次5～10 mg,舌下含化,2～5 min起效,作用时间为2～3 h,可静脉应用。目前有供喷雾吸入用的制剂,同时可静脉给药稳定情绪。

2) 缓解期的治疗

(1) 一般处理:控制易患因素,消除诱因,调节饮食;科学安排日常生活与工作量;减轻精神负担;保持适当的体力活动,以不发生疼痛症状为度;一般不需卧床休息。

(2) 药物治疗:选用作用时间长、副作用小、适合长期使用的药物,可单独或交替联合使用,常用药物有如下几类。

① 硝酸酯制剂:如硝酸异山梨醇酯,每次5～20 mg,每日3次,长效硝酸甘油,每次2.5 mg,每日2～3次。对夜间心绞痛发作者效果更好。

② β受体阻滞剂:主要作用为降低心率及心肌收缩力,降低心肌耗氧量。常用药物有:普萘洛尔,每次10 mg,每日3次,可渐加量至每日30～120 mg,支气管哮喘、心功能不全者禁用;阿替洛尔(氨酰心安),每次12.5～25 mg,每日2次,该药因可使血压下降,故宜从小剂量开始;美托洛尔(美多心安),每次25～50 mg,每日3次。

③ 钙通道阻滞剂:主要作用是抑制钙离子流入动脉平滑肌细胞而扩张冠状动脉,解除冠状动脉痉挛,扩张周围血管以降低心脏后负荷,抑制心肌收缩力,降低心肌耗氧量,降低血液黏度,改善心肌微循环,对变异型心绞痛效果好。目前不主张使用短效钙阻滞剂(如硝苯地平),因其可使心率增加,心肌耗氧量增高。

④ 抑制血小板聚集的药物:常用药物有阿司匹林、双嘧达莫(潘生丁)等。

⑤ 调整血脂药物:可选用他汀类、贝特类等药物。

(3) 冠状动脉介入治疗:对合适的患者可做经皮腔内冠状动脉成形术(PTCA)或冠状动脉内支架植入术。

（4）外科手术治疗：依据病情可行冠状动脉旁路移植术。

【不稳定型心绞痛】

目前，临床上已趋向将典型的稳定型心绞痛以外的缺血性胸痛统称为不稳定型心绞痛，除变异型心绞痛具有短暂 ST 段抬高的特异心电图改变仍在临床沿用外，原有心绞痛的其他分型命名临床均已弃用。

1. 发病机制 与稳定型心绞痛的主要差别在于冠状动脉内不稳定的粥样斑块继发的病理改变，使局部的心肌血流量明显下降，如斑块内出血、斑块纤维帽出现裂隙、表面有血小板聚焦或刺激冠状动脉痉挛。虽然也可因劳力负荷诱发，但劳力负荷终止后胸痛并不及时缓解。

2. 临床表现 虽然不稳定型心绞痛的胸痛部位、性质与稳定型心绞痛基本相同，但还具有以下特点：①1 个月内新发生的较轻负荷所诱发的心绞痛；②既往有稳定型心绞痛，1 个月内疼痛发作频繁、程度加重、时间延长、诱因经常变化，并进行性恶化，硝酸甘油难以缓解；③休息状态下心绞痛发作或较轻微活动即可诱发，发作时有导联 ST 段抬高的变异型心绞痛。

3. 诊断要点 结合临床表现、心电图特点及心肌坏死标志物检测，排除稳定型心绞痛就可确定诊断。

4. 治疗要点 不稳定型心绞痛患者病情变化迅速，其临床危险度一般可分为低危组、中危组和高危组三种。疼痛发作频繁或持续不缓解及高危组的患者应立即住院治疗。

（1）一般处理 卧床休息，床边 24 h 心电监护，严密观察血压、脉搏、呼吸、心率、心律变化，有呼吸困难、发绀者应吸氧。

（2）止痛 烦躁不安、疼痛剧烈者，可考虑应用镇静剂，如吗啡 5～10 mg 皮下注射；硝酸甘油或硝酸异山梨醇酯持续静脉滴注或微量泵输注，直至症状缓解或出现血压下降。其中变异型心绞痛首选钙通道阻滞剂。

（3）抗凝和抗血栓 抗凝和抗血栓治疗是不稳定型心绞痛治疗的重要措施，应尽早应用，以有效防止血栓形成。常选用阿司匹林、氯吡格雷和肝素或低分子肝素。

（4）其他 有条件的医院可行急诊冠脉造影，考虑经皮冠状动脉介入治疗。

（二）心肌梗死

心肌梗死是指因冠状动脉供血急剧减少或中断，使相应的心肌严重而持久缺血导致的心肌坏死。临床表现为持久而难以控制的胸骨后剧痛，血清心肌酶谱升高，心电图进行性改变，出现心律失常、心源性休克和心功能不全等，属冠心病的严重类型。

本病男、女发病率之比为(2～5)∶1，40 岁以上者占绝大多数，冬、春季多发，北方发病率高于南方。发病危险因素有原发性高血压、高脂血症、糖尿病、吸烟等。

1. 病因及发病机制

心肌梗死的基本病因是冠状动脉粥样硬化使冠状动脉管腔严重狭窄（狭窄程度大于 75%），而侧支循环尚未充分建立，一旦血液供应减少或中断，使心肌严重而持久地出现急性缺血，缺血时间超过 1 h，即可发生心肌梗死。

导致急性心肌血液供应急剧减少或中断的原因常见于：①粥样硬化斑块破裂、出血，管腔内血栓形成，管壁持续性痉挛而造成的管腔闭塞；②出血、脱水、休克或严重心律失常使心排血量锐减，冠状动脉血流量骤降；③过劳、情绪激动使心肌耗氧量剧增，冠状动脉血液供应不足。

梗死部位心肌呈灰白或淡黄色，冠状动脉闭塞大致需 6 h 后才会出现明显的组织学改变，急性心肌梗死需 6～8 周才能完全愈合。

2. 临床表现

心肌梗死的临床表现与梗死面积的大小、部位、侧支循环建立情况关系密切。

1）先兆 有半数以上的患者在发病前数日至数周有乏力、胸部不适、心悸、气促等症状，其中以初发型或恶化型心绞痛最突出，心绞痛发作更频繁，程度严重，时间更长，硝酸甘油疗效差，诱因不明显等，此时心电图呈明显缺血性改变。如发现先兆应及时处理，可使部分患者避免发生心肌梗死。

2）症状

（1）疼痛：疼痛是最早也是最突然的表现。其性质、部位、放射状态大多与心绞痛相似，但多数诱因不明显，常发生于安静时，程度更重，患者常有恐惧感、烦躁不安、大汗淋漓，伴压榨、窒息、濒死感。时间长达

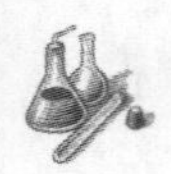

数小时或数天,服用硝酸甘油及休息不能缓解疼痛。少数患者疼痛可向上腹部、下颌、颈部、背部放射而易误诊。个别心肌梗死患者可无疼痛,开始即表现为心力衰竭或休克。

(2) 全身表现:常有中、低热,发热从第2天开始,持续约1周,亦常出现心动过速或过缓。

(3) 胃肠道症状:疼痛剧烈时常伴恶心、呕吐和上腹部胀痛,肠胀气亦常见。

(4) 心律失常:多发生在发病初1~2周内,尤以24 h内最多见。绝大部分患者(75%~95%)可以发生。患者出现乏力、头昏、晕厥等症状。心律失常类型以室性心律失常多见,尤其是室性早搏(室早)。成对、频发、多源的或呈R-on-T现象的室早及短暂的、阵发性室速,多为心室颤动的先兆,下壁心肌梗死易发生房室传导阻滞。

(5) 休克:急性心肌梗死者多发生心源性休克,这是心肌广泛性坏死,心肌收缩无力,心排血量急剧下降所致。多发生在病后数小时至一周内,发生率约为20%。主要表现为面色苍白、血压下降、脉搏细速、大汗淋漓、烦躁不安、皮肤湿冷、末梢青紫、尿量减少乃至昏迷出现。

(6) 心功能不全:主要表现为左心功能不全,常发生在病初几天或梗死演变期,为梗死后心肌收缩力显著下降或不协调所致。发生率为32%~48%,患者表现为呼吸困难、咳嗽、咳痰(白色或粉红色痰)、发绀、烦躁,重者出现肺水肿。随后还可能出现右心衰竭的表现。

3)体征

(1) 血压:除早期血压可升高外,几乎所有患者血压都有不同程度的降低。

(2) 患者可出现心律失常、休克、心功能不全的相应体征。

(3) 心脏体征:心浊音界可正常或增大,心率增快或减慢,心律不齐,第一心音减弱,可闻及第四心音或第三心音奔马律,部分患者可在心前区闻及收缩期杂音或喀喇音,为二尖瓣乳头肌功能失调或断裂所致。10%~20%患者可在第2~3天出现心包摩擦音。

4) 并发症

(1) 乳头肌功能失调或断裂:二尖瓣乳头因本身缺血、坏死,收缩功能障碍,造成二尖瓣脱垂或关闭不全。轻者可恢复,重者出现左心功能不全、肺水肿而死亡。

(2) 心脏破裂:其发生率极低,是严重而致命的并发症。多为心室游离壁或室间隔破裂造成心包积血或填塞而死亡。

(3) 心室壁瘤:发生率为5%~20%,好发于左心室。较大的室壁瘤可使心脏扩大,超声心动图提示局部反常运动。心室壁瘤是在心肌梗死愈合过程中,心肌由纤维组织代替而丧失收缩功能,局部膨胀而形成的,可导致心功能不全、心律失常及栓塞等。

(4) 心肌梗死后综合征:病后数周至数月出现,可反复发生,表现为心包炎、胸膜炎或肺炎等,可能为机体对坏死物质的过敏反应。

知识链接

最新研究发现,有些心肌梗死患者发病时首先出现的症状不是常见的心绞痛,而是剧烈头痛,容易误诊而延误宝贵的治疗时间。头痛原因目前尚不明确,有待进一步研究,据推测,可能与高血压有关。

3. 实验室检查及其他检查

1) 心电图检查　急性透壁心肌梗死的心电图常有典型改变及演变过程:①宽而深的Q波(病理性Q波),大多永久存在;②ST段抬高呈弓背向上型,在数日至两周内逐渐回到基线;③T波倒置加深呈冠状T波,此后逐渐恢复。

心内膜下心肌梗死常表现为无病理性Q波,有普遍性ST段低压大于或等于0.1 mV(aVR、V_1导联ST段抬高)或有对称性T波倒置。

心电图对急性心肌梗死者不但能明确有无心肌梗死,还能明确梗死的部位及范围。

2) 超声心动图检查　超声心动图可了解心室壁的运动情况和左心室功能,诊断乳头肌功能不全和室壁瘤,为临床提供重要依据。

3) 放射性核素检查　放射性核素检查可显示心肌梗死的部位与范围，观察左心室壁的运动和左心室射血分数，从而有助于判定心室的功能、梗死后室壁运动失调和心室壁瘤的情况。

4) 实验室检查

(1) 血常规检查：起病 24～48 h 后可见白细胞计数升高，中性粒细胞增多，嗜酸性粒细胞减少或消失，常持续 1 周。起病后 2～3 天红细胞沉降率增快，可持续 1～3 周。C 反应蛋白增高可持续 1～3 周。

(2) 血清心肌坏死标记物测定：①心肌肌钙蛋白 I(cTn I)或心肌肌钙蛋白 T(cTn T)在起病 3～4 h 后升高，cTn I 于 11～24 h 达高峰，7～10 天降至正常，cTn T 于 24～48 h 达高峰，10～14 天降至正常，这些心肌结构蛋白含量的增高是诊断心肌梗死的敏感指标，且特异性很强，但出现稍延迟；②肌红蛋白于起病后 2 h 内即升高，12 h 内达高峰，24～48 h 内恢复正常，是心肌梗死后出现最早且十分敏感的指标，但特异性不强；③肌酸激酶(CK)在起病后 6 h 升高，12 h 达高峰，3～4 天恢复正常，CK 的同工酶 CK-MB 在起病后 4 h 升高，16～24 h 达高峰，3～4 天恢复正常，CK-MB 虽不如 cTn I、cTn T 敏感，但其增高程度能较准确地反映梗死的范围，其高峰出现的时间是否提前有助于判断溶栓治疗是否成功；④天门冬酸氨基转移酶(AST，曾称 GOT)在起病后 6～12 h 升高，24～48 h 达高峰，3～6 天恢复正常；⑤乳酸脱氢酶(LDH)在起病后 8～12 h 升高，2～3 天达高峰，1～2 周恢复正常。CK、AST、LDH 的特异性及敏感性均不如上述血清心肌坏死标记物，但仍有参考价值。

4. 诊断要点

主要依据为典型临床表现、特征性心电图改变、血清心肌坏死标记物测定三项指标。上述三项中具备两项即可确诊，但临床表现可不典型。因此，凡年龄在 40 岁以上，发生原因未明的胸痛、恶心、出汗、心律失常、休克、心功能不全，或原有高血压突然显著下降者，应考虑有急性心肌梗死的可能，并先按急性心肌梗死来处理。心绞痛与急性心肌梗死的区别要点见表 11-2。

表 11-2　心绞痛与急性心肌梗死的区别要点

鉴别诊断项目	心　绞　痛	急性心肌梗死
疼痛		
1. 部位	胸骨上、中段之后	相同，但可以在较低位置或上腹部
2. 性质	压榨感或窒息感	相似，但程度更剧烈
3. 诱因	劳累、情绪激动、受寒、饱食等	不常有
4. 时限	短，1～5 min 或 15 min 之内	长，数小时或 1～2 天
5. 频率	频繁发作	不频繁
6. 硝酸甘油疗效	显著缓解	作用较差或无效
气喘或肺气肿	极少	可有
血压	升高或无显著变化	可降低，甚至发生休克
心包摩擦音	无	可有
坏死物质吸收的表现		
1. 发热	无	常有
2. 血白细胞增加(嗜酸性粒细胞减少)	无	常有
3. 血红细胞沉降率增快	无	常有
4. 血清心肌坏死标记物	无	有
心电图变化	无变化或暂时性 ST 段和 T 波变化	有特征性和动态性变化

5. 防治要点

对 ST 段抬高的急性心肌梗死患者，应早发现、早治疗，加强入院前的就地处理。治疗要点是尽早使心肌血液再灌注(到达医院后 30 min 内开始溶栓或 90 min 内开始介入治疗)以挽救濒死的心肌，防止梗死面积扩大或缩小心肌缺血范围，保护和维持心脏功能，及时处理严重心律失常、心力衰竭和各种并发症，防止猝死。

1）监护和一般治疗

(1) 休息：急性期患者绝对卧床休息1周，减少探视，保持环境安静及情绪稳定。

(2) 吸氧：初期可间断或持续吸氧2～3天。

(3) 监护：应收入冠心病监护室(CCU)，行连续心电图、血压、呼吸等监测3～5天，必要时还可行床旁血液动力学监测。

(4) 护理：第1周卧床休息，给予易消化、低钠、低脂肪饮食。第2周帮助患者逐步离床站立和在室内缓步行走。第3、4周帮助患者逐步从室内到室外慢步走动。

2）解除疼痛　急性心肌梗死患者应尽快解除疼痛，而普通镇痛剂效果欠佳。常用药物有：①吗啡，每次5～10 mg，皮下注射；②哌替啶(杜冷丁)，每次50～100 mg肌内注射；③硝酸甘油，每次0.6 mg，舌下含服；④硝酸异山梨醇酯，每次5～10 mg，舌下含服(以上药物均可重复应用，有的还可静脉给药)；⑤哌替啶与异丙嗪(非那根)合用行亚冬眠治疗，常用于疼痛严重者。

3）心肌再灌注　心肌再灌注可使闭塞的冠状动脉再通，缩小心肌缺血范围及梗死面积。若条件许可，宜尽早施行。

(1) 溶栓疗法：发病6 h以内使用纤溶酶激活剂溶解冠状动脉内的血栓，使冠状动脉再通及心肌再灌注，常用尿激酶(UK)100万～150万U，30～60 min内静脉滴注完毕。链激酶(SK)皮试阴性后用75万～150万U，30～60 min内静脉滴注完毕。新型溶栓剂有重组组织型纤溶酶原激活剂(rtPA)对血栓溶解有高度选择性，起效快，但应注意禁忌证，如出血、出血倾向或出血史，严重肝肾功能不全，活动性溃疡，新近手术或创口未愈者等。

(2) 急诊经皮腔内冠状动脉成形术(PTCA)：适用于溶栓治疗后，冠状动脉再通后又发生堵塞，或虽再通但仍有重度狭窄者。近年亦用于直接再灌注心肌。

4）消除心律失常　急性心肌梗死后室性心律失常出现时，后果严重，应及时消除。首选利多卡因，每次50～100 mg，静脉注射，必要时5～10 min重复，直至室性心律失常消失或总量达300 mg后以1～4 mg/min静脉滴注维持48～72 h，以后改用口服药物。

心室颤动发生时，应立即用非同步直流电复律。发生严重房室传导阻滞、心室率过缓时，应及早安装临时起搏器治疗。

5）治疗心功能不全　主要是治疗急性左心功能不全，除应用强效镇静剂、利尿剂外，应选用血管扩张剂以减轻左心室负荷。心功能不全程度轻者可选用硝酸甘油或硝酸异山梨醇酯，重者可选用硝普钠。急性心肌梗死后，前24 h一般不用洋地黄制剂。

6）控制休克　急性心肌梗死的休克为心源性休克，也可伴外周血管舒缩障碍或血容量不足，其治疗采取补充血容量、纠正酸中毒、升高血压及应用血管扩张剂等，如无效，应及时行急诊PTCA或支架植入，使冠状动脉及时再通。亦可做急诊冠状动脉旁路移植术(CABG)。

7）其他治疗

(1) 抗凝治疗：目前多用在溶栓治疗之后，常用药物有肝素、华法林、双香豆素等。

(2) β受体阻滞剂：可阻止梗死范围的扩大，改善预后。

(3) 血管紧张素转换酶抑制剂：有助于改善恢复期心肌重构，降低心力衰竭发生率和死亡率。

(4) 极化液疗法：对恢复心肌细胞膜极化状态，改善心肌收缩力，降低心律失常有益，伴有重度房室传导阻滞者禁用。

知识链接

最新研究发现，采用冠脉内注射的方法移植骨髓干细胞，细胞可以和心脏壁层发生整合，并向心肌细胞分化，这为治疗心肌梗死提供了新的治疗思路。

(林爱琴)

第三节 心律失常

一、概述

心律失常是指由于各种原因导致的心脏激动的起源异常和(或)激动传导异常引起的正常节律或速率的改变。

(一)病因分类

按其发生原理,目前临床上应用较普遍的分为以下四大类。

1. 激动起源异常

(1)窦性心律失常:窦性心动过速、窦性心动过缓、窦性心律不齐、窦性停搏。

(2)异位心律:①被动性异位心律:逸搏(房性、房室交界性、室性);逸搏心律(房性、房室交界性、室性)。②主动性异位心律:期前收缩(房性、房室交界性、室性);阵发性心动过速(房性、房室交界性、室性);扑动与颤动(心房、心室)。

2. 激动传导异常

(1)生理性窦性心律失常:干扰与脱节(房性、房室交界性、室性)。

(2)病理性窦性心律失常:窦房传导阻滞、房内传导阻滞、房室传导阻滞、心室内传导阻滞(束支或分支传导阻滞、末梢性室内传导阻滞)。

(3)传导径路异常窦性心律失常:预激综合征、房室结内双径路或多径路。

3. 激动起源异常合并传导异常 激动起源异常合并传导异常包括并行心律、反复心律、折返性心律失常、心房颤动合并束支传导阻滞。

4. 起搏器诱发的心律失常 按照心律失常发生时心率的快慢,可将其分为快速性心律失常与缓慢性心律失常两大类。本节按心律失常发生原理及结合心律失常时心率快慢进行分类讨论。

(二)诊断要点

心律失常经询问病史、心脏体格检查往往能作出初步诊断,确诊主要依靠心电图,有些心律失常的性质确定需要做心电生理检查。

1. 病史询问 心律失常的诊断应详细询问病史,通过询问病史可以了解过去是否存在心律失常及其类型、发作时有无诱发因素(如运动、喝茶及咖啡、饮酒、精神因素等)、发作频率、如何起止、发作时症状、持续时间、治疗经过及疗效、有无器质性心脏病等。

2. 体格检查 主要通过心脏听诊了解心率、节律与心音的特点,结合颈静脉及桡动脉搏动情况,有助于心律失常的诊断。

3. 心电图检查

(1)常规心电图:为诊断心律失常最重要的无创伤性检查。心律失常时记录 12 导联心电图,并选择Ⅱ、aVF 或 V_1 导联显示 P 波较清楚的导联的心电图长条以备分析。

(2)动态心电图:患者在日常生活不受影响的情况下连续 24 h 或更长时间记录二导联或多导联心电图。这项检查的优点在于了解临床症状(如心悸、晕厥等)及日常活动与心律失常的关系、明确心律失常的昼夜分布特征、协助评价抗心律失常药物和起搏器或埋藏式心脏复律除颤器的疗效。

(3)食管心电图:主要优点是能描记到高大的 P 波,食管电极由浅而深可记录到四种心电图波形。常用于复杂心律失常的鉴别诊断,对房室折返性心动过速、房室结折返性心动过速及阵发性室性心动过速的诊断有重要的价值。食管心电图是分析心律失常较为重要的一种辅助手段。

4. 心内电生理检查 利用心导管技术,经静脉和(或)动脉将多根多极导管插入心腔内的不同部位,并用多导生理仪同步记录各部位电活动,了解心电激动的起源部位、传导途径、速度、顺序及传导过程中的异常心电现象,确定某些心律失常的性质。

（三）防治要点

1. 病因治疗 心律失常患者经去除病因及诱因或对症处理，心律失常常可控制。

2. 药物治疗 临床常用的抗快速性心律失常药物按照药物的电生理效应分为四大类。

(1) 钠通道阻滞剂(Ⅰ类药)：①ⅠA类药物，减慢动作电位0相除极速率，延长复极时程，如奎尼丁、普鲁卡因胺、丙吡胺等属此类；②ⅠB类药物，不减慢除极速率，缩短复极时程，如美西律、苯妥英钠、利多卡因等属此类；③ⅠC类药物，减慢除极速率，减慢传导与轻微延长复极时程，如氟卡尼、普罗帕酮等属此类。

(2) β受体阻滞剂(Ⅱ类药)：阻断β肾上腺素能受体，减慢动作电位0相除极速率，抑制4相自动除极，如阿替洛尔、美托洛尔、比索洛尔等均属此类。

(3) 阻断钾通道与延长复极的药物(Ⅲ类药)：胺碘酮、溴苄胺、索他洛尔等均属此类。

(4) 钙通道阻滞剂(Ⅳ类药)：阻断慢钙通道，抑制4相自动除极，如地尔硫䓬、维拉帕米等均属此类。

3. 电学治疗 电学治疗包括埋藏式心脏复律除颤器(ICD)、心脏起搏治疗及导管射频消融治疗快速性心律失常等。快速性心律失常还可采用外科手术治疗。

二、窦性心律失常

（一）窦性心动过速

正常窦性心律的激动起源于窦房结，成年人的频率为60～100次/分。若成年人窦性心律的频率超过100次/分，为窦性心动过速。

1. 病因 见于体力活动、情绪激动、吸烟、饮酒及饮茶或咖啡等生理状态，亦可见于某些病理状态，如发热、休克、贫血、心肌缺血、心力衰竭、甲状腺功能亢进以及应用肾上腺素、阿托品等。

2. 心电图检查 心电图特征(图11-1)：①窦性P波，即P波在Ⅰ、Ⅱ、aVF导联直立圆钝，aVR导联倒置，P-R间期0.12～0.20 s；②P波规律出现，P-P间期小于0.60 s，P-P间期之差小于0.12 s，同一心动周期P-P间期与R-R间期相等；③成人心室频率大多在101～160次/分之间，偶有高达200次/分，频率增快和减慢呈逐渐变化。

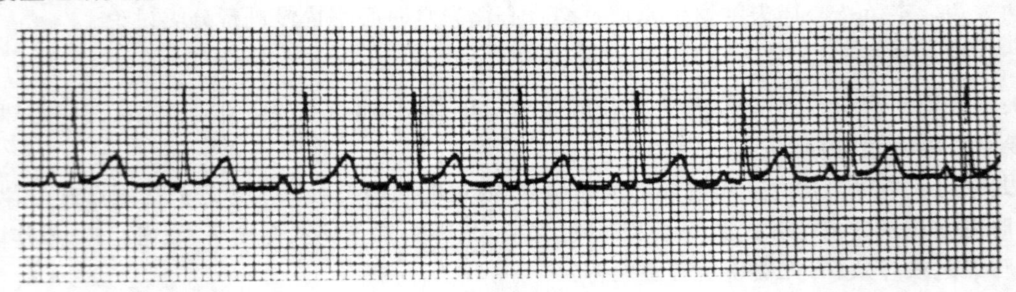

图11-1 窦性心动过速

3. 防治要点 针对病因和诱发因素进行治疗，病因和诱发因素去除后，窦性心动过速多可消失，如纠正贫血、控制心力衰竭等。必要时可使用β受体阻滞剂或非二氢吡啶类钙通道阻滞剂减慢心率、缓解症状。

（二）窦性心动过缓

成人窦性心律的频率小于60次/分，称为窦性心动过缓。

1. 病因 窦性心动过缓可见于生理状态，如健康的青年人及老年人、运动员，睡眠状态等；也可见于病理状态，如颅内疾病、甲状腺功能减退、急性下壁心肌梗死、窦房结病变、严重缺氧及低温等；应用β受体阻滞剂、拟胆碱药物、洋地黄等药物亦常发生窦性心动过缓。

2. 心电图检查 心电图特征(图11-2)：①窦性P波，即P波在Ⅰ、Ⅱ、aVF导联直立圆钝，aVR导联倒置，P-R间期0.12～0.20 s；②P波规律出现，P-P间期大于1.00 s，P-P间期之差小于0.12 s，同一心动周期P-P间期与R-R间期相等。

窦性心动过缓常同时伴有窦性心律不齐(P-P间期之差大于0.12 s)。

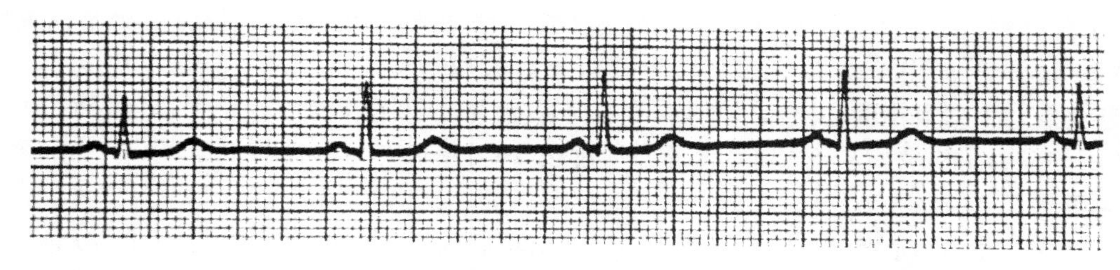

图 11-2 窦性心动过缓

3. 防治要点 应针对病因进行治疗。无症状的窦性心动过缓通常无需治疗。如因心率过慢，出现头昏、乏力等心输出量不足症状，可用阿托品、异丙肾上腺素等药物，但不适合长期应用，易发生严重副作用，效果不确定时，可考虑心脏起搏治疗。

（三）窦性停搏

窦性停搏又称窦性静止，是指窦房结暂停产生激动，使心房及心室活动相应暂时停止的现象。

1. 病因 窦性停搏可见于迷走神经张力增高、急性下壁心肌梗死、窦房结变性与纤维化、脑血管意外等，亦可见于应用洋地黄、胺碘酮、乙酰胆碱等药物。

2. 心电图检查 心电图特征（图 11-3）：①较正常 P-P 间期显著长的间期内无 P 波；②长的P-P 间期与基本的窦性 P-P 间期无倍数关系；③长的 P-P 间期中可出现逸搏或逸搏心律。

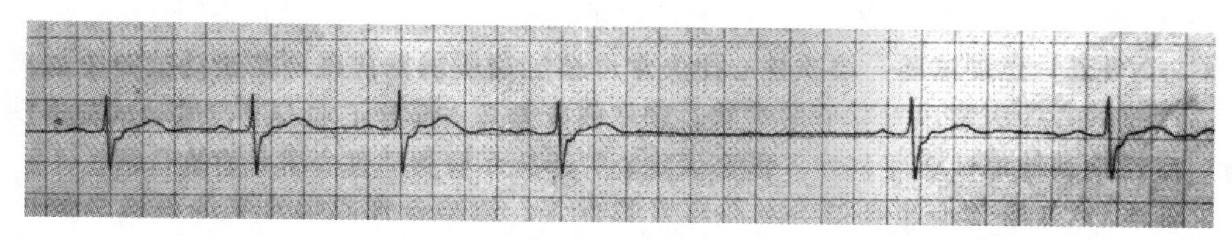

图 11-3 窦性停搏

3. 防治要点 参照病态窦房结综合征。

（四）病态窦房结综合征

病态窦房结综合征简称病窦综合征，是指由于窦房结及其周围组织病变导致功能减退，产生多种心律失常的综合表现。

1. 病因 窦房结及其周围组织发生炎症、变性、缺血、纤维化、脂肪浸润、退行性变等均可损害窦房结，引起激动形成或传导障碍，多见于冠心病、心肌病、心肌炎、甲状腺功能减退、克山病等。

2. 临床表现 患者因心动过缓，常出现心、脑等脏器供血不足的表现，如发作性头晕、黑朦等，严重者可出现晕厥；如出现心动过速，则可出现心悸、胸痛等症状。

3. 心电图检查及其他检查

（1）心电图检查：心电图特征（图 11-4）如下。①持续的窦性心动过缓，心率多在 50 次/分以下；②窦性停搏与窦房传导阻滞以及窦房传导阻滞与房室传导阻滞可同时存在；③严重的心动过缓与房性心动过速、心房扑动或心房颤动交替发生，即心动过缓-心动过速综合征；④房室交界区性逸搏心律。

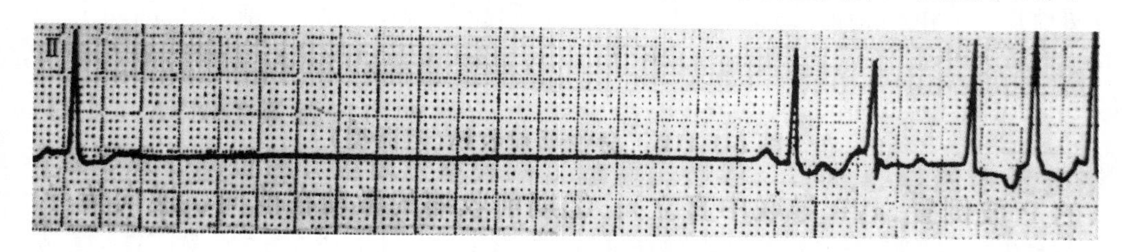

图 11-4 病态窦房结综合征

（2）固有心率测定：以普萘洛尔（0.2 mg/kg）静脉注射，10 min 后再以阿托品（0.04 mg/kg）静脉注射，然后测定心率。固有心率正常值通常以下列公式计算：118.1－（0.57×年龄）。病态窦房结综合征患者的固有心率低于正常值。

(3) 电生理检查:常用心内电生理检查技术或食管心房调搏方法。阳性标准:窦房结恢复时间大于2 s、校正窦房结恢复时间大于0.45 s、窦房传导时间大于0.12 s。

4. 诊断要点 根据典型的心电图表现,结合临床症状与心电图改变的相关性,即可确诊。若在晕厥等症状发作时,通过动态心电图记录到显著的心动过缓,即可提供有力的诊断依据。

5. 防治要点

(1) 病因治疗:若为冠心病、心肌病、心肌炎、甲状腺功能减退等所致,应积极治疗原发病。

(2) 药物治疗:心动过缓-心动过速综合征患者发生心动过速,不宜单用抗心律失常药物治疗,在安装起搏器后,若仍有心动过速发作,可同时应用抗心律失常药物。

(3) 起搏器治疗:有症状的病态窦房结综合征患者,应安装起搏器。

三、期前收缩

(一) 房性期前收缩

房性期前收缩又称房性早搏,是指心房(除窦房结以外)的任何部位激动提前引起心脏收缩的现象。

1. 病因 房性期前收缩可见于正常成人(大约60%均发生过),常因情绪激动、精神紧张、吸烟、饮酒及饮茶或咖啡等而诱发;各种器质性心脏病患者均可发生;亦可见于药物的副作用,如洋地黄制剂、异丙肾上腺素等;还可见于电解质紊乱及心脏手术等。

2. 心电图检查 心电图特征(图11-5):①P波提前发生,与窦性P波形态不同;②大多数QRS波群正常,如发生在舒张早期,P波传导可中断,无QRS波群发生,因室内差异性传导,可出现宽大畸形的QRS波群;③P-R间期一般大于0.12 s;④大多数房性期前收缩后有一个不完全性代偿间歇,少数为完全性代偿间歇。

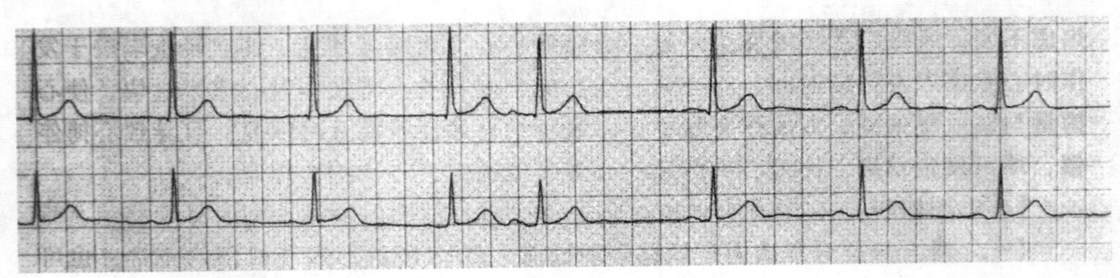

图11-5 房性期前收缩

3. 防治要点 房性期前收缩通常无需治疗。如有明确病因或诱因,则应治疗原发病或去除诱因。当有明显症状或因房性期前收缩触发室上性心动过速时,可服用β受体阻滞剂、普罗帕酮或莫雷西嗪等。

(二) 房室交界区性期前收缩

房室交界区性期前收缩简称交界性期前收缩,是指房室交界区的激动前向和逆向传导,导致提前产生QRS波群与逆行P波。

1. 病因 临床较少见,可见于器质性心脏病患者,也可见于洋地黄中毒患者及正常人。

2. 心电图检查 心电图特征(图11-6):①逆行P波可位于QRS波群之前(P-R间期小于0.12 s)、之中或之后(R-P间期小于0.20 s);②提前出现的QRS波群形态正常,当发生室内差异性传导,QRS波群形态可有变化;③代偿间歇正常。

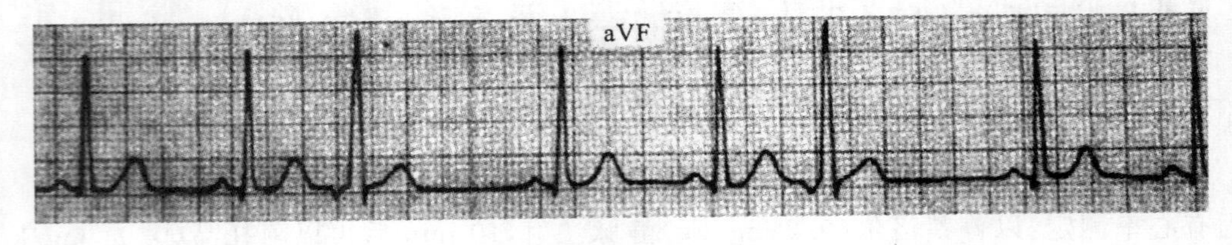

图11-6 交界性期前收缩

3. 防治要点 交界性期前收缩通常无需治疗,主要针对原发因素处理。

（三）室性期前收缩

室性期前收缩简称室性早搏。

1. 病因 室性期前收缩可见于正常人及各种心脏病，常见于冠心病、高血压、心肌病、风湿性心脏病与二尖瓣脱垂等，亦见于洋地黄、奎尼丁、三环类抗抑郁药中毒。电解质紊乱（如低钾、低镁等）、烦躁不安、过量饮酒及咖啡、炎症、缺血、缺氧等是其常见诱因。

2. 临床表现 通常可无症状，也可出现心悸、胸闷、头晕、乏力。听诊时在基本节律之间可发现提早搏动，早搏后出现较长的停歇，室性早搏之第二心音强度减弱，仅能听到第一心音。

3. 心电图检查 心电图的特征（图 11-7）：①提前出现的宽大畸形 QRS 波群，时限达到或大于 0.12 s；②ST 段与 T 波的方向与 QRS 波群的主波方向相反；③一般为完全性代偿间歇。

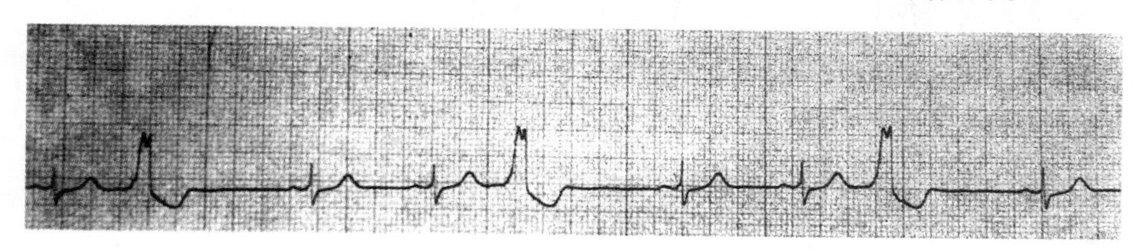

图 11-7 室性期前收缩

4. 防治要点

（1）无器质性心脏病：一般不必使用药物治疗。若症状明显，治疗以消除症状为目的。应特别注意对患者说明这种情况的良性预后，消除诱发因素，药物宜选用β受体阻滞剂、普罗帕酮等。

（2）急性心肌缺血：在急性心肌梗死发病开始的 24 h 内，目前不主张预防性地应用抗心律失常药物，应加强监护。但早期出现频发性室性早搏（每分钟超过 5 次）、多源性室性早搏、成对或连续出现的室性早搏、室性早搏落在前一个心搏的 T 波上等情况时，可静脉注射胺碘酮或利多卡因。若急性心肌梗死发生窦性心动过速与室性期前收缩，应早期使用β受体阻滞剂。其他急性心肌缺血亦按上述原则处理。

（3）慢性心脏病变：心肌梗死后或心肌病患者常伴有室性早搏，但应避免应用Ⅰ类抗心律失常药物，原因是这些药物使总死亡率和猝死的风险增加。可使用β受体阻滞剂或胺碘酮进行治疗。

四、阵发性心动过速

（一）阵发性房性心动过速

阵发性房性心动过速包括自律性房性心动过速、折返性房性心动过速及紊乱性房性心动过速三种。

1. 自律性房性心动过速

（1）病因：大多数阵发性房性心动过速因自律性增高引起。常见于慢性肺部疾病、心肌梗死、心肌病及各种代谢障碍等，也见于洋地黄中毒。

（2）临床表现：发作呈短暂、间歇或持续发生。可出现头晕、乏力、心悸及胸闷等症状。当房室传导比率发生变化时，听诊心律不齐，第一心音强度变化。

（3）心电图检查：心电图特征（图 11-8）如下。①P 波形态与窦性 P 波不同；②心房率通常为 150～200 次/分；③常伴二度Ⅰ型或Ⅱ型房室传导阻滞。

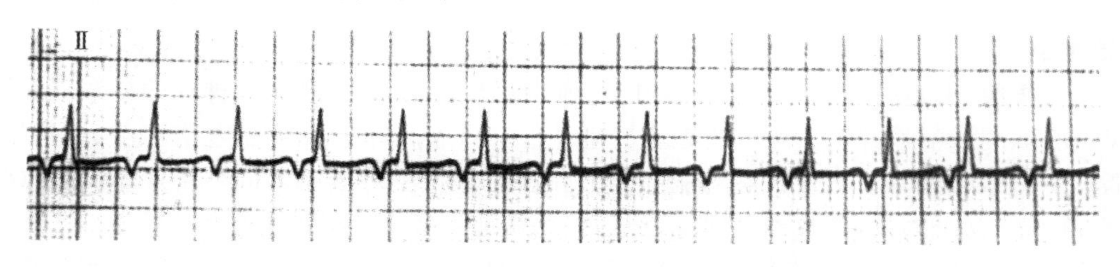

图 11-8 自律性房性心动过速

（4）治疗：若心室率不快，无需紧急处理。若心室率达 140 次/分以上或因洋地黄中毒所致，应进行紧急治疗。其处理方法包括:①洋地黄中毒者:立即停用洋地黄;如无高钾血症,口服或静脉补充氯化钾,但应避免出现高血钾;若经上述措施未控制或不能补钾,可选用利多卡因、苯妥英钠及β受体阻滞剂等。②非洋地黄中毒者:积极治疗原发病;可选用洋地黄、β受体阻滞剂、ⅠA、ⅠC或Ⅲ类抗心律失常药物;射频消融。

2. 折返性房性心动过速 本型较为少见,心电图表现为P波与窦性P波形态不同,P-R间期通常延长。可参照阵发性室上性心动过速的治疗。

3. 紊乱性房性心动过速

(1) 病因:常见于慢性阻塞性肺疾病、充血性心力衰竭、洋地黄中毒、低血钾。

(2) 心电图检查:心电图特征(图11-9)如下。①多种形态各异的P波,大多数P波能下传心室,少数P波不下传心室,P-R间期各不相同;②心房率为100~130次/分;③心室率不规则。

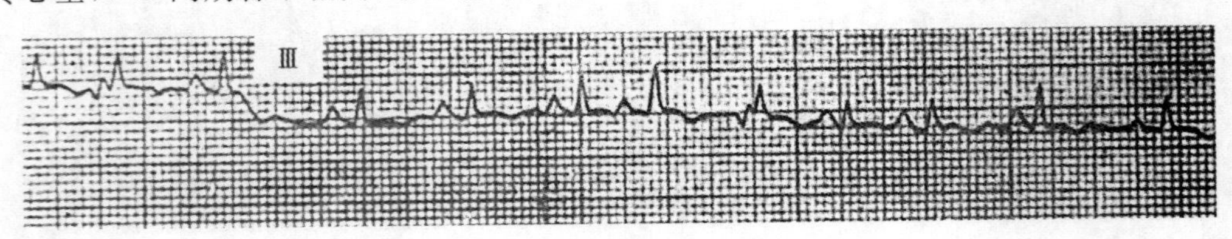

图11-9 紊乱性房性心动过速

(3) 治疗:治疗原发疾病;应用维拉帕米或胺碘酮;补充钾盐与镁盐以抑制心动过速发作。

(二) 阵发性室上性心动过速

阵发性室上性心动过速包括房性和房室交界区性阵发性心动过速,简称室上速。心电图一般表现为QRS波群形态正常、R-R间期呈规则的快速心律。大部分室上速由折返机制引起,主要包括窦房折返性心动过速、房室结内折返性心动过速与心房折返性心动过速。房室结内折返性心动过速是最常见的阵发性室上性心动过速。

1. 病因 患者一般无器质性心脏病表现,但也可有器质性心脏病表现。

2. 临床表现 心动过速往往突然发作与终止,持续时间长短不一。可出现头晕、乏力、心悸、胸闷、焦虑及烦躁不安等,晕厥、心绞痛、心力衰竭与休克等症状少见。症状轻重与发作时心室率快速及持续时间有关,亦与原发病的严重程度有关。体格检查心尖区第一心音强弱一致,心律绝对规则。

3. 心电图检查 心电图特征(图11-10):①逆行P波常位于QRS波群内或其终末部分,P波与QRS波群保持固定关系;②心室率为150~250次/分,节律规则;③QRS波群正常,但发生室内差异性传导或束支传导阻滞时,QRS波群形态异常;④起始突然,一般由房性期前收缩触发,其下传的P-R间期显著延长,随之出现心动过速。

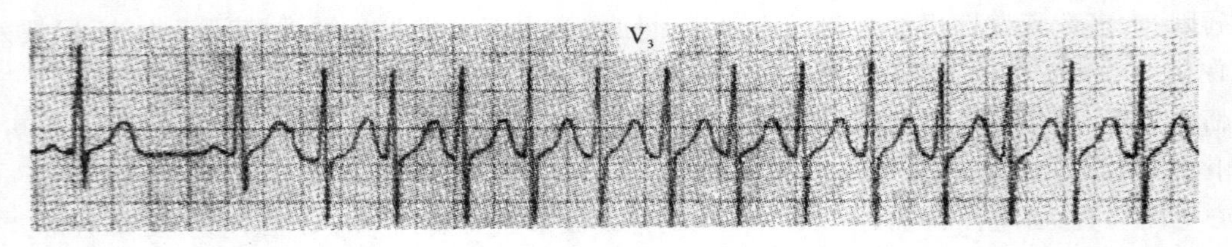

图11-10 阵发性室上性心动过速

4. 防治要点

(1) 急性发作期:①刺激迷走神经:若心功能与血压正常,可尝试刺激迷走神经的方法,如颈动脉窦按摩、Valsalva动作、刺激咽喉部等方法可使心动过速终止。②药物治疗:常用药物有腺苷、维拉帕米或地尔硫䓬、艾司洛尔、普罗帕酮等。对伴有心功能不全患者首选静脉注射洋地黄可终止发作。③电学治疗:常用射频消融、食管心房调搏术、直流电复律等,但已应用洋地黄者不应接受电复律治疗。

(2) 预防复发:若发作频繁或发作时症状严重,可长期口服药物预防。首先选用洋地黄制剂、长效钙通道阻滞剂或长效β受体阻滞剂单独或联合应用。也可口服普罗帕酮。

（三）阵发性室性心动过速

阵发性室性心动过速简称室速。

1. 病因 各种器质性心脏病均可发生室速。常见于冠心病、心肌病、心肌炎、心力衰竭、心瓣膜病、二尖瓣脱垂等，也可见于代谢障碍、电解质紊乱、洋地黄中毒等。偶可见于无器质性心脏病者。

2. 临床表现 临床症状轻重与基础心脏病变、心功能状况及发作时心室率快慢、持续时间长短有关。发作时可出现头晕、乏力、低血压、气促、呼吸困难、心绞痛、晕厥等。严重时可出现心力衰竭、休克等表现。听诊心律轻度不规则，第一心音、第二心音分裂。

3. 心电图检查 心电图特征（图 11-11）：①QRS 波群宽大畸形，时限为 0.12 s 或以上；②ST-T 波方向与 QRS 波群主波方向相反；③心室率多为 100～250 次/分；R-R 间期规则，但亦可略不规则；④窦性 P 波与 QRS 波群无固定关系，形成室房分离；⑤偶可产生心室夺获和室性融合波。

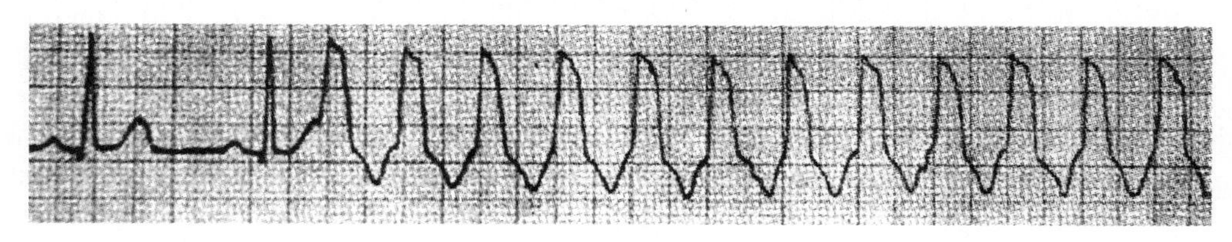

图 11-11 阵发性室性心动过速

4. 防治要点 治疗原发病及去除诱因；非持续性短暂室速，若无症状或血流动力学影响，处理的原则与室性早搏的相同；持续性室速发作，应给予治疗。

（1）终止室速发作：无明显的血流动力学障碍者，可先给予利多卡因、普鲁卡因胺、普罗帕酮治疗，但普罗帕酮不宜用于心肌梗死或心力衰竭。若无效，则可用胺碘酮静脉注射或直流电复律。有明显的血流动力学障碍者，应迅速施行直流电复律。洋地黄中毒引起的室速，应予药物治疗，不宜用电复律。

（2）预防复发：应积极治疗诱因及可逆性病变。在药物效果大致相同的情况下应选择毒副反应较少者，常用β受体阻滞剂或胺碘酮。单一药物治疗无效时，可联合用药。目前，植入式心脏复律除颤器、外科手术、射频消融亦用于某些室速。

（四）非阵发性房室交界区性心动过速

1. 病因 洋地黄中毒是最主要的病因，也可见于下壁心肌梗死、心肌炎、急性风湿热或心瓣膜手术后，偶见于正常人。

2. 心电图检查 心电图特征（图 11-12）：①发作起始与终止时心率逐渐变化，心率为70～150 次/分或更快；②逆行 P 波可位于 QRS 波群之前、之中或之后；③QRS 波群正常，R-R 间期规则。

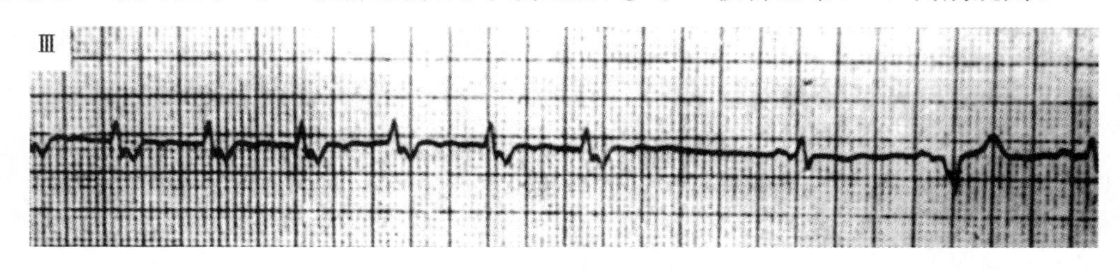

图 11-12 非阵发性房室交界区性心动过速

3. 治疗 本型心律失常一般可自行消失，若患者能耐受，仅需密切观察和治疗原发疾病。洋地黄中毒者，立即停药，给予钾盐、利多卡因或β受体阻滞剂治疗，无需电复律。其他患者可选用ⅠA、ⅠC 与Ⅲ类（胺碘硐）抗心律失常药物。

五、扑动与颤动

（一）心房扑动

心房扑动简称房扑。

1. 病因 常见于有心脏病的患者，如风湿性心脏病、冠心病、心肌病等，亦可见于肺栓塞、甲状腺功能亢进、酒精性心肌病、心包炎等。有时无器质性心脏病者亦可发生。

2. 临床表现 心室率不快时,患者可无症状。若伴快速的心室率,可诱发心绞痛与心力衰竭,并出现相应症状。房室传导不恒定时,第一心音强度亦随之变化。

3. 心电图检查 心电图特征(图 11-13):①P 波消失,取而代之的为规律的锯齿状扑动波(称为 F 波);②心房率一般为 250～300 次/分;③心室率规则或不规则,房室传导多呈 2∶1或 4∶1传导,有时也出现 1∶1传导;④QRS 波群形态正常,但发生室内差异传导、束支传导阻滞时,QRS 波群出现宽大畸形。

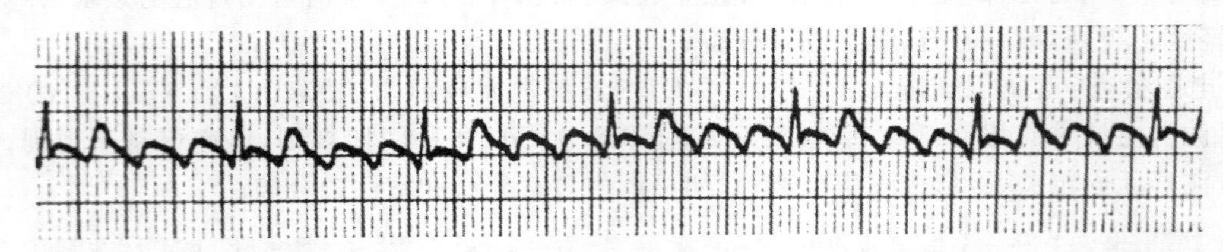

图 11-13 心房扑动

4. 防治要点 减慢心室率,保持血流动力学稳定;转复为窦性心律;预防复发并进行病因治疗。

(1) 病因治疗:应针对原发疾病进行治疗。如治疗风湿性心脏病、冠心病、心肌病、肺栓塞、甲状腺功能亢进等。

(2) 药物治疗:可选用洋地黄制剂、非二氢吡啶类钙通道阻滞剂或β受体阻滞剂等减慢心室率;ⅠA、ⅠC 或Ⅲ类抗心律失常药可用于转复房扑或预防复发。

(3) 电学治疗:直流电复律为最有效的终止房扑的方法。对于症状明显或血流动力学不稳定的房扑患者,应选用射频消融治疗。

(二) 心房颤动

心房颤动简称房颤。房颤按持续时间长短分为阵发性房颤、持续性房颤和永久性房颤,按心室率快慢可分为快速性房颤和缓慢性房颤。

1. 病因 常见于风湿性心脏病、冠心病、高血压性心脏病、甲状腺功能亢进、心肌病及慢性肺源性心脏病等。心肺疾病患者出现急性缺氧、高碳酸血症等情况时亦可出现房颤。也可见于正常人,常因情绪激动、运动或大量饮酒而诱发。

2. 临床表现

(1) 症状:房颤症状的轻重受心室率快慢的影响。心室率快时,患者可有心悸、胸闷等症状,严重时可发生心绞痛、心力衰竭及晕厥;心室率不快时,患者可无症状。房颤并发体循环栓塞的危险性大,脑栓塞的发生率高。

(2) 体征:典型体征为心脏听诊第一心音强弱不一,心律不规则,心室率快时可出现脉搏短绌。

当房颤患者的心室律变得规则时,则有可能恢复窦性心律,或转变为房性心动过速或房扑,或转变为完全性房室传导阻滞(多见于洋地黄中毒)。

3. 心电图检查 心电图特征(图 11-14):①P 波消失,代之以小而不规则的 f 波;②心房率为 350～600 次/分;③心室率极不规则,心室率一般为 100～160 次/分;④QRS 波群形态一般正常,出现室内差异性传导时,QRS 波群宽大畸形。

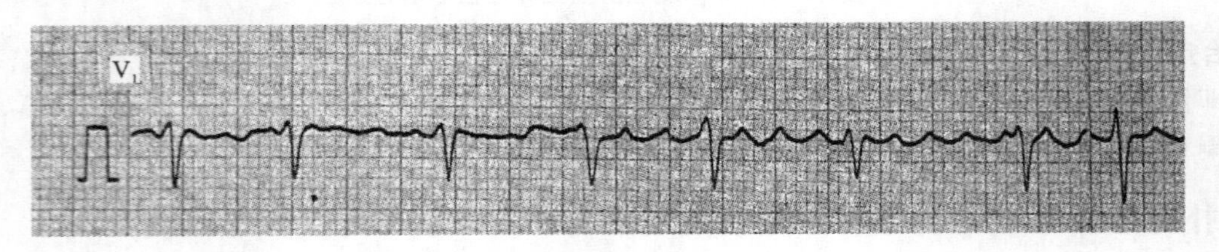

图 11-14 心房颤动

4. 防治要点 减慢心室率,酌情恢复窦性心律,预防复发;病因治疗。

(1) 病因治疗:应针对原发疾病进行治疗,如治疗风湿性心脏病、冠心病、心肌病、慢性肺源性心脏病、甲状腺功能亢进等。去除情绪激动、大量饮酒及缺氧等诱因。

(2) 控制症状:①急性心房颤动:在24～48 h内初次发作的房颤,称为急性房颤。急性房颤一般在短时间内可自行终止,对于症状明显且不能自行终止者,应迅速给予治疗。可选用静脉注射β受体阻滞剂或钙通道阻滞剂,亦可选用洋地黄(不作为首选用药),稍活动后维持心室率不超过100次/分。经上述处理后,房颤仍未能恢复窦性心律者,可应用ⅠA、ⅠC或Ⅲ类等抗心律失常药物转复房颤,但应注意其致心律失常作用。药物复律无效时,可给予电复律。②慢性心房颤动:阵发性房颤一般能自行终止,急性发作时按上述处理。反复发作或症状明显,可口服普罗帕酮或胺碘酮等药物。持续性房颤若选择复律,可用普罗帕酮、索他洛尔与胺碘酮等药物复律,也可选用电复律治疗,应注意预防复律后房颤复发及血栓栓塞。永久性房颤可选用β受体阻滞剂、钙通道阻滞剂或地高辛等控制房颤过快的心室率。

(3) 其他电学治疗:快速性房颤反复发作且药物治疗无效者,可采用房室结阻断消融术,并安装双腔起搏器。其他还有外科手术、射频消融、植入式心脏复律除颤器等治疗方法或手段。

(4) 预防栓塞并发症:慢性房颤患者过去有栓塞病史、高血压、糖尿病、风湿性心脏病、冠心病等情况,均应长期抗凝治疗。口服华法林,维持凝血酶原时间国际标准化比值(INR)在2.0～3.0之间,不宜使用华法林的患者可改服阿司匹林。长期抗凝治疗应注意出血的危险。房颤持续小于48 h者,复律前无需抗凝治疗;房颤持续超过48 h者,复律前应服用华法林3周,复律后继续服用华法林3～4周;紧急复律可用肝素或低分子量肝素抗凝。

(三) 心室扑动与心室颤动

心室扑动与心室颤动为致命性心律失常。

1. 病因 常见于缺血性心脏病患者,也可见于严重缺血缺氧、使用抗心律失常药物、极快的心室率及电击伤等患者。

2. 临床表现 临床症状严重,通常出现意识丧失、抽搐、呼吸停顿甚至死亡。听诊心音消失、无脉搏、血压无法测到。

3. 心电图检查 心电图特征(图11-15):①心室扑动:无正常QRS-T波形,呈正弦图形,波幅大而规则,频率为150～300次/分。②心室颤动:无法辨认QRS-T波,波形、振幅与频率均极不规则。

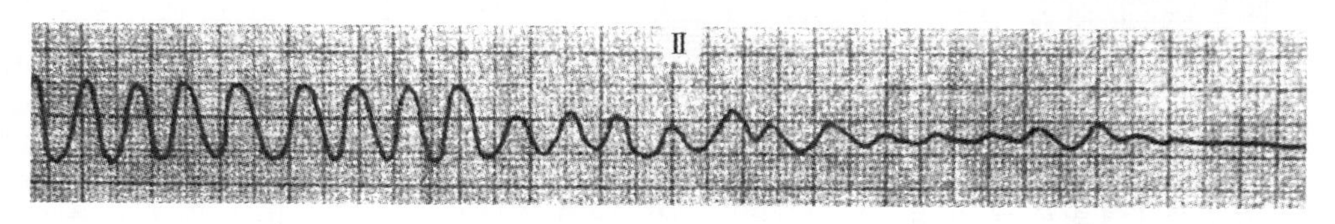

图11-15 心室扑动与心室颤动

4. 防治要点 一旦出现心跳、呼吸骤停,应立即进行心肺复苏、除颤等处理,详见第九章相关内容。

六、房室传导阻滞

房室传导阻滞(简称房室阻滞)是指房室交界区脱离了生理不应期后,心房激动传导延迟或不能下传到心室。房室结、希氏束以及束支等不同的部位都能出现房室传导阻滞。

(一) 病因

常见原因有:迷走神经张力亢进的正常人或运动员;器质性心脏病,如急性心肌梗死、高血压病、病毒性或风湿性心肌炎、心内膜炎、心肌病、心脏退行性变及先天性心血管病等;心脏手术、电解质紊乱(如高血钾)及药物中毒(如洋地黄中毒);急性全身感染。

(二) 临床表现

一度房室传导阻滞一般无症状,听诊第一心音减弱。二度房室传导阻滞可有心悸,听诊心律不齐,有心跳脱漏。三度房室传导阻滞取决于心室率的快慢与原发病变,可出现头晕、乏力、晕厥、心力衰竭等症状,严重者可出现意识丧失、抽搐甚至猝死,称为Adams-Stokes综合征。听诊第一心音强度不恒定,第二心音分裂,有时听到响亮亢进的第一心音(大炮音)。

（三）心电图检查

1. 一度房室传导阻滞 窦性P波，每个P波后均有QRS波群，P-R间期等于或大于0.20 s(图11-16)。

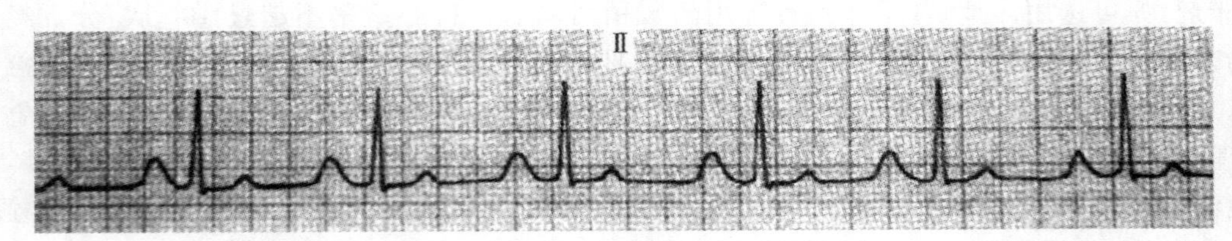

图 11-16 一度房室传导阻滞

2. 二度房室传导阻滞 通常分为Ⅰ型和Ⅱ型，Ⅰ型又称文氏阻滞，Ⅱ型又称莫氏阻滞。

(1) 二度Ⅰ型房室传导阻滞：①P-R间期进行性延长，相邻R-R间期进行性缩短，直至一个P波受阻不能下传心室；②QRS波群大多正常；③包含受阻P波在内的R-R间期小于正常窦性P-P间期的两倍(图11-17)。

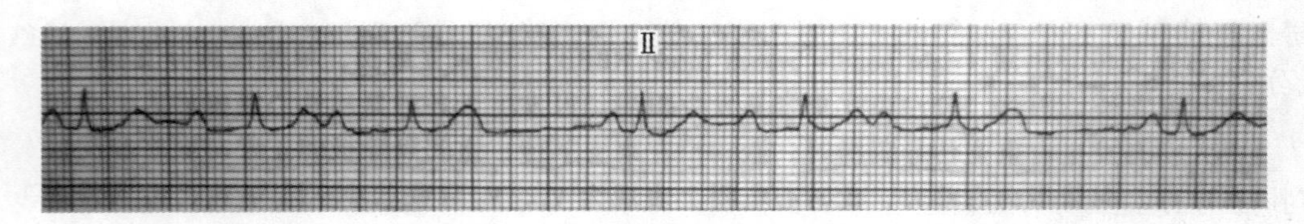

图 11-17 二度Ⅰ型房室传导阻滞

(2) 二度Ⅱ型房室传导阻滞：①P-R间期恒定不变；②QRS波群多数正常；③P波后QRS波群可呈不同比例脱漏，如2∶1或3∶2房室阻滞(图11-18)。

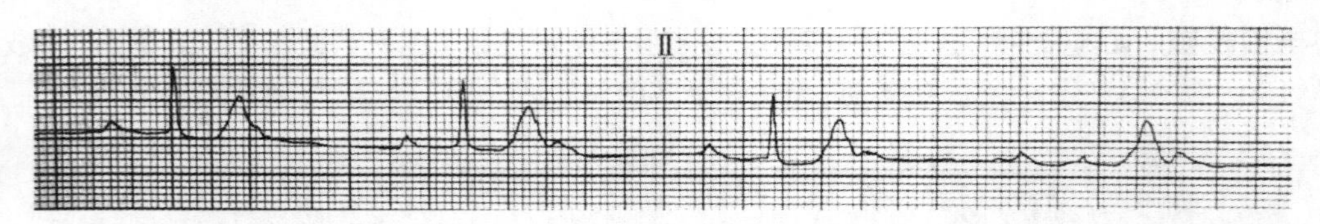

图 11-18 二度Ⅱ型房室传导阻滞

3. 三度(完全性)房室传导阻滞 ①P波与QRS波群各自独立、互不相关；②心房率快于心室率；③QRS波群形态及心室率取决于心室起搏点位置。心室起搏点一般在阻滞部位稍下方，QRS波群正常，R-R间期较稳定，心室率为40～60次/分；如位于室内传导系统的远端，QRS波群增宽，R-R间期不稳定，心室率在40次/分以下(图11-19)。

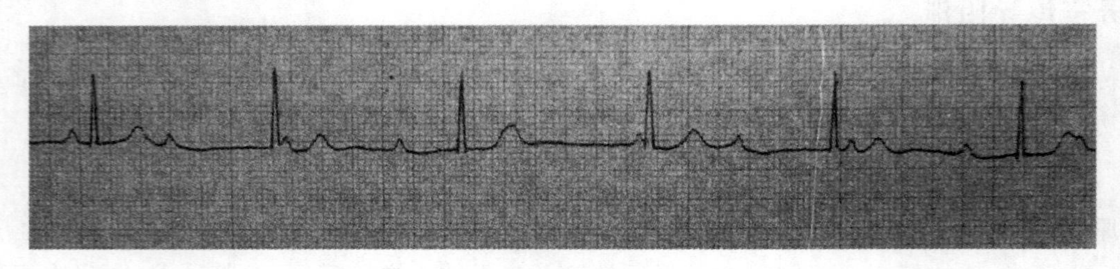

图 11-19 三度(完全性)房室传导阻滞

（四）防治要点

1. 病因治疗 积极治疗原发病，去除诱因。一度房室传导阻滞与二度Ⅰ型房室传导阻滞心室率不太慢者，无需特殊治疗。

2. 药物治疗 各型房室阻滞若心室率太慢，又无心脏起搏条件的应急情况，可给予药物提高心室率。阿托品可提高房室传导阻滞的心室率，适用于阻滞位于房室结的患者；异丙肾上腺素适用于任何部位的房室传导阻滞，但慎用于急性心肌梗死者。

3. 人工心脏起搏 对于症状明显、心室率缓慢者，应及早给予临时性或永久性心脏起搏治疗。

（包再梅）

第四节 病毒性心肌炎

病毒性心肌炎是指由病毒感染引起的局灶性或弥漫性心肌炎症病变。

一、病因及发病机制

很多种病毒都可能导致心肌炎，其中以肠道病毒及呼吸道病毒最为常见。主要包括柯萨奇病毒（A、B组）、埃可病毒、脊髓灰质炎病毒、腺病毒、流感病毒、EB病毒、单纯疱疹病毒、麻疹病毒及人类免疫缺陷病毒（HIV）等，其中，尤以柯萨奇B组病毒最常见，占30%～50%。

病毒性心肌炎的发病机制较复杂，一方面是因为病毒直接侵犯心肌及微血管，另一方面可能是病毒感染引起细胞介导的免疫损伤作用。另外，自身免疫反应可能也是原因之一。多种因素最终导致心脏功能和结构的损害。病毒性心肌炎病理改变主要表现为弥漫性或局灶性实质及间质病变。组织学特征是心肌细胞溶解，间质充血、水肿及增生，炎性细胞浸润等。病毒可侵犯心内膜及心包。

二、临床表现

1. 症状 症状轻重常取决于病变的广泛程度，轻者可无症状，重者可猝死。半数以上发病前1～3周有呼吸道或消化道病毒感染史，可先有发热、头痛、乏力或恶心、呕吐等症状，后出现胸痛、心悸、气促、呼吸困难、水肿等症状，严重者出现心律失常、心力衰竭、心源性休克或Adams-Stokes综合征。

2. 体征 发热程度与心率增快不平行，心脏大小可正常或增大，第一心音减弱，心律不齐，可听到第三心音、第四心音或杂音。严重者出现颈静脉怒张、肺部啰音、水肿及肝大等心力衰竭体征，甚至出现心源性休克。

三、实验室检查及其他检查

（1）血常规检查：急性期白细胞计数增高，血沉增快，高敏C反应蛋白增加。

（2）血清心肌酶：血清肌钙蛋白（血清肌钙蛋白T或血清肌钙蛋白I）及心肌肌酸激酶（CK-MB）增高。

（3）病原学检查：发病后3周内，间隔2周的两次血清柯萨奇B组病毒中和抗体滴度呈4倍或以上增高，或一次高达1:640；特异型柯萨奇B组病毒IgM>1:32或以上；外周血中可检出肠道病毒核酸等。

（4）心电图检查：①ST-T改变；②各型心律失常，室性早搏最常见，其次是房室传导阻滞；③可有病理性Q波。

（5）X线检查：心影正常或扩大。

（6）超声心动图检查：轻者可正常；重者可有左心室增大、左心室收缩及舒张功能减退，弥漫性或局限性室壁运动减弱等。

（7）心内膜心肌活检：为有创检查手段，一般不作为常规检查，有助于本病的诊断、病情和预后判断。

四、诊断要点

诊断依据：①上呼吸道感染、腹泻等病毒感染后3周内出现与心脏相关的表现，不能用一般原因解释；②心电图有ST-T改变或心律失常表现；③有明确心肌损害的依据；④病原学检查结果呈阳性；⑤排除其他心肌疾病。

五、防治要点

卧床休息，加强营养，进食易消化、富含维生素及蛋白质的食物。对有房室传导阻滞、难治性心力衰竭、心源性休克或考虑有自身免疫的情况下可慎用糖皮质激素。中西医结合治疗(如黄芪、板蓝根、辅酶Q10、牛磺酸等)有抗病毒、调节免疫和改善心脏功能等作用,具有一定疗效。

(包再梅)

第五节 心脏瓣膜病

心脏瓣膜病是由于炎症、黏液样变性、退行性变、缺血性坏死、先天性畸形及创伤等因素导致的单个或多个瓣膜的结构和(或)功能异常,引起瓣口狭窄及(或)关闭不全。二尖瓣病变最常见,其次为主动脉瓣病变。

风湿性心脏病简称风心病,是风湿性炎症过程所致的瓣膜损害,40岁以下人群多见。近年来,瓣膜黏液样变性和老年人的瓣膜钙化的发病率在我国越来越高。

一、二尖瓣狭窄

(一)病因及发病机制

二尖瓣狭窄是我国主要的瓣膜病,其最常见病因为风湿热,女性多见。单纯二尖瓣狭窄占风心病的1/4,二尖瓣狭窄伴有二尖瓣关闭不全占2/5,主动脉瓣常同时受累。

二尖瓣狭窄后,左心房压升高致肺静脉压升高,肺顺应性降低,从而发生劳力性呼吸困难。心率增快时舒张期缩短,左心房压升高,故任何增加心率的诱因均可促使急性肺水肿的发生,如房颤、妊娠、感染或贫血等。由于左心房压和肺静脉压升高,引起肺小动脉反应性收缩,最终导致肺小动脉硬化,肺血管阻力增高,肺动脉压力升高。重度肺动脉高压可引起右心室肥厚、三尖瓣和肺动脉瓣关闭不全和右心衰竭。

知识链接

正常人的二尖瓣口面积为4～6 cm^2,当瓣口减小一半时即出现狭窄的相应表现。瓣口面积为1.5 cm^2以上为轻度狭窄,1～1.5 cm^2为中度狭窄,小于1 cm^2为重度狭窄。

(二)临床表现

1. 症状 一般在二尖瓣中度狭窄(瓣口面积1～1.5 cm^2)时才有明显症状。

(1)呼吸困难:最常见的早期症状。常有运动、感染、妊娠或心房颤动等诱因,可由劳力性呼吸困难发展到静息时呼吸困难、端坐呼吸和阵发性夜间呼吸困难,甚至发生急性肺水肿。

(2)咯血:有以下几种情况。①突然咯大量鲜血,通常见于严重二尖瓣狭窄,可为首发症状。当肺静脉压突然升高时,支气管静脉破裂引起大咯血,咯血后肺静脉压降低,咯血可自止。②阵发性夜间呼吸困难或咳嗽时出现痰中带血或血痰。③急性肺水肿时咳大量粉红色泡沫状痰。

(3)咳嗽:常见,多在夜间睡眠或劳动后出现,与支气管黏膜淤血水肿易患支气管炎或左心房增大压迫左主支气管有关。

(4)声嘶:较少见,由于扩大的左心房和肺动脉压迫左喉返神经所致。

2. 体征 重度二尖瓣狭窄常有二尖瓣面容。

(1)二尖瓣狭窄的心脏体征:①望诊心尖搏动正常或不明显;②心尖区可闻及第一心音亢进和开瓣音,提示前叶柔顺、活动度好,如瓣叶钙化僵硬,则第一心音减弱,开瓣音消失;③心尖区有低调的隆隆样舒张中晚期杂音,局限、不传导,常可触及舒张期震颤。

(2)肺动脉高压和右心室扩大的心脏体征:肺动脉高压时肺动脉瓣区第二心音亢进或伴分裂。当肺动脉扩张引起相对性肺动脉瓣关闭不全时,可在胸骨左缘第2肋间闻及舒张早期吹风样杂音,称Graham-Steell杂音。右心室扩大伴相对性三尖瓣关闭不全时,在三尖瓣区闻及全收缩期吹风样杂音。

3. 并发症

(1)急性肺水肿:为重度二尖瓣狭窄的严重并发症。患者常突发重度呼吸困难和发绀,不能平卧,咳粉红色泡沫样痰，双肺布满干、湿啰音。若抢救不及时，可导致死亡。

(2) 心房颤动：为较早期的常见并发症，可为患者就诊的首发原因，多先有房性期前收缩。开始为阵发性心房扑动及颤动，之后转为慢性心房颤动。心房颤动时，左心室充盈减少，可使心输出量下降 1/5，常使心力衰竭加重。

(3) 右心衰竭：为晚期常见并发症。右心衰竭时，右心排出量明显减少，肺循环血量减少，左心房压相对下降，呼吸困难可有所减轻，临床表现为右心衰竭的症状和体征。

(4) 血栓栓塞：1/5 的患者发生体循环栓塞，极少数为首发症状，以脑栓塞最常见，血栓多来源于左心耳或左心房。心房颤动和右心衰竭时，可在右心房形成附壁血栓，可致肺栓塞。

(5) 感染性心内膜炎：较少见。

(6) 肺部感染：常见。

(三) 实验室检查及其他检查

(1) X 线检查：左心房增大是二尖瓣狭窄的典型表现，其他 X 线征象包括右心室增大、肺动脉主干突出、肺淤血、间质性肺水肿等征象。

(2) 心电图检查：重度二尖瓣狭窄可有“二尖瓣型 P 波”，QRS 波群示电轴右偏和右心室肥厚表现。

(3) 超声心动图检查：确诊二尖瓣狭窄的可靠方法。M 型示二尖瓣城墙样改变，后叶向前移动及瓣叶增厚。二维超声心动图可显示狭窄瓣膜的形态和活动度，测绘二尖瓣口面积。典型者为舒张期前叶呈圆拱状，后叶活动度减少，交界处粘连融合，瓣叶增厚和瓣口面积缩小。彩色多普勒血流显像可实时观察二尖瓣狭窄的射流，有助于连续多普勒测定的正确定向。

(四) 诊断要点

心尖区有隆隆样舒张期杂音，伴 X 线或心电图示左心房增大，一般可诊断为二尖瓣狭窄，超声心动图检查可确诊。

(五) 防治要点

1. 一般治疗 有风湿活动者应给予抗风湿治疗；预防感染性心内膜炎；呼吸困难者应减少体力活动，限制钠盐摄入，口服利尿剂，避免和控制诱发急性肺水肿的因素，如急性感染、贫血等。

2. 并发症的治疗

(1) 大量咯血：应取坐位减少回心血量，用镇静剂防烦躁不安及减少活动，静脉注射利尿剂，以降低肺静脉压。

(2) 急性肺水肿：处理原则与急性左心衰竭所致的肺水肿相似。但应注意：①选用扩张静脉系统、减轻心脏前负荷为主的硝酸酯类药物，避免使用以扩张小动脉为主、减轻心脏后负荷的血管扩张药物；②正性肌力药物对二尖瓣狭窄的肺水肿无益，仅用于心房颤动伴快速心室率时减慢心室率，可静脉注射毛花苷 C。

(3) 心房颤动：治疗目的为满意控制心室率，争取恢复和保持窦性心律，预防血栓栓塞。

(4) 右心衰竭：限制钠盐摄入，应用利尿剂等。

3. 介入治疗和手术治疗 介入治疗和手术治疗为治疗本病的有效方法。当二尖瓣口有效面积小于 1.5 cm^2，伴有症状，尤其症状进行性加重时，应用介入或手术方法扩大瓣口面积，减轻狭窄。常用方法有：①经皮球囊二尖瓣成形术，为缓解单纯二尖瓣狭窄的首选方法；②二尖瓣分离术，有闭式分离术和直视分离术两种，闭式分离术目前临床已很少使用，直视分离术适用于瓣叶严重钙化、病变累及腱索和乳头肌、左心房内有血栓的二尖瓣狭窄的患者；③人工瓣膜置换术，适用于严重瓣叶和瓣下结构钙化、畸形及二尖瓣狭窄合并明显二尖瓣关闭不全者。

二、二尖瓣关闭不全

(一) 病因及发病机制

1. 瓣叶损害 ①最常见的瓣叶损害为风湿性损害，占二尖瓣关闭不全的 1/3。风湿性病变使瓣膜僵硬、变性、连接处融合以及腱索融合缩短。②二尖瓣原发性黏液性变使瓣叶宽松膨大或伴腱索过长，心脏收缩时瓣叶突入左心房可影响二尖瓣关闭。③感染性心内膜炎破坏瓣叶。

2. 瓣环扩大 ①左心室增大或伴左心衰竭都可造成二尖瓣环扩大而导致二尖瓣关闭不全。②二尖瓣环退行性变和瓣环钙化。

3. 腱索损害 先天性或获得性的腱索病变,如腱索过长、断裂缩短和融合。

4. 乳头肌功能障碍 冠状动脉灌注不足可引起乳头肌功能失调。如乳头肌缺血短暂,可出现短暂的二尖瓣关闭不全;如急性心肌梗死发生乳头肌坏死,则发生永久性二尖瓣关闭不全,乳头肌坏死是心肌梗死的常见并发症,乳头肌完全断裂可发生严重致命的急性二尖瓣关闭不全。

二尖瓣关闭不全时,左心房的顺应性增加,左心房扩大。在较长的代偿期,同时扩大的左心房和左心室可适应容量负荷增加的需要,使左心房压和左心室舒张末压不致明显上升,肺淤血不出现。持续严重的过度容量负荷终致左心衰竭,左心房压和左心室舒张末压明显上升,导致肺淤血、肺动脉高压和右心衰竭发生。

(二) 临床表现

1. 症状

(1) 急性:轻度二尖瓣反流仅有轻微劳力性呼吸困难。严重反流,很快发生急性左心衰竭,甚至发生急性肺水肿。

(2) 慢性:轻度二尖瓣关闭不全可终身无症状。严重反流有心排出量减少,可表现为疲乏无力,晚期可出现劳力性呼吸困难,活动耐力显著下降。

2. 体征

(1) 急性:心尖搏动为高动力型。第二心音肺动脉瓣成分亢进。非扩张的左心房强有力收缩所致心尖区第四心音常可闻及。由于收缩末期左心室和左心房压差减小,心尖区反流性杂音于第二心音前终止,而非全收缩期杂音,低调,呈递减型,不如慢性者响。严重反流也可出现心尖区第三心音和短促舒张期隆隆样杂音。

(2) 慢性:① 心尖搏动:左心室增大时向左下移位。②心音:风心病时瓣叶缩短,导致重度关闭不全时,第一心音减弱。二尖瓣脱垂和冠心病时第一心音多正常。③心脏杂音:心尖区全收缩期杂音,为二尖瓣关闭不全主要体征,杂音可向左腋下和左肩下区传导。后叶异常时,杂音向胸骨左缘和心底部传导。在典型的二尖瓣脱垂为随喀喇音之后的收缩晚期杂音。腱索断裂时杂音可似海鸥鸣或呈乐音性。反流严重时,心尖区可闻及紧随第三心音后的短促舒张期隆隆样杂音。

3. 并发症 心房颤动可见于3/4的慢性重度二尖瓣关闭不全的患者;感染性心内膜炎较二尖瓣狭窄常见;体循环栓塞见于左心房扩大、慢性心房颤动的患者,较二尖瓣狭窄少见;心力衰竭在急性者早期出现,慢性者晚期发生;二尖瓣脱垂的并发症包括感染性心内膜炎、脑栓塞、心律失常、猝死、腱索断裂、严重二尖瓣关闭不全和心力衰竭。

(三) 实验室检查及其他检查

(1) X线检查:急性者心影正常或左心房轻度增大伴明显肺淤血,甚至肺水肿征。慢性重度反流常见左心房、左心室增大,左心衰竭时可见肺淤血和间质性肺水肿征。二尖瓣环钙化为致密的C形阴影,在左侧位或右前斜位可见。

(2) 心电图检查:急性者心电图正常,窦性心动过速常见。慢性重度二尖瓣关闭不全主要为左心房增大,部分有左心室肥厚和非特异性ST-T改变,少数有右心室肥厚征,心房颤动常见。

(3) 超声心动图检查:M型和二维超声心动图不能确定二尖瓣关闭不全。脉冲式多普勒超声和彩色多普勒血流显像可于二尖瓣心房侧和左心房内探及收缩期反流束,诊断二尖瓣关闭不全的敏感性几乎可达100%,且可半定量反流程度。后者测定的左心房最大反流束面积,小于4 cm^2为轻度反流、4~8 cm^2为中度反流、大于8 cm^2为重度反流。二维超声可显示二尖瓣装置的形态特征,有助于明确病因。

(四) 诊断要点

1. 急性 根据突然发生呼吸困难,心尖区出现收缩期杂音,X线心影不大而肺淤血明显等特点可诊断,确诊靠超声心动图。

2. 慢性 心尖区有典型杂音伴左心房及左心室增大，诊断可以成立，确诊靠超声心动图。

（五）防治要点

1. 急性 ①内科治疗：一般为术前过渡措施，尽可能在床旁血流动力学监测指导下进行。静脉滴注硝普钠通过扩张小动静脉，降低心脏前后负荷，减轻肺淤血，减少反流，增加心排出量；静脉注射利尿剂可降低心脏前负荷。②外科治疗：为根本措施。视病因、病变性质、反流程度和对药物治疗的反应，采取紧急、择期或选择性手术（人工瓣膜置换术或修复术）。

2. 慢性 ①内科治疗：风心病伴风湿活动者需抗风湿治疗并预防风湿热复发；预防感染性心内膜炎；心房颤动者应采取减慢心率的措施，并应长期进行抗凝治疗；心力衰竭者，应限制钠盐摄入，使用利尿剂、血管紧张素转换酶抑制剂、β受体阻滞剂和洋地黄。②外科治疗：恢复瓣膜关闭完整性的根本措施。应在发生不可逆的左心室功能不全之前施行，否则术后预后不佳。手术方法有瓣膜修复术和人工瓣膜置换术。

三、主动脉瓣狭窄

（一）病因及发病机制

1. 风心病 风湿性炎症导致瓣膜交界处粘连融合，瓣叶纤维化、钙化和挛缩畸形，引起瓣口狭窄，大多伴有关闭不全和二尖瓣损害。

2. 先天性畸形 先天性二叶瓣畸形为最常见的先天性主动脉瓣狭窄的病因。先天性单叶瓣、先天性三个瓣叶狭窄少见。

3. 退行性老年钙化性主动脉瓣狭窄 65岁以上老年人单纯性主动脉狭窄的常见原因。无交界处融合，瓣叶主动脉面有钙化结节限制瓣叶活动。常伴有二尖瓣环钙化。

知识链接

成人主动脉瓣口可达3.0 cm^2以上。当瓣口面积减少一半时，收缩期仍无明显跨瓣压差。当瓣口不足1.0 cm^2时，左心室收缩压明显升高，跨瓣压差显著。

（二）临床表现

1. 症状 呼吸困难、心绞痛和晕厥为典型主动脉狭窄常见的三联征。

(1) 呼吸困难：90%的有症状患者晚期常以劳力性呼吸困难为首发症状，随后出现阵发性夜间呼吸困难、端坐呼吸和急性肺水肿。

(2) 心绞痛：多出现在运动后，休息后缓解，见于60%的有症状患者。绝大多数因心肌缺血所致，极少数是因瓣膜钙化使冠状动脉发生栓塞。

(3) 晕厥：多于直立、运动中或运动后发生，少数在休息时发生，见于1/3的有症状患者。主要因为运动时周围血管扩张，而主动脉瓣开放受限，同时心肌缺血加重，使左心室收缩功能降低，致心输出量减少；运动后体循环静脉回流突然减少，心室充盈不足，心输出量进一步减少；少数因心律失常引起心输出量骤减；上述因素均可导致体循环动脉压下降，脑循环灌注压降低，发生脑缺血而致晕厥。

2. 体征

(1) 心音：第一心音正常。主动脉瓣钙化僵硬，主动脉瓣区第二心音减弱或消失。严重狭窄者可出现第二心音逆分裂。可听到明显的第四心音。

(2) 收缩期喷射性杂音：在第一心音稍后或紧随喷射音开始，第二心音之前消失，为吹风样、粗糙、递增-递减型，在胸骨右缘第2或左缘第3肋间最响，常向颈动脉传导，多伴震颤。狭窄越重，杂音越长。左心衰竭时，杂音消失或减弱。

(3) 其他：动脉脉搏细小而持续。在晚期，收缩压和脉压均下降。心尖搏动相对局限且增强，如左心室扩大，可向左下移位。

3. 并发症

(1) 心律失常:10%可发生心房颤动。主动脉瓣钙化侵及传导系统可致房室传导阻滞。左心室肥厚、心内膜下心肌缺血或冠状动脉栓塞可致室性心律失常。

(2) 心脏性猝死:多见于以往有症状者,1%~3%无症状的患者也可发生猝死。

(3) 感染性心内膜炎:不常见。

(4) 体循环栓塞:少见。

(5) 心力衰竭:主要为左心衰竭,右心衰竭少见。

(三) 实验室检查及其他检查

(1) X线检查:心影正常或左心室轻度增大,左心房可轻度增大,升主动脉根部常见狭窄后扩张。晚期可有肺淤血征象。

(2) 心电图检查:重度狭窄者有左心室肥厚伴ST-T继发性改变和左心房增大。可有房室阻滞、室内阻滞、心房颤动或室性心律失常。

(3) 超声心动图检查:明确诊断和判定狭窄程度的重要方法。二维超声心动图探测可了解主动脉瓣瓣叶数目、大小、增厚及钙化,根据瓣膜结构情况,有助于确定狭窄的病因,但不能准确定量狭窄程度。连续多普勒测定通过主动脉瓣的最大血流速度,可计算出平均和峰跨膜压差以及瓣口面积。

(四) 诊断要点

典型主动脉狭窄的杂音较易诊断。风湿性心脏病患者常合并关闭不全和二尖瓣损害;年龄在15岁或以下者,以单叶瓣畸形多见;16~65岁者的单纯主动脉瓣狭窄,以先天性二叶瓣钙化可能性大;退行性老年钙化性病变多见于年龄在65岁以上者。确诊主要靠超声心动图。

主动脉瓣狭窄的杂音如传导至胸骨左下缘或心尖区时,应与二尖瓣关闭不全、三尖瓣关闭不全或室间隔缺损的全收缩期杂音区别。此外,主动脉瓣狭窄还应与先天性主动脉瓣狭窄、梗阻性肥厚型心肌病相区别。以上情况的鉴别有赖于超声心动图检查。

(五) 防治要点

(1) 内科治疗:主要是对症治疗。治疗措施包括:①预防感染性心内膜炎,如为风心病合并风湿活动,应预防风湿热;②如有频发房性期前收缩,应给予抗心律失常药物,预防心房颤动;③心绞痛可试用硝酸酯类药物;④心力衰竭者应限制钠盐摄入,可用洋地黄类药物,慎用利尿剂。不可使用作用于小动脉的血管扩张剂,以防血压过低。

(2) 外科治疗:人工瓣膜置换术为治疗成人主动脉狭窄的主要方法。重度狭窄伴心绞痛、晕厥或心力衰竭症状为该手术的主要指征。儿童和青少年的非钙化性先天性主动脉瓣严重狭窄,可在直视下行瓣膜交界处分离术。经皮球囊主动脉瓣成形术适用于手术高危、不能接受外科手术的患者或手术前过渡。

四、主动脉瓣关闭不全

(一) 病因及发病机制

1. 急性 主要病因有:①胸部穿通或钝挫伤致升主动脉根部、瓣叶支持结构和瓣叶破损或瓣叶急性脱垂;②感染性赘生物致瓣叶破损或穿孔,瓣叶因支持结构受损而脱垂;③主动脉夹层血肿使主动脉瓣环扩大,一个瓣叶被夹层血肿压迫向下,瓣环或瓣叶被夹层血肿撕裂;④人工瓣破裂。

2. 慢性

(1) 主动脉瓣疾病:①风心病:约67%的主动脉瓣关闭不全为风心病所致。由于瓣叶纤维化、增厚和缩短,影响舒张期瓣叶边缘对合。常因瓣膜交界处融合伴不同程度狭窄,合并二尖瓣损害。②感染性心内膜炎:感染性赘生物致瓣叶破损或穿孔,瓣叶因支持结构受损而脱垂或赘生物介于瓣叶间妨碍其闭合而引起的关闭不全,为单纯性主动脉瓣关闭不全的常见病因。③先天性畸形:二叶主动脉瓣、室间隔缺损等。④主动脉瓣黏液样变性。

(2) 主动脉根部扩张:由于引起瓣环扩大,而致瓣叶舒张期不能对合。主要原因有以下几项。①梅毒性主动脉炎:主动脉炎致主动脉根部扩张,30%发生主动脉瓣关闭不全。②马方综合征:为遗传性结缔组织病，通常累及骨、关节、眼、心脏和血管，常伴二尖瓣脱垂。③强直性脊柱炎：升主动脉弥漫性扩张。④特发性升主动脉扩张。

（二）临床表现

1. 急性 轻者可无症状，重者出现急性左心衰竭和低血压。查体：①收缩压、舒张压和脉压正常或舒张压稍低，脉压稍增大，无明显周围血管征；②心尖搏动正常；③第一心音减弱，第二心音肺动脉瓣成分增强，第三心音常见。

2. 慢性 早期可无症状，甚至可耐受运动；也可出现心悸、心前区不适、头部强烈搏动感等症状。晚期开始出现左心衰竭表现，可伴心绞痛，常有体位性头晕，晕厥罕见。体格检查：①收缩压升高，舒张压降低，脉压增大，周围血管征常见；②心尖搏动向左下移位，心尖部抬举性搏动；③第一心音减弱，第二心音主动脉瓣成分减弱或缺如，心尖区常有第三心音；④主动脉关闭不全的杂音为与第二心音同时开始的高调叹气样递减型舒张早期杂音，坐位并前倾和深呼气时易听到。轻度反流时，杂音限于舒张早期，音调高，中、重度反流时，杂音粗糙，为全舒张期。杂音为乐音性时，提示瓣叶脱垂、撕裂或穿孔，主动脉瓣损害的杂音在胸骨左中下缘明显，升主动脉扩张的杂音在胸骨右上缘更清楚，向胸骨左缘传导。老年人的杂音有时在心尖区最响。心底部常有主动脉瓣收缩期喷射性杂音，较粗糙，强度为2/6～4/6级，可伴有震颤，与左心室心搏量增加和主动脉根部扩大有关。重度反流者，常在心尖区听到舒张中晚期隆隆样杂音（Austin-Flint杂音）。

3. 并发症 感染性心内膜炎较常见；可发生室性心律失常但心脏性猝死少见；心力衰竭在急性者出现早，慢性者出现在晚期。

（三）实验室检查及其他检查

(1) X线检查：急性者常有肺淤血或肺水肿征。慢性者左心室增大，可有左心房增大，升主动脉扩张，主动脉结突出。左心衰竭时有肺淤血征。

(2) 心电图检查：急性者常见窦性心动过速和非特异性ST-T改变。慢性者常见左心室肥厚劳损。

(3) 超声心动图检查：M型显示舒张期二尖瓣前叶或室间隔纤细扑动，为主动脉瓣关闭不全的可靠诊断征象，但敏感性低。急性者可见二尖瓣期前关闭，主动脉瓣舒张期纤细扑动为瓣叶破裂的特征。彩色多普勒血流显像在主动脉瓣的心室侧可探及全舒张期反流束，有助于判断其严重程度。二维超声可显示瓣膜和主动脉根部的形态改变，有助于确定病因。

（四）诊断要点

有典型主动脉瓣关闭不全的舒张期杂音伴周围血管征，可诊断为主动脉瓣关闭不全。急性重度反流者早期出现左心衰竭，X线心影正常而肺淤血明显。慢性重度反流者如合并主动脉瓣或二尖瓣狭窄，支持风心病诊断，超声心动图可助确诊。主动脉瓣舒张早期杂音于胸骨左缘明显时，应与Graham-Steell杂音鉴别。

（五）防治要点

1. 急性 人工瓣膜置换术或主动脉瓣修复术为根本措施。内科治疗一般仅为术前准备的过渡措施，应尽量在血流动力学监测下进行。静脉滴注硝普钠对降低心脏前后负荷、改善肺淤血、减少反流量和增加排血量有益。也可酌情经静脉使用利尿剂和正性肌力药物。

2. 慢性

(1) 内科治疗：预防感染性心内膜炎，若为风心病有风湿活动者应预防风湿热；无症状的轻度或中度反流者，应限制重体力活动；出现左心衰竭时应用血管紧张素转换酶抑制剂和利尿剂，必要时可加用洋地黄类药物；心绞痛可用硝酸酯类药物；积极纠正心房颤动和治疗心律失常；如有感染应及早积极控制。

(2) 外科治疗：人工瓣膜置换术为严重主动脉瓣关闭不全的主要治疗方法，应在不可逆的左心室功能不全发生之前进行。无呼吸困难或心绞痛且左心室功能正常的严重反流不需手术，但需密切随访。部分病例可行瓣膜修复术。

（包再梅）

第六节 心力衰竭

一、概述

(一) 概念

心力衰竭是由于各种原因引起的心肌损伤导致心脏结构和功能的变化,最后导致心室充盈和(或)射血能力减退而引起的一组临床综合征。临床上出现体循环和(或)肺循环淤血。主要临床表现是呼吸困难、疲乏和液体潴留。某些情况下,心肌收缩力尚可使射血功能维持正常,但由于心肌舒张功能障碍使左心室充盈压异常增高,使肺静脉回流受阻,从而可导致肺循环淤血。后者常见于冠心病和高血压性心脏病心功能不全的早期或原发性肥厚型心肌病等(称为舒张性心力衰竭)。心功能不全或心功能障碍理论上是一个更广泛的概念,伴有临床症状的心功能不全称为心力衰竭,而有心功能不全者,不一定全是心力衰竭。心力衰竭按发展速度可分为急性心力衰竭和慢性心力衰竭;按发生的部位可分为左心、右心和全心衰竭;按左室射血分数是否正常可分为射血分数降低性心力衰竭和射血分数正常性心力衰竭两类。这替代了以往收缩性心力衰竭和舒张性心力衰竭的概念。

(二) 分期与分级

1. 心力衰竭的分期 2001年美国心脏病协会(AHA)/美国心脏病学会(ACC)在《美国成人慢性心力衰竭诊断和治疗指南》中提出了心力衰竭分期的概念,在2005年更新版中仍然强调了这一概念。具体分期如下。

A期:心力衰竭高危期,尚无器质性心脏(心肌)病或心力衰竭症状,如患者有高血压、心绞痛、代谢综合征,使用了心肌毒性药物等,可发展为心脏病的高危因素。

B期:已有器质性心脏病变,如左心室肥厚、左心室射血分数(LVEF)降低,但无心力衰竭症状。

C期:器质性心脏病,既往或目前有心力衰竭症状。

D期:需要特殊干预治疗的难治性心力衰竭。

心力衰竭的分期对每一个患者而言只能是停留在某一期或向前进展而不可能逆转。如B期患者,心肌已有结构性异常,其进展可导致三种后果:①患者在发生心力衰竭症状前死亡;②进入到C期,治疗可控制症状;③进入D期,死于心力衰竭,而在整个治疗过程中,猝死可在任何时间发生。

为此,只有在A期对各种高危因素进行有效的治疗、在B期进行有效干预,才能有效地减少或延缓进入到有症状的临床心力衰竭。

2. 心力衰竭的分级 NYHA分级是按诱发心力衰竭症状的活动程度将心功能的受损状况分为四级。这一分级方案于1928年由美国纽约心脏病学会(NYHA)提出,临床上沿用至今。上述心力衰竭分期不能取代这一分级,而只是它的补充。实际上NYHA分级是对C期和D期患者症状严重程度的分级。

Ⅰ级:患者患有心脏病,但日常活动量不受限制,一般活动不引起疲乏、心悸、呼吸困难或心绞痛。

Ⅱ级:心脏病患者的体力活动受到轻度的限制,平时一般活动下可出现疲乏、心悸、呼吸困难或心绞痛,休息时无自觉症状,亦称为Ⅰ度或轻度心力衰竭。

Ⅲ级:心脏病患者体力活动明显受限,小于平时的一般活动强度即可引起上述症状,亦称为Ⅱ级或中度心力衰竭。

Ⅳ级:心脏病患者不能从事任何体力活动。休息状态下也出现心力衰竭的症状,亦称为Ⅲ级或重度心力衰竭。

这种分级方案的优点是简便易行,因此几十年来一直为临床医生所习用。但其缺点是仅凭患者的主观陈述,有时患者陈述的症状与客观检查有很大差距,同时患者个体之间的差异也较大。

知识链接

6 min 步行试验是一项简单易行、安全、方便的试验，可用于评定慢性心力衰竭患者的运动耐力。要求患者在平直走廊里尽可能快地行走，测定 6 min 的步行距离，若 6 min 步行距离小于 150 m，表明为重度心功能不全，150～425 m 为中度心功能不全，426～550 m 为轻度心功能不全。本试验除用以评价心脏的储备功能外，常用以评价心力衰竭治疗的疗效。

二、慢性心力衰竭

大多数心血管疾病到一定程度均可引起心功能不全，因此导致心功能不全的原因较多。从病理生理的角度看，心肌舒缩功能障碍可分为原发性心肌损害和长期心脏负荷过重，心肌功能由代偿最终发展为失代偿。

（一）病因及发病机制

1. 基本病因

(1) 原发性心肌损害：①冠心病心肌缺血和（或）心肌梗死；②心肌炎和心肌病，各种类型的心肌炎和心肌病均可引起，以病毒性心肌炎和原发性扩张型心肌病最为常见；③心肌代谢障碍性疾病，以糖尿病心肌病最为常见。

(2) 心脏负荷过重：①压力负荷（后负荷）过重，即收缩期负荷过重。左心室压力负荷过重常见于高血压、主动脉瓣狭窄。右心室压力负荷过重常见于二尖瓣狭窄、慢性阻塞性肺气肿致肺动脉高压、肺动脉瓣狭窄、肺栓塞等。②容量负荷（前负荷）过重，即舒张期负荷过重，见于：心脏瓣膜关闭不全致血液反流，如二尖瓣、主动脉瓣关闭不全等；左、右心或动、静脉分流性先天性心脏病，如间隔缺损、动脉导管未闭等。此外，伴有全身血容量增多或循环血量增多的疾病（如慢性贫血、甲状腺功能亢进等）。③心肌舒张受限（心室前负荷不足），如心包缩窄或填塞、限制性心肌病等。心室充盈受限，使前负荷不足，体循环与肺循环淤血可出现心功能不全。

2. 诱因 ①感染：呼吸道感染是最常见、最重要的诱因；其次，感染性心内膜炎作为心力衰竭的诱因也不少见。②心律失常：特别是快速性心律失常，如快速心房颤动是诱发心力衰竭的重要因素。其他各种类型的快速性心律失常以及严重的缓慢性心律失常亦可诱发心力衰竭。③劳累过度、情绪激动、精神过于紧张。④妊娠和分娩：可加重心脏负荷，从而诱发心力衰竭。⑤合并甲状腺功能亢进或贫血等疾病。⑥其他：钠盐摄入过多，输液或输血过快、过多等。

慢性心力衰竭是一个逐渐发展的过程，当基础心脏病导致心功能受损时，机体首先发生多种代偿机制，这些代偿机制可使心功能在一定时间内维持在相对正常的水平，久之则发生失代偿。

（二）临床表现

1. 左心衰竭 左心衰竭主要表现为以肺循环淤血和心排血量降低所致的临床综合征。

(1)症状：①呼吸困难：左心衰竭较早出现的最主要的症状。依病情的不同阶段可分别表现为劳力性呼吸困难、夜间阵发性呼吸困难、端坐呼吸、急性肺水肿。②咳嗽、咳痰和咯血：咳嗽、咳痰是肺泡和支气管黏膜淤血所致。开始常发生在夜间，坐位或立位时症状可减轻或消失。痰常呈白色泡沫状，偶可见痰中带血丝。慢性肺淤血，肺静脉压力升高，在支气管黏膜下形成扩张的血管，一旦破裂可引起大咯血。③乏力、虚弱、心悸：主要是由于心排血量降低，器官、组织血液灌注不足及代偿性心率加快所致。④泌尿系统症状：左心衰竭严重时肾血流量减少，患者可出现少尿。长期慢性肾血流量减少可出现血尿素氮、血肌酐升高并可有肾功能不全的相应表现。

(2) 体征：①肺部湿啰音：由于肺毛细血管压增高，液体可渗出到肺泡而出现湿啰音。随着病情由轻到重，肺部啰音可从局限于肺底部直至全肺。②心脏体征：患者一般均有心脏扩大、舒张期奔马律及肺动脉瓣区第二心音亢进。同时伴有基础心脏病的固有体征。

2. 右心衰竭 右心衰竭是以体静脉淤血为主要表现的临床综合征。

(1) 症状：①消化道症状：胃肠道及肝脏淤血引起腹胀、食欲减退、恶心、呕吐等，是右心衰竭最常见的症状,长期肝淤血可致心源性肝硬化的发生。②呼吸困难:右心衰竭可由左心衰竭发展而来。单纯性右心衰竭多由分流性先天性心脏病或肺部疾病所致。左心功能不全的症状因右心衰竭的出现而减轻。

(2) 体征:①心脏体征:除基础心脏病的相应体征外,右心衰竭时可因右心室显著扩大而出现三尖瓣关闭不全的反流性杂音。②水肿:体静脉压力增高使皮肤等软组织出现水肿,其特征为,首先出现在身体最低垂的部位,为对称性压陷性水肿。③颈静脉回流征:颈静脉充盈、怒张是右心衰竭的主要体征,肝颈静脉回流征阳性则更具特征性。④淤血性肝脏肿大、伴压痛:持续慢性右心衰竭可致心源性肝硬化,晚期可出现肝功能受损、黄疸及大量腹腔积液。⑤胸腔积液、腹腔积液:胸腔积液是因体静脉压力增高引起,以双侧多见,若为单侧则以右侧更为多见。腹腔积液多发生于病程晚期,多与心源性肝硬化有关。

3. 全心衰竭 全心衰竭多见于心脏病晚期,病情危重,同时具有左心衰竭和右心衰竭的表现。当右心衰竭出现后,右心排血量减少,因此阵发性呼吸困难等肺淤血症状反而有所减轻。

(三) 实验室检查及其他检查

(1) 常规化验检查:血常规,尿常规,肝肾功能,水、电解质及酸碱平衡,甲状腺功能等检查,有助于对心力衰竭的诱因、诊断与鉴别诊断提供依据并指导治疗。

(2) 心电图检查:有助于基本病变的诊断,如心房、心室肥大,心肌缺血等;对心肌梗死更有诊断作用,为治疗提供依据,V_1-Ptf<-0.03 mm·s 提示左心房负荷过重或有早期左心衰竭。

(3) X线检查:心影大小及外形可为心脏病的病因诊断提供重要依据,心脏扩大的程度和动态改变也可间接地反映心功能状态;肺淤血的有无及其程度直接反映心功能状态。早期肺静脉压增高时,主要表现为肺门血管影增强;肺动脉压力增高可见于右下肺动脉增宽,进一步出现间质性肺水肿可使肺野模糊;Kerley B线是在肺野外侧清晰可见的水平线状影,是肺小叶间隔内积液的表现,是慢性肺淤血的特征性表现。

(4) 超声心动图检查:能更准确地提供各心腔大小变化及心瓣膜结构功能情况。以收缩期末及舒张期末的容量差计算射血分数(EF值),可反映心脏收缩功能,正常EF值大于50%。超声多普勒可显示心动周期中舒张早期与舒张晚期心室充盈速度最大值之比(E/A),是临床上最实用的判断舒张功能的方法,正常人E/A不应小于1.2;舒张功能不全时E/A降低。

(5) 放射性核素检查:放射性核素心血池显影有助于判断心室腔大小,计算EF值及左心室最大充盈速率,可反映心脏收缩及舒张功能。

(6) 有创性血流动力学检查:可采用漂浮导管经静脉插管直至肺小动脉,测定各部位的压力及血液含氧量,计算心脏指数(CI)及肺小动脉楔压(PCWP),直接反映左心功能。正常时CI>2.5 L/(min·m^2),PCWP<15 mmHg。

(四) 诊断要点

首先应明确有无器质性心脏病或损害心功能疾病的诊断。左心衰竭肺淤血引起不同程度的呼吸困难,右心衰竭体静脉淤血引起颈静脉怒张、肝大、水肿等,这些症状和体征是诊断心力衰竭的重要依据。

(五) 防治要点

纠正血流动力学异常,缓解症状,防止心肌损害进一步加重。阻止或延缓心室重塑,降低死亡率。改善生活质量、延长寿命。

1. 病因治疗 积极治疗原发疾病,及时消除各种诱因,改善生活方式,如戒烟、戒酒、控制体重,控制高血压、高血脂及糖尿病等。

2. 减轻心脏负荷

(1) 休息和镇静剂的应用:休息是减轻心脏负荷的主要措施之一,包括限制体力和心理活动。休息可以减轻心脏负荷,减慢心率,增加冠状动脉血供,从而有利于心功能改善。鼓励和安慰患者,适当应用镇静药物以保证患者充分休息。严重心力衰竭的患者,用镇静剂、催眠剂时应慎重。

(2) 控制钠盐摄入:正常成年人,每日钠摄入量为3～6 g,心力衰竭Ⅰ度者,每日钠摄入应限制在2 g左右(相当于氯化钠5 g),心力衰竭Ⅱ度者应限制在1 g(相当于氯化钠2.5 g),心力衰竭Ⅲ度者应限制在0.4 g(相当于氯化钠1 g)。

(3) 水分的摄入：在严格限制钠盐摄入时，液体摄入量以每日 1.5～2.0 L 为宜。

(4) 利尿剂：利尿剂是心力衰竭治疗中最常用的药物，通过排钠、排水减轻心脏的容量负荷，减轻液体潴留体征，有十分显著的效果。对慢性心力衰竭的患者原则上利尿剂应长期维持，水肿消失后，应以最小剂量（如氢氯噻嗪 25 mg，隔日 1 次）无限期使用，这种用法不必加用钾盐。常用的利尿剂适用于所有伴液体潴留的心力衰竭患者和绝大部分有液体潴留病史的患者。

电解质紊乱是使用利尿剂最容易出现的副作用，特别是高血钾或低血钾均可导致严重后果，应注意监测。血管紧张素转换酶抑制剂、血管紧张素受体阻滞剂等有较强的保钾作用，与不同类型利尿剂合用时应特别注意监测血钾变化。此外，还应注意监测血钠。

(5) 血管扩张剂：患者以前负荷过度心力衰竭为主者，应选用扩张静脉为主的药物；以后负荷过度心力衰竭为主者，应选用扩张小动脉为主的药物；若后负荷和前负荷过度都存在心力衰竭者，则选用均衡扩张动、静脉药物或两类药物联合应用。临床上常用的血管扩张剂如下。①硝普钠：可均衡扩张小动脉和小静脉，降低体循环和肺血管阻力，减轻心脏前、后负荷，增加心排血量，减轻肺淤血症状。适用于急性左心衰竭与肺水肿，尤其伴高血压者应首选硝普钠治疗。硝普钠对难治性心力衰竭有较好疗效，对心源性休克，可与多巴胺或多巴酚丁胺合用。硝普钠应从小剂量开始，一般初始剂量为 15 μg/min，可每隔 5～10 min 增加 5～10 μg/min，直到获得满意效果。最大剂量 300 μg/min，维持量 25～250 μg/min。②硝酸酯类血管扩张剂：硝酸酯类血管扩张剂主要直接作用于血管平滑肌，扩张外周静脉、肺小动脉及冠状动脉，对外周小动脉的扩张较弱。硝酸甘油静脉用药时要从小剂量开始，逐渐增量，停药时逐渐减量，以免发生“反跳”。初始量 10 μg/min，最高剂量 200 μg/min。

3. 肾素-血管紧张素-醛固酮系统抑制剂 血管紧张素转换酶抑制剂（ACEI）是抑制慢性心力衰竭患者肾素-血管紧张素系统的首选药物。ACEI 用于治疗心力衰竭时，其主要作用机制是扩张血管，减轻淤血症状，同时降低心力衰竭患者代偿性神经-体液变化的不利影响，限制心肌、小血管的重塑，以达到维护心肌功能、推迟心力衰竭进展、降低远期死亡率的目的。ACEI 治疗应从小剂量开始，患者能够很好地耐受才可以逐渐加量，至适量后长期维持。对重症心力衰竭在其他治疗配合下从极小量开始逐渐加量，至慢性期长期维持终身用药。ACEI 的副作用有低血压、肾功能一过性恶化、高血钾及干咳。临床上无尿性肾功能衰竭、妊娠哺乳期妇女及对 ACEI 药物过敏者禁用本类药物。双侧肾动脉狭窄、血肌酐水平明显升高（血中肌酐浓度大于 225.2 μmol/L）、高血钾（血中钾浓度大于 5.5 mmol/L）及低血压者亦不宜应用本类药物。

4. 血管紧张素受体拮抗剂（ARB） 对不能耐受 ACEI 的患者，可改用 ARB 替代。常用药物如氯沙坦、缬沙坦等。ACEI 相关的副作用，除干咳外均可见于 ARB，用药的注意事项也同 ACEI。

5. 醛固酮拮抗剂 螺内酯是应用最广泛的醛固酮拮抗剂。小剂量，每次 20 mg，每日 1～2 次，螺内酯阻断醛固酮效应，对抑制心血管重塑、改善慢性心力衰竭的远期预后有很好的作用。对中重度心力衰竭患者可加用小剂量醛固酮受体拮抗剂，但必须注意血钾的监测。对近期有肾功能不全、血肌酐升高或高钾血症患者不宜使用。

6. β受体阻滞剂 β受体阻滞剂可对抗代偿机制中交感神经兴奋性增强这一效应，从而提高患者运动耐量，降低死亡率。除非患者有禁忌证或不能耐受，对所有左心室射血分数下降的稳定的心力衰竭患者均可应用β受体阻滞剂。由于β受体阻滞剂具有负性肌力作用，临床应用应十分慎重。应待心力衰竭情况稳定已无体液潴留后，从小剂量开始，逐渐增加剂量，适量长期维持。临床疗效常在用药2～3 个月后才出现。β受体阻滞剂的禁忌证为支气管痉挛性疾病、心动过缓、第二度及第二度以上房室传导阻滞。

7. 正性肌力药

(1) 洋地黄类药物：在利尿剂、ACEI（或 ARB）和β受体阻滞剂治疗过程中，心力衰竭患者可考虑加用洋地黄类药物。洋地黄类药物作为正性肌力药物的代表用于治疗心力衰竭已有 200 余年的历史，研究证实在其他药物没有差别的情况下与对照组相比加用地高辛（digoxin）可明显改善症状、减少住院率、提高运动耐量、增加心排血量，但终期的生存率，地高辛组与对照组之间没有差别。洋地黄类药物的选择：常用的洋地黄类药物为地高辛、洋地黄毒苷及毛花苷 C（西地兰）、毒毛花苷 K 等。①地高辛：口服片剂，每次 0.25 mg，口服后 2～3 h 血药浓度达高峰，4～8 h 获最大效应。地高辛 85%由肾脏排出，10%～15%由肝胆系统排至肠道，连续口服相同剂量7日后血浆浓度可达有效稳态，目前所采用的自开始即使用维持量的给药方法称为维持量法。本制剂适用于中度心力衰竭维持治疗，每次0.25 mg，每日1次。对70岁以上或肾功能不良的患者宜减量。②毛花苷C：静脉注射用制剂，注射后10 min起效，1～2 h达高峰，每次0.2～0.4 mg稀释后静脉注射，24 h总量0.8～1.2 mg，适用于急性心力衰竭或慢性心力衰竭加重时，特别适用于心力衰竭伴快速心房颤动者。③毒毛花苷K：亦为快速作用类，静脉注射后5 min起作用，0.5～1 h达高峰，每次静脉用量为0.25 mg，24 h总量为0.5～0.75 mg，用于急性心力衰竭时。

该类药物对于心腔扩大舒张期容积明显增加的慢性充血性心力衰竭效果较好。这类患者如同时伴有心房颤动则更是应用洋地黄的最好指征。肺源性心脏病导致右心衰竭，常伴低氧血症，洋地黄效果不好且易于中毒，应慎用。肥厚型心肌病主要是舒张不良，增加心肌收缩性可能使原有的血流动力学障碍加重，此时应禁用洋地黄。

洋地黄中毒及其处理：洋地黄用药安全窗很小，心肌在缺血、缺氧情况下则中毒剂量更小。低血钾是常见的引起洋地黄中毒的原因、肾功能不全以及与其他药物的相互作用也是引起中毒的因素。洋地黄中毒时可出现心律失常、胃肠道反应以及中枢神经系统的症状。测定血药浓度有助于洋地黄中毒的诊断。发生洋地黄中毒后应立即停药。单发性室性期前收缩、第一度房室传导阻滞等停药后症状常自行消失；对快速性心律失常者，如血钾浓度低则可用静脉补钾，如血钾不低可用利多卡因或苯妥英钠。电复律一般禁用，因易致心室颤动。有传导阻滞及缓慢性心律失常者可用阿托品，每次0.5～1.0 mg皮下或静脉注射。

(2) 非洋地黄类正性肌力药：多巴胺是去甲肾上腺素的前体，其作用随应用剂量的大小而表现不同，较小剂量(2～5 μg/(kg·min))表现为心肌收缩力增强、血管扩张，特别是肾小动脉扩张，是治疗心力衰竭所需的。如果用大剂量(5～10 μg/(kg·min))则可出现不利于心力衰竭治疗的副作用。多巴酚丁胺是多巴胺的衍生物，可通过兴奋β受体增强心肌收缩力，扩血管作用及加快心率的作用也比多巴胺小。起始用药剂量与多巴胺相同。以上两种药均只能在慢性心力衰竭加重时短期静脉应用，可帮助患者渡过难关。

8. 射血分数正常性心力衰竭的治疗 ①去除舒张性心力衰竭的因素：积极控制高血压，应用硝酸酯类药、β受体阻滞剂和钙拮抗剂，缓解和改善心肌缺血；采用手术解除诱因，如缩窄性心包炎心包切除术。②松弛心肌：如钙拮抗剂维拉帕米可加快肥厚型心肌病的心室舒张。③逆转左心室肥厚、改善舒张功能：如ACEI、钙拮抗剂及β受体阻滞剂等。④降低前负荷、减轻肺淤血：可用利尿剂和静脉扩张剂(如硝酸盐类)。⑤心动过速的控制、心房颤动的迅速复律。地高辛等正性肌力药不仅无效，还可能起不良作用。

9. 难治性终末期心力衰竭的治疗 应仔细评价和控制液体潴留，可考虑静脉应用非洋地黄类正性肌力药物(如多巴胺、多巴酚丁胺、米力农等)和扩血管药物(如硝酸甘油、硝普钠等)以减轻症状，经内科治疗预计1年死亡率大于50%的患者可考虑应用左心室辅助装置作为永久或“终点”治疗，或者应用人工心脏起搏器。对终末状态的患者，心脏移植是一种治疗选择。

10. 其他治疗 酌情采用适当的运动锻炼与药物治疗相结合；心脏再同步化治疗；植入式心脏复律除颤器(ICD)的应用；干细胞移植等。

三、急性心力衰竭

急性心力衰竭是指由于急性心脏病变导致心排血量显著、急剧下降而引起的急性循环淤血的综合征。临床上以急性左心衰竭较为常见，多表现为急性肺水肿或心源性休克，是临床上最常见的急危重症之一，以下将重点讨论急性左心衰竭。

(一) 病因及发病机制

心脏解剖或功能的突发异常，使心排血量急剧降低和肺静脉压突然升高均可发生急性左心衰竭。

(1) 急性弥漫性心肌损害：广泛前壁心肌梗死、急性心肌炎等。

(2) 急性容量负荷过重：如急性心肌梗死及感染性心内膜炎引起的瓣膜穿孔、腱索断裂致急性反流；在原有心脏病基础上输液过快、过多等。

(3) 急性心脏后负荷过重：高血压心脏病血压急剧升高等。

（二）临床表现

急性左心衰竭发病急骤，主要表现为急性肺水肿，患者突发严重呼吸困难，呼吸频率可达 30～40 次/分，端坐呼吸，频繁咳嗽，咳粉红色泡沫样痰，有窒息感而极度烦躁不安、恐惧，面色灰白或发绀，大汗，皮肤湿冷。肺水肿早期血压可一过性升高，如不能及时纠正，血压可持续下降直至休克。听诊两肺满布湿啰音和哮鸣音，心率增快，心尖部可闻及舒张期奔马律，肺动脉瓣第二心音亢进。

（三）诊断要点

根据患者的病史及典型的症状和体征，如突发极度呼吸困难、咳粉红色泡沫样痰、两肺满布湿啰音等，一般不难作出诊断。

四、防治要点

(1) 体位：立即协助患者取坐位，双腿下垂，以减少回心血量。

(2) 吸氧：通过氧疗将血氧饱和度维持在 95%～98%水平是非常重要的，以防出现脏器功能障碍甚至多器官功能衰竭。首先应保证有开放的气道，立即给予 6～8 L/min 的高流量鼻管吸氧，病情特别严重者可予面罩给氧或采用持续气道正压通气(CPAP)或无创性正压机械通气(NIPPV)。给氧时在氧气湿化瓶中加入 50%～70%的乙醇，有助于消除肺泡内的泡沫。如患者不能耐受，可降低乙醇浓度至 30%或给予间断吸入。

(3) 镇静剂：吗啡可使患者镇静，降低心率，同时扩张小血管而减轻心脏负荷。早期即给予吗啡，每次 3～5 mg，静脉注射，必要时每隔 15 min 可重复应用 1 次，共 2～3 次。老年患者应减量或改为肌内注射。观察患者有无呼吸抑制或心动过缓。

(4) 快速利尿：快速利尿剂有迅速利尿及扩张静脉作用，能减轻心脏前负荷。常用呋塞米，每次 20～40 mg，静脉注射，于 2 min 内推完，10 min 内起效，可持续 3～4 h，4 h 后可重复 1 次。

(5) 血管扩张剂：可选用硝普钠、硝酸甘油或酚妥拉明静脉滴注，严格按医嘱定时监测血压，有条件者用输液泵控制滴速，根据血压调整剂量，维持收缩压在 100 mmHg 左右，对原有高血压者血压降低幅度(绝对值)以不超过 80 mmHg 为度。

① 硝普钠：动、静脉血管扩张剂，一般初始剂量为 15 μg/min，在严密观察下逐渐增至 50～100 μg/min。硝普钠含有氰化物，连续使用不宜超过 24 h。

② 硝酸甘油：可扩张小静脉，降低回心血量。一般从 10 μg/min 开始，每 10 min 调整 1 次，每次增加 5～10 μg。以后根据治疗后情况调整剂量。

③ 重组人脑钠肽(RHBNP)：为重组的人脑钠肽(BNP)，具有扩血管、利尿、抑制肾素-血管紧张素-醛固酮系统(RAAS)和交感活性的作用，已通过临床验证，有望成为更有效的扩血管药用于治疗急性心力衰竭。

(6) 洋地黄类药物：用毛花苷 C 静脉给药，最适合用于心房颤动伴快速心室率及左心室收缩功能不全者。首剂可给予 0.4～0.8 mg，2 h 后可酌情再给 0.2～0.4 mg。对急性心肌梗死者，在急性期 24 h 内不宜用洋地黄类药物；二尖瓣狭窄所致肺水肿者洋地黄类药物也无效。后两种情况如有心房颤动伴快速心室率则可应用洋地黄类药物减慢心室率，有利于缓解肺水肿。

(7) 氨茶碱：氨茶碱能解除支气管痉挛，减轻呼吸困难，并有一定的正性肌力及扩血管、利尿作用，常用 0.25 g 氨茶碱以葡萄糖溶液稀释后静脉推注，10～15 min 推注完，必要时 4～6 h 重复应用。

(8) 机械辅助治疗：主动脉内球囊反搏(IABP)和临时心肺辅助系统，对极危重患者在有条件的医院可采用。

（包再梅）

能力测试

1. 简述高血压急症的抢救措施。

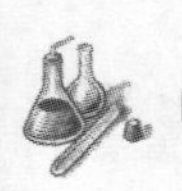

2. 患者,男,65岁,工人,有高血压及吸烟史,2年来劳累时感到胸骨后压榨性疼痛,常在休息或含服硝酸甘油5 min内缓解。今晨起突然胸骨后剧痛,休息及含服硝酸甘油均无效,疼痛持续3 h,患者汗多、烦躁、有濒死感,急诊入院。体格检查:面色苍白,汗多,紧张面容,血压120/80 mmHg,心率100次/分,律齐,肺、腹(-),心电图示$V_1 \sim V_5$导联ST段明显抬高,弓背向上,且出现宽、深Q波。此时可能发生了什么情况?为什么?为明确诊断,该患者还需立即做哪项检查?针对患者的情况,应该采取哪些治疗措施?

3. 患者,男,48岁,身高181 cm,体重102 kg,最近自感头痛、恶心、呕吐。既往体健,偶尔吸烟,每日饮酒150 mL。体格检查:血压140/90 mm Hg,常规心电图检查无异常。家族饮食中有高油脂、食肉的习惯,其父母皆因脑卒中死亡。该患者最可能的诊断是什么?下一步首选哪项检查?简述其治疗方案。

4. 快速性心律失常的治疗药物有哪几类?

5. 试述病毒性心肌炎的临床表现与治疗要点。

6. 二尖瓣狭窄的常见临床表现及并发症有哪些?

7. 洋地黄中毒的临床表现及处理措施有哪些?

8. 试述左、右心衰的主要临床表现及心力衰竭的治疗要点。

第十二章　消化系统疾病

学习要点：本章重点介绍消化系统常见病及多发病，要求掌握：①消化性溃疡的病因、临床表现、胃与十二指肠溃疡的主要区别、消化性溃疡的常规治疗、幽门螺杆菌感染的治疗；②其他常见疾病的临床表现。熟悉常见病的防治要点。了解其病因、发病机制和诊断要点。

第一节　胃　　炎

胃炎是指各种病因引起的胃黏膜炎症。按临床发病的缓急和病程长短，可分为急性胃炎和慢性胃炎两大类。另外，还有其他特殊类型胃炎，如感染性胃炎、化学性胃炎等。

一、急性胃炎

急性胃炎是指多种病因引起的胃黏膜的急性炎性，有充血、水肿、糜烂、出血等改变，甚至有一过性浅表溃疡形成，多表现为上腹部症状。临床上将急性胃炎分为急性单纯性胃炎、急性糜烂出血性胃炎、急性腐蚀性胃炎和化脓性胃炎。其中单纯性胃炎最常见。

（一）病因及发病机制

（1）理化因素：以药物造成的胃黏膜炎症较为常见，常引起胃炎的药物是非甾体抗炎药（如阿司匹林、吲哚美辛等），另有铁剂、氯化钾口服液、抗肿瘤药等。这些药物可直接引起胃黏膜浅表损伤。其中，非甾体抗炎药还通过抑制环氧化酶活性，阻碍前列腺素的合成，削弱后者对胃黏膜的保护作用。高浓度乙醇可直接破坏胃黏膜屏障；胆汁反流性胃炎是内源性化学性炎症，胆汁和胰液中的胆盐和磷脂酶 A 及其他胰酶可破坏胃黏膜，产生多发性糜烂。

（2）急性感染：某些细菌、病毒感染可造成胃黏膜的急性炎症。最常见的致病菌是 α 链球菌、葡萄球菌和大肠杆菌。化脓性炎症常源于黏膜下层，使黏膜坏死、脱落，甚至导致胃壁坏死，发生穿孔和腹膜炎。幽门螺杆菌感染也可引起急性胃炎。

（3）应激：急性应激可由严重的脏器疾病、大手术、大面积烧伤、脑出血、休克等引起。其确切机制尚未明确，但多数认为，在应激状态下胃黏膜缺血、缺氧导致胃黏膜黏液和碳酸氢盐分泌不足、局部前列腺素合成不足、上皮细胞再生能力减弱等改变，使胃黏膜屏障被破坏，H^+ 反弥散进入黏膜是主要的发病因素。

（二）临床表现

不同原因所致的急性胃炎的临床表现不尽一致。轻者多无明显症状，或症状被原发疾病所掩盖。少数有上腹部不适或上腹疼痛、腹胀、恶心、呕吐和食欲不振等表现。急性糜烂出血性胃炎患者多以突然发生呕血和黑便的上消化道出血症状而就诊。严重者伴头昏、乏力、晕厥等。体格检查：轻者上腹部可有压痛；重者面色苍白、血压下降和脉搏细速等。

（三）实验室检查及其他检查

1. 粪便检查　大便隐血试验呈阳性或阴性。

2. 纤维胃镜检查　镜下可见胃黏膜多发性糜烂、出血灶和黏膜水肿为特征的急性胃黏膜损害。内镜检查宜在出血后 24～48 h 内进行，延迟胃镜检查可能无法确定出血病因。

(四) 诊断要点

根据服用非甾体抗炎药物、应激、饮酒等病史及相应的临床表现可进行初步诊断,但确诊有赖于纤维胃镜检查。

知识链接

因饮食不洁常发生急性胃肠炎,后者除有急性胃炎表现外,还可有腹泻表现,诊断时尚需询问同餐者有无相同表现,以利于诊断。

(五) 防治要点

急性胃炎,主要针对原发病和病因采取防治措施。应去除病因,注意休息,酌情短期禁食或给予流质饮食,多饮水。对于有严重的原发病而又高度疑有急性胃黏膜损害者,可预防性地服用抑制胃酸分泌的药物。由药物引起的应停药,并用制酸剂和胃黏膜保护剂治疗。嗜酒者应戒酒。发生大出血时,则应采取综合措施进行抢救。

二、慢性胃炎

慢性胃炎是由各种病因所致的胃黏膜的慢性炎性病变。目前,慢性胃炎多分为慢性浅表性胃炎和慢性萎缩性胃炎。慢性浅表性胃炎是指不伴有胃黏膜的萎缩性改变,胃黏膜层以慢性炎症细胞(如淋巴细胞和浆细胞)浸润为主的慢性胃炎。慢性萎缩性胃炎是指胃黏膜已发生萎缩性改变的慢性胃炎。慢性萎缩性胃炎又分为自身免疫性胃炎(A型胃炎)和多灶性萎缩性胃炎(B型胃炎)。前者萎缩性改变主要在胃体和胃底,由自身免疫引起,临床少见;后者萎缩性改变以胃窦为主,主要由幽门螺杆菌感染引起的浅表性胃炎发展而来,临床上十分常见。此病发病率居胃病首位,且随年龄增长发病率也随之增高。

(一) 病因及发病机制

慢性胃炎的病因及发病机制目前还未完全阐明,主要有以下几个方面。

(1) 幽门螺杆菌(Hp)感染:目前认为,幽门螺杆菌感染是慢性胃炎最主要的病因。幽门螺杆菌有鞭毛,其感染力极强,可穿过黏液层定居于胃窦黏膜小凹处及其邻近上皮细胞表面繁衍;幽门螺杆菌有尿素酶,可分解尿素产生 NH_3,使上皮细胞受损;并且分泌多种毒素,引起中性粒细胞浸润,诱发炎症反应;其菌体壁还可作为抗原诱导免疫反应。这些因素长期存在可导致胃黏膜的慢性炎症。

(2) 自身免疫:壁细胞损伤后能作为自身抗原刺激机体免疫系统产生相应的壁细胞抗体和内因子抗体,最终使胃酸分泌减少甚至缺失,影响维生素 B_{12} 的吸收,导致恶性贫血。

(3) 十二指肠液反流:幽门括约肌松弛等因素造成十二指肠液反流,反流液内的胆汁、胰液等使胃黏膜屏障功能削弱而发生的慢性胃炎,即为胆汁反流性胃炎,多发生于胃窦部。

(4) 其他因素:饮酒、吸烟、损害胃黏膜的药物及食物等均可反复损害胃黏膜。慢性右心衰竭、肝硬化门静脉高压及尿毒症等疾病也可使胃黏膜受损。

(二) 临床表现

慢性胃炎病程迁延,大多无明显症状,部分有消化不良的表现,包括上腹部饱胀不适,以餐后明显,出现无规律性的上腹部隐痛、嗳气、反酸、烧灼感、食欲不振、恶心、呕吐等消化不良症状。A型胃炎可出现厌食、体重减轻和贫血。多数无明显体征,可表现为上腹部轻压痛。

(三) 实验室检查及其他检查

(1) 胃镜及胃黏膜活组织检查:该检查是最可靠的诊断方法。内镜下慢性浅表性胃炎可见红斑(点状、片状或条状)、黏膜粗糙不平、出血点、出血斑和糜烂;慢性萎缩性胃炎可见黏膜呈颗粒状、黏膜血管显露、色泽灰暗、皱襞细小和糜烂。通过内镜在直视下观察胃黏膜病损,取活组织检查可以明确病变类型,并能检测幽门螺杆菌。

(2) 幽门螺杆菌检测:对慢性胃炎患者做幽门螺杆菌检测是非常必要的。活组织病理学检查时可同时检测幽门螺杆菌。目前临床上可做血清幽门螺杆菌抗体测定、活检标本涂片、活检标本快速尿激酶试验、取活检标本做微氧环境下培养等方法寻找幽门螺杆菌。

(3) 血清学检查:A 型胃炎血清促胃液素升高,抗壁细胞抗体和抗内因子抗体阳性。B 型胃炎血清促胃液素水平下降视 G 细胞破坏程度而定,血清中亦可有抗壁细胞抗体,但滴度低。

(四) 诊断要点

出现反复上腹胀痛及不适表现,病程较长且无规律者应考虑该病。因临床表现不具特异性,确诊主要依赖胃镜检查及胃黏膜活检。幽门螺杆菌检测有助于病因诊断。

知识链接

胃镜检查对慢性胃炎患者尤其是老龄患者尤为重要。但慢性胃炎患者往往因痛苦不大,而胃镜检查有一定的刺激,故部分患者因畏惧而放弃此项检查,此时应耐心做好患者的思想工作,使其打消顾虑,配合检查。

(五) 防治要点

(1) 去除病因:去除各种可能的致病因素,如避免摄入对胃有刺激的食物和纠正不良饮食习惯,戒除烟酒,慎用或不用可损害胃黏膜的药物。若为幽门螺杆菌感染引起的胃炎,应根除幽门螺杆菌,其治疗方案有以胶体铋剂为基础和质子泵抑制剂(PPI)为基础的三联疗法方案,具体见表 12-1。

表 12-1 根除 Hp 三联疗法方案

胶体铋剂或质子泵抑制剂及用量	抗生素药物及用量
奥美拉唑,40 mg/d	克拉霉素,500～1 000 mg/d
兰索拉唑,60 mg/d	阿莫西林,1 000～2 000 mg/d
枸橼酸铋钾,480 mg/d	甲硝唑,800 mg/d
选择一种	选择两种
上述剂量分 2 次服,疗程 7 天	—

三联疗法副作用较多,现多推荐奥美拉唑(每次 40 mg,每日 2 次)加克拉霉素(每次 500 mg,每日 3 次)二联给药,用药 2 周。

(2) 对症处理:胃酸增高患者应用制酸剂。胃酸缺乏者,可服用稀盐酸、胃蛋白酶合剂等以助消化。有胆汁反流的患者,可用铝碳酸镁或氢氧化铝凝胶治疗。有胃动力学改变者应用多潘立酮或西沙必利等。中药也可试用。这些药物除有对症治疗作用外,对胃黏膜上皮修复及炎症也可能有一定作用。

(3) 自身免疫性胃炎治疗:无特殊治疗方法,如有恶性贫血,注射维生素 B_{12} 可获得纠正。

(邓双全)

第二节 消化性溃疡

消化性溃疡主要是指发生于胃和十二指肠的慢性溃疡,即胃溃疡(GU)和十二指肠溃疡(DU)。因其形成与胃酸和胃蛋白酶的消化作用有关,故称为消化性溃疡。

临床上十二指肠溃疡较胃溃疡多见,两者之比约为 3∶1。DU 好发于青壮年,GU 的发病年龄较迟,平均晚 10 年。消化性溃疡的发作有季节性,秋冬和冬春之交为好发季节。

一、病因及发病机制

病因尚未完全明了,一般认为消化性溃疡的形成是由于胃和十二指肠黏膜的保护作用与损害黏膜的因素失衡所致。当损害因素增强和(或)防御因素减弱时,就会产生溃疡。胃溃疡和十二指肠溃疡在发病

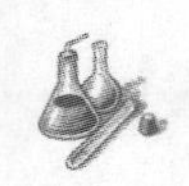

机制上有不同之处，前者主要是防御-修复机制作用减弱所致，后者主要是损害因素增强所致。不同患者病因、发病机制可不同，但其临床表现却很相似。

（一）防御-修复机制

胃和十二指肠黏膜具有一系列防御和修复机制，能够抵御侵袭因素的损害，维持黏膜的完整性。当这种自身防御-修复机制受到损害时则可能发生消化性溃疡。

(1) 黏膜屏障：分为黏膜细胞屏障和黏液屏障。胃黏膜上皮细胞的胞膜含有脂质，可形成脂质层与细胞紧密连接，能防止 H^+ 从胃腔向黏膜内扩散，同时能防止 Na^+ 从黏膜细胞扩散入胃腔，从而保持胃黏膜与胃腔之间悬殊的 H^+ 浓度差。胃及十二指肠分泌的黏液含有碱性缓冲成分，且具有高度的黏着性，故对胃黏膜具有保护作用。当黏膜屏障受到破坏时就为溃疡的形成创造了条件。

(2) 黏膜血流及上皮细胞再生：胃和十二指肠有良好的血液循环和不断更新的上皮细胞。黏膜层有丰富的微循环网，以清除代谢废物和提供必需的营养物质，从而保证了上皮细胞更新的需要。

(3) 黏膜的保护、营养作用：胃和十二指肠内有某种能分泌前列腺素 E(主要是前列腺素 E_2)的细胞，能促进黏膜上皮细胞分泌黏液及 HCO_3^-，增加黏膜血流量和蛋白质合成，并促进黏膜上皮细胞更新，是维持黏膜完整性的一个重要因素。

（二）黏膜损害因素

(1) 幽门螺杆菌(Hp)感染：目前认为 Hp 感染是消化性溃疡的主要病因。①消化性溃疡中 Hp 的感染率最高，如能排除检测前患者服用过抗生素、铋剂或非甾体抗炎药等因素，DU 患者的 Hp 感染率为 90%～100%，GU 为 80%～90%。②临床上根除 Hp 可促进溃疡愈合和显著降低溃疡病的复发率。③Hp 感染改变了黏膜侵袭因素与防御因素之间的平衡，Hp 凭借其毒力因子的作用，诱发局部炎症和免疫反应，损害局部黏膜的防御-修复机制；另一方面，Hp 感染可增加促胃液素和胃酸的分泌。这两方面共同作用造成了胃和十二指肠黏膜损害和溃疡的形成。

(2) 胃酸和胃蛋白酶：消化性溃疡的最终形成是由于胃酸-胃蛋白酶的消化作用所致。胃蛋白酶的生物活性取决于胃液的 pH 值。胃蛋白酶能降解蛋白质分子，对黏膜有侵袭作用。在胃酸分泌正常的情况下罕有溃疡的发生。抑制胃酸分泌的药物能促进溃疡愈合，因此，胃酸超常分泌是溃疡发生的决定因素。十二指肠溃疡平均基础酸排量和最大酸排量常大于正常人。胃溃疡患者的平均基础酸排量和最大酸排量多属正常或甚至低于正常。

(3) 非甾体抗炎药：长期服用非甾体抗炎药可诱发消化性溃疡，妨碍溃疡愈合，增加溃疡复发率和出血、穿孔等并发症的发生率。由于摄入非甾体抗炎药后接触胃黏膜的时间较十二指肠黏膜长，因而与胃溃疡的关系更为密切。非甾体抗炎药损害胃十二指肠的原因除药物的直接作用外，主要通过抑制前列腺素合成，削弱前列腺素对胃及十二指肠的保护作用而发生消化性溃疡。

(4) 遗传因素：观察表明，单卵双胎同胞发生溃疡的一致性高于双卵双胎；在一些罕见的遗传综合征如多内分泌腺瘤病Ⅰ型、系统性肥大细胞增多症等，消化性溃疡为其临床表现的一部分。

(5) 胃、十二指肠运动异常：部分十二指肠溃疡患者胃排空比正常人快，使十二指肠球部酸负荷量增大，黏膜易受损害。部分胃溃疡患者存在胃运动功能障碍，表现为胃排空延缓和十二指肠胃反流。胃运动障碍可加重幽门螺杆菌感染或非甾体抗炎药对胃黏膜的损伤。

(6) 应激和心理因素：长期精神紧张、焦虑或情绪剧烈波动的人易患消化性溃疡。十二指肠溃疡愈合后遭受精神应激时，溃疡容易复发或发生并发症。心理因素对消化性溃疡特别是十二指肠溃疡的发生有明显影响。

(7) 其他危险因素：①吸烟：吸烟者消化性溃疡发生率比不吸烟者的高。吸烟影响溃疡愈合、促进溃疡复发和增加溃疡并发症发生率。吸烟可增加胃酸、胃蛋白酶分泌，抑制胰腺分泌碳酸氢盐，降低幽门括约肌张力和影响胃黏膜前列腺素合成。②饮食：与消化性溃疡关系不十分明确。酒、浓茶、咖啡和某些饮料能刺激胃酸分泌，摄入后易产生消化不良症状。高盐饮食被认为可增加胃溃疡发生的危险性，这与高浓度盐损伤胃黏膜有关。

胃溃疡好发于胃角和胃小弯，十二指肠溃疡好发于球部，前壁常见；胃或十二指肠溃疡一般为单个，若为两个以上，则称为多发性溃疡，胃和十二指肠同时发生溃疡称为复合性溃疡；溃疡形成多为圆形或椭圆形，直径多小于 10 mm。胃溃疡多比十二指肠溃疡面积大，可深至黏膜肌层，边缘光整，由肉芽组织构成，上覆盖有灰白色或灰黄色纤维渗出物。活动性溃疡周围黏膜常有炎性水肿，深者可达胃壁肌层或浆膜层，穿破浆膜层时可致穿孔，有破溃血管时可致出血。溃疡急性发作时可因炎症水肿和幽门痉挛而引起暂时性梗阻，慢性梗阻则因瘢痕收缩而呈持久性。

二、临床表现

本病的临床表现不一，部分患者可无症状，或以出血、穿孔等并发症作为首发症状。典型消化性溃疡有以下特点：①慢性过程，病情反复发作，病史可达几年甚至数十年；②周期性发作，发作与缓解交替，缓解期长短不一，几周到数年不等，发作常有季节性，多在秋冬或冬春之交发病，可因情绪不良、劳累和服非甾体抗炎药而诱发；③发作时上腹疼痛呈节律性。

（一）症状

上腹痛为本病的主要症状，胃溃疡的疼痛部位多位于剑突下正中或偏左，十二指肠溃疡常在上腹偏右。疼痛性质可为钝痛、烧灼痛、胀痛或剧痛，有的则呈饥饿样不适感。大多呈轻度或中度疼痛，可被制酸剂或进食缓解。胃溃疡患者约 2/3 的疼痛为有典型的节律性疼痛：餐后 0.5～1 h 开始出现上腹痛，持续 1～2 h后逐渐缓解，下次进餐后疼痛复发，呈进食-疼痛-缓解的规律性。十二指肠溃疡一般餐后 2～3 h 开始出现疼痛，为空腹痛，可持续至下次进餐后才缓解，呈疼痛-进食-缓解的规律性。疼痛也可于睡前或午夜出现，称“午夜痛”。此外，常有反酸、嗳气、上腹胀满、恶心、呕吐等症状。随着病情的发展，可因并发症的出现而发生症状改变。

（二）体征

溃疡活动时剑突下可有固定而局限的压痛点，压痛较轻，压痛点符合溃疡的部位，腹壁一般柔软。后壁溃疡常无上腹部压痛点。缓解时无明显体征。

（三）特殊类型的溃疡

（1）无症状性溃疡：15％～35％消化性溃疡患者可无任何症状。可发生于任何年龄，但以老年人多见，常因其他疾病做内镜或 X 线钡餐检查时被发现。

（2）老年人消化性溃疡：以胃溃疡多见，临床表现多不典型，疼痛多无规律，可出现食欲不振、恶心、呕吐、体重减轻、贫血等症状。老年人中位于胃体上部或高位的溃疡及胃巨大溃疡较多见，需与胃癌相鉴别。

（3）幽门管溃疡：溃疡发生在胃末端与球部连接 2 cm 的幽门管，上腹部疼痛较重，节律性和周期性不明显，对抗酸药反应较差，易发生幽门梗阻、出血和穿孔等并发症。

（4）球后溃疡：发生在十二指肠球部以下溃疡，多发生在十二指肠乳头的近端。有十二指肠溃疡的临床表现，但夜间痛及背部放射痛更为多见，对药物治疗效果差，较易并发出血。X 线检查和胃镜检查易漏诊。

（5）复合性溃疡：胃和十二指肠同时发生的溃疡，十二指肠溃疡往往先于胃溃疡出现。

（四）并发症

（1）出血：消化性溃疡最常见的并发症。15％～25％的消化性溃疡患者可并发出血。10％～25％的患者以上消化道出血为首发症状。出血量与被侵蚀的血管大小有关，毛细血管破裂出血量小，如溃破动脉则出血量多，轻者粪便隐血呈阳性或出现黑粪，重者出现呕血，超过 1 000 mL 可引起循环障碍，应积极抢救。

（2）穿孔：溃疡向深部发展穿透浆膜则发生穿孔，是消化性溃疡最严重的并发症。可分为急性、亚急性和慢性三种。①急性穿孔：多发生于前壁，病变溃破入腹腔引起弥漫性腹膜炎。起病急骤，可出现突发的腹部剧痛，持续而加剧，先出现于上腹，逐步波及全腹，腹肌紧张呈“板状腹”，有显著压痛和反跳痛。肝浊音界缩小或消失，腹部 X 线检查可见膈下游离气体，为诊断穿孔的重要依据。②亚急性穿孔：邻近后壁穿孔较小时，只引起局限性腹膜炎时称为亚急性穿孔。症状较急性轻，体征较局限。③慢性穿孔：胃和十二指肠后壁溃疡深至浆膜层时已与邻近组织或器官发生粘连，穿孔时胃内容物不流入腹腔称为慢性穿孔。

腹痛失去原有的节律性,疼痛顽固而持续,常放射至背部。

(3) 幽门梗阻:主要由十二指肠球部溃疡或幽门管溃疡引起。溃疡急性发作时可因炎症水肿和幽门部痉挛而引起暂时性梗阻,随炎症消退即好转。慢性梗阻主要因瘢痕收缩而呈持久性。幽门梗阻表现为胃排空延迟,上腹胀满不适,疼痛于餐后加重,并有恶心、呕吐,大量呕吐后症状可缓解,呕吐物含酸酵宿食,无胆汁。严重呕吐可致脱水和低钾、低氯性碱中毒。常发生营养不良和体重减轻。上腹部空腹振水音和胃蠕动波是幽门梗阻的典型体征。

(4) 癌变:少数胃溃疡可发生癌变,十二指肠则极少见。有长期慢性胃溃疡史,年龄在45岁以上,溃疡迁延不愈,出现明显的体重下降或贫血,经严格的内科治疗无效,同时大便隐血试验持续呈阳性者应考虑溃疡癌变的可能,需进一步检查,胃镜取多点做活组织病理检查可明确诊断。

三、实验室检查及其他检查

(1) 胃镜检查和黏膜活检:确诊消化性溃疡首选的检查方法。可直接观察溃疡部位、病变大小、性质,并可取活组织做病理检查及幽门螺杆菌检测。

(2) X线钡餐检查:溃疡的X线征象有直接和间接两种,龛影是直接征象,对消化性溃疡有确诊价值。胃大弯侧痉挛性切迹、十二指肠球部激惹和球部畸形均为间接征象,提示有溃疡可能。

(3) 幽门螺杆菌检测:Hp感染的诊断已成为消化性溃疡的常规检测项目。检测方法有侵入性和非侵入性两大类。前者需通过内镜取胃黏膜组织来检测Hp,可同时确定存在的胃和十二指肠疾病,常用方法有快速尿素酶试验、组织学检查、黏膜涂片染色镜检、微需氧培养和聚合酶链反应(PCR)等,其中快速尿素酶试验是侵入性试验中诊断Hp感染的首选方法。非侵入性试验主要有血清学试验及^{13}C或^{14}C尿素呼气试验,可作为根除治疗后复查的首选试验。

(4) 胃液分析:胃溃疡患者胃酸分泌正常或稍低于正常,部分十二指肠疾病患者则增多。目前主要用于促胃液素瘤的辅助诊断。

(5) 粪便隐血试验:活动性消化性溃疡隐血试验呈阳性,一般经治疗后1～2周内可转阴,如持续阳性,应考虑癌变。

四、诊断要点

根据慢性病程、周期性发作特点及节律性上腹部疼痛病史,可作出初步诊断。确诊需依靠X线钡餐检查和(或)胃镜活组织检查,后者诊断价值大。

知识链接

导致上腹部慢性疼痛的疾病很多,需注意与其他有上腹痛症状的疾病(如慢性肝胆胰疾病、功能性消化不良等)相鉴别。若胃镜检查发现胃和十二指肠溃疡,应注意与胃癌、胃泌素瘤相鉴别。

五、防治要点

治疗目的在于去除病因,控制症状,促进溃疡愈合,防止复发和避免并发症。

(一) 一般治疗

生活要有规律,定时进餐,避免过度劳累和精神紧张,避免过冷、过热、过硬及辛辣等刺激性食物等。如有烟酒嗜好则应戒除。服用非甾体抗炎药者,应尽可能停服。

(二) 药物治疗

(1) 根除幽门螺杆菌:根除幽门螺杆菌可使大多数与幽门螺杆菌感染有关的消化性溃疡患者完全达到治疗目的。治疗方案见慢性胃炎。

(2) 抑制胃酸分泌:溃疡的愈合特别是十二指肠溃疡的愈合与抗酸治疗的强度和时间成正比。治疗常用药有H_2受体拮抗剂和质子泵阻滞剂。H_2受体拮抗剂,如西米替丁、雷尼替丁、法莫替丁、尼扎替丁等,能阻止组胺与H_2受体结合,使壁细胞分泌胃酸减少。质子泵阻滞剂使壁细胞分泌胃酸的关键酶H^+-

K^+-ATP 酶失去活性，阻滞壁细胞胞质内 H^+ 转移至胃腔而抑制胃酸分泌。常用药的剂量、用法见表 12-2。

表 12-2 几种常用药的剂量、用法

药　　物	常规治疗量	药　　物	常规治疗量
西咪替丁	800 mg qn(400 mg bid)	奥美拉唑	20 mg qd
雷尼替丁	300 mg qn (150 mg bid)	兰索拉唑	30 mg qd
法莫替丁	40 mg qn (20 mg bid)	潘托拉唑	40 mg qd
尼扎替丁	300 mg qn (150 mg bid)	拉贝拉唑	10 mg qd

(3) 保护胃黏膜：胃黏膜保护剂有三种，即硫糖铝、枸橼酸铋钾和前列腺素类药物。硫糖铝抗溃疡的机制主要是其黏附覆盖在溃疡面上阻止胃酸和胃蛋白酶继续侵袭溃疡面，促进内源性前列腺素合成和刺激表皮生长因子。其不良反应是便秘。用法是硫糖铝 1.0 g，每日 3～4 次。枸橼酸铋钾除具有类似硫糖铝作用外，还有抑制幽门螺杆菌作用。短期服用主要不良反应是舌苔发黑，长期服用可因铋在体内积蓄而引起神经毒性，故不宜长期用药。用法是枸橼酸铋钾，每次 120 mg，每日 4 次，8 周为 1 个疗程，餐前半小时口服，睡前加服一次。米索前列醇具有抑制胃酸分泌、增加胃十二指肠黏膜黏液/碳酸氢盐分泌和增加黏膜血流的作用。此类药主要用于胃溃疡的治疗。

（三）溃疡复发的预防

坚持严格正规的内科治疗是预防溃疡复发的前提，对所有可能导致溃疡发生的因素都应避免，尤其是幽门螺杆菌感染、服用非甾体抗炎药、吸烟等影响溃疡复发的危险因素，应尽量去除。

（四）外科手术治疗

对于大量出血经内科紧急治疗无效、急性穿孔、瘢痕性幽门梗阻、内科正规治疗无效的顽固性溃疡以及胃溃疡疑有癌变者可行手术治疗。

知识链接

俗话说，病从口入，把好“口”这一关就能大大减少消化道疾病的发生。应做到生活有规律，劳逸结合，养成良好的饮食习惯，少食多餐，避免食用过冷、过热、粗糙、刺激性及不洁的食物。戒除烟酒，避免使用对胃黏膜有刺激的药物等。

（邓双全）

第三节 腹外疝

体内某个脏器或组织离开其正常解剖部位，通过先天或后天形成的薄弱点、缺损或孔隙进入另一部位，称为疝。由一个体腔进入另一个体腔，而不突向体表的称为内疝，以脑疝多见。由体腔突出体表的称为外疝，以腹部多见。临床上疝多发生于腹部，腹部疝又以腹外疝为多见。腹腔内脏器或组织连同壁层腹膜离开原来的部位，经腹壁或盆腔壁的薄弱或缺损处向体表突出，在局部形成包块称为腹外疝，是腹部外科最常见的疾病之一，按突出的解剖部位可分为腹股沟疝、股疝、脐疝、切口疝、白线疝等，其中腹股沟疝发生率最高，占 90%以上。

一、病因及发病机制

腹壁强度降低和腹内压力增高是腹外疝发病的两个主要原因。

（一）腹壁强度降低

引起腹壁强度降低的潜在因素很多，有先天性因素，也有后天性因素。先天性因素有腹膜鞘状突未闭、脐环闭锁不全、腹白线发育不全及某些组织穿过腹壁的部位，如精索或子宫圆韧带穿过腹股沟管，股动、静脉穿过股管等。后天性因素有手术切口愈合不良、外伤、感染、腹壁神经损伤、年老、肥胖造成的肌肉萎缩等。近年来，生物学研究发现，腹股沟疝患者本身的胶原代谢异常也是导致腹壁强度降低的一个因素。

（二）腹内压力增高

慢性咳嗽、便秘、排尿困难、腹腔积液、妊娠、婴儿哭闹、举重等都可引起腹内压增高。腹壁强度降低是疝发生的基础，腹内压增高是疝发生的诱因。正常人虽时有腹内压增高，但只要腹壁强度正常，也不致发生疝。

（三）病理解剖

典型的腹外疝由疝环、疝囊、疝内容物和疝外被盖组成(图12-1)。疝环也称疝门，是疝突向体表的门户，亦即腹壁薄弱区或缺损所在。各类疝多以疝门部位而命名，如腹股沟疝、股疝、脐疝、切口疝等。疝囊是壁层腹膜经疝环向外突出的囊袋状结构，由疝囊颈和疝囊体构成。与疝门相连的部位称为疝囊颈，是疝囊比较狭窄的部位，由于疝内容物经常经此而进出，故常受摩擦而增厚，临床上疝囊高位结扎术即在此处进行结扎。疝内容物是进入疝囊内的腹腔脏器或组织，以小肠最常见，大网膜次之。另外，盲肠、阑尾、膀胱等均可进入疝囊，但较少见。疝外被盖是指疝囊以外的腹壁各层组织。

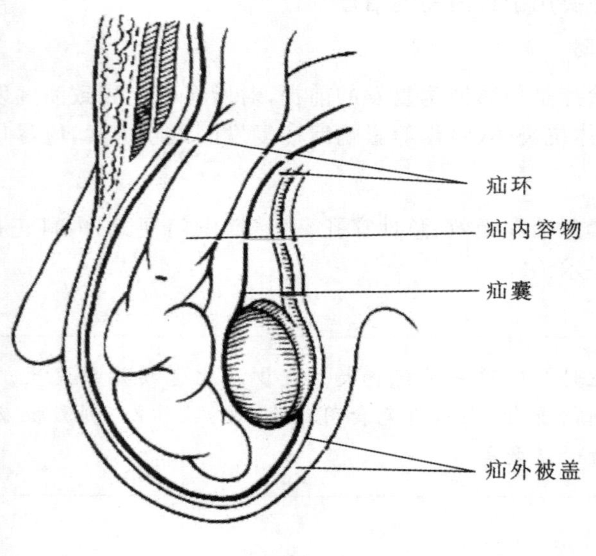

图12-1 疝的组成

（四）临床病理类型

(1) 易复性疝：疝内容物容易回纳入腹腔内，称易复性疝。常在患者站立、行走、腹内压增高时突出，平卧或休息时回纳入腹腔。

(2) 难复性疝：疝内容物不能回纳或不能完全回纳入腹腔内，称难复性疝，此类疝的内容物多为大网膜。常因疝内容物与疝囊粘连所致。滑动性疝也属难复性疝。

知识链接

滑动性疝是指疝内容物构成部分疝囊的疝，多见于右侧，常见的疝内容物有盲肠、乙状结肠或膀胱。临床上滑动性疝并不多见，也无特殊临床表现，不易在手术前作出诊断。凡年老、肥胖、病史较长的难复性疝患者，应想到滑动性疝的可能。确诊后应手术治疗。

(3) 嵌顿性疝：疝环较狭小而腹内压骤增时，疝内容物强行扩张囊颈而挤入疝囊后，囊颈弹性收缩将内容物卡住，使其不能回纳腹腔，称为嵌顿性疝。如内容物为肠管，临床上可出现急性肠梗阻表现。发生嵌顿后，内容物血液循环障碍，导致组织淤血、水肿、渗出。如能及时解除嵌顿，病变可恢复正常。

(4) 绞窄性疝:如嵌顿不能及时解除,病情进一步发展,造成疝内容物血液循环障碍持续加剧,最后导致血流完全阻断,即为绞窄性疝。疝内容物可发生坏死、继发化脓感染等。严重者可引起腹膜炎和中毒性休克。

嵌顿性疝和绞窄性疝是一个病理过程的两个阶段,临床上很难截然区分。肠管发生绞窄时,不仅疝囊内肠管可坏死,有时在腹腔内的中间肠袢也可发生坏死、甚至疝囊内的肠袢尚存活,而腹腔内的肠袢已坏死,因此手术处理嵌顿或绞窄性疝时,必须将腹腔内的有关肠袢牵出仔细检查,以防遗漏。

二、临床表现

(一) 腹股沟疝

发生在腹股沟区的腹外疝,统称为腹股沟疝,是临床上最常见的腹外疝,分为斜疝和直疝两种。疝囊经腹壁下动脉外侧的腹股沟管内环通过腹股沟管由外环向体表突出,并可进入阴囊,称为腹股沟斜疝。疝囊经腹壁下动脉内侧的直疝三角直接向体表突出,不进入阴囊,称为腹股沟直疝。其中以斜疝多见,占全部腹外疝的75%~90%,占腹股沟疝的85%~95%。腹股沟疝以男性多见,男、女发病率比约为15:1,右侧多见。

知识链接

腹股沟管是位于腹股沟韧带内上方,由外向内、由上向下、由深向浅的一个斜行潜在肌肉裂隙。成人长4~5 cm,有精索或子宫圆韧带通过。腹股沟管有四个壁及两个口。前壁为皮肤、皮下组织和腹外斜肌腱膜,但外侧1/3部分尚有腹内斜肌覆盖;后壁为腹横筋膜和腹膜,内侧1/3处有腹股沟镰;上壁为腹内斜肌与腹横肌形成的弓状下缘;下壁为腹股沟韧带和腔隙韧带。内口即深环,是腹横筋膜的卵圆形间隙,在腹股沟韧带中点上方约1.5 cm处;外口即浅环,是腹外斜肌腱膜的三角形裂隙。

(1) 腹股沟斜疝:多见于儿童与青壮年男性,主要表现为局部肿块。易复性斜疝表现为腹股沟区肿块或偶有胀痛,肿块常在站立、行走、劳动、咳嗽等腹压增高的情况下出现,多呈带蒂柄的梨形,可降至阴囊或大阴唇。平卧或用手推送,肿块可回纳而消失。疝块回纳后,用拇指压住腹股沟管内环处,嘱患者站立并咳嗽以增加腹内压而肿块不再出现,指尖有冲击感,移去手指后肿块又可出现。疝内容物如为肠袢则肿块柔软、光滑,叩之呈鼓音,如为大网膜则肿块坚韧呈浊音。难复性疝常有胀痛感且疝块不能完全回纳。嵌顿性疝常发生在强力劳动或便秘者排便等腹内压骤增时,表现为疝块突然增大,伴明显疼痛,不能回纳。检查肿块紧张发硬,并有明显触痛。疝内容物如为肠袢,会出现急性机械性肠梗阻表现。如不及时处理,将发生绞窄性疝,临床症状进一步加重,绞窄时间较长者,因疝内容物坏死感染,可引起腹膜炎、休克等。

(2) 腹股沟直疝:常见于年老体弱的男性。站立时,在腹股沟区出现一半球形肿块,不会降入阴囊。平卧后因疝囊颈宽大,疝块多能自行回纳入腹腔而消失,极少发生嵌顿。

(二) 股疝

疝囊通过股环,经股管向卵圆窝突出的疝称为股疝。临床上较少见,占腹外疝的3%~5%,常见于40岁以上妇女。疝块较小,常表现为腹股沟韧带下方一个半球形肿块。由于局部特殊的解剖结构,且股环本身较小,故易发生嵌顿,在腹外疝中嵌顿概率最高,高达60%。一旦发生嵌顿,可迅速发展为绞窄性疝。临床上遇到40岁以上的女性,突然以急性肠梗阻就诊而查不出其他原因者,首先要想到股疝的可能,以免延误诊断。

(三) 切口疝

切口疝是指发生于腹壁手术切口部位的疝,临床较常见,占腹外疝的第三位。多因切口愈合不良引起,其中切口感染是常见原因。多见于腹部纵形切口,最常见的是经腹直肌切口疝。表现为腹壁切口处逐渐膨隆,出现肿块,平卧休息时缩小或消失,站立时明显,常伴有腹部不适和消化不良等,有时可伴有不完全性肠梗阻表现。切口疝很少发生嵌顿。

（四）脐疝

疝囊通过脐环突出的疝称为脐疝，可分为小儿脐疝和成人脐疝，临床上以小儿脐疝多见。小儿脐疝常见于经常啼哭的儿童，多属易复性疝，表现为啼哭时脐疝脱出，安静时肿块消失。疝囊颈一般不大，但极少发生嵌顿和绞窄。成人脐疝较少见，多为中年经产妇，易发生嵌顿和绞窄。

三、诊断要点

腹外疝依据病史及典型临床表现诊断并不困难，但在临床上要注意斜疝、直疝及股疝的鉴别(表12-3)。

表12-3 斜疝、直疝及股疝的鉴别

鉴别要点	斜疝	直疝	股疝
发病年龄	少年、青壮年	老年	中年
突出途径	经腹股沟管	经直疝三角突出	经股管
疝块外形	椭圆形或梨形	半球形、基底宽大	半球形、较小
疝块位置	腹股沟韧带上方，可进入阴囊	腹股沟韧带上方，绝不会进入阴囊	腹股沟韧带下方
回纳疝块后压住内环	不再突出	仍可突出	仍可突出
疝囊颈位置	腹壁下动脉外侧	腹壁下动脉内侧	—
嵌顿机会	较多	极少	最多

四、防治要点

避免并及时控制引起腹内压增高的因素是预防腹外疝发生的关键。如积极治疗咳嗽、便秘、腹腔积液，避免婴幼儿过度哭闹等，同时应注意加强腹肌锻炼。处理原则以手术修补腹壁缺损或薄弱处为主。手术出院后3个月内避免重体力劳动，以防复发。

1. 非手术治疗 1岁以内的婴幼儿，因随着身体生长发育，腹壁强度可逐渐增强，疝有自行消失的可能，可暂时使用棉线束带或绷带局部包扎压迫疝环(图12-2)，以防疝块脱出。年老体弱或伴有其他严重疾病而禁忌手术者可通过佩戴疝带(图12-3)等方法防止疝块脱出。

2. 手术治疗 腹股沟疝手术方法有传统疝修补术、无张力疝修补术和经腹腔镜疝修补术。传统疝修补术的基本原则是在高位结扎疝囊的基础上，加强或修补腹股沟管管壁。其中：加强腹股沟前壁，常用的是Ferguson法；修补或加强腹股沟后壁，常用的方法有Bassini法、Halsted法、Mc Vay法和Shouldice法，临床最常用的方法是Bassini法。无张力疝修补术是应用人工材料合成纤维网填充腹壁缺损处并修补腹股沟管管壁，因不需要利用人体自身的健康组织进行修补，所以局部无张力，一般应用于腹壁缺损严重者。经腹腔镜疝修补术目前临床上较少开展。

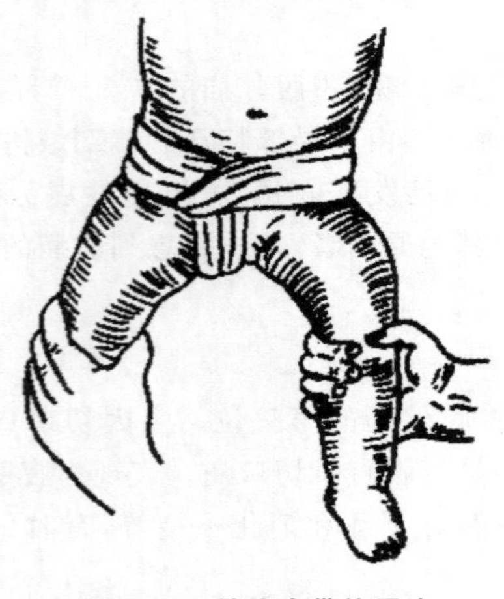

图12-2 棉线束带使用法

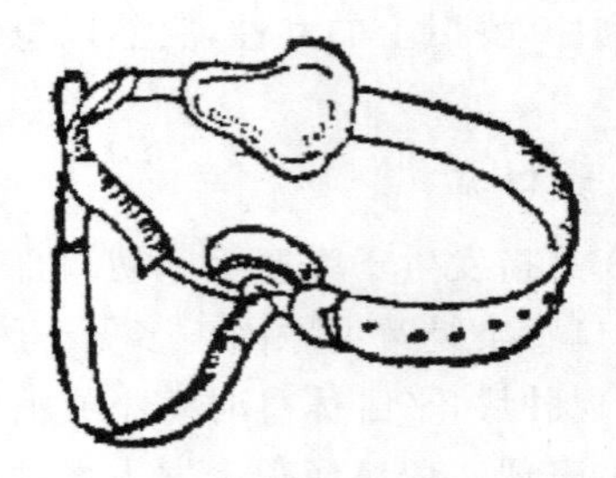

图12-3 疝带

因股疝易嵌顿，一旦嵌顿可迅速发展为绞窄性，故一经确诊应尽早进行手术治疗，常用 Mc Vay 法。

3. 嵌顿疝和绞窄疝的处理原则 嵌顿疝和绞窄疝原则上应紧急手术。但对于嵌顿疝具备下列情况者可先试行手法复位：①嵌顿时间在 3～4 h 内，局部压痛不明显，也无腹部压痛或腹肌紧张等腹膜刺激征者；②年老体弱或伴有其他较严重疾病而估计肠袢尚未绞窄坏死者。手法复位本身有一定的危险性，在临床上要严格掌握其指征。

（胡殿宇）

第四节 急性化脓性腹膜炎

急性腹膜炎是一种常见的外科急腹症，是腹膜受理化因素刺激、感染或损伤等所引起的急性渗出性炎症。按病因可分为细菌性和非细菌性；按临床经过可分为急性、亚急性、慢性；按发病机制可分为原发性和继发性；按累及范围可分为弥漫性和局限性。在临床上以急性继发性化脓性腹膜炎最常见，其主要临床表现为腹痛、腹部压痛、腹肌紧张及恶心、呕吐、发热、白细胞计数升高等，严重时可出现血压下降和全身中毒性反应，如未能及时治疗可死于中毒性休克。不同类型腹膜炎之间在一定条件下是可以互相转化的。

一、病因及发病机制

（一）继发性腹膜炎

继发性腹膜炎常由腹腔内脏器的破裂、穿孔、炎症扩散或手术污染等引起。临床上最常见的原因是腹腔空腔脏器的穿孔，如胃或十二指肠溃疡穿孔、急性胆囊炎胆囊穿孔、阑尾坏疽穿孔、腹腔脏器损伤破裂等；另外，腹腔脏器的感染，如绞窄性肠梗阻、重症胰腺炎、空腔器官吻合口漏、女性生殖器官化脓性炎症、术中污染等也可引起化脓性腹膜炎（图 12-4），其致病菌以大肠杆菌最为多见，其次为厌氧菌、链球菌、变形杆菌等，多为混合感染，故毒性较强。

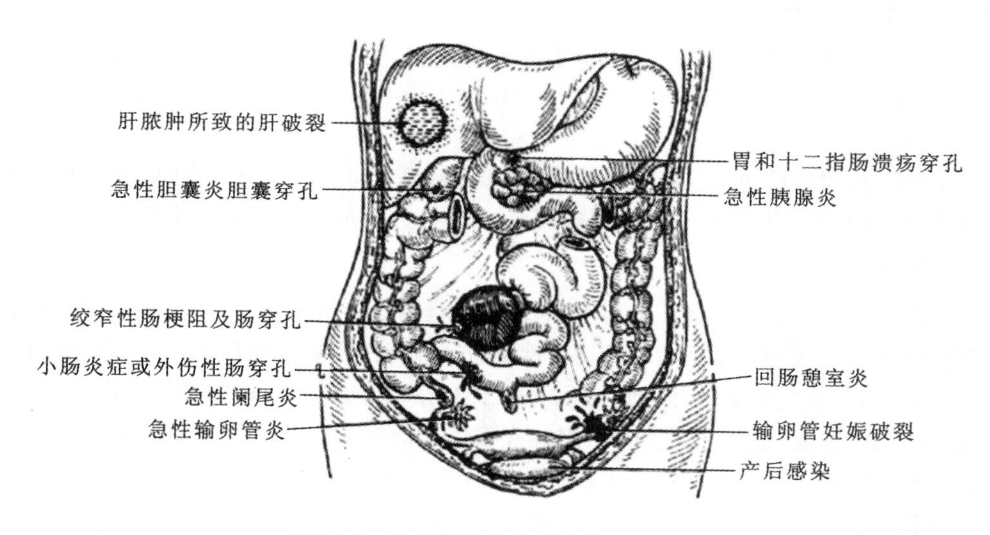

图 12-4 急性继发性腹膜炎的常见原因

当胃肠内容物或细菌进入腹腔后，机体立即产生反应，腹膜充血、水肿并失去原有的光泽，随即产生大量清晰的浆液性渗出液，以稀释腹腔内毒素，并出现大量的炎性细胞、坏死组织和凝固的纤维蛋白，使渗出液变混浊，继而形成脓液。腹膜炎形成后，根据机体的抵抗力和细菌毒力对抗的结果不同而出现不同的结局。当机体全身抵抗力强，腹膜局部粘连、吸收等防御能力强，或感染程度轻和原发病灶处理及时，腹膜炎可被吸收局限、包裹，进而痊愈或形成局限性腹膜炎、腹腔脓肿，部分患者可产生粘连性肠梗阻。反之，腹腔感染则迅速扩散，引起体液平衡紊乱、麻痹性肠梗阻、低血容量甚至中毒性休克。

(二) 原发性腹膜炎

原发性腹膜炎也称自发性腹膜炎,临床上少见,可见于儿童。腹腔内无原发病灶,致病菌多为溶血性链球菌、肺炎双球菌或大肠杆菌。细菌进入腹腔的途径有血行播散、上行性感染、直接扩散、透壁性感染等。

知识链接

腹膜分为相互连接的壁腹膜和脏腹膜,两者之间形成的潜在间隙为腹膜腔,是人体最大的体腔。腹膜是双向半透膜,具有渗出和吸收功能。

二、临床表现

(一) 腹痛

腹痛是腹膜炎最主要的症状。疼痛的程度与致病因素、炎症程度、年龄、身体素质等有关,但一般疼痛都很剧烈,呈持续性,难以忍受。深呼吸、咳嗽、转动体位时疼痛加剧,故患者常呈被动体位,多不愿改变体位。疼痛从原发病灶部位开始,随病情进展逐渐扩散到全腹部,但仍以原发病变部位为重。不同致病因素引起的腹膜炎腹痛的特点也不同,如胃和十二指肠溃疡穿孔所致的腹膜炎,可表现为突发性上腹部刀割样剧烈疼痛,疼痛迅速波及全腹,患者常疼痛难忍,伴有面色苍白、大汗淋漓,随后疼痛可略有减轻后再次加重。

(二) 恶心、呕吐

恶心、呕吐为早期出现的常见症状。早期是因腹膜受刺激而引起的反射性恶心、呕吐,呕吐物为胃内容物。后期出现麻痹性肠梗阻时,呕吐物可为黄绿色胆汁,甚至为棕褐色粪样肠内容物。由于呕吐频繁可导致体液平衡失调。

(三) 全身感染中毒症状

早期体温可正常,以后逐渐升高,与炎症轻重有关,但年老体弱者,体温不一定随病情加重而升高。脉搏一般随体温的升高而加快。如果脉搏增快而体温反而下降,多为病情恶化的征象,必须及早采取有效措施。

随着病情的进展,可出现高热、脉速、呼吸浅快、大汗淋漓等全身中毒症状,严重时可出现严重脱水、低血容量、代谢性酸中毒、休克等全身衰竭表现。若病情继续恶化,终因肝肾功能衰竭及呼吸循环衰竭而死亡。

(四) 腹部体征

腹部体征主要有腹胀、腹式呼吸减弱或消失,腹胀加重常提示病情恶化。腹部压痛、反跳痛、腹肌紧张是腹膜炎的标志性体征,称为腹膜刺激征。早期局限性腹膜炎时可出现局部腹膜刺激征,当病情进展出现弥漫性腹膜炎时全腹部均出现腹膜刺激征,但仍以原发病灶部位最明显。胃肠、胆囊穿孔引起的腹肌紧张可呈木板样强直,临床上称为板状腹,而幼儿、老年人、肥胖或极度衰竭患者腹肌紧张往往不明显,在临床上应引起注意。腹部叩诊可呈鼓音,腹腔积液多时可出现移动性浊音,空腔脏器穿孔可出现肝浊音界缩小或消失。听诊可有肠鸣减弱或消失。直肠指检发现直肠前窝饱满及触痛,表示盆腔已有感染或有盆腔脓肿形成。

(五) 腹腔脓肿

腹腔内某一间隙或部位因组织液化坏死,脓液积聚,由内脏、腹壁、网膜或肠系膜等包裹后即形成腹腔脓肿。常见的有膈下脓肿、盆腔脓肿和肠间脓肿。一般继发于急性腹膜炎或腹腔内手术。膈下脓肿以全身感染中毒症状为主,而局部症状不明显;盆腔脓肿以局部直肠或膀胱刺激症状为主,而全身表现不明显。

三、实验室检查及其他检查

(1) 实验室检查:白细胞计数及中性粒细胞比例增高。病情重或机体免疫功能低下的患者,白细胞计数可不增高,仅表现为中性粒细胞比例增高,甚至出现中毒颗粒。

(2) 腹部平片检查:小肠普遍胀气并出现多个气液平面。胃肠穿孔时立位透视可发现有膈下游离气体。

(3) B超检查:显示腹腔积液,但不能定性。

(4) 腹腔穿刺:可对腹腔积液进行定性,有利于病因诊断,同时可做涂片镜检或细菌培养,必要时可进行腹腔灌洗。

四、诊断要点

根据腹痛病史,结合典型体征、白细胞计数及腹部X线检查等,急性腹膜炎的诊断一般并不困难。明确发病原因是诊断急性腹膜炎的重点,对病因不明而又有手术指征者,应尽早进行剖腹探查以明确诊断并同时处理原发病灶,不应为了等待病因检查而延误诊疗时机。

五、防治要点

对原发性、盆腔器官感染引起及病因不明而病情不重者,可在做好术前准备的同时暂行非手术疗法,包括禁食、胃肠减压、补液、积极抗感染。如经6~8 h(一般不超过12 h)的非手术治疗无效或病情有恶化趋势,应立即采取手术治疗。大多数患者需手术治疗,其目的是处理原发病灶、清理或引流腹腔积液。

知识链接

胃肠减压是指利用负压吸引和虹吸的原理,将胃管自口腔或鼻腔插入,通过胃管将积聚于胃肠道内的气体及液体吸出,以降低胃肠道压力。常用于急性胃扩张、肠梗阻、大多数腹部外科手术的术前准备及术后处理。

(胡殿宇)

第五节 急性阑尾炎

阑尾位于右髂窝部,远端为一盲端,系膜短于阑尾本身使其呈蚯蚓状,长5~10 cm,直径0.5~0.7 cm,起于盲肠根部,附于盲肠后内侧壁、三条结肠带的汇合点。其体表投影多位于脐与右髂前上棘连线中外1/3交界处,即麦氏点(Mc Burney点),但变异较多。阑尾尖端指向有六种类型(图12-5)。

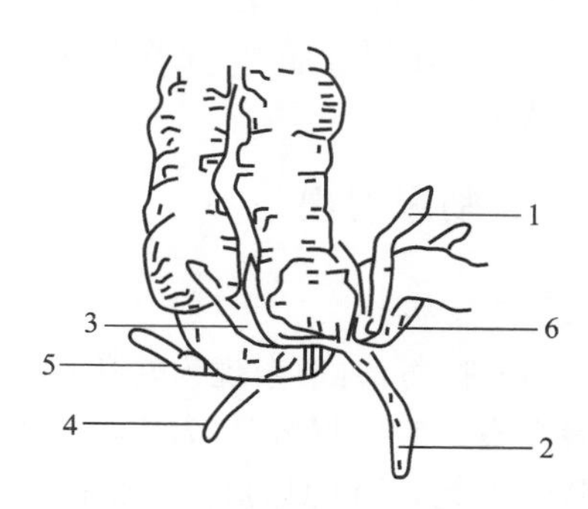

图12-5 阑尾解剖位置变异

注:1—回肠前位;2—盆位;3—盲肠后位;4—盲肠下位;5—盲肠外侧位;6—回肠后位。

阑尾动脉是一种无侧支的终末动脉,当血液循环发生障碍时,可导致阑尾坏死;阑尾静脉与动脉伴行,最终回流入门静脉。当阑尾发炎时,菌栓脱落可引起门静脉炎和细菌性肝脓肿。阑尾的神经支配由交感神经纤维经腹腔丛和内脏神经传入,由于其传入的脊髓节段在第10~11胸节,故急性阑尾炎初期常表现为脐周牵涉痛,属内脏性疼痛。近年来研究证明,阑尾也是一个淋巴器官,其黏膜和黏膜下层中含有丰富的淋巴组织,呈纵行分布,是阑尾感染常沿黏膜下扩散的原因。阑尾的淋巴组织参与B淋巴细胞的产生和成熟,具有一定的免疫功能。

知识链接

多年来,人们认为阑尾是人类进化过程中退化不全的一个多余器官,以致有些国家婴儿出生后即切除阑尾或进行附带阑尾切除。但近年来研究发现,阑尾有很重要的免疫功能,国外有人解剖尸体发现,已被切除阑尾的人中癌症发生率和因癌症致死的死亡率均高于没有被切除阑尾的人。阑尾的免疫能力在12~20岁时达到高峰,30岁后开始下降,60岁后消失。所以,近年来,临床上不主张附带阑尾切除的做法。

急性阑尾炎是外科常见病，居各种急腹症的首位，以青壮年多见，男、女发病比例为(2～3)∶1。如能及时就医，大多数患者治疗效果较好。但有时诊断相当困难，处理不当时可发生一些严重的并发症，其死亡率为0.1%～0.5%。因此，如何提高疗效，减少误诊，仍值得重视。

一、病因及发病机制

1. 梗阻 阑尾腔梗阻是急性阑尾炎最常见的病因。阑尾特殊的解剖特点使阑尾腔容易发生梗阻。常见的梗阻原因为：①阑尾腔堵塞，常见的有粪石、食物碎屑、异物、蛔虫等；②阑尾壁损伤而致管腔狭窄或粘连；③阑尾系膜过短而形成的阑尾扭曲，阻碍管道通畅；④阑尾壁内淋巴组织增生或水肿引起管腔变狭窄；⑤阑尾开口于盲肠部位的附近有病变，如炎症、息肉、结核、肿瘤等，使阑尾开口受压，排空受阻，其中粪石梗阻最为常见，约占1/3。

2. 感染 主要为阑尾腔内细菌所致的直接感染。阑尾腔梗阻后，可使管腔内分泌物积存，内压增高，压迫阑尾壁阻碍远侧血液循环，使黏膜受损，在此基础上管腔内细菌侵入，导致感染。致病菌多为肠道内的各种革兰阴性杆菌和厌氧菌。少数患者可由血源性感染或邻近器官感染所致。

3. 其他 胃肠疾病、饮食因素、遗传因素及精神紧张也可是急性阑尾炎的发病因素。当胃肠疾病(如腹泻、便秘)及精神过度紧张时可导致胃肠道功能障碍，引起阑尾壁反射性痉挛，使阑尾腔梗阻而致急性炎症。此外，急性阑尾炎发病也与饮食习惯和遗传有关。多纤维素饮食的地区发病率低，可能与结肠排空加快、便秘减少有关。遗传因素所致的阑尾过度扭曲、管腔细小、长度过长等也是阑尾易发生急性炎症的条件。

4. 临床病理分型

(1) 急性单纯性阑尾炎：属病变早期。病变多只限于黏膜和黏膜下层。阑尾外观轻度肿胀，浆膜面充血并有少量纤维素性渗出。临床表现较轻，经及时药物治疗后炎症可消退，但多数可转为慢性，易复发。

(2) 急性化脓性阑尾炎：多由单纯性发展而来，阑尾显著肿胀，浆膜高度充血，表面覆以脓性渗出物，腔内亦有积脓。临床表现较重，可出现局限性腹膜炎表现。

(3) 坏疽性及穿孔性阑尾炎：一种重型阑尾炎。其管壁坏死或部分坏死，呈暗紫色或黑色。阑尾腔内积脓，压力升高，阑尾穿孔。如未能被局限包裹，则可使炎症扩散，引起急性弥漫性腹膜炎、化脓性门静脉炎、感染性休克等，需急诊手术治疗。

(4) 阑尾周围脓肿：阑尾化脓坏疽或穿孔，若进展较慢，可被大网膜、肠管包裹，形成炎性包块或阑尾周围脓肿。

二、临床表现

(一) 症状

(1) 腹痛：典型表现为转移性右下腹痛，始于上腹或脐周，疼痛位置不确切，数小时(6～8 h)后转移并局限在右下腹。据统计，70%～80%患者的腹痛有此特点。少数患者病情发展快，疼痛一开始即局限于右下腹。因此，无典型的转移性右下腹疼痛史并不能排除急性阑尾炎。不同病理类型的阑尾炎其腹痛特点也有差异，单纯性阑尾炎表现为轻度隐痛；化脓性阑尾炎呈阵发性胀痛和剧痛；坏疽性阑尾炎呈持续性剧痛；持续剧痛波及中下腹或两侧下腹，常为阑尾坏疽穿孔的征象。有时阑尾穿孔后可因腔内压力骤减，腹痛可暂时减轻，但出现腹膜炎后，腹痛又会持续加剧，且其他伴随的症状和体征并未改善，甚至有所加剧。另外，不同位置的阑尾炎其腹痛位置也会随之变化，在临床上要综合分析判断。

(2) 胃肠道症状：不典型。发病早期可有厌食，部分病例可为首发症状。恶心、呕吐也可发生，但程度较轻。盆腔位阑尾炎或盆腔脓肿刺激直肠，可引起排便次数增多、里急后重。弥漫性腹膜炎时可致麻痹性肠梗阻，出现腹胀、排气排便减少。

(3) 全身表现：早期乏力。炎症发展，可出现心率增快、发热等，一般为低热，体温多在38 ℃以下。高热多见于阑尾坏疽、穿孔或已并发腹膜炎。若伴有寒战和黄疸，则提示可能并发化脓性门静脉炎。

(二) 体征

1. 步态与姿势 患者喜采取上身前弯且稍向患侧倾斜的姿势，或用右手轻扶右下腹部以减轻腹痛，走路时步态缓慢。

2. 右下腹压痛 右下腹固定压痛点是急性阑尾炎最常见的重要体征。压痛点通常在麦氏点，其他常见的压痛部位还有两侧髂前上棘连线的中、右 1/3 交界处（Lanz 点），或右髂前上棘与脐连线和腹直肌外缘交点（Morris 点）（图 12-6）。压痛点位置可随阑尾位置改变而改变，不同患者压痛点的位置可不同，但一般局限在右下腹固定的范围内，因此临床上认为右下腹部固定压痛区的存在，要比压痛点的阳性更有诊断价值。病变早期腹痛尚未转移到右下腹时，右下腹便可出现固定压痛。压痛程度与病变程度相关。

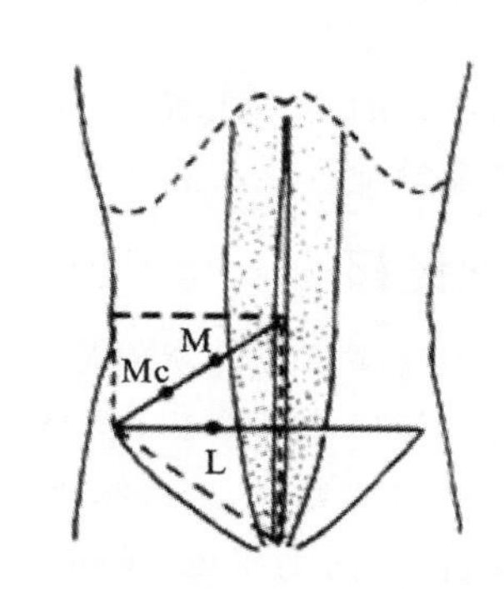

图 12-6 阑尾炎压痛点

注：Mc—Mc Burney 点；M—Morris 点；L—Lanz 点；点线围成的四边形为 Rapp 压痛区。

3. 腹膜刺激征 可触及反跳痛、腹肌紧张，且有肠鸣音减弱或消失等，这是壁层腹膜受炎症刺激出现的防御反应，提示出现化脓、坏疽或穿孔。一般而言，腹膜刺激征的程度、范围与阑尾炎程度相平行，但在小儿、老人、孕妇、肥胖者或有盲肠后位阑尾炎时，腹膜刺激征可不明显。

4. 右下腹包块 如右下腹扪及压痛性、边界不清而固定的包块，应考虑阑尾周围脓肿。

5. 可作为辅助诊断的其他体征 如结肠充气试验、腰大肌试验、闭孔内肌试验、直肠指检等，均有助于诊断。部分患者可出现右下腹皮肤感觉过敏现象，如阑尾坏疽穿孔，则皮肤感觉过敏现象即消失。

（1）结肠充气试验：患者取仰卧位，检查者一手压迫左下腹，另一手挤压近侧结肠，引起右下腹疼痛为阳性。

（2）腰大肌试验：患者取左侧卧位，右下肢伸直后伸，引起右下腹疼痛者为阳性，说明阑尾贴近腰大肌，或炎症已波及腰大肌。

（3）闭孔内肌试验：患者取仰卧位，右髋及右膝屈曲 90°内旋，引起右下腹疼痛者为阳性。提示阑尾靠近闭孔内肌。

（4）直肠指检：直肠右前方有触痛为阳性，提示盆腔位阑尾或炎症已波及盆腔。当有盆腔脓肿时，直肠前壁可触及肿块或波动感。

（三）几种特殊类型阑尾炎的临床特点

（1）小儿急性阑尾炎：病情发展较快且严重，早期即出现高热和呕吐；右下腹体征不明显，但有局部压痛和肌紧张；穿孔率高，并发症和死亡率也较高。

（2）妊娠期急性阑尾炎：较常见，压痛点随妊娠月份的增加而逐渐上移；腹膜刺激征不明显；炎症易扩散。

（3）老年人急性阑尾炎：表现轻，病理变化重；易缺血坏死或穿孔。

三、实验室检查及其他检查

（一）实验室检查

1. 血常规检查 约 90%患者可出现白细胞计数和中性粒细胞比例增高，两者往往同时出现，是临床诊断中的重要依据。但年老体弱或免疫功能受抑制的患者，白细胞计数不一定增多。当病情正在发展，症状恶化，已经增多的白细胞计数突然降低，往往是脓毒血症的表现，属于危象，应予重视。

2. 尿常规检查 尿常规检查一般无阳性发现，但为排除类似阑尾炎症状的泌尿系统疾病，如输尿管结石，常规检查尿液仍属必要。偶有阑尾远端炎症并与输尿管或膀胱相粘连，尿中也可出现少量红细胞和白细胞，注意与泌尿系统结石相鉴别。

（二）影像学检查

如 B 超检查、X 线检查等，一般不必要，当诊断不肯定时可选用。近年来腹腔镜也应用到阑尾炎的诊疗中。

四、诊断要点

根据典型的转移性右下腹痛、右下腹固定压痛伴厌食、低热等结合实验室检查一般即可确诊,必要时可选用影像学检查。若症状、体征不典型,特别是阑尾位置变异时,应密切观察病情,以免误诊。

知识链接

右下腹痛虽是诊断阑尾炎的重要依据,但其他许多疾病同样可以引起类似阑尾炎的右下腹痛,如胃和十二指肠溃疡穿孔、宫外孕、卵巢滤泡或黄体囊肿破裂、卵巢囊肿蒂扭转及右侧输尿管结石、急性肠系膜淋巴结炎等,在临床上要注意鉴别。

目前,有消息报道,美国科学家最近研究出一种新的成像技术用于诊断症状不典型的阑尾炎。

五、防治要点

(1) 急性单纯性阑尾炎:最好行阑尾切除术,也可在严密观察下行抗感染等保守治疗。

(2) 急性化脓性、坏疽性阑尾炎:一经确诊,应立即行急诊手术治疗。

(3) 阑尾周围脓肿:一般应先行抗感染、中药等非手术疗法,待3个月后再行手术治疗,必要时也可直接切开引流。

(4) 小儿急性阑尾炎、妊娠期急性阑尾炎、老年人急性阑尾炎:一经确诊,原则上应及早手术。

(一) 非手术治疗

非手术治疗仅适用于早期单纯性阑尾炎、阑尾周围脓肿或诊断尚未确定,以及有手术禁忌证者。此外,还可以作为阑尾手术前的准备,主要措施为根据致病菌种类选用敏感抗生素,目前临床上抗厌氧菌药物的应用显得日趋重要。

(二) 手术治疗

原则上急性阑尾炎一经确诊,应尽早行阑尾切除术。对阑尾周围脓肿可行脓肿引流术。术后鼓励患者早期下床活动,以促进胃肠蠕动,减少术后肠粘连的发生。腹腔镜阑尾切除术是近年来的新技术,具有创伤小、恢复快的优点,可根据情况选用。

(胡殿宇)

第六节 急性肠梗阻

肠腔内容物不能正常运行或通过发生障碍,称为肠梗阻,是临床常见急腹症之一。肠梗阻不但可引起肠管本身的形态和功能发生改变,也可导致全身性生理功能紊乱,其病情复杂多变,发展迅速,处理不当可危及生命。在临床上,根据病程可分为急性肠梗阻和慢性肠梗阻,本节主要介绍急性肠梗阻。

一、病因及发病机制

根据发生的原因,肠梗阻可分为以下三类。

1. 机械性肠梗阻 机械性肠梗阻最为常见(图12-7),它是由于各种原因导致肠腔变小,使肠内容物通过障碍引起。

(1) 肠管本身病变:包括先天性肠管狭窄、肠炎、肠道肿瘤、肠套叠等。

(2) 肠管内病变:包括胆石、粪石、异物、蛔虫等。

(3) 肠管外病变:包括肠粘连、嵌顿疝、肠扭转、肠外肿瘤压迫等。

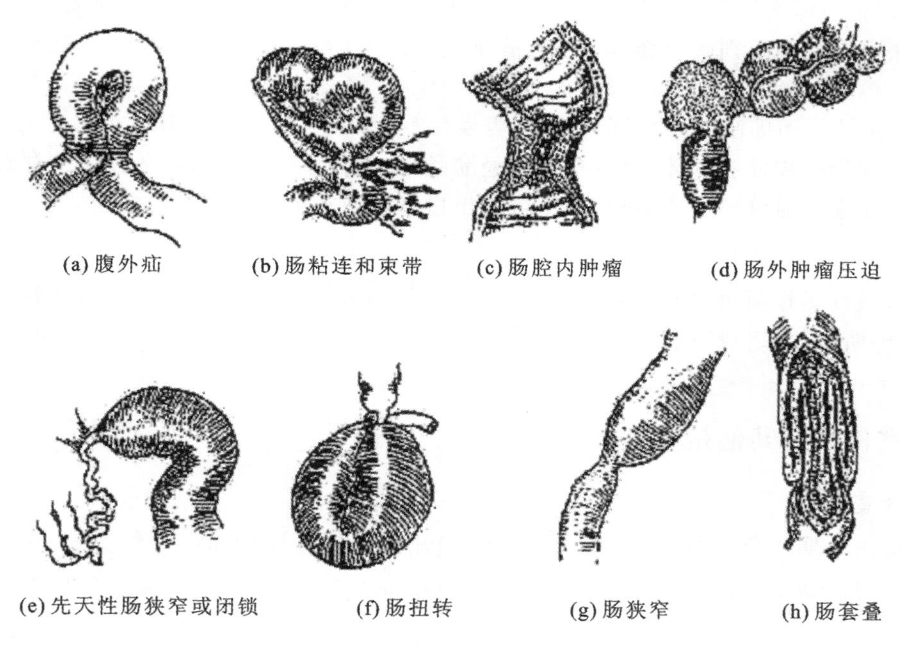

图 12-7 机械性肠梗阻常见原因

知识链接

粘连性肠梗阻是腹部手术、炎症、创伤后所形成的广泛性肠粘连，粘连带引起的肠管急性梗阻，是肠梗阻中最常见的一种类型。大多数患者有腹部手术、炎症、创伤或结核病史，发作前有暴饮暴食或剧烈运动诱因，以往常有腹痛或曾有因肠粘连就诊病史。

2. 动力性肠梗阻 与机械性肠梗阻相比，动力性肠梗阻少见。

(1) 麻痹性肠梗阻：由于神经反射或毒素刺激引起肠壁肌肉运动功能紊乱、肠管麻痹，以致肠内容物不能通过，肠壁并无器质性病变。常见于腹部大手术后、急性弥漫性腹膜炎、低钾血症等。

(2) 痉挛性肠梗阻：可见于肠道功能紊乱和慢性铅中毒等。

3. 血运性肠梗阻 血运性肠梗阻临床上较为少见。由于肠系膜血管血栓形成或栓塞，使肠管血运障碍，继而发生肠麻痹，肠内容物不能运行，肠腔内并没有阻塞。

肠梗阻发生后肠管局部和机体全身将出现一系列病理和病理生理改变。主要改变为肠膨胀、体液和电解质丢失、感染和毒血症。这些改变的严重程度视梗阻部位的高低、梗阻时间的长短以及肠壁有无血液供应障碍而不同。肠梗阻的同时，肠管血运无障碍，称为单纯性肠梗阻；若肠管血运发生障碍，肠管缺血，即为绞窄性肠梗阻。

二、临床表现

（一）症状

尽管不同类型的肠梗阻因其病因、部位、病变程度不同，临床表现也不尽相同，但肠内容物不能顺利通过肠腔则是共有的，所以可出现腹痛、呕吐、腹胀、肛门停止排气和排便等一系列相同的表现。

(1) 腹痛：肠梗阻的早期症状。机械性肠梗阻发生时，梗阻以上部位有强烈肠蠕动，表现为阵发性绞痛。如腹痛的间歇期不断缩短，甚至发展为持续性剧烈腹痛，则要警惕发生绞窄性肠梗阻的可能。麻痹性肠梗阻常表现为持续性胀痛或腹部不适。

(2) 呕吐：肠梗阻患者呕吐随梗阻部位高低而有所不同。小肠高位梗阻者呕吐出现较早、较频繁，低位肠梗阻呕吐出现较晚、次数少。如果呕吐物呈棕褐色或血性，则提示有肠管血运障碍的可能。呕吐呈溢出性则提示麻痹性肠梗阻。

(3) 腹胀:腹胀的程度与肠梗阻部位相关,高位肠梗阻通常无明显腹胀,低位肠梗阻和麻痹性肠梗阻则表现为全腹胀。结肠梗阻则腹周膨胀显著。腹部出现局限性隆起、不均匀对称,常提示发生肠扭转等闭袢性肠梗阻。

(4) 肛门停止排气和排便:急性完全性肠梗阻发生后,患者不再有排气和排便。但在肠梗阻早期,因梗阻部位以下肠内尚存粪便和气体,仍可自行或经灌肠后排出,不能因此否定肠梗阻的存在。绞窄性肠梗阻时,如肠套叠、肠系膜血管栓塞或血栓形成,可排出血性黏液样大便。

(二) 体征

腹部视诊机械性肠梗阻可见肠型和蠕动波,麻痹性肠梗阻腹胀均匀;触诊绞窄性肠梗阻可发现腹部包块或腹膜刺激征;听诊机械性肠梗阻出现肠鸣音亢进,有气过水声或金属音,麻痹性肠梗阻表现为肠鸣音减弱或消失。

三、实验室检查及其他检查

(一) 实验室检查

单纯性肠梗阻早期变化不明显,随着病情进展,可出现白细胞计数和中性粒细胞比例增高,血红蛋白值及血细胞比容可因缺水、血液浓缩而升高,尿比重也增高。水、电解质及酸碱平衡相关指标也可出现相应的变化。

(二) 影像学检查

急性肠梗阻发生 4～6 h 后,做立位 X 线检查,可见肠腔内有多个气液平面及胀气肠袢。不同部位的肠梗阻,其 X 线的表现也不同。肠套叠、肠扭转或结肠肿瘤若行钡剂灌肠检查,诊断价值更大。

四、诊断要点

肠梗阻的诊断,一般需明确以下几个问题。

1. 是否有肠梗阻 根据典型的腹痛、呕吐、腹胀、停止自肛门排气和排便四大症状,诊断不难。X 线检查如显示肠管扩张、阶梯状液平面,则可进一步证实肠梗阻的诊断。

2. 是机械性还是动力性肠梗阻 机械性肠梗阻一般具有上述典型的临床表现,大多需要手术治疗;麻痹性肠梗阻无阵发性绞痛等肠蠕动亢进的表现,而表现为持续性胀痛,肠蠕动减弱或消失,腹胀显著。一般采用非手术治疗。

3. 是单纯性还是绞窄性肠梗阻 一旦诊断为绞窄性肠梗阻时,必须立即手术治疗。有下列表现者,应考虑绞窄性肠梗阻的可能:①腹痛发作急骤,起始即为持续性剧烈疼痛,或在阵发性疼痛间歇期,仍有持续性疼痛;②早期即有休克表现,抗休克治疗改善不显著;③明显的腹膜刺激征,体温、脉搏和白细胞计数有升高趋势;④呕吐物、胃肠减压抽出液、肛门排出物为血性,或腹腔穿刺抽出血性液体;⑤腹胀不对称,腹部可见到或触及压痛的肠袢;⑥腹部 X 线检查见孤立、突出胀大的肠袢,或有假瘤状阴影;⑦经积极非手术治疗而症状、体征无明显改善。

4. 是高位还是低位肠梗阻 高位肠梗阻,呕吐出现早、频繁,腹胀不明显;低位肠梗阻呕吐出现晚,次数少,一次呕吐量多,常有粪臭味,腹胀明显。X 线检查对鉴别是低位小肠梗阻还是结肠梗阻很有帮助。

5. 是完全性还是不完全性肠梗阻 完全性肠梗阻呕吐频繁,肛门完全停止排便排气,X 线检查可见梗阻部位以上肠袢明显扩张。不完全性肠梗阻者,病情发展慢,可有少量排便和排气,X 线表现肠袢扩张较不明显。

6. 肠梗阻的病因是什么 临床应根据患者年龄、病史、临床表现、X 线检查等进行综合分析。粘连性肠梗阻最为常见,多发生在既往有腹部手术、损伤或炎症史的患者。腹外疝也是常见的肠梗阻原因。新生儿肠梗阻以先天性肠道畸形多见;2 岁以下小儿,多为肠套叠;儿童多为蛔虫性肠梗阻;青壮年以肠扭转多见;老年人肠梗阻以肿瘤和粪块堵塞等多见。

五、防治要点

肠梗阻的治疗要点是纠正肠梗阻所引起的全身性生理功能紊乱,解除梗阻。具体措施视肠梗阻类型、部位和全身情况而定。

（一）基础治疗

（1）禁食与胃肠减压：治疗肠梗阻的重要方法之一。

（2）纠正水、电解质和酸碱平衡失调：根据临床表现，结合电解质和动脉血气分析结果，进行补液，纠正水、电解质及酸碱平衡失调，必要时给予营养支持。

（3）防治感染和中毒：应用肠道抗生素防治细菌感染，并减少毒素吸收。一般单纯性肠梗阻可不应用，但对于绞窄性肠梗阻和手术治疗的患者，应该使用。

（4）对症治疗：根据病情可给予镇静、解痉等对症处理。止痛剂的应用应遵循急腹症的治疗要点。

（二）解除梗阻

解除梗阻可选用非手术治疗和手术治疗两种。

（1）非手术治疗：可在基础治疗的基础上，采用中西医结合治疗。其主要适用于单纯粘连性肠梗阻、不全性肠梗阻、麻痹性肠梗阻、痉挛性肠梗阻、蛔虫性肠梗阻等。但在治疗期间应密切观察，如症状不见好转或反而加重，则应进行手术治疗。

（2）手术治疗：适用于各种绞窄性肠梗阻，肿瘤、先天性肠道畸形引起的肠梗阻，以及非手术治疗无效的肠梗阻。急性肠梗阻患者全身情况若较严重，应在短时间内进行手术，用最简单的方法解除肠梗阻或恢复肠道的通畅性。

（胡殿宇）

第七节 胆道疾病

胆道系统起始于肝内的毛细胆管，逐步汇合为各级肝内胆管分支，至肝门部成为左、右肝管，最后在肝外汇总为肝总管。胆囊经胆囊管与肝总管相连，自胆囊管与肝总管连接处以下即称为胆总管，其终末端有奥狄氏括约肌，胆总管与胰管汇合后，开口于十二指肠乳头。一般将左、右肝管以上的胆管称为肝内胆管，自肝总管以下的胆管称为肝外胆管（图 12-8）。

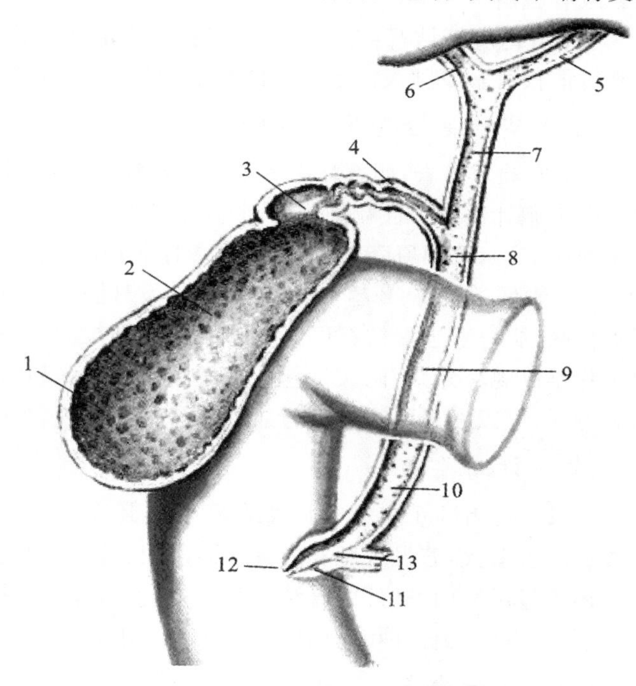

图 12-8 胆道系统解剖

注：1—胆囊底；2—胆囊体；3—胆囊颈；4—胆囊管；5—左肝管；6—右肝管；7—肝总管；8—胆总管十二指肠上段；9—胆总管十二指肠后段；10—胆总管胰内段；11—胆总管十二指肠壁内段；12—十二指肠乳头；13—胰管。

正常成人肝脏每天分泌胆汁 800 mL 左右，平时奥狄氏括约肌处于收缩状态，胆汁生成后流入胆囊储存并浓缩，进食后胆囊收缩、奥狄氏括约肌舒张，胆囊内胆汁经胆总管排出至十二指肠参与消化过程。

胆道疾病包括结石、肿瘤、寄生虫病、先天性畸形等。胆道的病变可造成胆道梗阻使胆汁淤滞，进一步影响肝脏功能，而且常导致继发感染，胆道结石等慢性刺激也可能诱发恶性肿瘤。

一、胆石症

胆石症包括发生在胆囊和胆管的结石，是常见病和多发病。按照胆石化学组成，常分为三类：胆固醇结石、胆色素结石、混合性结石。结石可发生在胆管系统的任何部位，在胆囊内的结石称为胆囊结石，在左、右肝管汇合部以上的结石称为肝内胆管结石，在汇合部以下的结石称为肝外胆管结石。

胆囊结石主要为胆固醇结石或以胆固醇为主的混合性结石，主要见于成年人，发病率在40岁后随年龄增长而增高，女性多于男性。

（一）病因及发病机制

(1) 胆固醇与胆汁酸浓度比例改变和胆汁淤滞是导致胆囊结石形成的主要因素。

(2) 胆道感染、胆道梗阻、胆道异物（如蛔虫残体、虫卵、华支睾吸虫、缝线线结等）是形成肝内、肝外胆管胆石的主要诱因。

胆道结石可导致急性和慢性胆管炎，如胆管梗阻后，胆道内压增加，感染胆汁可逆向经毛细胆管进入血液循环，导致脓毒症，若结石嵌顿于壶腹部时可引起胆源性胰腺炎。

（二）临床表现

(1) 胆囊结石：大多数患者可无症状，仅在体格检查时偶然发现，为无症状胆囊结石。少数患者出现典型症状为胆绞痛。胆绞痛一般在饱餐、进食油腻食物后或睡眠中体位改变时发生，这时结石可嵌顿在胆囊壶腹部或颈部，胆囊排空受阻，胆囊内压力升高，胆囊强力收缩而发生疼痛，可伴有恶心、呕吐。首次胆绞痛出现后，大多数患者一年内会再发作。有些患者仅表现为上腹隐痛，或者有饱胀不适、嗳气、呃逆等，易被误诊为胃病。单纯的胆囊结石极少引起黄疸，即使有黄疸也较轻。平日无发作时可无阳性体征。

(2) 肝外胆管结石：无梗阻时一般无症状或仅有上腹部不适，当结石造成胆管梗阻时可出现腹痛或黄疸，如继发胆管炎时，可出现较典型的Charcot三联征：腹痛、寒战高热、黄疸。腹痛部位在剑突下或右上腹，呈阵发性发作，或为持续性疼痛阵发性加剧，可向右肩或背部放射，常伴恶心、呕吐。当胆管梗阻和感染进一步加重可导致急性梗阻性化脓性胆管炎(acute obstructive suppurative cholangitis，AOSC)(亦称为急性重症胆管炎(acute cholangitis of severe type，ACST))，临床表现进一步加重，在Charcot三联征的基础上，出现感染性休克和神志改变，统称为Reynolds五联征。黄疸的性质属于胆汁淤积性黄疸，其轻重程度、发生和持续时间取决于胆管梗阻的程度、部位和有无并发感染。体格检查：平日无发作时可无阳性体征，或仅有剑突下和右上腹深压痛。合并胆管炎时，可有腹膜炎征象，并可有肝区叩击痛。可触及肿大胆囊或有触痛。

(3) 肝内胆管结石：常无症状或仅有上腹部和胸背部胀痛不适。多数患者以急性胆管炎就诊。体格检查可能仅可触及肿大或不对称的肝脏，肝区可有压痛和叩击痛。有其他并发症则出现相应的体征。

（三）实验室检查及其他检查

(1) 实验室检查：胆石症患者如无并发症，其实验室检查可无改变；当合并急性胆囊炎或胆管炎时，可出现白细胞计数及中性粒细胞升高，血清总胆红素及结合胆红素增高，血清转氨酶和碱性磷酸酶升高，尿中出现胆红素，尿胆原降低或消失，粪中尿胆原减少。

(2) 影像学检查：B超检查是首选，能发现胆道结石并明确其大小和部位，如合并梗阻可见肝内、肝外胆管扩张，胆总管远端结石可因肥胖或肠气干扰而不易观察。X线平片诊断率较低，除含钙的结石外，X线平片难以观察到结石。CT检查能发现胆管扩张和结石的部位，磁共振胰胆管成像(MRCP)是无损伤的检查方法，可以发现胆管梗阻的部位。

（四）诊断要点

胆绞痛患者除了应考虑胆囊结石以外，还需要考虑肝外胆管结石的可能，主要依靠影像学诊断，B超检查诊断价值大：若发现胆囊内有强回声团、随体位改变而移动、其后有声影即可确诊为胆囊结石。B超检查还可显示肝内、肝外胆管结石及部位，根据肝胆管扩张部位可判断狭窄的位置，但需要与肝内钙化灶相鉴别，后者常无合并相应的胆管扩张。若患者合并有典型的Charcot三联征则诊断为胆管炎不难。

（五）防治要点

有症状和(或)并发症的胆囊结石，首选腹腔镜胆囊切除治疗。无症状的胆囊结石一般不需积极手术治疗，可观察和随诊。

肝外胆管结石以手术治疗为主。术中应尽量取尽结石、解除胆道梗阻，术后应保持胆汁引流通畅。对单纯的肝外胆管结石也可采用经十二指肠内镜取石术，治疗效果良好，但需严格掌握治疗的手术适应证。

肝内胆管结石仍以手术治疗为主，应尽可能取净结石、解除胆道狭窄及梗阻、去除结石部位和感染病灶，恢复和建立通畅的胆汁引流，防止结石复发。

二、胆囊炎

胆囊炎是胆囊管梗阻和细菌感染引起的炎症，90%以上的患者合并有胆囊结石。

（一）病因及发病机制

（1）梗阻：胆囊管腔阻塞是急性胆囊炎最常见的病因。胆囊结石移动至胆囊管附近时可直接引起黏膜损伤，并可阻塞胆囊管，以致胆汁滞留、浓缩，从而进一步加重局部炎症、水肿，甚至引起胆囊壁坏死、穿孔。

（2）感染：主要为胆道内细菌所致的直接感染。胆囊管梗阻后，可使胆囊内压增高，黏膜受损，在此基础上细菌侵入，导致感染。致病菌多为肠道内的各种革兰阴性杆菌和厌氧菌，以大肠杆菌最为常见。少数患者可由血源性感染或邻近器官感染所致。

（3）分型：根据病程不同胆囊炎有急性和慢性之分，急性胆囊炎又可分为单纯性、化脓性、坏疽性三种类型。若胆囊炎持续、反复发作则成为慢性胆囊炎。

（二）临床表现

（1）症状：急性胆囊炎的主要症状是腹痛，进食油腻食物常为诱发因素。开始时常仅有上腹部胀痛不适，逐渐发展至绞痛，剧烈不可忍受，可放射至右肩、右侧腰背部，伴有恶心、呕吐等胃肠道症状。非结石性急性胆囊炎则可无胆绞痛。若有结石排出胆囊至胆总管，则可引起黄疸、肝功能损害，或诱发急性胰腺炎等。慢性胆囊炎症状常不典型，但多数患者既往有胆绞痛史。

（2）体征：体格检查时，右上腹胆囊区可有压痛，胆囊炎性渗液波及浆膜时可有腹肌紧张、反跳痛，有些患者可触及肿大的胆囊，Murphy 征呈阳性。慢性胆囊炎体征常不明显。

（三）实验室检查及其他检查

（1）实验室检查：血常规检查时，急性胆囊炎约有 85%的患者可出现白细胞计数和中性粒细胞比例增高，增高幅度与病变严重性相一致。但年老体弱或免疫功能受抑制的患者，白细胞计数不一定增多。

（2）影像学检查：B 超检查是首选，可见发炎的胆囊体积增大、囊壁增厚，囊内有结石时可显示强回声、其后有声影。CT、MRI 检查均能协助诊断。

（四）诊断要点

根据典型的临床表现、结合实验室检查和 B 超检查，诊断一般无困难，但应注意与消化性溃疡、胃炎、胰腺炎、消化道肿瘤、右肾及输尿管疾病相鉴别。

（五）防治要点

1. 非手术治疗 非手术治疗也是手术前的准备，包括禁食、抗感染、解痉止痛、纠正水和电解质平衡失调、营养支持及补充维生素等。抗感染应根据敏感细菌选择用药，经验治疗常选用胆汁浓度高的主要针对革兰阴性细菌的抗生素。解痉止痛一般选用阿托品类解痉药，以缓解胆囊管、胆总管及括约肌痉挛，忌用吗啡类止痛药。

2. 手术治疗

（1）手术治疗指征：发病在 48～72 h 以内者；经非手术治疗无效且病情恶化者；有胆囊穿孔、弥漫性腹膜炎、急性化脓性胆管炎、急性坏死性胰腺炎等并发症者；其他如年老体弱的高危患者，应争取在患者情况最佳时行择期手术。

（2）手术方式选择：对确诊的胆囊炎患者，在积极非手术治疗的同时，如病情允许又无手术禁忌证者应积极手术治疗，一般施行胆囊切除术，首选腹腔镜胆囊切除。对高危患者或局部粘连解剖不清者，可先行胆囊造口术以减压引流，病情稳定 3 个月后再行胆囊切除。

知识链接

1987年,法国的外科医生Philipe Mouret首次完成腹腔镜胆囊切除术(laparoscopic cholecystectomy,LC)至今已有20余年历史。LC具有创伤小、痛苦轻、恢复快、伤口愈合后瘢痕微小、疗效肯定等优点,是经典的微创外科技术。我国于1992年开始开展LC,外科医生不断积累经验,不断提高技术,逐渐完善更新相关设备器械,使其手术适应证逐步扩大,副损伤越来越少,已成为治疗胆囊良性疾病的"金标准"。

(胡殿宇)

第八节　急性胰腺炎

急性胰腺炎是胰酶在胰腺内被激活后引起胰腺组织自身消化的化学性炎症。临床上以急性上腹痛、恶心、呕吐、发热、血与尿淀粉酶增高为特点,病情轻重不等,轻者以胰腺水肿为主,病情常呈自限性,预后良好。重者胰腺出血坏死,伴腹膜炎、休克及多器官损害,死亡率高。

一、病因及发病机制

(1) 胆道疾病:这是急性胰腺炎最常见的病因,胆石症、胆道感染和胆道蛔虫等均可引起急性胰腺炎。在解剖上约80%的胰管与胆总管共同开口于十二指肠壶腹部,即"共同通道学说"。下列因素可能与胆源性胰腺炎有关。①梗阻:胆石、胆道感染、蛔虫致壶腹部狭窄或(和)奥狄氏括约肌痉挛,胆道内压力超过胰管内压力,使胆汁逆流入胰管,导致急性胰腺炎。②奥狄氏括约肌功能低下:胆石在移行中损伤胆总管、胰管、壶腹部或胆道炎症引起暂时性奥狄氏括约肌松弛,使十二指肠液反流入胰管引起急性胰腺炎。③胆道炎症时细菌毒素、游离胆酸、非结合胆红素、溶血磷脂酰胆碱等,能通过胆胰间淋巴管交通支扩散到胰腺,激活胰酶引起急性胰腺炎。

(2) 大量饮酒和暴饮暴食:这是导致急性胰腺炎的另一常见原因。乙醇可致胰外分泌增加,并引起十二指肠乳头水肿与奥狄氏括约肌痉挛,胰液排出受阻,使胰管内压增加,引起急性胰腺炎。暴饮暴食使短时间内大量食糜进入十二指肠,刺激乳头导致水肿,奥狄氏括约肌痉挛,同时导致大量胰液分泌。因胰液和胆汁流出不畅,引起急性胰腺炎。

知识链接

世界卫生组织的数据表明,中国每年有11万多人死于酒精中毒,至少有60种疾病和酒精直接相关。过量饮酒不仅损害肝脏,还会抑制中枢神经系统,引起脑梗死,诱发脑卒中、心脏病、高血压、中毒性脑萎缩、胰腺炎等。另外,饮酒导致的间接危害也值得关注,如增加交通事故、家庭纠纷的发生等。劝酒逼酒是用"友好"的名义毫不留情地摧残他人的身体。故而应提倡文明饮酒。

(3) 胰管阻塞:胰管结石或蛔虫、胰管狭窄、肿瘤等均可导致胰管阻塞,当胰液分泌旺盛时胰管内压升高,使胰管小分支和胰腺泡破裂,胰液和消化酶渗入间质而引发急性胰腺炎。

(4) 手术与创伤:腹腔手术,特别是胰胆或胃手术,腹部钝挫伤,可直接或间接损伤胰组织与血液循环的供应而引起急性胰腺炎。内镜逆行胰胆管造影检查(ERCP)后,可因重复注射造影剂或注射压过高而发生胰腺炎。

(5) 其他:任何引起高钙血症的病因,如甲状旁腺肿瘤、维生素D过多等,均可产生胰管钙化,增加胰液分泌和促进胰蛋白酶原激活。家族性高脂血症可使胰液内脂质沉着而发病。急性胰腺炎还可继发于某些急性传染性疾病,如急性流行性腮腺炎等。某些药物如糖皮质激素、噻嗪类利尿剂、硫唑嘌呤、四环素、磺胺类等可能损伤胰腺组织,使胰液分泌或黏稠度增加,引起急性胰腺炎。8%~25%的急性胰腺炎病因不明。

以上各种致病因素导致急性胰腺炎的途径各不相同，但具有相同的病理生理过程，胰腺自身消化的防卫作用被削弱，一系列胰腺消化酶原如胰蛋白酶原、糜蛋白酶原、前磷脂酶、前弹性蛋白酶、激肽释放酶原和前羟肽酶等被激活，进而发生胰腺自身消化，造成胰腺实质及邻近组织的病变，细胞的损伤和坏死又促使消化酶释出，形成恶性循环。胰腺组织的损伤过程中一系列炎性介质如氧自由基、血小板活化因子、前列腺素、白细胞三烯等和血管活性物质如一氧化氮、血栓素等可导致胰腺血液循环障碍，引起急性胰腺炎的发生、发展。消化酶和坏死组织液又可通过血液循环和淋巴管途径，输送到全身，引起多脏器损害，成为急性胰腺炎的多种并发症和致死原因。

急性胰腺炎病理变化一般分为水肿型和出血坏死型两种。水肿型胰腺炎胰腺肿大、水肿、胰腺周围有少量脂肪坏死，组织学检查有间质水肿、充血、炎症细胞浸润。出血坏死型胰腺炎有较大范围的脂肪坏死灶和钙化斑，显微镜下胰腺组织的坏死主要是凝固性坏死，细胞结构消失。

二、临床表现

急性胰腺炎常在暴饮暴食或大量饮酒后发病。部分患者无诱因可查。其临床表现和病情轻重取决于病因、病理类型和诊治是否及时、得当。

（一）症状

(1) 腹痛：本病的主要表现和首发症状。常突然起病，多在酗酒或暴饮暴食后发生。疼痛部位多位于中上腹，程度轻重不一，呈持续性钝痛、刀割、钻痛或绞痛，可阵发性加剧，并向腰背部呈带状放射，取弯腰抱膝位可减轻疼痛。一般胃肠解痉药难以缓解，进食时疼痛可加剧。水肿型患者腹痛3～5日可缓解。出血坏死型患者病情进展较快，疼痛剧烈，持续时间较长，可因渗液扩散引起全腹痛。个别年老体弱者可无腹痛或仅轻微腹痛。

(2) 恶心、呕吐及腹胀：大多数患者起病时伴有恶心、呕吐，有时呈频繁呕吐，吐出食物和胆汁，吐后腹痛并不减轻。同时有腹胀，甚至出现麻痹性肠梗阻。

(3) 发热：多数患者有中度以上发热，一般持续3～5日。持续发热一周以上不退或逐日升高、白细胞计数升高应怀疑继发感染，如胰腺脓肿或胆道感染等。

(4) 低血压或休克：仅见于出血坏死型胰腺炎。可逐渐出现，或在有并发症时发生。极少数可突然发生休克，甚至猝死。主要原因是有效血容量不足，缓激肽类致周围血管扩张，胰腺坏死释放心肌抑制因子使心肌收缩不良。可并发感染或消化道出血。

(5) 水、电解质紊乱及酸碱平衡失调：胰腺炎患者多有轻重不等的脱水，呕吐频繁者可出现代谢性碱中毒。出血坏死型胰腺炎有明显脱水与代谢性酸中毒伴低血钾、低血镁、低血钙。

（二）体征

急性水肿型患者体征较轻，多表现为上腹压痛，也可出现腹胀及肠鸣音减少，无腹肌紧张及反跳痛。急性出血坏死型患者，则出现急性腹膜炎体征，全腹压痛明显，并有腹肌紧张和反跳痛。伴肠麻痹患者常有明显腹胀，肠鸣音减弱或消失，可出现腹腔积液征。少数患者也可因胰酶、坏死组织及出血穿过腹膜间隙与肌层渗入腹壁下，致腰部两侧皮肤呈暗灰蓝色(Grey-Turner 征)或脐周皮肤青紫(Cullen 征)。胆总管结石或胰头炎性水肿时可压迫胆总管，出现黄疸。因大量脂肪组织坏死分解出的脂肪酸与钙结合合成脂肪酸大量消耗钙及胰腺炎时胰升糖素释放而刺激甲状腺分泌降钙素可致低血钙，出现手足搐搦，是预后不良的表现。

（三）并发症

并发症主要见于出血坏死型胰腺炎。局部并发症常有胰腺脓肿和假性囊肿。全身并发症可有上消化道出血、败血症、慢性胰腺炎、糖尿病、多器官功能衰竭等。

三、实验室检查及其他检查

(1) 血常规检查：多有白细胞计数增多、中性粒细胞比例增高及核左移。

(2) 淀粉酶测定:血清淀粉酶一般在起病后6～12 h开始升高,48 h后开始下降,历时3～5日。一般超过正常值的5倍可确诊。淀粉酶升高程度与病情严重性并不一致,出血坏死型胰腺炎由于胰腺细胞广泛破坏,血清淀粉酶值可正常甚或低于正常。其他急腹症如消化性溃疡穿孔、胆石症、胆囊炎、肠梗阻等均有淀粉酶升高,但一般不超过正常值2倍。尿淀粉酶升高较晚,在发病后12～14 h开始升高,持续1～2周。其淀粉酶数值受尿量影响。急性胰腺炎所致腹腔积液和胸腔积液中的淀粉酶值也可明显增高。

(3) 血清脂肪酶测定:常在病后24～72 h开始升高,持续7～10日,对病后就诊较晚的急性胰腺炎患者有诊断价值,且特异性较高。

(4) 淀粉酶、内生肌酐清除比:急性胰腺炎时,可因血管活性物质增加使肾小管的通透性增加,肾对淀粉酶清除增加而肌酐清除未变。内生肌酐清除比的正常值为1%～4%,胰腺炎时可增加3倍。

(5) 生化检查:暂时性血糖增高常见,持久的空腹血糖高于10 mmol/L反映胰腺坏死,表示预后严重。高胆红素血症见于少数患者。暂时性低钙血症常见于急性胰腺炎,血钙低于1.75 mmol/L以下提示出血坏死型胰腺炎。其他可出现谷草转氨酶(AST)、乳酸脱氢酶(LDH)增高,血清白蛋白降低等。

(6) 影像学检查:腹部X线平片可发现肠麻痹或麻痹性肠梗阻,并有助于排除其他急腹症,如内脏穿孔等。B超检查可见胰腺弥漫性增大、胰内及胰周围回声异常,对胰腺肿大、胰腺脓肿及假性囊肿有诊断意义,亦可观察胆囊和胆道情况。CT检查轻症可见胰腺非特异性增大和增厚,胰周围边缘不规则,重症可见胰周围区消失,网膜囊和网膜脂肪变形,密度增加,胸腔积液和腹腔积液。对鉴别水肿型和出血坏死型胰腺炎有较大价值。

四、诊断要点

有胆道疾病、酗酒、暴饮暴食等病史,突发上腹部持续性疼痛并阵发性加重,伴恶心、呕吐、发热及上腹部压痛,血清淀粉酶和(或)尿淀粉酶显著升高,除外其他急腹症即可确诊急性胰腺炎。水肿型患者病情较轻,出血坏死型病情重。若患者出现以下表现:全腹剧痛及腹肌强直、腹膜刺激征;烦躁不安、四肢厥冷等休克症状;肠鸣音显著降低、肠胀气等麻痹性肠梗阻;出现Grey-Turner征或Cullen征;血钙显著下降到2 mmol/L以下;消化道大量出血;低氧血症;白细胞计数超过18×10^9/L、血尿素氮超过14.3 mmol/L及血糖超过11.2 mmol/L(无糖尿病史)等应考虑急性出血坏死型胰腺炎。

五、防治要点

治疗要点是减轻腹痛,减少胰液分泌,防治并发症。

急性水肿型胰腺炎经3～5日积极治疗多可痊愈。出血坏死型胰腺炎必须采取综合性措施积极抢救治疗。积极治疗胆道疾病、戒烟酒及避免暴饮暴食可在很大程度上防止急性胰腺炎的发生。

(1) 监护:密切监测血压、血氧和尿量等。如有条件应转入重症监护病房(ICU)。

(2) 维持水、电解质平衡:由于禁食、呕吐、胃肠减压等易造成水、电解质平衡失调,应积极补充液体和电解质,维持有效血容量。

(3) 减少胰腺外分泌:

① 禁食和胃肠减压:可减少胃酸与食物刺激胰液分泌,并减轻呕吐和腹胀。

② 胰升糖素、降钙素和生长抑素类:能抑制胰液分泌。生长抑素类(如奥曲肽)还可抑制胰酶合成,降低奥狄氏括约肌痉挛,减轻腹痛,减少局部并发症。

③ 抗胆碱能药物:常用阿托品、山莨菪碱(654-2)等,能抑制胃酸和胰液分泌。

④ 制酸剂:如H_2受体抑制剂或质子泵抑制剂,可抑制胃酸分泌、间接减少胰液分泌,并能防止胃黏膜病变发生。

(4) 解痉镇痛:阿托品或654-2肌内注射,疼痛剧烈者可加用哌替啶50～100 mg肌内注射。

(5) 抗菌药物:因多数急性胰腺炎与胆道疾病有关,故多可应用抗生素,如氧氟沙星、环丙沙星、克林霉素、头孢噻肟钠等,并可联合用甲硝唑或替硝唑等。

(6) 抑制胰酶活性:适用于出血坏死型早期,常用抑肽酶、氟尿嘧啶、叶绿素a及加贝酯等。

(7) 并发症治疗:急性坏死型胰腺炎伴腹腔内大量渗液者,或伴急性肾功能衰竭者,可采用腹膜透析。

急性呼吸窘迫综合征除用地塞米松、利尿剂外，还应做气管切开和呼吸机治疗。并发糖尿病者可使用胰岛素等。

（8）外科治疗：如出现肠穿孔、肠坏死，并发胰腺脓肿、胆道梗阻加重者可手术治疗。

（邓双全）

第九节 肝 硬 化

肝硬化是一种以肝组织弥漫性纤维化、假小叶和再生结节形成为特征的慢性肝病。临床以肝功能损害和门静脉高压为主要表现，晚期常出现消化道出血、肝性脑病、继发感染等严重并发症。肝硬化是我国常见疾病和主要死亡原因之一。

一、病因及发病机制

引起肝硬化的病因很多，我国以病毒性肝炎所致的肝硬化为主。

（1）病毒性肝炎：主要为乙型、丙型和丁型病毒重叠感染，通常经过慢性肝炎阶段演变发展为肝硬化。

（2）酒精中毒：长期大量饮酒者，乙醇及其中间代谢产物（乙醛）直接损害肝细胞，引起酒精性肝炎而发展成肝硬化。

（3）胆汁淤积：持续肝外胆管阻塞或肝内胆汁淤积，导致胆汁性肝硬化。

（4）药物或工业毒物：长期服用某些对肝脏有损害的药物如双醋酚丁、甲基多巴等，或长期反复接触某些化学毒物如磷、砷、四氯化碳等，可引起中毒性肝炎，最终导致肝硬化。

（5）循环障碍：缩窄性心包炎、慢性充血性心力衰竭、肝静脉或下腔静脉阻塞等使肝脏长期淤血，肝细胞缺氧、坏死和结缔组织增生，演变为心源性肝硬化。

（6）遗传和代谢疾病：由于某些遗传和代谢性疾病，某些物质或其代谢产物沉积于肝，造成肝损害致肝硬化，如肝豆状核变性（铜沉淀）、血色病（铁沉淀）、半乳糖血症等。

（7）其他：慢性炎症性肠病等导致的营养障碍、自身免疫性肝炎、长期感染血吸虫等均可发展为肝硬化。部分病例发病原因不明，称为隐源性肝硬化。

各种病因引起的肝硬化，病理变化和发展演变过程基本相同。在大体形态上，肝脏变形，早期肿大，晚期缩小，质地变硬，特征为广泛肝细胞变性坏死，再生结节，弥漫性结缔组织增生，假小叶形成。这些病理变化造成严重的肝内血液循环障碍，形成门静脉高压，也使肝细胞营养障碍进一步加重，并促使肝硬化病变进一步发展。门静脉压力增高到一定程度，即可形成门体侧支循环开放，以食管、胃底静脉曲张和腹壁静脉曲张最为重要。脾因长期阻塞性充血而肿大，脾髓增殖，结缔组织大量形成。由于门体分流及血管活性物质增加，肺内毛细血管扩张，肺动静脉分流，通气与血流的比例失调引起低氧血症，称为肝肺综合征。

二、临床表现

肝硬化以35～48岁年龄高发。因肝脏有极强的代偿功能，患者通常起病隐匿，病程发展缓慢，可潜伏3～5年或10年以上。少数因短期大片肝坏死，3～6个月可发展成肝硬化。临床上将肝硬化分为肝功能代偿期和失代偿期，但两期的界限常不清楚。

（一）代偿期

症状轻且缺乏特异性，以乏力、食欲不振为主要表现，可伴有腹部不适、恶心、上腹隐痛、腹泻等。以上症状多呈间歇性，劳累时出现，休息或治疗则缓解。患者营养状况一般，肝脏轻度肿大，质地结实，可有轻度压痛或无压痛。脾轻、中度肿大。肝功能正常或轻度异常。

（二）失代偿期

症状显著，主要为肝功能减退和门静脉高压两大临床表现。

1. 肝功能减退的临床表现

（1）全身症状：一般状况与营养状况较差，消瘦乏力、精神不振，严重者因衰弱而卧床不起。面色灰暗黝黑,可有不规则发热,皮肤干枯粗糙、水肿、舌炎、口角炎及夜盲等。

(2) 消化道症状:食欲不振甚至厌食,进食后上腹饱胀不适、恶心、呕吐,稍进油腻肉食即引起腹泻。患者可因腹腔积液和胃肠胀气而腹胀难受。上述症状的产生与肝硬化门静脉高压时胃肠道淤血水肿、消化吸收障碍和肠道菌群失调有关。半数以上患者有轻度黄疸,少数出现中、重度黄疸,提示肝细胞有广泛性坏死。

(3) 出血倾向和贫血:常有鼻、牙龈出血、皮肤紫癜和胃肠出血等倾向,与肝脏合成凝血因子减少、脾功能亢进和毛细血管脆性增加有关。贫血可因营养不良、肠道吸收障碍、失血和脾功能亢进等因素引起。

(4) 内分泌失调:肝脏对雌激素、醛固酮及抗利尿激素的灭活功能减退,男性患者常有性欲减退、睾丸萎缩、毛发脱落及乳房发育。女性患者可有月经失调、闭经、不孕等。部分患者出现蜘蛛痣和肝掌。面部和其他暴露部位皮肤色素沉着。

2. 门静脉高压的临床表现 脾大、侧支循环的建立和开放、腹腔积液是门脉高压症的三大临床表现。尤其是侧支循环开放,对门静脉高压症的诊断有特征性意义。

(1) 脾大:脾脏因长期淤血而肿大,一般为轻、中度大,也可在上消化道大量出血时暂时缩小。晚期因脾大及功能亢进常伴全血细胞减少。

(2) 侧支循环的建立和开放:门静脉高压形成后,来自消化器官和脾的回心血流经肝脏受阻,导致门静脉系统与腔静脉之间交通支扩张,血流量增加,出现食管下段和胃底静脉曲张、腹壁静脉曲张及痔核形成。

(3) 腹腔积液:肝硬化最突出的临床表现。腹腔积液形成的因素有:①门静脉压力增高,使腹腔内脏器毛细血管床静水压增高,组织液回吸收减少而漏入腹腔;②低白蛋白血症,因肝功能减退使白蛋白合成减少及蛋白质摄入及吸收障碍引起,当血浆白蛋白低于 30 g/L 时,血浆胶体渗透压降低,血液成分外渗;③肝淋巴液生成过多,肝静脉回流受阻超过胸导管引流能力,淋巴管内压力增高,使大量淋巴液自肝包膜和肝门淋巴管渗出至腹腔;④抗利尿激素及继发性醛固酮增多,引起水钠重吸收增加;⑤有效循环血量不足,使交感神经活动增强,前列腺素、心房肽(心钠素)、激肽释放酶-激肽活性降低,从而导致肾血流量减少,肾小球滤过率降低,排钠和排尿减少。

3. 肝脏触诊 早期肝脏增大,表面稍平滑,质中等硬。晚期肝脏缩小,表面可呈结节状,质地坚硬。一般无压痛,但在肝细胞进行性坏死或发生炎症时可有轻度压痛。

(三) 并发症

(1) 上消化道出血:本病最常见的并发症。多表现为突然大量的呕血和黑便,常引起出血性休克或诱发肝性脑病,死亡率高。出血主要原因是食管、胃底静脉曲张破裂出血,部分是并发急性胃黏膜糜烂或消化性溃疡所致。

(2) 感染:因患者抵抗力低下,常并发细菌感染,如肺炎、胆道感染、败血症和自发性腹膜炎等。

(3) 肝性脑病:晚期肝硬化最严重的并发症,也是本病最常见的死因,为严重肝病引起全身代谢紊乱(如血氨增高等)进而导致的中枢神经系统功能失调,主要表现为意识障碍、行为失常和昏迷。

(4) 原发性肝癌:并发原发性肝癌者多在大结节性或大小结节混合性肝硬化基础上发生。肝硬化患者短期内可出现肝脏迅速增大,持续性肝区疼痛,肝触诊发现肿块,腹腔积液增多且为血性,不明原因的发热等。经积极治疗而病情恶化者,应考虑并发原发性肝癌,需做进一步检查,如甲胎蛋白(AFP)检测及肝脏B超检查等。

(5) 肝肾综合征:由于失代偿期肝硬化大量腹腔积液时,有效循环血容量不足及肾内血液重新分布,肾血管收缩导致肾血流量减少,肾小球滤过率下降等因素引起,又称为功能性肾衰竭。其特征是自发性少尿或无尿、氮质血症、稀释性低钠血症和低尿钠,但肾脏无明显器质性损害。

(6) 电解质紊乱和酸碱平衡失调:常见有如下两种。①低钠血症:长期低钠饮食、利尿和大量放腹腔积液等导致钠丢失,抗利尿激素增多使水潴留超过钠潴留。②低钾低氯血症与代谢性碱中毒:进食少、呕吐、腹泻、长期应用利尿剂或高渗葡萄糖、继发性醛固酮增多等引起。

三、实验室检查及其他检查

(1) 血常规检查:失代偿期常有不同程度的贫血。脾功能亢进时白细胞计数和血小板计数减少。

(2) 尿常规检查:代偿期多正常,失代偿期可有蛋白尿、血尿和管型尿。有黄疸时出现胆红素,并有尿胆原增加。

(3) 肝功能试验:代偿期正常或轻度异常,失代偿期多有异常。重症患者血清胆红素增高,转氨酶轻、中度增高,一般以丙氨酸氨基转移酶(ALT)增高较显著,但肝细胞严重坏死时则天门冬氨酸氨基转移酶(AST)活力常高于ALT。血清白蛋白降低,球蛋白增高,白蛋白与球蛋白的比例降低或倒置。凝血酶原时间有不同程度的延长,经注射维生素K亦不能纠正。

(4) 免疫功能检查:血清IgG、IgA可增高,由病毒性肝炎引起的肝硬化患者,乙型、丙型、乙型加丁型肝炎病毒标记可呈阳性反应。

(5) 腹腔积液检查:一般为漏出液。并发自发性腹膜炎、结核性腹膜炎或癌变时腹腔积液性质发生相应变化。

(6) 影像学检查:CT检查和MRI检查可显示早期肝大,晚期右叶萎缩、左叶增大。超声波可显示肝脏大小和外形改变,脾大。门脉高压症时可见门静脉主干内径超过13 mm,脾静脉内径增宽超过8 mm,有腹腔积液时可见液性暗区。食管静脉曲张时行食管吞钡X线检查呈虫蚀样或蚯蚓样充盈缺损,胃底静脉曲张时钡剂呈菊花样充盈缺损。

(7) 内镜检查:可直视静脉曲张及其分布和程度。

(8) 肝穿刺活组织检查:若见有假小叶形成,可确诊为肝硬化。

(9) 腹腔镜检查:可直接观察肝脾情况,并可在直视下对病变明显处进行肝穿刺做活组织检查,对诊断肝硬化及排除其他肝病有很大帮助。

四、诊断要点

诊断肝硬化的主要依据:①有病毒性肝炎、长期酗酒等病史;②有肝功能减退和门静脉高压症的临床表现;③肝脏质硬有结节感;④肝功能试验有阳性发现;⑤活组织检查有假小叶形成。失代偿期肝硬化诊断不难,但代偿期肝硬化因临床表现可能不明显且缺乏特异性而容易被忽视,因此应注重更细致的检查。

五、防治要点

本病无特效治疗,关键在于重视早期诊断,治疗应针对病因及加强一般治疗,以缓解病情及延长代偿期。失代偿期主要采取对症治疗,改善肝功能和治疗并发症。

(一) 一般治疗

(1) 休息:代偿期患者宜减少活动,避免劳累。失代偿期患者应以卧床休息为主。

(2) 饮食:以高热量、高蛋白质和维生素丰富而易消化的食物为宜。肝功能有显著损害或有肝性脑病先兆时,应限制或禁食蛋白质。有腹腔积液时应限水少盐。禁饮酒及避免进食粗糙、坚硬食物,禁用损害肝脏的药物。

(二) 药物治疗

目前尚无特效的逆转肝硬化的药物。平时可适量使用维生素和消化酶。水飞蓟素有保护肝脏的作用。秋水仙碱有抗炎症和抗纤维化的作用,对肝储备功能尚好的代偿期肝硬化有一定疗效。中药一般以活血化瘀为主,按病情辨证施治,一般能获得较好疗效。

(三) 腹腔积液治疗

(1) 限制水、钠的摄入:腹腔积液患者必须限制水、钠的摄入,每天摄入钠盐量为500~800 mg(氯化钠1.2~2.0 g),进水量限制在每天约1 000 mL。约有15%的患者通过钠、水摄入的控制,可产生自发性利尿,使腹腔积液减退。腹腔积液减退后,仍需限制钠的摄入,防止腹腔积液再发生。

(2) 利尿剂:临床常用有保钾利尿剂如螺内酯和氨苯蝶啶等。效果不明显时加用呋塞米或氢氯噻嗪等排钾利尿剂。应用排钾利尿剂时需注意补钾。目前主张螺内酯和呋塞米联合使用。利尿治疗以每天体重减轻不超过0.5 kg为宜,剂量不宜过大,利尿速度不宜过猛,以免诱发肝性脑病、肝肾综合征等。

(3) 提高血浆胶体渗透压:定期输注血浆、新鲜血或白蛋白,提高血浆的胶体渗透压,有助于改善肝功能和促进腹腔积液消退。

(4) 放腹腔积液加输注白蛋白:大量腹腔积液引起腹胀、呼吸困难、行走困难时,放腹腔积液可减轻症状。单纯放腹腔积液只能临时改善症状,2~3日内腹腔积液迅速复原。放腹腔积液时加输白蛋白比大剂量用利尿剂效果好,能缩短住院时间。

(5) 腹腔积液浓缩回输:主要用于难治性腹腔积液的治疗。将腹腔积液5 000~10 000 mL经超滤或透析浓缩成500 mL后,再静脉回输。从而减轻水、钠潴留,并提高血清白蛋白浓度而提高血浆胶体渗透压、增加有效血容量,改善肾脏血液循环,减轻腹腔积液。不良反应及并发症有发热、电解质紊乱等。若腹腔积液有感染则不可回输。

(6) 颈静脉肝内门-体分流术:以介入放射学的方法在肝内的门静脉与肝静脉主要分支间建立分流通道。此法能有效降低门静脉压力,创伤小,安全性高,适用于食管静脉曲张大出血和难治性腹腔积液,但易诱发肝性脑病,主要用于等待肝移植前的门静脉高压患者。

(7) 手术治疗:通过各种分流、断流术和脾切除术等,可降低门静脉系统压力和消除脾功能亢进。

(四) 并发症治疗

(1) 上消化道出血:导致肝硬化死亡的主要原因。治疗措施包括:禁食、静卧、加强监护、迅速补充有效血容量,采用有效止血措施,如使用止血药物、气囊压迫术、内镜下止血治疗等。

(2) 自发性腹膜炎:可迅速加重肝脏损害,应积极加强支持治疗和抗菌药物的应用。强调早期、足量和联合应用抗菌药物,一经诊断应立即进行。选用主要针对革兰阴性杆菌并兼顾革兰阳性球菌的抗菌药物,如氨苄西林、头孢噻肟钠等。

(3) 肝性脑病:积极寻找并消除引起肝性脑病的诱发因素,减少肠内毒性物质的生成和吸收,应用降氨药物及其他纠正体内代谢紊乱的药物等。

(4) 肝肾综合征:目前无有效治疗方案,重在预防。可采用积极改善肝功能,提高肾血流量等措施。

(五) 肝移植手术

肝移植手术是近代对晚期肝硬化的治疗新进展,可提高患者存活率。

知识链接

近年来干细胞移植疗法已逐渐用于肝硬化的治疗,此疗法是指把干细胞移植到患者体内,使其生长繁殖,修复受损肝细胞,重新建立正常肝脏功能的一种治疗方法。干细胞是具有自我复制和多向分化潜能的原始细胞,是机体的起源细胞,是形成人体各种组织器官的原始细胞。在一定条件下,它可以分化成多种功能细胞或组织器官,医学界称其为"万用细胞"。干细胞移植治疗是把健康的干细胞移植到患者或自己体内,以达到修复病变细胞或重建功能正常的细胞和组织的目的。干细胞移植疗法提高了终末期肝病患者的生活质量,延长了其生存时间,为肝硬化晚期治疗开辟了新的治疗途径,给患者带来了希望。

(邓双全)

第十节 肠炎和小儿腹泻

一、急性肠炎

急性肠炎是消化系统的常见病、多发病,一年四季均可发病,以夏、秋季的发病率最高。可发生于任何年龄，发病率几乎是100%，多有误食不洁食物的病史，有时呈暴发性流行。患者多表现为恶心、呕吐在先，继以腹泻，每天3～5次，甚至数十次不等，大便呈水样，有时呈深黄色或黄绿色，恶臭，可伴有腹部绞痛、发热、全身酸痛等症状。一般将以恶心、呕吐为主要表现者称为急性胃炎；以腹痛、腹泻为表现者常称为急性肠炎；临床上往往恶心、呕吐、腹痛、腹泻同时出现，故亦称为急性胃肠炎。

（一）病因及发病机制

（1）肠道感染：常见病原体有沙门菌、大肠杆菌、变形杆菌及葡萄球菌等，沙门菌属是引起急性胃肠炎的主要病原菌，毒素以金黄色葡萄球菌常见，病毒亦可见到。常有集体发病或家庭多发的情况，多因食入污染的剩菜、剩饭等而诱发本病。

（2）理化因素：进食生冷食物或某些药物如水杨酸盐类、磺胺类、泻药、某些抗生素等，误服强酸、强碱及农药等可引发本病。

夏、秋季天气炎热，食物容易被细菌、病毒等微生物污染，并大量繁殖，当病原体的数量多、毒力强，超过了胃酸的杀菌能力时，感染胃肠道黏膜，黏膜充血、水肿、渗出，炎症的刺激使肠蠕动活跃或处于痉挛状态，消化吸收功能减弱，患者大便稀、次数多，同时常有腹痛。

（二）临床表现

（1）消化道症状：恶心、呕吐、腹痛、腹泻是急性肠炎的主要症状。常先有恶心，继之则呕吐，呕吐物多为胃内容物，严重者可呕吐出胆汁。腹痛以中上腹为多见，腹泻表现为稀水样便，每天数次至数十次不等，伴有恶臭，一般无脓血及里急后重感。

（2）全身症状：一般全身症状轻微，严重患者有发热、四肢无力、脱水、电解质紊乱、酸中毒、休克等症状。

（3）体征：肠炎早期或轻病例可无任何体征，部分患者查体时可有上腹部或脐周轻压痛，肠鸣音亢进。

一般急性肠炎患者病程短，数天内可好转自愈。

（三）实验室检查

（1）血液检查：细菌感染者白细胞可轻度增加。

（2）大便常规：多为正常，部分可见到白细胞。

（四）诊断

根据以下病史、症状和检查结果可明确诊断：进食不洁食物病史；食后短期内突然发病，出现恶心、呕吐、腹泻等症状；查体时腹部可有轻压痛、肠鸣音亢进等体征；大便常规检查可有白细胞、血液检查白细胞计数增高等实验室检查结果。

（五）防治要点

（1）一般治疗：清淡饮食，使消化道适当休息；用具消毒，防止交叉感染；注意休息，多饮水。

（2）抗感染治疗：如细菌感染，应选用抗生素药物，如黄连素、复方新诺明、氟哌酸、庆大霉素等口服，重者可用氨苄青霉素、头孢菌素等静脉滴注。

（3）解痉止痛：腹痛者可用解痉剂，如口服阿托品、颠茄片、普鲁苯辛等，或肌内注射山莨菪碱等。

（4）胃肠黏膜保护剂：主要有思密达、必奇等，可保护胃肠黏膜，凝固杀死肠道的细菌与病毒，起到止泻作用。

（5）微生态制剂：乳酸菌素片、金双歧、整肠生等，主要是调节肠道菌群，抑制肠道有害细菌生长，达到止泻作用。

（6）补液：脱水患者应予以补液，并注意纠正水、电解质紊乱和酸中毒，抗休克等。

（六）预防

积极开展卫生宣教工作，加强食品卫生管理，防止食品被污染。做好水源保护、饮水管理和消毒。

知识链接

有些患者遇腹痛伴呕吐即服用吗丁啉,结果使得腹痛症状加重。吗丁啉作用于胃肠,使胃蠕动增加,适用于上腹胀痛、胃排空延迟的患者。而急性胃肠炎所引起腹痛的原因是胃肠蠕动加快、胃肠痉挛,此时服用吗丁啉可使胃肠蠕动更快,这等于火上浇油。

急性肠炎腹泻时服用止泻剂,就会使细菌所产生的毒素延迟排出,造成毒素的吸收增加,从而可加重病情。目前临床上常用的收敛剂有思密达等,其作用机制是对消化道的病原体及其产生的毒素有极强的固定、抑制作用,使其失去致病作用,并对消化道黏膜有很强的覆盖保护能力,能修复、提高黏膜屏障对攻击因子的防御功能,有平衡肠道正常菌群和局部止痛的作用。

二、小儿腹泻

小儿腹泻是一种多因素、多病原引起的以呕吐和腹泻为主要表现的临床综合征,各年龄均可发病,多见于6个月到2岁之间的婴幼儿,严重时可引起水、电解质紊乱,甚至危及患儿生命,是儿科重点防治的四大疾病之一。

(一)病因及发病机制

1. 感染性腹泻

(1)肠道内感染:肠道内感染可由病毒、细菌、寄生虫和真菌引起,以前两者多见,尤其是病毒。①病毒:轮状病毒是秋、冬季节婴幼儿腹泻最常见的病原体,其他如柯萨奇病毒、埃可病毒、腺病毒、冠状病毒等均可引起小儿腹泻。②细菌(不包括法定传染病):致病性大肠杆菌是夏季引起婴幼儿腹泻的主要病原体,其他如空肠弯曲菌、耶尔森菌、沙门菌、变性杆菌、金黄色葡萄球菌等均可引起腹泻。③真菌:小儿以白色念珠菌多见。④寄生虫:常见的有蓝氏贾第鞭毛虫、阿米巴原虫和隐孢子虫等。

病毒感染肠道后,侵入小肠黏膜绒毛上皮细胞并复制,黏膜受累,绒毛被破坏,致使小肠黏膜回吸收水分和电解质的能力受损,肠液在肠道内大量积聚而引起腹泻。同时病变部位的肠黏膜分泌双糖酶减少,糖类因不能充分消化使肠液渗透压增高,引起水和电解质的进一步丢失,加重腹泻。

细菌进入人体后,黏附在上部小肠黏膜上皮细胞上,进行繁殖和产生肠毒素,激活腺苷酸环化酶和鸟苷酸环化酶,使环磷酸腺苷和环磷酸鸟苷增多,这两种物质增多后抑制小肠绒毛上皮细胞对钠和水的吸收,并且促进肠道向肠腔内分泌钠和水,使肠液增多,刺激肠蠕动,大量水样便导致脱水和电解质紊乱。临床上除腹泻脱水外,多无发热和其他全身症状,粪便中无白细胞。有些还可侵入肠黏膜组织,引起充血、水肿、渗出、炎症细胞浸润和溃疡等病变,排出大量含有白细胞、红细胞和水分的大便,可有发热、腹痛甚至里急后重等症状。

(2)肠道外感染:婴幼儿患上呼吸道感染、中耳炎、肺炎和急性传染病时可伴有腹泻症状,可能是由于发热和病原体毒素作用使消化道功能紊乱所致,有时肠道外感染的病原体可同时感染肠道。

2. 非感染性腹泻

(1)饮食因素:①喂养不当:多见于人工喂养儿,由于喂养食物量过多或食物成分不恰当超过消化道的承受能力时,食物不能被充分消化吸收,堆积在小肠上部,使局部酸度降低,有利于肠道下部细菌上移和繁殖,产生有机酸和腐败物,刺激肠壁,使肠蠕动增强,导致腹泻;②过敏性腹泻:个别婴儿对牛奶、豆浆或对某种食物成分过敏可引起腹泻。

(2)气候因素:腹部受凉可使肠蠕动增加,天气过热使消化液分泌减少,天热口渴时饮水过多稀释消化液诱发消化功能紊乱均可导致腹泻。

(二)临床表现

腹泻病程在2周以内者为急性腹泻,病程在2周至2个月之间者为迁延性腹泻,病程在2个月以上者为慢性腹泻。

1. 急性腹泻 轻型腹泻多为饮食因素或肠道外感染所致,主要表现为胃肠道症状,如食欲不振、恶心、呕吐;大便次数多,每日可达4~5次,有的可达10余次,为黄绿色糊状稀便或蛋花汤样大便,每次量不太多，可伴有白色或黄白色奶瓣、泡沫，有酸臭或腐臭味，排便前患儿烦躁哭闹，便后安静，肠鸣音亢进，大便镜检可见大量脂肪球。精神尚好，体温大多正常，无明显脱水征和全身症状，多在数日内痊愈。重症腹泻多为肠道内感染所致，也可由轻症逐渐加重而来。胃肠道症状重，大便次数明显增多，有明显的水和电解质紊乱及发热等全身中毒症状。一般情况差，烦躁不安、精神萎靡、嗜睡甚至昏迷。

（1）胃肠道症状：食欲低下、常伴有呕吐，严重者吐出咖啡渣样物。腹泻频繁，每日 10 余次，有时更多。大便呈黄绿色，每次量多，呈蛋花汤样或稀水样，有黏液，肛周皮肤发红或糜烂，大便镜检可见脂肪球及少量白细胞，若为侵袭性细菌肠炎则可见红细胞和大量的白细胞。

（2）脱水：由于腹泻、呕吐丢失大量体液而摄入量不足，使体液总量明显减少而导致不同程度的脱水。患儿表现为前囟、眼窝凹陷，眼泪、尿量减少，皮肤黏膜干燥，严重时甚至休克。按脱水程度可将脱水分为轻度、中度和重度三种（表 12-4）。

表 12-4　三种不同程度脱水的临床表现

比较项目	轻度脱水	中度脱水	重度脱水
失水占体重比例	<5%	5%～10%	>10%
失水量	30～50 mL/kg	50～100 mL/kg	100～120 mL/kg
精神状态	稍差	萎靡或烦躁不安	极度萎靡，昏睡或昏迷
前囟和眼窝	稍凹陷	明显凹陷	极度凹陷，甚至眼睑不能闭合
眼泪	稍少	明显减少	哭时无泪
尿量	稍减少	明显减少	极少或无尿
皮肤	弹性稍差	弹性差，苍白	弹性极差，发灰或发花
口腔黏膜	稍干燥	明显干燥	极干燥
代谢性酸中毒	无	有，较轻	有，较重
周围循环	尚好，四肢温暖	四肢稍凉	四肢厥冷，休克

营养不良患儿脱水程度常易被估计过高，而肥胖患儿常易被估计过低，应予以综合考虑。

由于水和电解质丢失的比例不同，使体液的渗透压发生不同的变化，临床上根据血钠浓度可将脱水分为等渗性脱水、低渗性脱水和高渗性脱水三种（表 12-5）。其中以等渗性脱水最为常见，低渗性脱水次之，高渗性脱水较少见。

表 12-5　三种不同性质脱水的临床表现

比较项目	等渗性脱水	低渗性脱水	高渗性脱水
水钠丢失	失钠与失水相等	失钠多于失水	失钠少于失水
血钠浓度	130～150 mmol/L	<130 mmol/L	>150 mmol/L
临床特点	常见于营养状况良好者，典型的脱水症状，一般为轻中度脱水，临床最多见	常见于营养不良者，血容量减少明显，症状重，易出现循环衰竭	常见于高热、大量出汗者，脱水症状轻，但以细胞内脱水为主，患儿常极度口渴，烦躁不安，甚至惊厥

（3）代谢性酸中毒：主要原因有腹泻丢失大量碱性肠液；进食少，热量不足，体内脂肪分解供能，酮体生成增多；血容量减少，血液浓缩，血流速度慢，无氧代谢增强致乳酸产生增多；脱水使尿量减少，酸性代谢产物不能及时排出等。因此中重度脱水均伴有不同程度的酸中毒。临床上根据血浆二氧化碳结合力测定结果（CO_2CP 正常值为 18～27 mmol/L）将酸中毒分为轻度、中度和重度三种（表 12-6）。

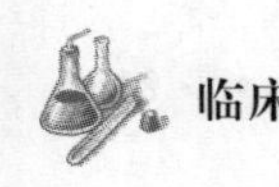

表 12-6 不同程度代谢性酸中毒的临床表现

比较项目	轻度代谢性酸中毒	中度代谢性酸中毒	重度代谢性酸中毒
CO_2CP	13～18 mmol/L	9～13 mmol/L	<9 mmol/L
临床表现	症状不明显,仅呼吸、心率稍快,食欲不振	精神萎靡或烦躁,心率增快,呼吸深长,口唇呈樱桃红色,伴恶心、呕吐等	嗜睡、昏睡、昏迷,心率增快或减慢,呼吸深快、节律不整,呼气有烂苹果味,呕吐较重

(4) 低钾血症:导致低钾血症的主要病因如下。腹泻患儿食欲差,进食少,钾摄入不足;呕吐、腹泻使消化道丢失钾过多;肾脏保钾功能较差,尿排钾增多。由于脱水时血液浓缩及酸中毒时钾由细胞内转移到细胞外等原因,故钾的总量虽少,但血钾浓度多数正常。当补液后,血液被稀释;酸中毒减轻后,钾又由细胞外转移到细胞内;随尿量增加,钾的排出增多等原因使血钾浓度下降,当血钾低于 3.5 mmol/L 时,即出现缺钾,表现为肌肉无力、腱反射减弱或消失;腹胀、肠鸣音减弱或消失;心音低钝、心律失常;心电图显示 ST 段下降,T 波低平或倒置,Q-T 间期延长,出现 U 波,甚至在同一导联中 U 波超过 T 波。

(5) 低钙血症和低镁血症:与腹泻丢失钙、镁增多,腹泻患儿进食少、吸收不良有关。但在脱水和酸中毒时,由于血液浓缩和离子钙增加,可不出现低钙症状。补液后血钙被稀释,酸中毒被纠正后,离子钙减少,患儿易出现手足搐搦、惊厥等低钙表现。少数久泻和营养不良的患儿,输液后出现震颤、惊厥,而用钙剂治疗无效,应考虑为低镁血症。

2. 迁延性腹泻和慢性腹泻 迁延性腹泻和慢性腹泻多与感染未及时控制,长期应用广谱抗生素导致肠道菌群失调,喂养不当使消化功能紊乱等有关,主要表现为腹泻迁延不愈、食欲低下、精神差、体重减轻、贫血、多种维生素缺乏、营养不良、易感染等。

3. 几种不同病原体所致肠炎的临床特征

(1) 轮状病毒肠炎:多发生在秋、冬季节,又称秋季腹泻。常见于 6 个月至 2 岁之间的婴幼儿。起病急,常伴发热和上呼吸道感染症状,一般无明显中毒症状。病初即可发生呕吐,大便次数增多,每日可几次至几十次,量多,呈水样或蛋花汤样,黄色或黄绿色,无腥臭味,易出现脱水及电解质紊乱。病程多为 3～8 日,大便镜检偶见少量白细胞。

(2) 大肠杆菌肠炎:多发生在 5—8 月份气温较高的季节,腹泻频繁,大便呈水样或蛋花汤样,有腥臭味,常有较多黏液。重者可有水、电解质紊乱和代谢性酸中毒。产毒性大肠杆菌肠炎多无发热和全身症状,大便镜检可无或有少量白细胞。侵袭性大肠杆菌肠炎,全身中毒症状较重,大便有脓血,镜检有红细胞和大量白细胞。

(3) 金黄色葡萄球菌肠炎:长期应用广谱抗生素使肠道正常菌群被抑制,肠道内耐药金黄色葡萄球菌大量繁殖可引起金黄色葡萄球菌肠炎。起病急,频繁腹泻,全身中毒症状和脱水症状重,大便为暗绿色海水样,有黏液,有伪膜排出,有腥臭味,大便镜检有大量的白细胞和成簇的革兰染色阳性球菌。

(4) 真菌性肠炎:常为白色念珠菌感染所致。常有长期使用广谱抗生素病史,也可发生在体弱的患儿、长期使用激素或免疫抑制剂的患儿。大便次数多、稀黄、有黏液、泡沫较多,可见豆腐渣样细块,大便镜检可见真菌菌丝和孢子,真菌培养呈阳性。

(三) 实验室检查及其他检查

(1) 血常规检查:白细胞总数及中性粒细胞增多见于细菌感染,降低一般见于病毒感染。

(2) 大便常规检查:大便镜检有大量脂肪滴,提示消化不良;有大量白细胞,常见于侵袭性细菌感染,如侵袭性大肠杆菌、金黄色葡萄球菌等;大便无或偶见白细胞,常见于病毒、产毒性大肠杆菌等侵袭性细菌以外的病原体感染;真菌感染可见真菌菌丝和孢子。

(3) 大便培养:可培养出各种致病菌,疑为病毒感染者做病毒学检查。

(4) 血液生化检查:血钠测定可判断脱水性质,血钾测定可反映体内缺钾的程度,测定血浆二氧化碳结合力(CO_2CP)可了解代谢性酸中毒的程度,必要时可查血钙及血镁情况。

（四）诊断要点

根据发病季节、病史、临床表现和大便性状可作出小儿腹泻的临床诊断，但要注意进一步明确病因，判断水、电解质紊乱及酸碱平衡失调的情况。临床上注意与生理性腹泻、细菌性痢疾、坏死性肠炎相鉴别。

（五）防治要点

治疗要点是预防和纠正脱水，调整饮食，合理用药。

1. 饮食疗法 腹泻时进食和吸收减少，机体消耗增多，故应继续喂养以免出现营养不良，但要根据患儿病情适当调整饮食，以减轻胃肠道负担。严重呕吐者可暂禁食 4～6 h，禁食期间不禁水；以母乳喂养的婴儿，继续哺乳，暂停辅食；人工喂养者，可用稀释乳；轮状病毒肠炎，对糖类不耐受，应限制乳类的摄入量，改喂豆浆等。腹泻停止后，逐渐恢复到正常饮食。

2. 控制感染 病毒性肠炎一般不需应用抗生素，以饮食管理和支持疗法为主；细菌性肠炎要用敏感抗生素，如大肠杆菌肠炎可选用庆大霉素、丁胺卡那霉素、氧氟沙星和头孢菌素等，金黄色葡萄球菌肠炎停用原使用的抗生素，用万古霉素、半合成耐青霉素酶的新型青霉素、红霉素等；真菌性肠炎应立即停用原使用的抗生素，用制霉菌素等抗真菌药物治疗。

3. 液体疗法

(1) 口服补液：世界卫生组织（WHO）推荐的口服补液盐（ORS），用于腹泻脱水的预防及轻、中度脱水，无周围循环障碍者。可少量频服，轻度脱水需 50～80 mL/kg，中度脱水需 80～100 mL/kg。

知识链接

口服补液盐(oral rehydration salts)溶液，简称 ORS 溶液，是由世界卫生组织(WHO)推荐使用的一种溶液。配制方法：氯化钠 0.35 g，碳酸氢钠 0.25 g(或枸橼酸钠 0.29 g)，氯化钾 0.15 g，葡萄糖 2 g，加温开水 100 mL 溶解配成。此溶液为 2/3 张，临床用以治疗急性腹泻合并轻、中度脱水，且无明显呕吐者。

(2) 静脉补液：用于中度以上脱水和呕吐、腹泻严重的患儿。

① 定量：第 1 天补液的总量包括累积损失量、继续损失量和生理需要量三部分。累积损失量：轻度脱水 30～50 mL/kg，中度脱水 50～100 mL/kg，重度脱水 100～120 mL/kg。继续损失量：丢多少补多少，一般每日按 10～30 mL/kg 补充。生理需要量按每日 60～80 mL/kg补充。第 1 天补液的总量：轻度脱水 90～120 mL/kg，中度脱水 120～150 mL/kg，重度脱水 150～180 mL/kg。第 2 天及以后的补液：主要补充继续损失量和生理需要量，能口服的尽量改用口服补液。

② 定性：根据脱水性质，确定补液的种类。等渗性脱水用 1/2 张的 2∶3∶1液，低渗性脱水用等张或 2/3 张 4∶3∶2液，高渗性脱水用 1/5～1/3 张含钠液。临床上判断脱水性质有困难时，按等渗性脱水来处理。继续损失量常用 1/3～1/2 张含钠液，生理需要量常用 1/5～1/3 张含钠液。几种常用混合溶液的组成及临床用途见表 12-7。

表 12-7 几种常用混合溶液的组成及临床用途

混合溶液	生理盐水/份	5%或 10%葡萄糖/份	1.4%碳酸氢钠或 1.87%乳酸钠/份	张力	临床用途
2∶1含钠液	2	—	1	等张	扩容
2∶3∶1液	2	3	1	1/2 张	等渗性脱水
4∶3∶2液	4	3	2	2/3 张	低渗性脱水
1∶1液	1	1	—	1/2 张	等渗性脱水
1∶(2～4)液	1	2～4	—	1/5～1/3 张	高渗性脱水

知识链接

临床常用的5%的葡萄糖溶液为等渗溶液,10%的葡萄糖溶液为高渗溶液,但输入体内后葡萄糖被氧化为二氧化碳和水,同时少量供热或转变成糖原储存在体内时,就失去了维持血浆渗透压的作用。因此在液体疗法时各种浓度的葡萄糖溶液均为无张力液体(即张力为0),主要用于补充水分。

③ 定速:遵循先快后慢的原则。累积损失量(可按补液总量的1/2补充)应在前8～12 h内补充,每小时8～10 mL/kg。继续损失量和生理需要量在后12～16 h内输入,一般为每小时5 mL/kg。重度脱水伴休克的患儿应先扩容,用2∶1等张含钠液20 mL/kg(总量不超过300 mL)于30～60 min内静脉输入,以迅速改善有效循环血量。扩容量应包括在累积损失量内。

知识链接

在补液过程中要随时根据患儿病情变化而调整输液速度,相对而言,低渗性脱水时补液速度应快些,高渗性脱水时补液速度宜慢些,因处于高渗状态的神经细胞内的钠离子不能很快排除,如低渗溶液输入过快,水分易进入细胞内引起脑细胞水肿而发生惊厥。

(3) 补钾:遵循见尿补钾的原则,静脉补钾浓度不大于0.3%,缓慢静脉滴注,一般滴速为60～80滴/分,禁止静脉推注,以免发生高血钾引起心跳骤停而死亡。

(4) 补钙:在输液过程中如出现抽搐,可给予10%葡萄糖酸钙5～10 mL静脉缓注,时间不少于10 min,药液切勿漏出血管外,以免引起剧痛和局部组织坏死。个别抽搐患儿用钙剂无效时,应考虑为低镁血症。

4. 对症治疗 腹泻者一般不用止泻剂,但经治疗后好转,中毒症状消失而腹泻仍频繁者,可试用鞣酸蛋白、复方苯乙哌啶、次碳酸铋等收敛剂。思密达具有保护黏膜,吸附并清除病原体及毒素的作用,对腹泻有较好的疗效。低钾引起的腹胀应补钾,细菌分解糖产气所致腹胀者可采取肛管排气、针灸等。迁延性和慢性腹泻,可选用微生态疗法和肠黏膜保护剂,如金双歧、乳酸菌素片等,以帮助肠道恢复正常菌群,增强肠黏膜的屏障功能,抑制病原菌的繁殖、侵袭。

(关雪茹)

第十一节 常见消化道恶性肿瘤

恶性肿瘤严重危害着人类健康,消化道恶性肿瘤主要包括食管癌、胃癌、结肠癌、直肠癌、肝癌、壶腹部癌等。在我国,胃癌和肝癌的病死率在恶性肿瘤病死率中分别位于第一位和第二位。

一、食管癌

食管癌是原发于食管的恶性肿瘤,以进行性吞咽困难为其最典型的症状。我国是世界上食管癌的高发国家,北方较南方常见,男性好发,发病年龄多在40岁以上,50～70岁为发病高峰。

(一) 病因及发病机制

食管癌的确切病因目前尚不明确,主要与食管长期慢性炎症、机械性损伤、饮食习惯(过量食用亚硝胺、霉变食物、缺乏动物蛋白、新鲜蔬菜和水果)及遗传易感性等因素有关。

食管癌的病变部位以中段最多,下段次之,上段最少。组织学上以鳞状上皮癌多见,约90%。按大体形态食管癌可分为五型。①髓样型:沿食管壁各层浸润,呈管状肥厚,恶性程度高。②缩窄型:向食管腔内作环行生长,较早引起梗阻。③蕈伞型:黏膜肿块突起如蘑菇状。④溃疡型:癌灶中心凹陷、边缘隆起,易出血。⑤少数中、晚期食管癌无法纳入上述各型,称未定型。

（二）临床表现

临床表现与肿瘤的大小、部位、分期、肿瘤临床病理分型等关系密切。

1. 早期症状 ①进粗硬食物时有轻微的哽噎感，饮水后可缓解或消失，常间歇出现。②吞咽时食管内疼痛。③吞咽时胸骨后闷胀、有不适感。④吞咽后食管内有异物感。以上症状十分轻微，易被患者忽略。有的持续数年无明显改变，有的呈进行性加重，但大部分进展缓慢。

2. 中期症状 ①吞咽困难：进行性吞咽困难为食管癌的典型症状。初起时固体食物咽下困难，继而是半流质，最后水和唾液也不能咽下，症状呈进行性加重。吞咽困难程度与疾病发展及肿瘤的病理类型有关，缩窄型出现梗阻症状早而重，溃疡型或向腔外生长出现梗阻症状较晚。肿瘤常合并局部炎症水肿，抗生素可使症状暂时缓解，肿瘤部分坏死脱落也可出现梗阻症状缓解，常误认为病情好转征象。②呕吐：进食呕吐也是食管癌常见症状，见于梗阻症状比较严重的患者，呕吐物不含胃液和胆汁。③胸背部疼痛：有些患者在吞咽时出现胸骨后沉重、钝痛及堵塞感，少数有刺痛及烧灼感。若持续性胸背部疼痛，多为癌组织外侵转移压迫肋间神经所致，这种症状说明食管癌外侵明显，切除比较困难。④体重减轻：随着吞咽困难加重，有不同程度体重减轻，出现脱水、营养不良、消瘦，多提示病变已属晚期。

3. 晚期症状 ①呼吸系统：肿瘤压迫气管引起咳嗽、呼吸困难，癌组织穿破气管形成气管食管瘘。②神经系统：侵犯喉返神经，出现声音嘶哑；侵犯膈神经导致膈神经麻痹，出现呼吸困难及膈肌反常运动。③癌转移的征象：锁骨上淋巴结增大是食管癌远处转移最常见的部位；肝脏转移出现肝大、食欲减退、黄疸；发生腹腔转移时可扪及肿块及腹腔积液；胸膜转移可出现胸腔积液；身体各部的持续疼痛，提示有骨转移可能。④恶病质：极度消瘦和衰竭。

（三）实验室检查及其他检查

1. 食管钡餐X线检查 早期可出现以下几种情况。①食管黏膜皱襞紊乱、迂曲或中断。②局部小的充盈缺损，边缘大部分毛糙不规则，局部黏膜紊乱。③圆形充盈缺损如蕈伞或纽扣形，边缘清晰。④管壁局部僵硬，舒张度差，钡剂滞留。

中期、晚期可出现以下几种情况。①局部不规则充盈缺损，严重者明显狭窄，上部食管有不同程度的扩张。②如肿瘤溃疡大而深，可见不规则龛影。③食管僵硬、成角，食管轴移位，蠕动减弱，钡剂通过受阻。

2. 食管内镜检查 可直接观察到病变的形态、范围，并可采集活体组织做病理检查，进行定性诊断。

3. 脱落细胞检查 早期食管癌检出率＞90％，是一种简便易行的普查筛选方法。

4. 胸部CT检查 可确定食管癌大小、外侵情况，并可明确有无肝脏转移，对分期、手术方式的判断及预后估计均有帮助。

5. 食管超声内镜检查（EUS） 近年来逐渐应用于临床，其优点为：①可以精确测定病变在食管壁内浸润的深度，准确率达90％。②可以测出壁外异常肿大的淋巴结，包括远离病变部位的淋巴结，显示率达70％。③容易区别病变位于食管内还是在壁外。

（四）诊断要点

患者大多以出现典型的进行性吞咽困难就诊，诊断不难，但多已至晚期。关键是应重视早期诊断。凡中年以上患者，出现与吞咽有关的症状时，应做必要的检查。食管钡餐X线检查、胸部CT、EUS是诊断食管癌和贲门癌的常用重要手段，可作定位诊断；食管内镜、带网气囊食管脱落细胞检查是诊断食管癌和贲门癌的可靠方法，是早期食管癌及肿瘤定性、鉴别诊断必不可少的方法。

（五）防治要点

食管癌强调早发现、早诊断及早治疗，其治疗要点是以手术为主的综合治疗，包括内镜治疗、手术、放疗、化疗、中医中药治疗及生物治疗。

1. 内镜治疗 随着内镜设备的发展和碘染色的广泛应用，发现了一些不同阶段的早期食管癌。对食管原位癌，可在内镜下行黏膜切除，术后5年生存率可达86％～100％。

2. 手术治疗 治疗食管癌首选方法。早发现、早诊断、早手术是食管癌、贲门癌治疗的主要原则。根据患者情况选用根治性切除术、姑息性切除术或食管胃转流手术或腔内置管术等。

知识链接

国际食管疾病学会

国际食管疾病学会(The International Society for Diseases of the Esophagus, ISDE)成立于1979年,学会总部现设于加拿大温哥华,长期致力于食管疾病专业领域科研及医学知识的交流与传播,推动食管疾病基础与临床相关研究,资助年轻医师的培训,是食管疾病专业领域最具权威性的国际学术组织。

二、胃癌

胃癌在我国的癌症病例数中居第四位,为我国消化道恶性肿瘤的第一位。男性的发病率和死亡率均高于女性,55~77岁为高发年龄段。随着人们生活习惯的改变、体检意识加强和医疗科学技术的进步,死亡率有所下降,但并不明显。

(一)病因及发病机制

胃癌确切病因尚不十分明确,与地域环境、饮食、幽门螺杆菌(Hp)感染及慢性萎缩性胃炎、胃息肉、胃溃疡、残胃炎等癌前病变等多种因素有关。如长期食用腌制、熏烤食品,吸烟,缺乏新鲜蔬菜、水果者发病概率较高。幽门螺杆菌(Hp)与胃癌的关系已引起高度关注。1994年WHO宣布Hp是人类胃癌的Ⅰ类致癌原。Hp感染率高的国家和地区常有较高的胃癌发病率,且随着Hp抗体滴定度的升高胃癌的危险性也相应增加。据统计,胃大部切除术后,残胃发生癌变的概率比正常人高2~3倍。胃癌发生的遗传易感性和基因因素也不可忽视。

1. 临床分期及病理类型

(1)早期胃癌:病变仅限于黏膜或黏膜下层的胃癌,多由胃镜检出,检出率仅为15%~20%。早期胃癌可分为三型:Ⅰ型为隆起型,癌块突出约5 mm以上。Ⅱ型为浅表型,癌块微隆与低陷小于5 mm。其有三个亚型:Ⅱa型为表浅隆起型,Ⅱb型为表浅平坦型,Ⅱc型为表浅凹陷型。Ⅲ型为凹陷型,深度超过5 mm。此外,还有混合型。

(2)进展期胃癌:病变深度已经超过黏膜下层的胃癌。常分为肿块型癌,小如息肉,大如蕈状巨块,突入胃腔,表面破溃出血、坏死或继发感染;溃疡型癌,中心凹陷呈溃疡,四周边缘不规则隆起,溃疡直径>2.5 cm,向胃壁各层浸润;弥漫型癌,癌细胞向胃壁各层浸润,可累及胃的大部或全部,胃壁僵硬如革囊状称“皮革胃”,此型癌细胞分化差,恶性程度较高,转移也较早。

病灶多见于胃窦及小弯侧,其次为贲门,胃体较少。约95%为腺癌,包括乳头状腺癌、管状腺癌、低分化腺癌、黏液腺癌等。

2. 转移途径

(1)直接蔓延侵袭:在胃癌侵犯浆膜层时,可直接蔓延扩散至腹膜及结肠、肝、脾、胰腺等相邻器官。

(2)淋巴转移:胃癌的主要转移途径,一般先累及局部,后及远处淋巴结,少数情况下也可发生跳跃式转移。

(3)血行播散:一般发生于晚期,最常见于肝脏,其次为肺、腹膜、肾上腺、骨、肾、脑等。

(4)种植转移:癌细胞突破浆膜层后脱落入腹腔,种植于腹腔其他脏器、腹膜及盆腔表面,形成转移结节。女性患者转移到卵巢,称Krukenberg肿瘤。广泛转移后可出现大量癌性腹腔积液。

(二)临床表现

(1)早期胃癌:症状常不典型,随着病情发展,逐渐可有上腹部不适、隐痛、嗳气、反酸、食欲减退,类似消化道溃疡,易忽略或误诊。

(2)进展期胃癌:随着病情进展,症状日益加重,常有上腹疼痛、乏力、贫血和消瘦等。贲门部或高位小弯癌可有进食梗阻感。胃窦癌可引起幽门部分或完全性梗阻,可有恶心、呕吐。癌灶浸润胃周围血管则引起消化道出血,出现呕血或便血。晚期出现上腹部固定性肿块或其他部位转移引起的体征,如左锁骨上淋巴结肿大、癌性腹腔积液、肝大、直肠或阴道指诊有盆腔或卵巢肿块及恶病质等。

（三）实验室检查及其他检查

1. 大便潜血试验 持续阳性有助于胃癌的诊断，可作为普查筛选。

2. 胃脱落细胞学检查 用纤维光束胃镜直接冲洗或摩擦法，将抽出液离心沉淀后，用涂片法查找癌细胞，可确诊。

3. 血清胃蛋白酶 血清胃蛋白酶原Ⅰ<70 μg/mL，胃蛋白酶原Ⅰ/胃蛋白酶原Ⅱ<3.0为阳性。对胃癌的诊断阳性率为84.6%，敏感度为84.6%，特异性为73.5%。

4. X线钡餐检查 目前仍为诊断胃癌的常用方法。常采用气钡双重造影，肿块型胃癌表现为不规则充盈缺损；溃疡型胃癌则表现为形态不整的龛影，胃壁僵硬，蠕动波不能通过或邻近黏膜有断裂；弥漫型胃癌可见胃黏膜皱襞粗乱，胃壁僵硬，蠕动波消失，胃腔缩窄、钡剂排空快。如全胃受累则呈狭窄的“革袋状”胃。

5. 胃镜检查 可直视病变的部位和范围，亦可取材活组织检查，检出率>90%，为诊断胃癌的最有效方法。对可疑病变组织活检不应少于4处，以提高诊断率。内镜下刚果红、亚甲蓝活体染色技术、采用带超声探头的纤维胃镜均可提高其诊断效果。

6. 腹部超声 主要用于观察胃的邻近脏器如肝、胰等部位有无转移或浸润。

7. 螺旋CT与正电子发射成像检查 多排螺旋CT扫描结合三维立体重建和模拟内腔镜技术，是一种新型无创检查手段。

8. 胃液分析 多显示游离酸缺乏或减少，经注射组胺后，游离酸改变仍不明显。对胃癌的诊断意义不大，一般不列入常规检查。

9. 其他 肝功能异常提示可能有肝转移。肿瘤血清学检查，如血清癌胚抗原(CEA)。

（四）诊断要点

早期诊断胃癌是提高治愈率的关键。因早期胃癌无特异性症状，患者就诊率低，容易被忽略，目前国内早期胃癌占胃癌住院患者的比例<10%。下列人群应引起重视：①有胃癌家族史或原有胃病史的人群应定期检查。②40岁以上，既往无胃病史而出现上述早期消化道症状，或已有长期溃疡病史而近期症状改变明显或疼痛规律改变，特别是使用原有效药物而不能控制症状者。③对有癌前期病变者，应注意定期复查。④多年前曾行胃大部切除，近期又重新出现胃部症状者。

知识链接

胃癌与胃溃疡的鉴别诊断

胃溃疡一般病程较长，有反复的典型疼痛发作，抗酸治疗有效，多无明显体征如短期内明显消瘦、贫血、腹部包块、锁骨上窝淋巴结肿大等。应警惕胃溃疡的恶变。影像学检查和细胞学检查可以明确诊断。

（五）防治要点

定期体检，早诊断，早手术，辅以放射治疗、化学治疗、中医中药等综合性治疗。

1. 预防 根据流行病学调查，多吃新鲜蔬菜和水果、少吃腌制食品，在胃癌高发地区对高危人群定期普查，早期诊断治疗癌前病变。

2. 手术治疗 胃癌的主要治疗手段，关键在于早期诊断、早期手术。手术分为根治性和姑息性两类。根治性手术原则为整块切除包括癌灶和可能受浸润的胃壁在内的胃组织，按临床分期标准整块清除胃周围的淋巴结，重建消化道。姑息性手术为原发灶无法切除，为了减轻由于梗阻、穿孔、出血等并发症而进行的胃-空肠吻合术、空肠造口术、穿孔修补术等。

3. 其他 包括放射治疗、化学疗法、免疫治疗及基因疗法等。中医中药在胃癌的治疗中也有一定的作用。

三、结肠癌

结肠癌是常见的恶性肿瘤,45～50 岁发病率较高。近 20 多年来,世界上多数国家发病率呈上升趋势,我国呈明显上升,尤其是大城市。

(一) 病因及发病机制

结肠癌的发病原因尚未明确,但下列因素与发病有关:①癌前疾病:结肠腺瘤、溃病性结肠炎及结肠血吸虫病肉芽肿等,与结肠癌的发生有较密切的关系。②膳食:食物中过多的动物脂肪、动物蛋白,缺少新鲜蔬菜水果及膳食纤维素,肠道内厌氧菌,亚硝胺类致癌物质等。③环境因素:阳光、钼的缺乏等也与结肠癌的发生有关。

(二) 临床表现

结肠癌早期常无特异性症状,中晚期主要症状如下。

1. 排便习惯和大便性状的改变 常为最早出现的症状。常表现为排便次数增加,粪便不成形或稀便,粪便带血、脓或黏液,便秘。

2. 腹痛 也是早期症状之一,常为定位不确切的持续性隐痛、不适或腹胀感。因病变可致结肠反射加强,从而出现餐后腹痛。并发肠梗阻时腹痛加剧或呈阵发性绞痛。

3. 腹部肿块 常为瘤体本身,也可为梗阻所致肠腔内的积粪。大多坚硬,呈结节状。横结肠和乙状结肠部位肿块可有一定活动度。如癌肿发生肠外浸润或并发感染时肿块固定且可有明显压痛。

4. 肠梗阻症状 主要表现为腹胀、便秘、腹部胀痛或阵发性绞痛。多为结肠癌中、晚期症状,多呈慢性低位不完全性肠梗阻。发生完全性肠梗阻后症状加重。部分左侧结肠癌患者以急性完全性结肠梗阻为首发症状。

5. 全身症状 贫血、消瘦、乏力、低热等。晚期可出现肝大、黄疸、水肿、腹腔积液、锁骨上淋巴结肿大及恶病质等。

结肠癌好发部位依次为乙状结肠、盲肠、升结肠、降结肠和横结肠。

按大体形态分类:①肿块型:肿瘤向肠腔内生长,好发于右侧结肠,特别是盲肠。易发生溃疡、出血、继发感染和坏死。②浸润型:肿瘤沿肠壁浸润,多发生于左侧结肠,易引起肠腔狭窄和肠梗阻。③溃疡型:肿瘤向肠壁深层生长并向周围浸润,为结肠癌最常见类型。易发生出血、感染和穿孔。

按组织学分类:①腺癌:最多见,预后较好。②黏液腺癌:预后较差。③未分化癌:易侵入血管和淋巴管,预后最差。

结肠癌的临床病理分期一般采用改良的 Dukes 分期及 TNM 分期法。

结肠癌的转移方式主要为淋巴转移,一般先转移到结肠壁和结肠旁淋巴结,后至肠系膜血管周围和肠系膜根部淋巴结。血行转移以肝多见,其次是肺、骨等。也可直接浸润邻近器官,或在腹腔种植。

(三) 实验室检查及其他检查

1. 大便潜血试验 持续阳性可辅助诊断。

2. 纤维结肠镜检查 可直接观察病灶部位、大小、形态及肠腔狭窄情况等,还可取组织行病理检查,是诊断结肠癌最有效、可靠的方法。

3. X 线钡剂检查 可采用钡餐造影、钡剂灌肠及气钡双重造影检查等,可见充盈缺损、黏膜破坏、肠壁僵硬、肠腔狭窄等改变。目前主要采用气钡双重造影检查,可显示较小的癌灶。

4. B 超、CT 和 MRI 检查 对了解腹内肿块和肿大淋巴结、肝内转移灶均有帮助。

5. 活体组织检查 可确诊。

6. 血清癌胚抗原(CEA)检查 对结肠癌的诊断虽特异性差,但对术后判断预后和复发有一定帮助。

(四) 诊断要点

结肠癌早期症状多不明显,易被忽视。应重视对高危人群的监测,凡 40 岁以上有以下任何一种表现者应视为高危人群:①直系亲属有结肠癌、直肠癌病史;②有癌症史或肠道有癌前病变;③大便潜血试验呈持续阳性;④具有慢性腹泻、慢性便秘、黏液血便、慢性阑尾炎史及精神创伤史。

结肠癌晚期根据临床表现，结合实验室检查和影像学检查可确诊。

(五) 防治要点

积极治疗结肠癌的前期病变，避免高脂饮食，多进食富含维生素的食物，保持排便通畅。治疗的关键在于早期发现与早期诊断，获得根治机会，结肠癌预后较好。原则上采用以手术为主的综合治疗方法。

1. 手术治疗 手术治疗必须严格遵循无瘤原则及根治原则，根据原发灶部位不同，选择不同的根治术式。

(1) 结肠癌根治性手术：切除范围包括肿瘤所在肠袢及其系膜和区域淋巴结。

(2) 结肠癌合并急性肠梗阻的手术：应在进行胃肠减压、补液纠正水、电解质紊乱和酸碱平衡失调等准备后，尽早行手术治疗。

2. 化学药物治疗 手术前辅助化疗或术后传统化疗的方法，可提高5年生存率，是重要的辅助治疗。

3. 化学治疗 早期癌根治后一般不需化疗，常联合用药。

4. 术后肠镜随访 主张在术后3～6个月行首次结肠镜检查。

四、直肠癌

直肠癌是指位于发生于直肠与乙状结肠交界处至齿状线之间的癌。消化道的癌肿中，直肠癌的发病率仅次于胃癌，约占胃肠道癌中的25.9%。且有年轻化趋势，青年人(＜30岁)直肠癌发病率较国外高。低位直肠癌发生率高，占60%～75%。早期直肠癌术后5年生存率为80%～90%，根治性切除术后5年生存率约60%。

(一) 病因及发病机制

直肠癌的发病原因尚未明确，其可能的相关因素与结肠癌类似。

(二) 临床表现

直肠癌早期主要表现为排便习惯改变和便血，但易被忽视。当癌肿增大，发生溃疡或感染时，可出现较明显症状。

1. 排便习惯和大便性状的改变 直肠癌最初的症状，极易被忽视，如便次增多，稀便、便秘交替出现等均应视为排便习惯改变。待癌肿表面破溃继发感染时，可出现大便表面带血、黏液或脓血便，易误诊为肠炎或痢疾。

2. 直肠刺激症状 随着病变的发展，形成一定肿块后，可出现肛门部下坠感、里急后重、明显便频、排便不尽，晚期可出现排便痛。

3. 肠梗阻症状 癌肿侵犯肠腔的部分或全部，可使肠腔狭窄，使肠内容物通过受阻，可出现腹胀、阵发性腹痛、肠鸣音亢进、大便变细、排便困难。晚期可发生完全梗阻。

4. 周围组织浸润症状 如排尿困难、尿频、尿痛、血尿等；女性如侵犯阴道后壁可出现阴道流血；癌肿后壁侵犯骶前神经时可出现骶尾部剧烈疼痛。

5. 全身症状 贫血、消瘦、乏力、低热等。晚期可出现肝大、黄疸、水肿、腹腔积液、锁骨上淋巴结肿大及恶病质等。

直肠癌大体可分为①溃疡型：多见，占50%以上。深入肌层并向四周浸润，呈圆形或卵圆形，中央凹陷，早期可形成溃疡，易出血。分化程度低，转移较早。②肿块型(菜花型)：向肠腔突出生长，呈球状或半球状，似菜花样。向周围浸润少，预后较好。③浸润型：沿肠壁浸润，使肠管狭窄，转移早而预后差。

直肠癌组织学分类以腺癌多见，占75%～85%。

直肠癌扩散和转移途径如下。①直接浸润：癌肿在肠壁内扩展多环绕肠腔蔓延，沿肠管长轴扩展者少；晚期可穿透肠壁向盆腔浸润，累及盆腔内脏器，如子宫、膀胱等。②淋巴转移：最主要的扩散途径。向上沿直肠上动脉、肠系膜下动脉及腹主动脉周围淋巴管转移，逆行转移的现象少见。当正常的淋巴流向受阻时，可逆行转移。直肠下端癌肿可向两侧转移至髂内淋巴结或腹股沟淋巴结。③血行转移：肿瘤可经门静脉转移至肝，也可由髂静脉转移至肺、骨和脑等。手术时应注意无瘤操作，以防术中发生转移。

（三）实验室检查及其他检查

1. 大便潜血试验 普查或对高危人群进行直肠癌初筛选的最简单方法，可发现早期癌。

2. 直肠指诊 诊断直肠癌最重要的方法，具有简便、易行、准确率高。在我国，由于低位直肠癌所占的比例高，癌肿靠指诊发现约80%。

3. 内镜检查 具有确诊价值，不仅可肉眼直视，且可取组织行病理检查。目前多采用纤维结肠镜检查。

4. 影像学检查 气钡灌肠造影检查能够检查肠腔内有无肿瘤及有无多发病变。腔内超声及超声内镜检查，可了解肿瘤浸润的范围、深度及周围淋巴结肿大情况。CT及MRI检查，主要用于了解肠外浸润肌转移情况，有助于临床病理分期，对术后随访也有价值。

5. 血清癌胚抗原(CEA)检查 该检查对直肠癌有诊断价值，不具特异性。其水平高低与肿瘤进展程度有关，对监测预后和复发有重要意义。

6. 活体组织检查 可确诊。

（四）诊断要点

根据病史、体检、影像学及内镜检查，直肠癌诊断较容易，准确率达95%。为了早期诊断直肠癌，须重视对有大便习惯改变和便血等高危人群的筛查工作，初步筛查性检查为大便潜血试验阳性者再做进一步检查。

知识链接

直肠癌的鉴别诊断

早期直肠癌诊断率不高，主要是患者对便血、大便习惯改变等早期症状未加重视而延误就诊，同时，部分医生的重视不足，忽略了进一步检查也是重要原因。应通过实验室检查、影像学检查等与痔疮、肠炎、痢疾等鉴别。

（五）防治要点

积极治疗结肠癌的前期病变，避免高脂饮食，多进食富含维生素的食物，保持排便通畅。治疗的关键在于早期发现与早期诊断，获得根治机会。直肠癌的治疗应遵循以手术治疗为主，辅以化疗、放疗、生物治疗等综合治疗的原则。

1. 手术治疗

凡能切除的直肠癌如无手术禁忌，应尽早行直肠癌根治手术，切除范围包括癌肿、足够的两端肠段、已侵犯的邻近器官的全部或部分、周围可能被浸润的组织及全直肠系膜。如癌肿局部浸润严重或转移广泛而无法根治时，为了缓解症状，减轻患者痛苦，应行姑息性手术。

近年来兴起的腹腔镜下施行Miles和Dixon手术，具有创伤小、恢复快的优点，但对淋巴结清扫及周围被侵犯脏器的处理尚有争议。

2. 放射治疗 可提高手术治疗疗效。术前放疗科提高手术切除率，降低术后局部复发率。术后放疗仅适用于晚期患者或手术为达到根治或术后局部复发的患者。

3. 化疗 给药途径有动脉灌注、门静脉给药、静脉给药、术后腹腔置管灌注给药及温热灌注化疗等，已静脉化疗为主。

4. 其他治疗 可采用生物治疗、免疫治疗、基因治疗及中药治疗等。

五、原发性肝癌

原发性肝癌是指肝实质细胞或肝内胆管上皮细胞发生的恶性肿瘤。为我国常见的恶性肿瘤，其死亡率在消化系统恶性肿瘤中居第三位，仅次于胃癌和食管癌。本病发病率有上升趋势，以40～50岁发病率最高，男、女比例为(2～5)∶1。

（一）病因及发病机制

原发性肝癌的病因及发病机制尚不确切，根据流行病学调查，可能与下列因素有关。

(1) 病毒性肝炎：病毒性肝炎是我国原发性肝癌致病因素中最主要的病因。

(2) 肝硬化：在我国，原发性肝癌主要为病毒性肝炎后肝硬化基础上发生；欧美国家，肝癌常为酒精性肝硬化的基础上发生。

(3) 黄曲霉素：玉米、花生等粮食霉变后，产生的黄曲霉素 B_1 是强烈的致癌物质。

(4) 饮水污染，如一些藻类毒素污染水源，可能与肝癌发生有关。

(5) 遗传因素：肝癌的发生有家族聚集现象，但是否与遗传有关，还待进一步研究。

(6) 其他因素：化学品污染（如亚硝胺类、有机氯农药等）、华支睾吸虫感染、某些微量元素（如硒含量低）等。

（二）临床表现

原发性肝癌起病隐匿，早期缺乏典型症状。临床症状明显者，多已进入中、晚期。

(1) 肝区疼痛：最常见的症状，多为持续性钝痛、刺痛或胀痛，夜间和劳累后较明显，休息和治疗后并不能改善，且进行性加重，主要是肿瘤生长迅速，使肝被膜膨胀所致。疼痛可牵涉至右肩背部。少数肝破裂可引起右上腹剧痛并伴腹膜刺激征和休克。

(2) 肝脏肿大：中、晚期肝癌最常见的主要体征。肝区触及质硬、凹凸不平、边缘不规则的肿块（部分患者肋缘下可触不到），癌肿位于肝右叶顶部者可使膈肌抬高，肝浊音界上升。在少数情况下，肝大或肝区肿块是患者偶然扪及而成为肝癌的首发症状。

(3) 黄疸：一般出现在肝癌晚期，多为阻塞性黄疸，少数为肝细胞性黄疸。

(4) 肝硬化征象：门静脉高压的相关症状，如食管胃底静脉曲张破裂出血。难治性腹腔积液，一般为漏出液。也可出现肝掌、蜘蛛痣、静脉曲张和男性乳房发育等。

(5) 消化道症状：主要表现为食欲减退、腹胀、恶心、呕吐、腹泻等，食欲减退最为常见。

(6) 全身症状：乏力、消瘦、发热等。晚期则出现贫血、腹腔积液、下肢水肿、皮下出血及恶病质等。

(7) 伴癌综合征：原发性肝癌患者因癌肿本身代谢异常或癌组织对机体影响所致内分泌或代谢异常的一组症候群。主要表现为低血糖症、红细胞增多症、高钙血症和高胆固醇血症等。

原发性肝癌的大体病理形态可分为三型。①块状型：直径 5～10 cm，有包膜，如直径超过 10 cm 为巨块型。②结节型：直径 3～5 cm，无完整包膜，可为单结节、多结节或多个结节融合。③弥漫型：癌肿很小，弥散分布在左、右肝的各个部位。

肝癌细胞学类型分为肝细胞癌、胆管细胞癌和混合型癌，其中以肝细胞癌最多见。

癌细胞主要通过血运转移，最常见通过门静脉形成癌栓向肝内扩散；也可通过肝静脉进入下腔静脉形成癌栓或向全身播散，转移至肺、脑、骨等；还可直接侵入胆管形成胆管癌栓，造成胆道梗阻。淋巴转移常通过肝门淋巴结向腹腔淋巴结转移。肝癌生长过快导致包膜破溃、腹腔内出血并发生腹膜种植转移。肝癌终末期可并发肝性脑病，一旦出现肝性脑病预后不良，约 1/3 患者因此死亡。

（三）实验室检查及其他检查

1. 血清甲胎蛋白(AFP)检测 诊断肝细胞癌最常用和最有价值的指标。AFP≥400 μg/L，并能排除妊娠、活动性肝炎、生殖系胚胎源性肿瘤即可考虑诊断为肝癌。如有影像学肝脏肿物的证据，则可诊断为肝癌。如 AFP 持续 2 个月超过正常值，应密切检测 AFP 变化并积极做多种影像学检查，注意发现或排除肝癌。临床上约 30%的肝癌患者 AFP 为阴性。同时检测 AFP 异质体，可提高肝癌的诊断率。

2. 影像学检查 影像学检查包括 B 超检查、CT 检查、MRI 检查、血管造影等。

(1) B 超检查：这是目前肝癌定位中最常用的方法，可显示肿瘤的大小、形态、部位及肝静脉或门静脉内有无癌栓等，其诊断符合率可达 84%，能发现直径 2 cm 或更小的病变。该检查具有准确、无创、简便、价格低等优点。

(2) CT 检查：可检出直径约 1.0 cm 的早期肝癌，还可显示肿瘤的大小、位置、与周围脏器的关系、有无转移，对判断手术指征有重要的价值。

(3) MRI检查:诊断价值与CT相仿,对肿瘤的良、恶性,特别是肝血管瘤的鉴别优于CT,显示血管与肿瘤的关系更清楚。

(4) 放射性核素肝扫描:可发现直径3 cm的肿瘤,对肝癌诊断的阳性符合率为85%~90%。近年来采用放射性核素发射计算机体层扫描(ECT)则可提高诊断符合率,能分辨1~2 cm的病变。

(5) 选择性腹腔动脉或肝动脉造影检查:对血管丰富的癌肿,其分辨率低限约1 cm,对<2.0 cm的小肝癌阳性率可达90%。因其属于创伤性检查,导航上述检查不易确诊,必要时才考虑采用。

3. 肝穿刺活体组织检查 超声或CT引导下细针穿刺,吸取组织或细胞进行病理学检查,是确诊肝癌最可靠的方法。适于经过各种检查仍不能确诊,又高度怀疑或已不适应手术而需定性诊断以指导下一步治疗者。

必要时还可行腹腔镜检查或作剖腹探查,以争取早期诊断和手术治疗。

(四) 诊断要点

有乙型或丙型病毒性肝炎病史或酒精性肝病的中、老年人,尤其是男性,出现不明原因的肝区疼痛、消瘦、肝脏肿大者,赢怀疑肝癌可能,做血清AFP测定、影像学检查,必要时行肝穿刺活体组织检查,可明确诊断。消化道症状难于治愈、肝硬呈结节状肿大、有肝病病史(肝炎或肝硬化)、AFP升高、B超检查及核素显像发现肝内占位病变等,才考虑肝癌常已为时太晚。为了提高手术切除率和5年生存率,宜在高发地区、高危人群中进行筛查。采用AFP监测和B超检查每年一次是肝癌普查的基本措施。

(五) 防治要点

积极防治病毒性肝炎,保证饮食健康,改进饮用水水质等,是预防肝癌的关键。

原发性肝癌的治疗以采取手术为主,辅以放射治疗、化学治疗、中医中药和免疫治疗的综合治疗。早期诊断、早期治疗是提高疗效的关键,防止术后复发、提高生活质量、延长生存期的主要措施。

早期施行手术切除是目前首选、最有效的治疗方法。在手术过程中因肿瘤大小、位置、肝硬化程度等判断肿瘤不能切除时,宜施行如术中肝动脉栓塞、微波固化、射频、液氮冷冻等治疗方法;或肝动脉结扎加插管、皮下埋藏药盒等,留待术后给予栓塞、灌注放射性核素微球或化疗药物治疗。对于不能切除的肝癌、切除后复发的肝癌,可做X线下经导管肝动脉化疗栓塞治疗。

肝癌术后复发率较高,2年内复发率约60%。术后定期做AFP测定、超声检查对早期发现复发有重要意义,复发肿瘤应积极治疗。如合并肝硬化或有肝外转移者、发生肝癌破裂、消化道出血、ALT显著升高的患者预后差。

知识链接

乙肝与原发性肝癌

我国每年有30万~50万人死于乙肝相关性肝病,其中50%为原发性肝癌。因此乙型肝炎病毒携带和肝炎病史10年以上者,或肝硬化确诊者,都应每年定期肝脏体检。体检项目除常规的肝功能、乙肝标志物检测外,还应包括动态甲胎蛋白(AFP)化验联合超声多普勒检测、动态CT、磁共振成像或做肝穿刺活检。实践证明,筛查发现的肝癌50%以上可以手术切除,而临床发现的肝癌,70%~80%已失去手术机会。

六、壶腹部癌

壶腹部癌主要包括壶腹癌、十二指肠癌和胆总管下端癌。40~70岁好发,男性多于女性。其恶性程度明显低于胰头癌,手术切除率高于胰头癌,术后5年生存率可达40%~60%。

(一) 病因及发病机制

壶腹部癌病因不明确,可能与食物里亚硝胺含量高、脂肪高、蛋白质高,以及吸烟、酗酒、慢性胰腺炎、糖尿病等有关。

（二）临床表现

（1）黄疸：出现较早，是最主要的症状。黄疸深浅呈波动性是本病的特点。与肿瘤组织坏死、脱落，胆道暂时再通有关。随着肿瘤生长，黄疸呈进行性加深，可出现皮肤瘙痒，大便呈白陶土色。

（2）腹痛：早期因胆总管扩张或胰液排出受阻致管腔内压升高而产生剑突下钝痛，可向背部放射，进食后较明显。后期因癌肿浸润范围扩大，或伴炎症之疼痛加重，出现脊背痛。

（3）发热：合并胆道感染或邻近部位的炎症，出现寒战、高热，甚至中毒性休克。

（4）消化道症状：多因胆汁、胰液不能正常参与消化过程，患者食欲不振、饱胀、消化不良、腹泻、乏力及体重下降。由于壶腹部癌部分坏死后慢性出血，可出现黑便，继发性贫血；胰腺癌腹膜转移或门静脉转移可出现腹腔积液。

（5）肝、胆肿大：为胆管梗阻、胆汁淤滞所致，常可触及肿大的肝脏及胆囊。

壶腹部癌的组织类型以腺癌多见，其次为乳头状癌和黏液癌。

淋巴转移是壶腹部癌最重要的转移方式，最常见的转移部位是胰头部淋巴结。

（三）实验室检查及其他检查

（1）血清生化检查：血清总胆红素和结合胆红素升高，血清碱性磷酸酶（ALP）、谷氨酰转肽酶（γGGT）升高可出现于血清总胆红素升高之前。

（2）十二指肠引流：引流液中有时可见鲜血或隐血试验阳性，或可见脱落的癌细胞。

（3）B超检查：可确定胆管扩张，对无黄疸者亦能提供早期进一步检查线索，有经验者有时可观察到局部癌块。

（4）内镜逆行胰胆管造影（ERCP）：确诊壶腹部癌的主要手段，内镜可直接观察乳头病变，并可行组织活检。

（5）CT检查：可显示胰胆管扩张，癌肿的大小、位置，还可发现淋巴结转移等。

（6）MRI检查或磁共振胆胰管造影（MRCP）：为无创伤性胆道及胰管影像学检查方法，可显示肝内胆管、胰管扩张。

（四）诊断

根据临床上出现的黄疸、上腹痛、消化道症状以及肝、胆肿大等表现，结合实验室和影像学检查可以对壶腹部癌进行较明确的诊断。

（五）防治要点

常行根治性胰十二指肠切除术或保留幽门的胰十二指肠切除术。难以耐受胰十二指肠切除的高危患者、病变仅局限于十二指肠乳头者，可行乳头局部切除术。肿瘤不能切除者，可行胆肠吻合术以解除胆道梗阻。

（谢桂英）

能力测试

1. 消化性溃疡患者生活中应注意哪些问题？
2. 肝硬化患者饮食应如何安排？
3. 急性阑尾炎患者为什么会出现转移性右下腹痛？
4. 何谓绞窄性肠梗阻？患者有哪些表现应考虑绞窄性肠梗阻的可能？
5. 为什么婴幼儿容易患腹泻？
6. 2∶1等张含钠液指的是什么？如何配制？主要在什么情况下使用？
7. 请列出常见消化道恶性肿瘤的临床特征。
8. 患者，男，30岁，因突发转移性右下腹疼痛，伴恶心、发热12 h入院。在当地诊所诊断为急性阑尾炎，予以抗感染治疗。6 h后腹痛加剧，体温高达39 ℃，伴寒战。此时可能发生了什么情况？为什么？
9. 患儿，男，8个月，呕吐、腹泻2日入院，大便每日10次，呈蛋花汤样，每次量多，体格检查：前囟、眼

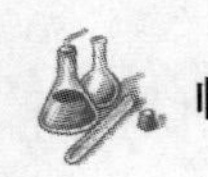

窝明显凹陷,眼泪、尿量明显减少,口唇干燥,皮肤弹性差,血清钠140 mmol/L。

(1) 该患儿第1天补液总量为多少?

(2) 该患儿是何种性质的脱水?第1天补液应采用哪种液体?

(3) 该患儿可能会出现哪种酸碱平衡失调?

(4) 患儿有尿后,400 mL液体中加10%的氯化钾最多不超过多少毫升?

第十三章　乳腺疾病

学习要点：乳腺疾病是妇女常见疾病和多发病，危害妇女的身心健康。乳腺常见疾病有急性乳腺炎、乳腺囊性增生病、乳腺纤维腺瘤及乳腺癌。本章主要介绍急性乳腺炎和乳腺癌。掌握急性乳腺炎和乳腺癌的临床表现，熟悉其病因、发病机制与防治要点，了解乳腺癌诊断分期。

第一节　急性乳腺炎

急性乳腺炎是乳腺的急性化脓性感染，是乳腺管内和周围结缔组织炎症，多发生于哺乳期的妇女，尤其是初产妇。哺乳期的任何时间均可发生，但以产后3～4周最为常见。

一、病因及发病机制

（一）乳汁淤积

乳汁淤积是发病的主要原因，为细菌的生长繁殖提供了丰富的营养。乳汁淤积的常见原因有乳头过小或内陷妨碍哺乳，乳汁过多或婴儿吸吮过少及乳管不通等。

（二）细菌入侵

乳头破损或皲裂致细菌沿淋巴管侵入是感染的主要途径。细菌也可直接侵入乳管而致感染。致病菌以金黄色葡萄球菌最常见。

二、临床表现

初期患者乳房肿胀、疼痛，局部皮肤发热，有压痛性硬块，全身症状不明显。随着炎症不断进展，上述症状加重，可出现寒战、高热、脉搏加快等，重者可出现败血症。局部可形成脓肿，脓肿可以为单房或多房性，表浅的脓肿可触及波动，深部的脓肿需穿刺方能确定。脓肿可向外溃破，深部脓肿还可穿至乳房与胸肌间的疏松组织中，形成乳房后脓肿。

三、实验室检查及其他检查

（一）血常规检查

白细胞计数增高（以中性粒细胞增多为主）及核左移。

（二）B超检查

初期无明显变化，晚期可见脓腔。

四、诊断要点

患者处于哺乳期，根据其临床表现结合乳房检查、实验室检查等可明确诊断。

五、防治要点

（一）预防

关键在于避免乳汁淤积，防止乳头损伤，并保持其清洁。应加强孕期卫生宣传，如有乳头内陷，可经常进行提拉矫正。要养成定时哺乳、婴儿不含乳头睡眠的良好习惯。乳头有破损及时治疗。哺乳前后应清洗乳头。注意婴儿口腔卫生。

(二)治疗

1. 非手术治疗 患侧乳房应停止哺乳,并用吸乳器吸尽乳汁,促使乳汁通畅排出。若感染严重或脓肿引流后并发乳瘘,应停止哺乳。局部理疗、热敷以利早期炎症的消散。早期未形成脓肿前,应用抗生素可获得较好效果。中药治疗可用蒲公英、野菊花等清热解毒的药物。

2. 手术治疗 脓肿形成后,原则为及时切开引流,排出脓液。手术时为避免损伤乳管形成乳瘘,应按轮辐方向做放射状切开。进入脓腔后,应用手指探查,打通脓肿内的间隔,以保证引流通畅。若炎症明显而未见波动处,应在压痛最明显处行穿刺,及早发现深部脓肿。

(蒲永莉)

第二节 乳腺癌

乳腺癌(breast carcinoma)是女性最常见的恶性肿瘤之一,其发病率占全身各种恶性肿瘤的7%～10%,并呈逐年上升趋势,是一种严重影响妇女身心健康甚至危及生命的最常见的恶性肿瘤之一。乳腺癌男性罕见。

一、病因及发病机制

乳腺癌的病因尚不明确。目前,已经确认未婚、未育、晚育、月经初潮早(＜12岁)或绝经迟(＞55岁)、乳腺癌家族史、良性乳腺疾病史、口服避孕药、放射线暴露、长期服用外源性雌激素、长期过量饮酒等因素与乳腺癌有关。

研究发现雌酮及雌二醇对乳腺癌的发病有直接关系。发病率0～24岁年龄段处较低水平,25岁后逐渐上升,50～54岁达到高峰,可能与年老者雌酮含量增高相关。另外,营养过剩、肥胖、脂肪饮食等,可加强或延长雌激素对乳腺上皮细胞的刺激而增加发病机会。乳腺癌的发病还认为可能与生活环境相关。

病理类型:有非浸润性癌、早期浸润性癌、浸润性特殊癌、浸润性非特殊癌及其他罕见癌。其中浸润性非特殊癌是乳腺癌中最常见的类型,约占80%。

转移途径:①直接浸润:直接侵入皮肤、胸肌筋膜、胸肌等周围组织。②淋巴转移:可转移至腋窝淋巴结或锁骨上淋巴结。③血液转移:乳腺癌有好发血液转移的生物学特征,这是其治疗失败的主要原因。多发生在晚期,有学者认为少数早期乳腺癌已有血运转移。最常见的远处转移依次为肺、骨、肝。

二、临床表现

1. 肿块 乳腺癌早期表现为患侧乳房出现单发的、无痛性、呈进行性生长的小肿块,多发生在乳房外上象限。肿块质硬,表面不光滑,边界不清楚,活动度差。

2. 皮肤症状 若癌组织累及Cooper韧带,可使其缩短而致肿瘤表面皮肤凹陷,称为"酒窝征"。若肿瘤继续增大,皮下淋巴管被癌细胞堵塞,可引起淋巴回流障碍致局部淋巴水肿,可见毛囊处出现很多点状凹陷,皮肤呈"橘皮样"改变。乳腺癌发展至晚期,表面皮肤受侵,可出现硬结、溃疡,甚至伴恶臭,经久不愈,边缘外翻似菜花状。

3. 乳头改变 若肿瘤侵及乳头、乳晕处乳管,可把乳头牵向肿瘤一侧,使乳头扁平、回缩、凹陷。

4. 淋巴转移 乳腺癌淋巴结转移最初多见于同侧腋窝,肿大淋巴结质硬、无痛、可被推动,以后淋巴结数目增多,并融合成团,甚至与皮肤或深部组织粘连。当出现锁骨上淋巴结转移时,已属乳腺癌晚期。少数晚期患者可发生对侧腋窝淋巴结的转移。乳腺癌发生远处转移至肺、骨、肝时,出现相应的表现,如胸痛、咯血、病理性骨折、肝大和黄疸等症状。

5. 特殊类型 有些类型乳腺癌的临床表现和发展规律与一般乳腺癌不同。炎性乳腺癌局部皮肤可呈炎症样表现，开始时比较局限，很快累及整个乳房，皮肤发红、水肿、增厚、粗糙、表面温度高，此型不多见，但发展迅速、预后差。乳头湿疹样乳腺癌开始乳头、乳晕有瘙痒、烧灼感，随后出现局部皮肤粗糙、糜烂如湿疹样，进而形成溃疡，有时覆盖黄褐色鳞屑样痂皮，此型少见，恶性程度低，发展慢。

三、实验室检查及其他检查

（一）X 线检查

乳腺 X 线摄影（乳腺钼靶照相）是近年来国际上推荐的乳腺癌筛查的主要方法，可以发现临床查体摸不到肿块的乳腺癌。表现为密度增高肿块影，边界不规则，呈毛刺状。该检查对乳腺钙化灶的发现也很敏感。

（二）其他影像学检查

B 超检查结合彩色多普勒检查进行血供情况观察，可提高其判断的敏感性。CT 检查能较好地显示转移淋巴结情况，有助于制订治疗方案。红外热像图：通过数字化定量系统对乳腺癌热区温度量化分析，标定病变中心与周围组织温差，可辅助定性判断。

（三）活体组织病理检查

病理学检查是乳腺癌诊断的金标准。目前常用细针穿刺细胞学检查，具有创伤小、简单快速、安全可靠、经济实用、结果准确等优点，有较高的推广实用价值。必要时也可手术切除可疑病变组织做病检以明确诊断。

四、诊断

警惕女性乳房肿块，根据病史、局部或全身体征、区域淋巴结的情况，结合相应实验室检查，诊断并不困难。

完善的诊断除确定乳腺癌的病理类型外，还需记录疾病发展程度及范围，以拟定治疗措施、制订术后辅助治疗方案、对照治疗效果及判断预后。目前多数采用国际抗癌协会建议的 T（原发肿瘤）、N（区域淋巴结）、M（远处转移）分期法，其内容如下。

T_0：原发癌瘤未查出。

T_{is}：原位癌（非浸润性癌及未查到肿块的乳头湿疹样乳腺癌）。

T_1：癌瘤长径$\leqslant 2$ cm。

T_2：癌瘤长径>2 cm，$\leqslant 5$ cm。

T_3：癌瘤长径>5 cm。

T_4：癌瘤大小不计，但侵及皮肤或胸壁（肋骨、肋间肌、前锯肌），炎性乳腺癌也属于此条所指范围。

N_0：同侧腋窝无淋巴结肿大。

N_1：同侧腋窝有淋巴结肿大，尚可推动。

N_2：同侧腋窝肿大淋巴结融合成块，或与周围组织粘连。

N_3：有同侧胸骨旁淋巴结转移，有同侧锁骨上淋巴结转移。

M_0：无远处转移。

M_1：有远处转移。

根据以上情况进行组合，可把乳腺癌分为以下各期。

0 期：$T_{is}N_0M_0$。

Ⅰ期：$T_1N_0M_0$。

Ⅱ期：$T_{0-1}N_1M_0$，$T_2N_{0-1}M_0$，$T_3N_0M_0$。

Ⅲ期：$T_{0-2}N_2M_0$，$T_3N_{1-2}M_0$，T_4任何 NM_0，任何 TN_3M_0。

Ⅳ期：凡癌组织发生远距离转移者。

以上分期以临床检查为依据，实际并不精确，还应结合术后病理检查结果校正。

五、防治要点

(一) 预防

因乳腺癌的病因尚不明确,在预防上主要避免乳腺癌发生的危险因素,加强乳腺癌的卫生宣教及普查,早发现、早诊断、早治疗。

(二) 治疗

乳腺癌的治疗方法较多,如手术治疗、放射治疗、化疗、介入治疗、内分泌及生物治疗等,目前主要治疗手段仍然是早期实施根治性手术。应根据患者具体情况(年龄、病期、有无淋巴结转移等)拟定综合治疗方案。

1. 手术治疗 常见的手术方式有乳腺癌根治术、乳腺癌扩大根治术、乳腺癌改良根治术、全乳房切除术、保留乳房的乳腺癌切除术。乳腺癌手术目前倾向于尽量保留乳腺的小范围手术,并在术后采取综合辅助治疗,以减少患者的身心痛苦,提高其生存质量。

2. 化疗 化疗是一种必要的全身性辅助治疗。常用的药物有环磷酰胺、甲氨蝶呤、氟尿嘧啶、长春新碱类、阿霉素、紫杉醇等。

3. 放射治疗 一般用于术后,以防止复发。晚期乳腺癌的放疗,可使瘤体缩小,甚至可使部分不宜手术者转变为适宜手术的乳腺癌。

知识链接

乳腺癌的介入治疗

介入治疗是近年兴起的一种微创治疗方法,具有创伤小、简便、安全、有效和并发症少的特点。乳腺癌常用的介入治疗方法有经股动脉穿刺法、经尺动脉穿刺法。

(蒲永莉)

能力测试

1. 急性乳腺炎如何预防?
2. 急性乳腺炎的临床表现是什么?
3. 与乳腺癌相关的危险因素有哪些?

第十四章　泌尿、男性生殖系统疾病

学习要点：本章重点介绍泌尿、男生殖系统常见病及多发病。要求掌握肾小球疾病和泌尿系统感染的病因、临床表现、诊断要点及其治疗要点。熟悉肾功能不全、泌尿系统结石疾病的病因、临床表现及防治要点。了解前列腺良性增生、泌尿系统肿瘤等其他常见临床表现和诊断要点。

第一节　泌尿系统感染

泌尿系统感染又称尿路感染，是由病原微生物直接侵入尿路引起的感染性疾病。临床上分为急性和慢性两种。前者起病急，症状较典型，易于诊断。慢性及反复感染者可导致肾损害。泌尿系统感染是人体最常见的疾病之一，多见于女性，男女之比约为1∶10，育龄妇女、老年人、女性儿童较易患病。小儿时期反复感染者，多伴有泌尿系统结构异常，应认真查找原因，防止肾功能损害形成。

一、病因及发病机制

1. 致病菌　病原微生物是感染的重要条件，最常见的致病菌是革兰阴性杆菌，其中大肠杆菌最多见，占2/3以上，其次为变形杆菌、副大肠杆菌、产气杆菌、铜绿假单胞菌、葡萄球菌及粪链球菌等。特异性致病菌如结核杆菌和淋球菌所致的感染本章不再介绍。

近年来，由于广谱抗生素的广泛应用，霉菌性尿路感染的发病率日益增加，应引起注意。此外，淋球菌、衣原体、滴虫或病毒等也可造成泌尿系统感染，如淋菌性尿道炎是世界上广为流行的性传播疾病，目前在我国有蔓延趋势。

2. 易感因素　机体对细菌入侵尿路有一系列防御功能，主要可概括为如下几点：①排尿可将细菌冲出体外；②尿路黏膜可分泌IgG抵御细菌入侵；③尿呈酸性、含高浓度尿素不利于细菌生长；④膀胱黏膜可分泌抗体对抗细菌；⑤男性前列腺液有抵抗革兰阴性杆菌作用。因此，细菌进入尿路后并不一定引起感染，当以下原因使机体正常防御功能损害时，细菌可以生长繁殖而引起感染。

(1) 尿路梗阻与反流：可引起尿流动力学的异常改变，使尿液引流不畅而潴留于泌尿道内，细菌不容易被清除而在局部繁殖，同时也降低了尿路上皮对细菌的防御能力。引起尿路梗阻和反流的原因有机械性梗阻(如泌尿系统先天性畸形、结石、异物、肿瘤、慢性炎症引起的瘢痕挛缩等)和神经功能性梗阻(如神经源性膀胱、先天性解剖缺陷、输尿管膀胱反流等)。

(2) 妊娠：由于内分泌因素、妊娠期输尿管蠕动功能减弱及妊娠后期子宫对输尿管的压迫导致尿液引流不畅，容易引起上行感染。

(3) 机体抗病能力减弱：如糖尿病、贫血、营养不良、长期使用免疫抑制剂、慢性肝病、严重慢性病和艾滋病等。

(4) 医源性因素：如留置导尿管、膀胱镜检查、尿道扩张术、尿路造影(逆行肾盂造影、膀胱尿道造影)等尿路器械检查，由于操作损伤黏膜或消毒不严，使细菌带入尿路，或使原有感染灶扩散发生感染。

(5) 性别和性活动：女性尿道短而宽，长2～4 cm，并接近阴道及直肠，易被污染，经期、更年期更容易发生感染。性交时易将细菌带入膀胱引起感染，故女性尿路感染远比男性常见。

(6) 其他：如前列腺增生是中老年男性尿路感染的一个重要原因；包茎、包皮过长是引起男性尿路感染的诱发因素。

3. 感染途径 感染途径有上行感染(逆行感染)、血行感染、淋巴感染、直接蔓延四种,其中上行感染最常见。

二、临床表现

尿路感染在临床上分为上尿路感染和下尿路感染,前者主要是肾盂肾炎,后者主要是膀胱炎和尿道炎。

(一) 急性肾盂肾炎

急性肾盂肾炎是肾盂和肾实质的急性细菌性炎症。以育龄期妇女最多见,主要临床表现有全身感染症状、局部泌尿系统症状和体征。

(1) 全身感染症状:多数起病急骤,寒战,高热,体温多在 38 ℃以上,伴有头痛、全身酸痛、疲乏无力、恶心、呕吐等。

(2) 局部泌尿系统症状:多数患者有一侧或双侧腰痛,为胀痛或酸痛,重者可向患侧腹部、会阴及大腿内侧放射。多伴有膀胱炎,故可出现尿频、尿急、尿痛等膀胱刺激症状,有下腹痛或不适感。尿液混浊,偶有血尿。

(3) 体格检查常有一侧或双侧肾区叩击痛。

不典型者常以全身感染症状如寒战、发热、头痛、呕吐等表现为主,而泌尿系统症状如腰痛及尿频、尿急、尿痛等症状不明显甚至缺如,也有以腹痛、胃肠道功能紊乱或血尿、肾绞痛等为主要表现者。

(二) 急性膀胱炎

突然发病,排尿时有尿频、尿急、尿痛。严重者数分钟排尿一次或出现急迫性尿失禁,每次尿量不多,甚至只有几滴,排尿终末可有下腹部疼痛。尿液混浊,有时出现血尿,多为终末血尿。全身症状轻微,体温正常或仅有低热。当并发急性肾盂肾炎或前列腺炎时才有高热。在女性常与经期、性交有关。耻骨上膀胱区可有压痛,但无腰区压痛。

(三) 急性尿道炎

一般多与急性膀胱炎同时存在,这里只介绍非淋菌性尿道炎。

非淋菌性尿道炎病原体主要以沙眼衣原体、支原体为主,其次可由滴虫、白色念珠菌等引起,可通过性接触传播。有 30%～40%的患者无任何症状,也有不少患者症状不典型,约有一半的患者初诊时易被误诊。临床上可表现为尿道刺痒、尿痛和分泌少量白色稀薄液体。较长时间不排尿或晨起首次排尿前可出现痂膜封口。女性患者尿痛不明显,可表现为尿急、尿频及排尿困难。

(四) 前列腺炎

1. 急性细菌性前列腺炎 起病急骤,常有寒战、高热、尿频、尿急、尿痛。腰骶部、会阴部坠胀痛,严重时可出现急性尿潴留,尿道口有炎性分泌物溢出,常常伴发急性膀胱炎。直肠指检可发现前列腺肿胀、压痛、表面光滑,形成脓肿则有饱满或波动感。感染蔓延可导致附睾炎、精囊炎甚至菌血症,因此,禁止做前列腺按摩及穿刺。

2. 慢性前列腺炎 慢性前列腺炎分细菌性和非细菌性两种,后者最多见。

(1) 慢性细菌性前列腺炎:主要经尿道逆行感染所致,其致病菌有大肠杆菌、变形杆菌、链球菌或葡萄球菌等。大多数慢性细菌性前列腺炎患者没有急性炎症过程。

(2) 慢性非细菌性前列腺炎:大多数慢性前列腺炎属此类,其病因尚不明确。致病微生物可能有衣原体、支原体、滴虫、真菌等。本病发生可能与性生活无规律、勃起不射精、长途坐车、久坐等导致前列腺充血有关。

临床表现呈多样性,症状轻重程度不一。①排尿症状和尿道分泌物:常有尿频、尿急、尿痛,排尿时尿道不适或灼热。排便或排尿终末常有白色分泌物自尿道口流出,合并精囊炎时可有精液。②放射性疼痛:会阴部、肛门处、耻骨上、腹股沟部、腰骶部、阴囊等有酸胀或疼痛不适。③性功能障碍:表现为性欲下降、阳痿、早泄、射精痛等。④精神神经症状:部分患者可出现头晕、乏力、失眠、情绪低落等。⑤并发症:伴发关节炎、虹膜炎、神经炎等,血中可找到抗前列腺抗体,认为本病可能与自身免疫有关。⑥直肠指检:前列腺饱满、增大、质软、有轻度压痛。病程久可致前列腺缩小、变硬。

三、实验室检查及其他检查

（一）实验室检查

（1）尿常规检查：尿液外观正常或混浊，可伴有腐败气味；尿蛋白阴性或微量；清洁中段尿沉渣白细胞多于5个/高倍视野，如尿中出现白细胞管型为肾盂肾炎的特征性表现；急性尿路感染多数可见镜下或肉眼血尿，尿中红细胞1～2个/高倍视野，红细胞形态一般正常。

（2）血常规检查：急性肾盂肾炎时白细胞计数轻度或中度增高，中性粒细胞比例增高，核左移，血沉加快。慢性肾盂肾炎时可有轻度贫血。

（3）尿细菌培养：尿细菌培养是诊断有无尿路感染的重要指标，准确率为80%～96%，因此，尿细菌学检查对于明确尿路感染的诊断具有重要意义。新鲜清洁中段尿标本中细菌菌落数超过10^5 CFU/mL为感染，小于10^4 CFU/mL可能为污染，在10^4～10^5 CFU/mL之间为可疑。球菌在尿中繁殖较慢，菌落数为10^3～10^4/mL即有诊断意义。

（4）亚硝酸盐还原试验：大肠杆菌、副大肠杆菌可使尿中硝酸盐还原成为亚硝酸盐。亚硝酸盐与试剂发生作用后，尿液呈红色，判定为阳性。大肠杆菌、副大肠杆菌感染时，阳性率约为85%，而其他细菌则为阴性。本法简单易行，可对尿路感染快速作出诊断，但不能完全取代尿细菌培养。

（5）特殊培养及检查：常规细菌培养、真菌培养未能发现致病菌时，可采用高渗培养，以排除L型细菌感染，可采用厌氧培养以排除厌氧菌感染。必要时可行病毒、支原体及腐生寄生菌等检查。

（6）肾功能检查：慢性肾盂肾炎可有肾功能持续损害，肾小管浓缩功能受损可出现夜尿增多、尿比重降低，肾小球滤过功能减退可出现内生肌酐清除率降低，血肌酐、尿素氮增高。膀胱炎患者多无肾功能改变。

（7）前列腺液检查：前列腺液中白细胞多于10个/高倍视野，卵磷脂小体减少，可诊断为前列腺炎。

（8）血清前列腺抗体检测：国内已开展前列腺炎的免疫学检查，主要是在患者血清中寻找特异性前列腺抗原及抗体。

（二）影像学检查

一般尿路感染不需要进行影像学检查，但反复发作和治疗效果不佳时，需要进行影像学检查，如B超检查、静脉肾盂造影或逆行尿路造影，必要时行CT检查。这些检查有助于诊断复杂的或反复发作的泌尿系统感染，但急性期不宜行静脉肾盂造影或逆行尿路造影。女性应行妇科检查，必要时行盆腔静脉造影，以排除易感因素的存在。

四、诊断要点

（1）根据病史、症状、体征进行初步诊断：临床上当出现明显的尿频、尿急、尿痛等排尿不适，伴有或不伴有发热、畏寒、寒战、腰痛等症状时，应初步诊断为尿路感染。若同时伴有肋脊点压痛，和(或)肾区叩击痛，和(或)上、中输尿管点压痛，和(或)膀胱区压痛等体征时，则进一步支持尿路感染的初步诊断。一般认为，育龄期女性、老年体弱者、糖尿病患者、长期使用激素等免疫抑制剂患者为尿路感染的好发人群。根据病史和临床特征，尿路感染的初步诊断不难。

（2）根据细菌学等检查确诊尿路感染：尿路感染的确诊，不能仅靠临床症状和体征，而要依靠实验室检查，特别是细菌学检查。尿液培养是诊断真性细菌尿的金指标，同时还应做菌落计数检查和药敏试验。

（3）定位诊断：尿路感染的诊断除了必须通过细菌学检查明确感染存在外，还要判断是上尿路感染还是下尿路感染，即进行定位诊断。临床上常用以下方法进行判断：若尿路刺激症状明显，并伴有明显全身中毒症状，如寒战、发热(体温38.5℃以上)、疲乏，且肾区叩击痛、输尿管点压痛等多为上尿路感染。若仅有尿路刺激症状，无全身中毒症状，无明显腰痛、肾区叩击痛、输尿管压痛等多为下尿路感染。

（4）前列腺炎诊断：根据患者症状、前列腺液检查和直肠指诊，必要时做前列腺B超检查予以确诊。

五、防治要点

治疗尿路感染应首先要明确病情是急性还是慢性，还要明确是上尿路感染还是下尿路感染，是由何种致病菌引起的，致病菌对药物的敏感程度如何，对肾功能造成了多大的影响，有无泌尿系统梗阻及膀胱输尿管反流等诱因等。

防治要点包括全身支持治疗，急性期卧床休息，多饮水，禁止性生活，避免辛辣、刺激性食物。慢性炎症可用热水坐浴以减轻局部炎症，促进吸收。快速有效地使用抗生素是治疗的重点，应根据细菌培养和药敏试验，选择高敏抗生素，疗程要足够，至少持续2周。同时积极对症处理。

知识链接

尿路感染如不及时治疗，可引起肾乳头坏死、肾周围脓肿、结石等并发症，严重者可导致败血症，危及生命。

(任守忠　胡殿宇)

第二节　泌尿系统结石

泌尿系统结石是肾、输尿管、膀胱及尿道等部位结石的统称，是泌尿系统的常见疾病之一。肾、输尿管结石称为上尿路结石，膀胱、尿道结石称为下尿路结石。多数原发于肾脏和膀胱，输尿管结石往往继发于肾结石，尿道结石往往是膀胱内结石随尿冲出时发生梗阻所致。泌尿系统结石的发生率，男性高于女性，肾与输尿管结石多见于20～40岁的青壮年，膀胱和尿道结石多发生在10岁以下儿童和50岁以上老年患者。结石引起尿路梗阻和感染后，对肾功能损害较大，尤以下尿路长期梗阻及孤立肾梗阻时，对全身影响更为严重，处理方法也比较复杂。

一、病因及发病机制

尿路结石大多在肾和膀胱内形成。上尿路结石与下尿路结石的形成机制、病因、结石成分和流行病学有显著差异。上尿路结石大多数为草酸钙结石。膀胱结石中磷酸铵镁结石与上尿路相比，更多见。

(一) 尿路结石形成的因素

尿中形成结石晶体的盐类呈超饱和状态、尿中抑制晶体形成物质不足和核基质的存在，是形成结石的主要因素。

(1) 全身因素：①代谢紊乱：甲状旁腺功能亢进症、甲状腺功能亢进症、痛风、皮质醇症等代谢障碍性疾病所致的代谢异常可使尿钙或尿酸排出增加、尿中晶体成分过多而形成结石，这类结石称为代谢性结石。②遗传性疾病：如原发性肾小管酸中毒、高尿酸尿症、高钙尿症等。③药物因素：过量维生素D、磺胺类药物、肾上腺皮质激素、维生素C、噻嗪类利尿剂等。④环境因素：自然环境和生活环境如高温、出汗多、饮水少；不良饮食习惯如饮用水中含矿物质成分过高；饮食成分和结构不合理等。⑤其他因素：年龄、性别、职业、长期卧床等。

(2) 局部因素：①尿路感染：尿路感染时细菌分解尿液中的尿素产生氨，使尿液碱化，尿中磷酸盐等成分发生沉积而形成结石；同时，细菌菌落、坏死组织等可成为尿中晶体物质附着的核心，也是促使结石形成的因素，这类结石称为感染性结石。②尿路梗阻：如尿道狭窄、前列腺增生、输尿管口囊肿等引起尿液引流不畅，尿液淤滞使晶体沉淀、聚合形成结石。③异物：如长期留置尿管、手术缝线等成为尿液中晶体附着的核心而形成结石。

(二) 尿结石成分及其性质

草酸钙结石，占75%，在酸性或中性尿中形成，质硬，粗糙，不规则，常呈桑葚样，棕褐色。磷酸钙、磷酸铵镁结石，占14%～17%，在碱性尿中形成，易碎，表面粗糙，不规则，灰白色、黄色或棕色，在X线片中可见分层现象，常形成鹿角形结石。尿酸结石，占6%，在酸性尿中形成，当尿中pH值>6.7时结石溶解，质硬，光滑或不规则，常为多发，黄色或红棕色，纯尿酸结石在X线片中不被显示。胱氨酸结石，占2%，在酸性尿中形成，尿pH值>7时结石溶解，光滑，淡黄色至黄棕色，蜡样外观。

（三）病理改变

尿路结石所致的病理改变，与结石部位、大小、数目、继发炎症和梗阻程度等因素有关。主要表现为泌尿系统局部损伤、尿路梗阻和感染。

（1）尿路梗阻：结石部位不同引起梗阻的程度和扩张的范围也不同，肾、输尿管结石最容易在输尿管狭窄处停留，引起尿路梗阻。上尿路结石的梗阻常常引起肾积水和输尿管扩张，肾积水时，肾脏实质受到挤压，影响肾功能。下尿路结石可引起尿潴留或排尿困难，久之也可引起两侧输尿管扩张、肾积水，损害肾脏。

（2）感染：结石可损伤尿路黏膜导致出血、感染。在有梗阻时更易发生感染。二者互为因果，尿液引流不畅容易发生感染，感染加重了肾功能损伤。感染与梗阻反过来又可促使结石迅速长大或再形成结石，形成恶性循环。

（3）局部损伤：体积小的结石可以在尿路内自由活动，容易损伤尿路局部黏膜引起充血、水肿、出血。体积大的比较固定的或鹿角形的泌尿系统结石，虽然疼痛感并不严重，但结石在局部长时间停留，反复刺激尿路黏膜，使上皮脱落、组织溃疡，以至于结石与输尿管管壁形成粘连，严重的还可能引起癌变。

二、临床表现

泌尿系统结石临床表现差异较大，轻者无症状，典型者表现为疼痛和血尿，部分可出现尿频、尿急、尿痛等尿路感染的症状，严重者可导致尿路梗阻和肾功能损伤。因结石所在部位不同而表现各异。

（1）肾结石：①疼痛：疼痛的性质和程度与结石的部位、大小、是否出现梗阻等因素有关。当结石局限于肾盂肾盏时，疼痛症状多不明显，可表现为腰部隐痛或钝痛、胀痛，活动后加重；当结石脱落进入输尿管引起梗阻时，出现肾绞痛，起病急、疼痛剧烈，似刀割样，多伴有放射痛，疼痛从腰部向下腹部、腹股沟、会阴部放射，患者坐卧不安，大汗，恶心、呕吐，持续数分钟至数小时不等，发作后或有小的沙粒状结石排出。②血尿：肾结石常伴有镜下血尿或肉眼血尿，常常在剧痛后出现，活动后加重。偶有大量血尿或无痛血尿。③其他：结石合并尿路感染时，可有尿频、尿急、尿痛等；梗阻可引起肾积水，检查时发现肾脏增大或上腹部肿块；部分患者无任何症状，往往在体检时才发现。④叩击痛：体检时可有肾区叩击痛。

（2）输尿管结石：90%以上的结石原发于肾，下移至输尿管狭窄处而滞留。结石堵塞在输尿管中上段者，突发一侧腰部绞痛和镜下血尿，疼痛向同侧阴部及大腿内侧放射，可伴有恶心、呕吐、冷汗等，严重时发生休克。结石堵塞在输尿管下段者，可引起尿频、尿急、尿痛等膀胱刺激症状。体检时可有肾区叩击痛，有时沿输尿管走行部位有压痛，合并肾积水时可触及肾脏增大。

（3）膀胱结石：排尿突然中断，并剧烈疼痛，向外生殖器放射，伴排尿困难和尿频、尿急等膀胱刺激症状，经活动或改变体位后又能排尿。多伴有终末肉眼血尿。小儿患者排尿时啼哭不止，用手拉阴茎。前列腺增生患者继发膀胱结石时，排尿困难加重或伴感染症状。结石位于膀胱憩室时无症状。

（4）尿道结石：结石多来自膀胱，好发于男性。主要症状为急性尿潴留伴会阴部疼痛，也可表现为排尿困难、尿线变细、点滴状排尿及尿痛。前尿道结石疼痛局限在结石停留处，后尿道结石疼痛可放射至会阴部或阴茎头。

三、实验室检查及其他检查

（一）实验室检查

（1）尿常规检查：可有镜下血尿、伴有尿路感染时可出现脓细胞。

（2）血常规检查：不伴有感染时外周白细胞计数在正常范围，合并感染时白细胞计数升高，核左移。

（3）其他检查：肾功能测定、尿细菌培养，血钙、尿钙、尿酸、血尿酸盐测定等。

（二）影像学检查

(1) X线检查：腹部平片是诊断泌尿系统结石的重要方法，90%的尿路结石能在X线平片中发现。腹部平片上可显示结石的大小、部位、形状等。

(2) 静脉肾盂造影：在腹部平片的基础上静脉肾盂造影，有助于了解结石所致肾脏结构和功能改变，静脉肾盂造影还可以确定肾积水的程度、肾实质的残存情况及有无尿路畸形。以上这些信息对选择治疗方式和预计治疗效果很有帮助。在经皮肾穿刺肾镜碎石前，静脉肾盂造影有助于肾穿刺入路的选择。

(3) 逆行性尿路造影：静脉肾盂造影的补充，主要用于对静脉肾盂造影剂过敏患者，可清楚显示结石梗阻部位和输尿管、肾盂肾盏解剖异常。

(4) B超检查：具有无创伤性、可重复性、方便、准确性高等优点，已成为常规检查项目，可显示泌尿系统结石大小、部位、肾积水情况、肾实质有无变薄及尿路畸形。

(5) CT检查：能发现X线平片、尿路造影和B超检查不能显示的或较小的肾结石。

四、诊断要点

根据典型临床表现结合影像学检查即可基本明确泌尿系统结石的诊断及结石所在部位。

五、防治要点

根据结石大小、部位、数目、形状、有无梗阻、有无伴发感染、肾功能受损程度等选择有效的治疗方案。泌尿系统结石的治疗分手术、非手术和体外震波碎石几种方法。

（一）非手术疗法

非手术疗法一般适合于结石直径小于0.6 cm、周边光滑、无明显尿流梗阻及感染者，对某些临床上不引起症状的肾内较大鹿角形结石，亦可暂行非手术处理。直径小于0.4 cm的光滑结石，90%能自行排出。

(1) 大量饮水：不仅能增加尿量起到冲洗尿路、促进结石向下移动的作用，而且还可稀释尿液减少晶体沉淀。保持每天尿量在2 000 mL以上。

(2) 调节饮食：含钙结石患者应限制牛奶、乳制品、巧克力等高钙食物摄入；多食用含纤维素丰富的食物；草酸钙结石应少食浓茶、番茄、菠菜、芦笋等含草酸钙高的食物；尿酸盐结石不宜食用高嘌呤食物，如动物内脏。

(3) 控制感染：伴有尿路感染者，根据细菌培养和药敏试验选用敏感抗生素。

(4) 解痉止痛：对肾绞痛患者常用杜冷丁和阿托品，阿托品0.5 mg及杜冷丁50～100 mg肌内注射。

(5) 调节尿液酸碱性：口服碳酸氢钠、枸橼酸钾等，以碱化尿液，对尿酸和胱氨酸结石的防治有一定意义。口服氯化铵使尿液酸化，有利于防治磷酸钙结石。

(6) 感染性结石治疗：控制感染，取出结石。

(7) 中草药治疗：常用清热利湿、通淋排石中药，如金钱草、海金沙、瞿麦、萹蓄、车前子、木通、滑石、鸡内金、石苇等。

(8) 其他：经常做跳跃活动，或对肾下盏内结石行倒立体位及拍击活动，也有利于结石的排出。对体内存在代谢紊乱者，应积极治疗原发病。

（二）体外冲击波碎石

体外冲击波碎石是一种安全、有效、无创伤的新疗法。自从1980年首次应用体外冲击波治疗肾结石取得成功以来，这一方法发展迅速，通过X线检查、B超检查对结石定位，将冲击波聚焦后作用于结石。击碎的结石随尿液排出或用内镜取出。大多数上尿路结石均采用此法，碎石成功率可达90%左右。对具体患者的治疗，应根据患者年龄、结石大小、部位等，采用相应的碎石参数及辅助措施，以获得满意效果。

（三）手术疗法

结石引起尿路梗阻已影响肾功能或经非手术疗法无效，无体外冲击波碎石条件者，应考虑手术治疗。双侧肾结石先取手术简便安全的一侧；一侧肾结石，另一侧输尿管结石，先取输尿管结石；双侧输尿管结石先取肾积水严重的一侧。对有严重梗阻、全身虚弱不宜行较复杂的取石手术者，可先行肾造瘘。

术前必须了解双侧肾功能情况，有感染者先用抗生素控制感染。输尿管结石患者应在临手术前摄尿路平片做结石的最后定位。手术方式分为开放性和非开放性两种。非开放性手术有输尿管肾镜取石或碎石、经皮肾镜取石或碎石、腹腔镜输尿管取石、经尿道膀胱镜取石或碎石等。开放性手术目前临床少用。

知识链接

体外冲击波碎石术(ESWL)是利用体外冲击波聚焦后击碎体内结石，使之随尿液排出体外。自20世纪80年代初德国多尼尔公司第一台体外碎石机问世以来，已成为治疗尿石症的常规首选方法。目前临床上是在X线或B超定位监视下进行碎石，能准确击碎结石，一次性治疗只需要30 min，不需住院，不影响工作和生活，对直径超过0.5 cm的结石，采取碎石后，再服用药物可以促进结石排出。

（任守忠 胡殿宇）

第三节 泌尿、男性生殖系统肿瘤

泌尿、男性生殖系统肿瘤是泌尿外科常见的疾病之一，肿瘤可发生于该系统的任何部位，在我国最常见的是膀胱癌，其次为肾癌。欧美国家最常见的前列腺癌在我国比较少见，但近年来有明显增长趋势。泌尿及男性生殖系统肿瘤常在40岁以后发病，男性比女性多1倍左右。肾母细胞瘤和膀胱横纹肌肉瘤是婴幼儿疾病，男女发病率无差别。

一、肾癌

肾脏肿瘤多为恶性，临床上较常见的有源自肾实质的肾癌、肾母细胞瘤以及发生于肾盂、肾盏的移行上皮乳头状肿瘤。成人肾肿瘤中绝大部分为肾癌，占肾肿瘤总数的75%～80%，发病率男女比例为2:1。

（一）病因及发病机制

肾癌发生于肾小管上皮细胞，瘤体呈圆形，外有假包膜；切面黄色，可有出血、坏死和钙化。组织学上分为透明细胞癌、颗粒细胞癌、混合癌和肉瘤样癌。根据肾癌细胞分化程度分为高分化、中分化和低分化三级。肾癌局限在包膜内预后较好，穿透假包膜后可经血液和淋巴转移。肿瘤可直接扩展至肾静脉、腔静脉形成癌栓，亦可转移至肺、脑、骨、肝等。淋巴转移最先到肾蒂淋巴结。

（二）临床表现

肾癌高发年龄为50～60岁，早期多无明显症状，常在健康体检时被偶然发现。

临床表现不一，易误诊为其他疾病。间歇无痛肉眼血尿为常见症状，表明肿瘤已穿入肾盏、肾盂。还可出现腰部钝痛或隐痛，多由于肿瘤扩张肾包膜或牵拉肾蒂所致。当血块梗阻输尿管时可发生肾绞痛。肿瘤较大时腹部或腰部出现坚硬肿块。

除此之外，肾癌可有肾外表现，包括低热、贫血、高血压、血沉快、红细胞增多症、高血钙、同侧阴囊内精索静脉曲张等。晚期出现消瘦、虚弱等恶病质。少数患者以转移灶病状如病理性骨折、神经麻痹、咳嗽、咯血等就诊。

（三）影像学检查

(1) X线检查：平片可见肾外形增大、不规则等。通过逆行尿路造影能看到肾盂、肾盏受压情况。

(2) B超检查：对肾癌诊断准确率高达90%以上，且简单易行、无创伤，可作为首选检查。B超检查经常发现在临床上尚未出现症状，尿路造影未出现改变的早期肿瘤，准确性接近CT检查。

(3) CT、MRI检查：能显示肿瘤的大小、密度、部位及周围器官结构改变等，是最可靠的影像学检查方法。

（四）诊断要点

肾癌病状多变，容易误诊。典型三大症状即血尿、疼痛和肿块都出现时已是晚期。因此，其中任何一个症状出现即应引起重视。出现间歇无痛肉眼血尿应想到肾癌的可能性,结合病情选择影像学检查协助确诊。

（五）防治要点

根治性肾切除术是肾癌最重要的治疗方法,一经确诊应尽早手术。肾癌对放射治疗和化学治疗不敏感。腹腔镜肾癌根治术是一种创伤较小的新型手术方法。免疫治疗(如白细胞介素-2、干扰素-α 等)对预防转移或缓解病情发展有一定疗效。

（六）预后

肾癌未能手术切除者 3 年生存率不足 5%,5 年生存率在 2%以下。根治手术治疗后 5 年生存率:早期局限在肾内的肿瘤可达 60%~90%;肿瘤超出肾周筋膜者仅 2%~20%。

二、膀胱肿瘤

膀胱肿瘤在我国发病率居泌尿系统肿瘤首位。男性明显高于女性,发病比例约为 4∶1,发病年龄在50~70 岁。

（一）病因及发病机制

膀胱肿瘤的病因复杂,发病病因尚不完全清楚。可能与长期接触某些致癌物质有关,如β-萘胺、联苯胺、4-氨基双联苯等。吸烟、大量服用镇痛药非那西丁、体内色氨酸和烟酸代谢异常也可能是膀胱癌的病因或诱因。此外,局部长期刺激如膀胱结石、膀胱憩室,以及血吸虫病、慢性膀胱炎等也容易诱发膀胱癌。

膀胱肿瘤大多来源于上皮细胞,其中 90%以上为移行细胞癌,鳞状细胞癌和腺癌较少见,但恶性程度较高。膀胱肿瘤在病理学上分为三级:Ⅰ级为高分化乳头状癌,属低度恶性;Ⅱ级为中分化乳头状癌,属中度恶性;Ⅲ级为低分化乳头状癌,属高度恶性。

膀胱肿瘤多发生于膀胱侧壁及后壁,其次为三角区和顶部,其发生可为多灶性,亦可同时或先后伴有肾盂、输尿管及尿道的肿瘤。膀胱肿瘤的扩散主要是向深部浸润,直至膀胱外组织。淋巴转移常见,浸润浅肌层者约 50%淋巴管内有癌细胞,浸润深肌层者几乎全部淋巴管内有癌细胞。膀胱癌浸润至膀胱周围组织时,多数已有远处淋巴结转移。血行转移多在晚期,主要转移至肝、肺、骨和皮肤等处。

（二）临床表现

(1) 血尿:间歇性无痛性全程肉眼血尿是绝大多数膀胱肿瘤患者的首发症状,常伴血块,少数为初始血尿或终末血尿。血尿间歇性出现,可自行停止或减轻,容易造成“治愈”或“好转”的错觉。出血量与肿瘤大小、数目、恶性程度并不一致。

(2)尿路刺激症状:肿瘤坏死、溃疡、并发感染时,可出现尿频、尿急、尿痛等尿路刺激症状。

(3) 排尿困难:三角区或膀胱颈部肿瘤以及较大血块梗阻在尿道内口,可引起排尿困难,甚至尿潴留。

(4) 其他:肿瘤广泛浸润膀胱及盆腔时,可出现下腹部包块、腰骶部疼痛、下肢水肿。肿瘤侵及输尿管口时,可造成患侧肾积水、肾功能不全。晚期有贫血、消瘦、衰弱等表现。

（三）实验室检查及其他检查

(1) 尿液脱落细胞学检查:细胞学检查是膀胱肿瘤初步筛查的重要手段,取材方便、简单易行,但对早期Ⅰ级肿瘤的敏感度差。近年来应用尿端粒酶、膀胱肿瘤抗原、核基质蛋白、BLCA-4 等可提高膀胱癌的检出率。

(2) 膀胱镜检查:目前仍然是诊断膀胱癌最可靠的方法,绝大多数病例通过该项检查,可直接看到肿瘤生长的部位、大小、数目,并可根据肿瘤表面形态,初步估计其恶性程度,并进行活检以明确诊断。

(3) 影像学检查:①胸片可以了解有无肺转移;②静脉尿路造影可以判断尿路是否有肿瘤或积水;③B超检查能了解肿物的特征和浸润深度;④CT、MRI 检查对判断肿瘤的部位大小、范围及是否有淋巴结转移或肝转移有一定意义。

（四）诊断要点

凡是年龄在 40 岁以上的成年人,出现无痛性肉眼血尿时都应想到泌尿系统肿瘤的可能,而且首先应考虑膀胱肿瘤的可能，为确诊需要做进一步的检查，并尽量做病理学检查。

（五）防治要点

以手术切除为主，根据肿瘤的病理并结合肿瘤生长部位、患者全身情况等选择适当的手术方式。原则上 T_{is}、T_a、T_1 期肿瘤可采用保留膀胱的手术；较大的多发的复发以及 T_2、T_3、T_4 期肿瘤，应行膀胱全切除术。放射治疗、化学治疗、免疫治疗等作为辅助治疗。

膀胱肿瘤切除后容易复发，而复发的仍有可能治愈。保留膀胱的各种手术治疗，2 年内超过半数肿瘤要复发；复发常不在原来部位，实属新生肿瘤，而且 10%～15%有恶性程度增加趋势。因此，任何保留膀胱的手术后患者都应有严密的随诊，每 3 个月做膀胱镜检查一次，一年无复发者酌情延长复查时间。这种复查应作为治疗的一部分。

加强劳动保护，减少外源性致癌物质的接触，平时多饮水可能起到一定的预防作用。对已行手术治疗的患者，膀胱内药物灌注、定期随访检查十分重要。

三、前列腺癌

前列腺癌在欧美发病率极高，在男性中仅次于肺癌，在我国比较少见，但近年来发病率有明显增加趋势。

（一）病因及发病机制

前列腺癌的病因尚不清楚，可能与种族、遗传、性激素、环境和饮食等有关。前列腺癌 98%为腺癌，常从前列腺萎缩的外周部分发生，大多数为多病灶。多为雄激素依赖型，其发生和发展与雄激素关系密切，雄激素非依赖型前列腺癌少见。但雄激素依赖型前列腺癌后期可发展为雄激素非依赖型前列腺癌。

前列腺癌分四期：Ⅰ期为前列腺增生手术标本中偶然发现的小病灶，多数分化良好；Ⅱ期为肿瘤局限在前列腺包膜内；Ⅲ期则肿瘤已穿破包膜并侵犯邻近器官；Ⅳ期有盆腔局部淋巴结转移或远处转移。

（二）临床表现

早期前列腺癌多无明显症状，通常在直肠指检、B 超检查时偶然发现，也可在前列腺增生手术标本中发现。肿瘤较大时引起后尿道梗阻症状，如排尿困难，甚至尿潴留或充盈性尿失禁。血尿少见。部分患者以转移症状就诊，表现为腰背痛、坐骨神经痛、病理性骨折等。晚期出现消瘦、无力、贫血、下肢水肿、排便困难等。

（三）实验室检查及其他检查

(1) 实验室检查：前列腺特异性抗原(PSA)是前列腺癌最重要的肿瘤标记物，前列腺癌患者常有血清 PSA 升高，极度升高者多提示有转移病灶。PSA 可提高其早期诊断率，增加根治性治疗机会。

(2) 影像学检查：CT、MRI 检查对了解前列腺癌的浸润范围及确定分期有帮助；经直肠 B 超检查通常表现为低回声结节，但其特异性差，需与前列腺炎、前列腺增生相鉴别；全身核素骨扫描可早期发现骨转移病灶；经直肠针吸细胞学或穿刺活组织检查可确诊前列腺癌。

（四）诊断要点

早期常无明显表现，直肠指诊、经直肠超声检查和血清前列腺特异性抗原测定是临床诊断前列腺癌的基本方法。

（五）防治要点

前列腺癌大多发展缓慢，局限性肿瘤 10 年死亡率很低。对病灶小、细胞分化好Ⅰ期患者可以不做处理，严密观察随诊。Ⅱ期可行根治性前列腺切除术，但对 70 岁以上患者不宜实施。Ⅲ期、Ⅳ期以内分泌治疗为主，行睾丸切除术配合抗雄激素药物治疗可提高生存率。放射治疗对前列腺癌的局部控制有良好效果。放射性粒子植入治疗适合于Ⅱ期前列腺癌患者，微创、安全，近年已在我国推广使用。对内分泌治疗失败的患者，也可行化学药物治疗。

前列腺癌是老年人疾病，病程较长，一般不主张在 70 岁以上行根治性前列腺切除术，一方面高龄患者死亡多数与癌症不相关，另一方面经过内分泌治疗和放射治疗，多数患者可生存 5 年以上。

知识链接

血尿是泌尿系统疾病常见的和重要的症状,泌尿系统炎症、结石、结核、肿瘤等都可表现为血尿,临床上要根据病史、伴随症状及血尿出现的时间、程度等综合分析进行鉴别。

(任守忠 胡殿宇)

第四节 良性前列腺增生症

良性前列腺增生症简称前列腺增生,亦称良性前列腺肥大,是老年男性常见病。男性自40岁以上前列腺可有不同程度的增生,50岁以后出现临床症状。

一、病因及发病机制

良性前列腺增生的病因尚不完全清楚,但目前公认的是老龄和有功能的睾丸是发病的基础,两者缺一不可。前列腺的正常发育有赖于男性激素,随着年龄的增长,前列腺也随之增大。青少年时期切除睾丸者,前列腺不发育,老年也不会发生前列腺增生。随着年龄增长,睾酮、双氢睾酮以及雌激素的改变和失去平衡是前列腺增生的重要病因,雌雄激素间平衡失调的证据主要来自动物实验,对人类良性前列腺增生有何影响,尚待证明。

良性前列腺增生后可引起尿路梗阻,梗阻的程度与前列腺增生的体积并不成正比,而与增生腺体的位置和形态直接相关,如增大腺体向膀胱内突入或突向尿道,可造成明显梗阻,引起排尿困难。尿路梗阻如不能解除,逼尿肌最终失去代偿不能排空膀胱尿液而出现残余尿。随着膀胱内残余尿量的逐渐增加,可成为松软的无张力膀胱,出现充盈性尿失禁。长期排尿困难使膀胱高度扩张,可导致输尿管末端丧失其活瓣作用,发生膀胱输尿管反流,梗阻和反流可引起肾积水和肾功能损害。由于梗阻后膀胱内尿液潴留,容易继发感染和结石。

二、临床表现

一般在50岁以后出现症状。症状决定于梗阻的程度、病变发展的速度,以及是否合并感染和结石,而不在于前列腺本身的增生程度,病状可以时轻时重。增生未引起梗阻或轻度梗阻时可全无症状,对健康亦无影响。

(一)症状

(1)尿频:常常是前列腺增生患者最早出现的症状,且逐渐加重,尤其是夜尿次数增多。

(2)进行性排尿困难:进行性排尿困难是前列腺增生最重要的症状,发展常很缓慢,有时被认为是老年人的自然现象而不引起注意。轻度梗阻时,排尿迟缓、断续,尿后滴沥。梗阻加重后排尿费力,射程缩短,尿线细而无力,终呈滴沥状。

(3)尿潴留:在排尿困难的基础上,如遇到受凉、饮酒、劳累等诱因而引起腺体及膀胱颈部充血水肿时,即可发生急性尿潴留。患者膀胱极度膨胀,疼痛,尿意频繁,辗转不安、难以入眠。

(4)尿失禁:当膀胱内积存大量残余尿时,由于膀胱过度膨胀,膀胱内压力增高至超过尿道阻力后尿液可随时自行溢出,即充盈性尿失禁。夜间熟睡时,盆底肌肉松弛,更易使尿液自行流出而发生遗尿。

(5)其他症状:合并感染时,可有尿频、尿急、尿痛等膀胱炎现象。有结石时症状更为明显,并可伴有血尿;晚期可出现肾积水和肾功能不全病象。长期排尿困难导致腹压增高,可发生腹股沟疝、脱肛或内痔等。

(二)体征

直肠指检是诊断前列腺增生的重要方法,可触及增大的前列腺,其表面光滑,质地坚韧,有弹性,中央沟变浅或消失。

三、实验室检查及其他检查

(1) B超检查:可显示前列腺大小、内部结构、增生腺体是否突入膀胱,还可测定膀胱残余尿量。

(2) 尿流动力学检查:在前列腺增生早期即可发生排尿的功能改变,尿流动力学检查可以确定排尿梗阻的程度。

(3) 膀胱镜检查:能观察前列腺突入膀胱的程度,并可了解膀胱内有无其他病变,如肿瘤、结石等。

(4) 前列腺特异性抗原(PSA)测定:前列腺体积较大、有结节或较硬时,应测定 PSA,以排除合并前列腺癌的可能性。

四、诊断要点

50 岁以上男性有进行性排尿困难时,应考虑有前列腺增生的可能。老年患者有膀胱炎、膀胱结石或肾功能不全时,虽无明显排尿困难,亦应注意有无前列腺增生。根据病史及直肠指诊即可作出诊断。

五、防疗原则

前列腺增生在治疗时必须同时考虑梗阻程度和全身情况,尤其是心、肺、肾功能是否能耐受手术。前列腺增生如无尿路梗阻症状无须治疗,如已影响排尿及正常生活时应予处理。梗阻较轻或难以耐受手术治疗的病例可用非手术疗法或姑息性的手术。膀胱残余尿量超过 100 mL 或曾经出现过急性尿潴留者,应争取早日手术治疗。

(1) 等待观察:良性前列腺增生的症状有时长时间内变化不大,甚至改善。因此,症状比较轻的患者可以等待观察,不予治疗,但必须密切随访,如病状加重,再选择适宜的治疗方法。

(2) 药物治疗:适用于尿路梗阻较轻,或年老体弱、心肺功能不全等而不能耐受手术者。常用的有 α 受体阻滞剂、激素类药物等。过去常用的雌激素治疗副作用太大,特别是对心血管系统危害较大,不宜应用。

(3) 手术治疗:梗阻严重、残余尿量较多,非手术治疗无效者应考虑手术治疗。如有尿路感染、尿潴留、肾积水或肾功能不全时,宜先行尿液引流,待全身情况改善后再行手术。经尿道前列腺电切术,适用于绝大多数前列腺增生患者,临床上常用。必要时可行传统开放手术切除前列腺。其他如激光治疗、气囊扩张术、前列腺支架及体外高强度聚焦超声等疗法是近年来开发的较为安全的治疗方法,可酌情应用。

(4) 急性尿潴留的处理:导尿是解除急性尿潴留最常用的方法,若排尿功能短时不能恢复者,应保留导尿管,1 周左右拔除。如导尿管不能插入时,可用钢丝作管芯将导尿管插入,如仍不能插入时,可行耻骨上膀胱穿刺引流或膀胱造口术。

(任守忠 胡殿宇)

第五节 肾小球疾病

一、肾小球肾炎

(一) 急性肾小球肾炎

急性肾小球肾炎简称急性肾炎,是一种与感染有关的以肾小球病变为主的非化脓性免疫性疾病。临床上以水肿、血尿和高血压为主要表现,任何年龄均可发病,以 5～15 岁的儿童及青少年最多见,男女发病之比约为 2∶1。急性肾炎是儿科泌尿系统最常见的疾病。

1. 病因及发病机制 本病可由多种病原体感染后引起,细菌有溶血性链球菌、肺炎球菌、金黄色葡萄球菌、流感杆菌等,病毒有流感病毒、柯萨奇病毒、麻疹病毒、腮腺炎病毒、乙型肝炎病毒、巨细胞病毒、EB 病毒等,还有肺炎支原体、白色念珠菌、疟原虫、弓形虫、立克次体、钩端螺旋体等,其中绝大多数是由 A 组

β型溶血性链球菌急性感染后引起的免疫复合物性肾小球肾炎。

急性肾炎常发生于A组β型溶血性链球菌“致肾炎菌株”引起的上呼吸道感染(多为扁桃体炎)或皮肤感染(多为脓疱疮)后，属链球菌感染后的免疫反应性疾病。致肾炎链球菌作为抗原刺激机体产生相应的抗体，抗原-抗体结合形成免疫复合物，沉积于肾小球基底膜上，激活补体系统，产生免疫损伤和炎症反应。免疫损伤导致肾小球毛细血管内皮及系膜细胞增生，肾小球毛细血管管腔狭窄，甚至闭塞，肾血流量减少，肾小球滤过率降低，水钠潴留、血容量增多，引起少尿、水肿、高血压，严重者出现急性循环充血、高血压脑病、急性肾功能衰竭等症状；免疫损伤还可使肾小球基底膜断裂，通透性增加，血液成分漏到肾小球囊内，出现血尿、蛋白尿、管型尿。补体被激活后，产生过敏毒素，使全身毛细血管通透性增加，间质蛋白含量增多，故水肿多为非凹陷性。

2. 临床表现 起病前1～4周有链球菌前驱感染的病史，如化脓性扁桃体炎、皮肤脓疱疮、猩红热等。起病较急，病情轻重不一，轻者可无临床症状，仅有尿常规及血清补体C_3异常，重者可出现急性肾功能不全等并发症而危及生命。本病有自愈倾向，常在数月内临床痊愈。

1）典型表现

(1) 水肿、少尿：水肿常为最常见的主诉，首先出现在眼睑，继之颜面，1～2日内迅速波及全身，呈非凹陷性，一般多为轻中度，同时尿量明显减少。一般在1～2周内随着尿量增多水肿逐渐消退。

(2) 血尿：几乎所有患者均有血尿，其中有30%～50%为肉眼血尿，酸性尿时呈浓茶色、棕色、褐色，或烟灰水样颜色；中性或弱碱性尿时，可呈洗肉水样颜色，或呈鲜红色。肉眼血尿多在1～2周内消失，而镜下血尿常在1～3个月内消失。

(3) 高血压：30%～70%的病例有一过性高血压，多为轻中度，于病程1～2周随尿量增多而降至正常。

2）严重表现　少数病例在疾病早期(起病1～2周内)可出现下列严重症状。

(1) 严重循环充血：由水钠潴留，血容量增加所致。表现与心力衰竭相似，有咳嗽、气促、发绀、心率增快，严重者出现端坐呼吸、咳粉红色泡沫样痰、两肺底出现湿啰音，也可有肝大，颈静脉怒张，肝颈静脉反流征阳性，心脏增大，甚至可出现奔马律。

(2) 高血压脑病：由血压急剧升高，使脑毛细血管痉挛或高度扩张充血而引起脑水肿所致。表现为剧烈头痛、呕吐、一过性失明，严重者可出现惊厥、昏迷。

(3) 急性肾功能不全：在起病早期因肾小球滤过率下降，导致少尿或无尿，使代谢产物潴留于体内，出现暂时性氮质血症、高钾血症、代谢性酸中毒。一般3～5天后随着尿量增加，肾功能逐渐恢复正常。

3）非典型表现

(1) 无症状性急性肾炎：患者无水肿、高血压等临床症状，仅有尿改变，如镜下血尿，但血清抗链球菌溶血素“O”(ASO)增高、补体C_3降低。

(2) 肾外症状性急性肾炎：患者有水肿、高血压，甚至有严重循环充血或高血压脑病，而尿改变轻微或无改变，有血清ASO增高、补体C_3降低。

(3) 以肾病综合征表现的急性肾炎：少数患者以急性肾炎起病，但水肿、蛋白尿表现突出，并伴有轻度的低蛋白血症和高胆固醇血症，似肾病综合征。有血清ASO增高、补体C_3降低。

3. 实验室检查及其他检查

(1) 尿常规检查：均有镜下血尿，红细胞++～+++，尿蛋白多为+～++，可见红细胞管型、颗粒管型。

(2) 血常规检查：常有轻中度贫血，产生的原因为水钠潴留、血容量增加、血液稀释。白细胞计数可正常或轻、中度增高。血沉增快，提示疾病处于活动期，与疾病的严重程度无关。ASO滴度多数升高，提示链球菌感染。血清总补体和补体C_3在疾病早期下降，多于病后6～8周恢复正常。

(3) 肾功能检查：患者常有一过性肾小球滤过功能受损和血肌酐增高，出现氮质血症。随着尿量的增加，肾功能可逐渐恢复正常。

(4) B超检查：可见双侧肾脏形状饱满，体积弥漫性增大。

4. 诊断要点 根据病前1～3周有链球菌感染的病史，有水肿、少尿、血尿、高血压的临床表现，实验室检查急性期抗链球菌溶血素“O”(ASO)滴度升高、血清补体 C_3降低、血尿素氮升高，可以诊断本病。临床上需与急进性肾炎、系膜增生性肾小球肾炎(IgA 肾病)相鉴别。

知识链接

急性肾炎患者的饮食注意事项

少尿或无尿时，避免食用含钾高的食品，如鲜蘑菇、香菇、红枣、贝类、豆类、蔬菜及水果类等；水肿严重时，限制饮水，控制食盐 2 g/d 以下，或给予无盐饮食；有氮质血症时，按病情限制蛋白质，以减轻肾脏的负担，选用含必需氨基酸多的优质蛋白质，如鸡蛋、牛奶、瘦肉和鱼等，不宜选食豆制品；补充足够糖类饮食可以防止热量不足，使食物供给的少量蛋白质完全用于组织修复和生长发育；多用新鲜的蔬菜及水果，恢复期可多供给山药、红枣、桂圆、莲子、银耳等有滋补作用的食物，以利于肾功能恢复及预防贫血。

5. 防治要点 本病为自限性疾病，无特效疗法。以休息、对症处理为主，防止严重病例的发生。

1）一般治疗

(1) 休息：可使肾血流量增加，提高肾小球滤过率，减少水钠潴留，减轻心脏负担，减少严重病例的发生。起病 2 周内绝对卧床休息，待水肿消退、血压正常、肉眼血尿消失，可下床轻微活动；血沉正常可上学，但应避免剧烈活动；爱迪(Addis)计数正常后可恢复正常生活。

(2) 饮食：水肿和高血压者，饮食应限制水和盐的摄入；有氮质血症时应限制蛋白质的摄入；当尿量增加、水肿消退、血压正常时，应尽早恢复正常饮食，以保证正常新陈代谢的需要。

2）控制感染灶 急性肾炎的发病与链球菌感染关系密切，有上呼吸道感染或皮肤感染者，应选用无肾毒性的抗生素治疗，如青霉素、头孢菌素等，疗程为 10～14 日。对于扁桃体炎反复发作者，可考虑做扁桃体摘除手术。

3）对症治疗

(1) 利尿：可消除水肿，降低血压，常用噻嗪类利尿剂，如氢氯噻嗪、呋塞米等，注意低钾血症的副作用，呋塞米静脉注射剂量过大时可有一过性耳聋，应注意观察听力。

(2) 降压：凡经过休息、控制水盐摄入、利尿而血压仍高者应适当降压，降压药常用的有硝苯地平(心痛定)、利血平、卡托普利、硝普钠等。

4）透析治疗 对于少数发生急性肾功能衰竭有透析指征者，应及时血液透析或腹膜透析。本病呈自愈倾向，透析帮助患者度过危险期后，肾功能即可恢复，一般不需要维持透析治疗。

（二）慢性肾小球肾炎

慢性肾小球肾炎，简称慢性肾炎，是指起病隐匿，病情迁延，病变进展缓慢，最终将发展成慢性肾功能衰竭的一组肾小球疾病。其主要临床表现为水肿、高血压、蛋白尿、血尿、不同程度的肾功能减退。慢性肾炎可发生于任何年龄，以青、中年男性居多。

1. 病因及发病机制 慢性肾炎病因尚不明确，据统计仅 15%～20%的患者是从急性肾小球肾炎转变而来，绝大多数患者起病即为慢性肾炎，与急性肾炎无关。本病的病理类型不同，病因及发病机制也不尽相同，可能是由于各种细菌、病毒或原虫等感染通过免疫机制、炎症介质因子及非免疫机制等引起本病。免疫损伤等各种因素导致肾单位破坏，健存肾单位高压、高灌注、高滤过等，促进肾小球硬化，晚期均进展成硬化性肾小球肾炎，临床上进入尿毒症阶段。

2. 临床表现 慢性肾炎病因多样，病理形态不同，而临床表现相似，共同的表现是水肿、高血压和尿异常改变。但由于不同病程阶段不同，表现可多样化。

(1) 水肿：患者可出现不同程度的水肿，轻者仅晨起眼睑水肿，严重者可出现全身水肿，但多为眼睑及面部水肿，也可下肢轻中度水肿，一般无体腔积液，缓解期水肿可完全消失。也有极少数患者，在整个病程中始终不出现水肿，这部分患者往往容易被忽视。

(2) 高血压：大多数慢性肾炎有高血压症状，并以舒张压升高为特点。

(3) 蛋白尿：本病常有的表现，几乎所有的患者都有蛋白尿，尿蛋白定量常在 1～3 g/d。

(4) 血尿:多为镜下血尿,也可见肉眼血尿。

(5) 肾功能损害:呈慢性进行性损害,进展速度主要与病理类型有关。已出现肾功能不全的患者,可因感染、劳累、血压升高、应用肾毒性药物等诱因使肾功能急剧恶化,如能及时去除这些诱因,肾功能仍可在一定程度上恢复。

(6) 其他:慢性肾炎晚期的患者可出现不同程度的贫血,可能与肾脏生成的红细胞生成素减少及食欲低下使铁、叶酸等摄入不足造成造血物质缺乏等有关。

慢性肾炎可分为以下四个临床类型。①普通型:较为常见,病程迁延,病情相对稳定,多表现为轻度至中度水肿、高血压和肾功能损害,尿蛋白+～+++,离心尿红细胞多于10个/高倍视野和管型尿等。②肾病型:除具有普通型的表现外,主要表现为肾病综合征,24 h尿蛋白定量大于3.5 g,血清白蛋白低于30 g/L,水肿一般较重和伴有或不伴高脂血症。③高血压型:除上述普通型表现外,以持续性中等度血压增高为主要表现,特别是舒张压持续增高。④急性发作型:在慢性肾炎的病程中,由于细菌或病毒等感染或过劳等因素,经较短的潜伏期(多为1～5日),而出现类似急性肾炎的临床表现,反复发作多次后,肾功能急剧减退可出现尿毒症。

3. 实验室检查及其他检查

(1) 尿常规检查:可表现为程度不等的蛋白尿,24 h尿蛋白定量在1～3 g。多数患者为镜下血尿,可见红细胞管型、透明管型和颗粒管型,尿比重降低。

(2) 血常规检查:晚期可出现红细胞、血红蛋白减少。

(3) 肾功能检查:早期无明显变化,晚期肾功能受损,内生肌酐清除率下降,血肌酐、血尿素氮增高。

(4) B超检查:早期肾脏大小正常,晚期可出现双肾对称性缩小,皮质变薄。

(5) 肾活组织病理检查:可确定肾炎的病理类型。

4. 诊断要点 凡有不同程度的蛋白尿、血尿、水肿及高血压等表现,时轻时重,病史达1年以上,无论有无肾功能损害均应考虑此病,在排除继发性肾炎的基础上,即可诊断为慢性肾炎。临床上应注意与继发性肾小球肾炎、慢性肾盂肾炎、原发性高血压继发肾功能损害、隐匿型肾小球肾炎相鉴别。

5. 防治要点 慢性肾炎治疗的主要目的是防止和延缓肾功能进行性减退,缓解临床症状,减少各种并发症。

(1) 一般治疗:慢性肾炎活动期或症状明显者,应卧床休息。避免过劳,防止呼吸道及泌尿道等感染。禁用肾毒性药物。有水肿、高血压者应限制水、盐(<3 g/d)。肾功能不全者宜采用优质低蛋白、低磷饮食,并辅以氨基酸(含8种必需氨基酸和组氨酸)来治疗,限制蛋白质入量后即可达到低磷饮食的要求,低蛋白质及低磷饮食可减轻肾小球内高压、高灌注及高滤过状态,延缓肾小球的硬化。

(2) 积极控制高血压:这是延缓肾功能衰竭进展的重要措施。一般多选用血管紧张素转换酶抑制剂(如卡托普利25 mg,每日3次)或钙通道阻滞剂(如硝苯地平10 mg,每日3次),也可选用噻嗪类利尿剂,如氢氯噻嗪。临床与实践研究均证实,血管紧张素转换酶抑制剂具有降低肾内毛细血管压,减少尿蛋白及保护肾功能的作用,故可作为慢性肾炎患者控制高血压的首选药物。

(3) 应用抗血小板聚集药物:长期应用抗血小板聚集药物可延缓肾功能减退。可选用阿司匹林40～80 mg/d,或双嘧达莫300～400 mg/d。

二、肾病综合征

肾病综合征(nephrotic syndrome,NS)简称肾病,是一种由多种原因引起的、以肾小球基底膜通透性增高为病理改变,以大量蛋白尿(尿蛋白大于3.5 g/d)、低蛋白血症(血浆白蛋白低于30 g/L)、水肿和高脂血症四大特征为主要表现的一组临床综合征。其中前两个特征为诊断的必备条件。

(一) 病因及发病机制

引起肾病综合征的病因很多,根据病因可分为原发性和继发性两大类。

(1) 原发性肾病综合征:指原发于肾小球本身的病变,占肾病综合征的90%以上。病因不明,可能与免疫功能紊乱有关。近年来研究发现,肾病综合征的发病与遗传有关,有家族性表现,且绝大多数是同胞患病。另外,还与人种等有关,黑人患者症状重,且对糖皮质激素的反应差。

(2) 继发性肾病综合征：指在诊断明确的原发病基础上出现的肾病表现，如继发于系统性红斑狼疮、过敏性紫癜、糖尿病、恶性肿瘤等，原发基础病不在肾脏而在病变过程中累及肾脏，肾病综合征只是这些全身性疾病的临床表现之一。

肾病综合征时肾小球滤过膜受免疫或其他因素损伤，通透性增加，大量血浆白蛋白通过滤过膜进入原尿，超过了肾小管对蛋白的重吸收能力，引起蛋白尿和低蛋白血症。低蛋白血症使血浆胶体渗透压下降，血管内水分及电解质外渗到组织间隙，引起水肿。同时由于血容量的减少，使醛固酮分泌增加，引起水钠潴留，可进一步加重水肿。由于低蛋白血症的刺激，肝脏合成大量的富含胆固醇和载脂蛋白 B 的低密度脂蛋白，使患者血浆中胆固醇与低密度脂蛋白增高。甘油三酯也常见增高，其产生的原因多是由于机体某些物质分解减少而不是合成增多。

（二）临床表现

原发性肾病综合征发病急缓不一，常见的诱发因素是上呼吸道感染或劳累。根据临床表现，可分为单纯性肾病和肾炎性肾病两种类型，前者典型表现为：大量蛋白尿（24 h 尿蛋白定量超过 3.5 g）、低蛋白血症（大部分患者血浆白蛋白水平在 30 g/L 以下）、水肿、高脂血症。水肿是最常见、最突出的症状，一般不严重，呈全身性、凹陷性水肿，以身体下垂部位明显，清晨则以眼睑、颜面部为著。重者常有胸腔积液、腹腔积液、心包积液，从而出现呼吸困难、胸闷等症状。后者除四大特征性表现外，还伴有高血压、血尿、氮质血症、血清补体下降四项中的一项或多项。

肾病综合征在临床上常出现感染、高凝状态和血栓形成、高脂血症、急性肾功能衰竭、电解质紊乱等并发症。其中，感染最为常见，与大量蛋白尿、低蛋白血症、应用糖皮质激素治疗等使机体免疫力低下有关，感染常表现为呼吸系统、泌尿系统及皮肤等处的感染，其中以呼吸道感染最为常见。感染是肾病复发和疗效不佳的主要原因之一。

（三）实验室检查及其他检查

(1) 血常规检查：血浆总蛋白及白蛋白降低，血浆白蛋白小于 30 g/L，血胆固醇大于 5.7 mmol/L，甘油三酯增高，低密度脂蛋白和极低密度脂蛋白增高，血沉增快。肾炎性肾病可有不同程度的肾功能异常，补体多降低。

(2) 尿常规检查：尿蛋白定性多为＋＋＋～＋＋＋＋，24 h 尿蛋白定量大于 3.5 g，可见透明管型或颗粒管型。肾炎性肾病离心尿红细胞大于 10 个/高倍视野，可有红细胞管型。

(3) 肾功能检查：急性肾功能衰竭时内生肌酐清除率(Ccr)下降，血尿素氮(BUN)及血肌酐(Scr)升高。

(4) 肾活组织病理检查：可明确肾小球病变类型，对指导治疗和估计预后具有重要意义。

（四）诊断要点

凡具备大量蛋白尿（尿蛋白定量大于 3.5 g/d）、低蛋白血症（血浆白蛋白低于 30 g/L）、凹陷性水肿及高脂血症者可诊断为肾病综合征，其中前两项是诊断的必备条件，但要排除继发性肾病综合征后方可确定是原发性肾病综合征。

知识链接

激素疗效的判断

激素敏感：泼尼松足量治疗在 8 周内尿蛋白转阴者。激素耐药：泼尼松足量治疗 8 周尿蛋白仍阳性者。激素依赖：对激素敏感，但减量或停药 1 个月内复发，重复 2 次以上者。肾病复发：尿蛋白由阴转阳超过 2 周。肾病频复发：肾病病程中半年内复发达到或超过 2 次，或 1 年内复发达到或超过 3 次者。

（五）防治要点

1. 一般治疗　肾病综合征的患者严重水肿，有胸腹腔积液者应卧床休息，但病情稳定后要适当活动，以防血栓形成，大多数患者宜适当休息但不必严格卧床。避免去人多的公共场所，以防感染。高度水肿者应限制盐和水的摄入。补充适量优质蛋白质但要避免高蛋白质饮食,以免造成肾脏高灌注、高滤过,从而加速肾小球硬化。应选择植物油、鱼油和富有可溶性纤维且清淡、易消化的饮食,少进含动物脂肪多的食物,以减轻高脂血症。

2. 对症治疗

(1) 利尿消肿:多数患者在应用肾上腺糖皮质激素治疗1周后,尿量迅速增加,一般可不用利尿剂。对激素反应差、水肿不能消退或尿量减少者,可先补充血浆或白蛋白,也可低分子右旋糖酐500 mL静脉滴注提高血浆胶体渗透压,再选用双氢克尿噻25～50 mg,每日3次;或选用氨苯蝶啶50～100 mg,每日3次口服治疗,以达到利尿消肿的目的。效果不明显时改用呋塞米静脉用药。

(2) 高凝状态治疗:当血浆白蛋白低于20 g/L时,即有静脉血栓形成的可能。目前临床常用的有双嘧达莫、阿司匹林等抗血小板聚集的药物,也可用肝素、华法林、尿激酶等抗凝药物。

(3) 高脂血症的治疗:高脂血症可加速肾脏疾病进展,增加心脑血管疾病的发生率,故目前多主张对高脂血症使用降脂药物。

3. 糖皮质激素的应用 肾上腺糖皮质激素是治疗肾病综合征的主要药物,主要是通过其抗炎作用和抑制免疫反应而达到治疗效果,用药原则是起始足量、缓慢减药、长期维持。注意观察激素的副作用,如高血压、消化道溃疡、骨质疏松、库欣综合征等。

4. 细胞毒类药物 细胞毒类药物毒副作用较大,一般不作为首选药物,也不宜单独给药,主要用于"激素依赖型"或"激素无效型"的协同激素治疗。常用药物有环磷酰胺、苯丁酸氮芥等。注意观察胃肠道反应、出血性膀胱炎、脱发、骨髓抑制、性腺损害和肝功能损害等副作用。

5. 环孢素A 用于糖皮质激素和细胞毒类药物治疗无效的难治性肾病综合征。长期使用有肝肾毒性,并可引起高血压、高尿酸血症、牙龈增生、多毛症等,且停药后易复发。

(关雪茹)

第六节 慢性肾功能不全

慢性肾功能不全又称慢性肾功能衰竭(chronic renal failure,CRF),是指各种慢性肾脏疾病晚期,肾实质严重损害,不能维持其基本功能,临床出现以代谢产物潴留,水、电解质及酸碱平衡失调,内分泌功能紊乱,全身各系统受累为主要表现的临床综合征。根据肾小球滤过功能损害的不同程度,可将慢性肾功能不全分为以下几个阶段。

(1) 肾功能代偿期:此期肾小球滤过率减少,但仍在50 mL/min以上。血肌酐、血尿素氮在正常范围内,血肌酐133～177 μmol/L,临床上仅有原发疾病表现,无其他症状。

(2) 氮质血症期:此期肾小球滤过率减少至25～50 mL/min,血肌酐、血尿素氮增高,血尿素氮大于7.1 mmol/L,血肌酐186～442 μmol/L,临床出现夜尿增多或多尿、乏力、恶心、食欲减退和轻度贫血等症状。

(3) 肾功能衰竭期(尿毒症前期):此期肾小球滤过率减少至10～25 mL/min,血肌酐、血尿素氮明显升高,血尿素氮大于17.9～28.6 mmol/L,血肌酐451～707 μmol/L,有明显的贫血及胃肠道症状,可出现轻度代谢性酸中毒、水钠潴留、低钙、高磷、高钾等平衡失调的表现。

(4) 肾功能衰竭终末期(尿毒症期):肾小球滤过率下降至10 mL/min以下,血肌酐、血尿素氮极高,血尿素氮大于28.6 mmol/L,血肌酐大于707 μmol/L,肾功能衰竭的临床症状更加明显,可出现全身多脏器功能衰竭。

一、病因及发病机制

各种原发和继发的肾脏疾病最终均可导致慢性肾功能衰竭。其主要病因有:①原发性肾小球肾炎,如急进性肾炎、膜性增殖性肾炎、局灶性肾小球硬化症等;②慢性肾脏感染性疾病,如慢性肾盂肾炎;③继发于全身性疾病,如高血压及动脉硬化、糖尿病、系统性红斑狼疮等;④慢性尿路梗阻,如肾结石、双侧输尿管结石，前列腺肥大、泌尿系统肿瘤等；⑤先天性肾脏疾病，如多囊肾、遗传性肾炎等。在我国慢性肾功能衰竭的病因中，以慢性肾小球肾炎引起者最多见，其次是慢性肾盂肾炎。继发于全身性疾病的肾脏损害疾病，以糖尿病肾病、高血压肾小动脉硬化、系统性红斑狼疮肾病较为多见。

慢性肾功能衰竭进行性恶化的发病机制目前还不完全清楚，有健存肾单位学说、矫枉失衡学说、代谢产物毒性学说。

二、临床表现

（一）尿毒症引起的各系统症状

（1）胃肠道表现：本病最早的和最常见的症状，随病情进展而逐渐加重。最早出现食欲不振、上腹饱胀，以后出现恶心、呕吐、腹泻，舌和口腔黏膜溃疡，口腔有氨臭味，甚至可出现消化道出血等。与体内潴留的毒性物质刺激胃肠及口腔黏膜有关。

（2）心血管系统表现：①大部分患者有不同程度的高血压，产生的原因为水钠潴留、肾素分泌增加，高血压可引起左心室增大、心律失常、心力衰竭等；②尿毒症性心肌病，由尿毒症毒素引起的心肌细胞变性导致，常在晚期的患者中出现；③尿毒症性心包炎，多为纤维素性心包炎，少数患者可有心包积液，甚至发生心包压塞；④动脉粥样硬化，主要是由高脂血症和高血压所致，冠状动脉、脑动脉、全身周围动脉均可发生，发展迅速，是主要的死亡原因之一；⑤心力衰竭是慢性肾功能不全的严重并发症，是患者常见的死亡原因之一，由高血压和水钠潴留引起。

（3）血液系统表现：贫血是尿毒症患者必有的症状，为正常细胞、正常色素性贫血，主要原因有：①肾脏分泌的红细胞生成素减少；②食欲不振使体内蛋白质、铁、叶酸等造血原料摄入减少；③各种原因所致的急、慢性失血；④血液中存在抑制红细胞生成的物质。出血倾向与毒素引起血小板破坏增多、机体功能异常有关，可表现为皮下出血、牙龈出血、鼻出血、月经量过多等。

（4）呼吸系统表现：可出现尿毒症性支气管炎、肺炎、胸膜炎等，有代谢性酸中毒时呼吸深而长。

（5）精神、神经系统表现：有尿毒症性脑病和周围神经病变两种表现。前者有注意力不集中、疲乏、失眠、头晕、头痛、记忆力减退、幻觉、精神异常、谵妄、抽搐、昏迷等；后者有四肢麻木、烧灼感或疼痛感、感觉障碍等，活动后减轻。

（6）皮肤表现：皮肤瘙痒是尿毒症患者常见的症状之一，因尿素霜在皮肤中沉积引起。皮肤干燥、无光泽，可见到抓痕及尿素霜沉积。

（7）肾性骨病：常见的有纤维性骨炎、骨软化症状、骨质疏松症和肾性骨硬化症等。发生的原因与活性维生素 D 不足、继发性甲状旁腺功能亢进有关。

（8）免疫系统：全身免疫机能低下，易继发呼吸系统、泌尿系统和皮肤感染。

（二）水、电解质及酸碱平衡紊乱

（1）低钙血症和高磷血症：尿毒症患者最常见的电解质紊乱。肾脏疾病使 $1,25(OH)_2D_3$ 合成障碍，使钙从肠道内吸收减少；肾功能不全时，尿磷排出减少，血磷升高，血磷增高又可使血钙进一步降低。

（2）低钠血症和高钠血症：慢性肾功能衰竭患者对钠的调节功能差，由于肾小管吸收钠的功能减退，加之服用利尿剂、长期低盐饮食等，易产生低钠血症，表现为疲乏无力、恶心、呕吐、血压下降等。反之，如钠摄入过多，则会潴留体内，引起水肿、高血压，严重者可发生心力衰竭。

（3）高钾血症和低钾血症：由于厌食、呕吐、腹泻及利尿剂的使用，可致低钾血症，表现为四肢无力、腹胀、腱反射减弱等。患者严重少尿，或输入含钾多的库存血时，可致高钾血症，表现为心律失常甚至心跳骤停、手足感觉异常等。

（4）代谢性酸中毒：尿毒症患者常有不同程度的代谢性酸中毒，与酸性代谢产物潴留，以及腹泻致碱性肠液丢失等因素相关。轻度代谢性酸中毒一般无明显症状，较重时患者可出现深大呼吸、食欲不振、恶心、呕吐、躁动不安，严重者可发生昏迷，是尿毒症最常见的死因之一。

三、实验室检查及其他检查

（1）血常规检查：血红蛋白低于 80 g/L，可伴有血小板降低及白细胞计数增高。可有钙、磷、钠、钾等电解质异常。血沉增快。

(2) 尿常规检查:尿蛋白+～+++,有不同程度的血尿和管型。尿比重多在1.018以下,尿毒症时尿比重常在1.010～1.012之间,夜尿多于日尿。

(3) 肾功能检查:内生肌酐清除率降低,血尿素氮、血肌酐增高。

(4) 其他检查:X线、B超、CT、放射性核素等检查可了解肾脏的大小、形态及内部结构,肾脏体积缩小往往是慢性肾功能不全晚期的特征性改变。肾穿刺活检有助于原发病的诊断。

四、诊断要点

根据病史、临床表现及实验室检查可确诊,但慢性肾功能不全的诊断应包括慢性肾功能不全的分期及原发病的诊断。由于其临床表现复杂多样,累及全身多个系统,容易误诊为其他疾病:如以食欲不振、恶心、呕吐为主要表现时易误诊为消化系统疾病;以贫血、出血为主要表现时易误诊为血液病;以高血压、水肿、心力衰竭为主要表现时易误诊为心血管系统疾病,应注意鉴别。

五、防治要点

慢性肾功能不全虽是慢性肾脏疾病的晚期阶段,但经过恰当的有效治疗,仍可延长生命。

(一) 一般治疗

及时去除诱发因素,注意休息,避免劳累,预防感染,避免使用损害肾脏的药物,积极治疗原发病。

(二) 饮食疗法

(1) 优质低蛋白饮食:限制蛋白质摄入可改善尿毒症症状,蛋白质太少又易发生营养不良和机体免疫力低下,因此蛋白质摄入量应根据患者的肾功能而定,一般每天每千克体重可供给0.3～0.5 g,给予优质蛋白质,如蛋类、乳类、鱼、瘦肉等,限制植物性蛋白质摄入。

(2) 高热量、维生素及微量元素的摄入:高热量饮食可使蛋白质得到充分利用,减少蛋白质分解。注意补充维生素尤其是B族维生素、维生素C和叶酸等,并补充钙、铁和锌等。蔬菜和水果通常不必限制,对高钾者应避免摄入过多含钾丰富的水果,如香蕉、橘子等。

(3) 必需氨基酸疗法:给予必需氨基酸治疗可以使晚期肾功能衰竭患者长期维持较好的营养状态,减慢肾功能衰竭发展速度。一般用量为每天每千克体重0.1～0.2 g,口服或静脉滴注。

(三) 纠正水、电解质代谢紊乱和酸碱平衡失调

(1) 水和钠代谢紊乱:少尿引起水肿时应限制水和钠盐的摄入量,并利尿排水;长期食欲不振,呕吐和腹泻导致脱水和低钠血症者,应补充适量水、钠,但不能过量,以免引起高钠血症和水中毒。

(2) 低钾血症和高钾血症:低钾血症者,可口服氯化钾,必要时静脉滴注补钾。无尿或使用保钾利尿剂引起高钾血症者,应采用恰当措施降低血钾。当血钾大于6.5 mmoL/L,必须紧急处理,可采用:①10%葡萄糖酸钙10～20 mL缓慢静脉注射;②5%碳酸氢钠100～200 mL静脉推注;③静脉注射25%～50%葡萄糖溶液50～100 mL,同时皮下注射胰岛素6～12单位,也可用10%葡萄糖溶液500 mL加胰岛素8～12单位静脉滴注。

(3) 低钙血症和高磷血症:低钙抽搐时,应静脉注射10%葡萄糖酸钙溶液治疗。高磷血症应严格限制磷摄入,使用磷结合剂,碳酸钙是一种良好的磷结合剂,可减少磷吸收。

(4) 代谢性酸中毒:轻度酸中毒无需特殊处理,如二氧化碳结合力小于13.5 mmol/L,尤其伴有昏迷和深大呼吸等明显酸中毒症状时,应静脉补充碳酸氢钠,迅速纠正酸中毒。

(四) 对症处理

恶心、呕吐者,用甲氧氯普氨(灭吐灵)、氯丙嗪等治疗;有高血压者,应限制钠盐摄入,并给予降压药物;严重贫血者应补充铁剂、叶酸等,也可静脉注射或皮下注射促红细胞生成素;肾性骨病者,应适量补充钙剂及维生素D。

(五) 其他

出现尿毒症的患者可采用血液透析、腹膜透析和肾移植。50岁以下的尿毒症患者肾移植效果较好,

是目前治疗尿毒症疗效最好的方法，肾移植最长生存期近30年。

知识链接

肾移植的优缺点

肾移植是为患者植入一个健康的肾脏，是晚期尿毒症患者透析治疗外的一种有效的治疗方法。成功移植一个肾脏能够提供比透析多10倍的功能，移植患者与透析患者相比，所受的限制更少，长期治疗费用更少，患者感觉体力更好，生活质量更高。

供者和患者需要在血型和组织型上良好匹配；没有感染和其他医学问题；移植患者必须一生使用免疫抑制剂预防移植肾被排斥，这些药物具有副作用，会增加感染和某种类型肿瘤的风险；肾脏移植物并不会永久生存，比较年轻的患者在一生中可能需要两次或多次移植。

（关雪茹）

能力测试

1. 患者，男，69岁，前列腺癌切除术后，导尿管已留置7日，目前患者主诉发热，尿液混浊，腰背痛。检查尿细菌菌落计数大于10^5 CFU/mL。请问患者可能出现了什么问题？为什么？

2. 患者，男，30岁，主要病史：尿频、夜尿3～5次，尿流变细，排尿无力，尿后滴沥等排尿困难10余年，症状逐渐加重，曾口服多种药物，治疗效果不佳。该患者应做哪些辅助检查以协助诊断？

3. 患者，男，20岁，主要病史：在学校跑步时突然出现一侧腰部疼痛，疼痛向同侧阴部及大腿内侧放射，急送医院。现患者辗转反侧，疼痛难忍，伴有额头出冷汗，面色发白。体格检查：右侧肾区叩击痛，有时沿输尿管走行部位有压痛。需要做哪些辅助检查以协助诊断？

4. 肾炎和肾病有何不同？为什么肾病综合征的患者易出现血液高凝状态？如何预防？

5. 患者，女，48岁，既往身体健康，半年来常感疲惫、厌食、见到油腻性食物就想吐，在当地医院经胃镜检查，诊断为“胃窦炎”，服用雷尼替丁、奥美拉唑等药后上述症状减轻过一段时间，此后，治疗药物换过多种，症状时轻时重，一直没根治。近一个月来，厌食、恶心、腹胀症状越来越重，出现眼睑水肿，贫血貌，双肾区有不适感，实验室检查发现：血红蛋白89 g/L，血肌酐414 μmol/L（正常值为44.2～133 μmol/L）。

（1）此患者最可能的医疗诊断是什么？

（2）诊断依据有哪些？为确诊，应进一步做哪些检查？

（3）治疗要点有哪些？

第十五章　血液及免疫系统疾病

学习要点：本章主要介绍血液及免疫系统常见病及多发病。要求掌握：①缺铁性贫血病因、临床表现及铁剂治疗要点，再生障碍性贫血及白血病的临床表现、治疗要点；②其他常见疾病的临床表现。熟悉常见病防治要点。了解其病因、发病机制和诊断要点。

第一节　贫　　血

一、概述

贫血是指人体外周血液中单位容积内红细胞计数、血红蛋白量及红细胞比容低于同年龄、同性别和同地区正常标准的低限。其中以血红蛋白量减少最为重要，也是临床上诊断贫血最常用的实验室指标。国内贫血的诊断标准：成年男性血红蛋白低于 120 g/L，成年女性低于 110 g/L，即为贫血。年龄、性别及长期居住地的海拔高度均可影响血红蛋白的浓度，婴儿、儿童、妊娠妇女的血红蛋白浓度较低，久居高海拔地区的居民血红蛋白浓度较海平面居民要高。应注意，在脱水或失血等循环血量减少时，由于血液浓缩，容易漏诊。贫血是临床最常见的症状之一，可由多种不同原因引起，而不是一种独立的疾病。所以，临床一旦发现贫血，必须进一步查明其发生原因。

（一）贫血的分类及分度

1. 根据红细胞形态分类　根据红细胞平均体积（MCV）、红细胞平均血红蛋白量（MCH）及红细胞血红蛋白平均浓度（MCHC），可将贫血分为大细胞性贫血、正常细胞性贫血和小细胞低色素性贫血三类（表15-1）。

表 15-1　贫血的细胞形态学分类

类　　型	MCV/fL	MVH/pg	MCHC/(%)	常 见 疾 病
大细胞性贫血	＞100	＞32	32～35	巨幼红细胞性贫血
正常细胞性贫血	80～100	26～32	32～35	再生障碍性贫血、急性失血性贫血、溶血性贫血
小细胞低色素性贫血	＜80	＜26	＜32	缺铁性贫血

2. 根据病因和发病机制分类

（1）红细胞生成减少：①造血物质缺乏：缺乏铁剂所致的缺铁性贫血，维生素 B_{12}、叶酸缺乏所致的巨幼红细胞性贫血。②骨髓造血功能障碍：如再生障碍性贫血、白血病、慢性肾功能衰竭等疾病。

（2）红细胞破坏过多：①红细胞内部异常可见于：红细胞膜缺陷，如遗传性球形红细胞增多症、阵发性睡眠性血红蛋白尿；酶缺乏，如葡萄糖-6-磷酸脱氢酶缺乏、丙酮酸激酶缺乏及珠蛋白异常（血红蛋白病）如镰状细胞病。②红细胞外部异常可见于：免疫性溶血性溶血，如新生儿溶血病、血型不合的输血；物理性溶血，如人工心脏瓣膜、微血管病性溶血性贫血。③失血，如急性失血性贫血、慢性失血性贫血。

以上两种贫血分类方法各有优缺点，形态分类法可对缺铁性贫血和叶酸缺乏或维生素 B_{12} 缺乏的巨幼细胞性贫血的诊断提供重要线索，而病因分类法则对贫血发生的机制有所说明，临床上常采用两种分类法相结合。

知识链接

老年人为何更易发生贫血？

随着年龄的增长，老年人贫血的发病率也随之上升，这是因为：

(1) 老年人骨髓造血功能逐渐衰退；

(2) 老年人睾丸素分泌不足，红细胞生成素分泌减少；

(3) 老年人胃壁细胞萎缩，胃酸和内因子分泌不足造成维生素 B_{12} 吸收障碍；

(4) 老年人免疫器官趋向衰退，自身免疫活性细胞对机体正常组织失去自我识别能力，故易发生自身免疫性溶血性贫血；

(5) 由于老年人牙齿松动，咀嚼较差，胃肠功能减退，对营养物质的吸收较少，造血原料缺乏；

(6) 老年人易患痔疮、肛裂及消化道癌肿等疾病，造成慢性失血。

（二）临床表现

贫血的临床表现受多种因素的影响。患者贫血症状的轻重取决于贫血发生的程度、速度、机体所处的状态和肌体对缺氧的代偿适应能力。由于血红蛋白减少，血液携带氧气的能力减弱，全身各组织、器官处于缺氧状态，导致多系统功能障碍。

(1) 一般表现：疲乏、倦怠是贫血最常见和最早出现的症状，但无特异性。皮肤黏膜苍白是贫血主要的体征，一般以睑结膜、手掌大小鱼际及甲床部位最为明显。可伴有毛发干枯、发黄，皮肤干燥，匙状指等。应注意化妆、染发可能会掩盖贫血患者皮肤及毛发的体征。

(2) 呼吸循环系统：贫血时组织缺氧，引起代偿性心率、呼吸加快，患者感觉心悸、气短，体力活动时尤为明显。体检时可发现心率增快、脉压增大，在心尖部或心底部可闻及柔和的收缩期杂音，严重贫血者可引起心脏扩大及心力衰竭。

(3) 神经、肌肉系统：头晕、眼花、耳鸣、记忆力减退、注意力不集中、嗜睡等表现较为常见，可能是脑组织缺氧所致。严重患者可发生晕厥，甚至神志模糊，以老年人较为多见。肌肉无力和易疲劳是肌肉组织缺氧的结果。

(4) 消化系统：常有食欲减退、恶心、腹胀、腹泻或便秘等消化道的症状，也可出现舌炎、舌乳头萎缩，口腔黏膜溃疡等表现。

(5) 泌尿生殖系统：可有多尿、低比重尿、夜尿增多等肾小管重吸收功能障碍的表现，严重者可出现轻度蛋白尿。常伴有月经失调和性功能障碍。

(6) 其他症状：伤口愈合慢，贫血严重时由于体表循环不良而致皮肤散热能力减退，可有低热，低热也可能与贫血患者基础代谢升高有关。

（三）实验室检查及其他检查

1. 实验室检查

(1) 血常规检查：红细胞、血红蛋白的改变可初步了解贫血的程度和类型，对其进行检测是最基本的血常规检查。

(2) 网织红细胞计数检查：可对红细胞增生情况和对贫血疗效进行判断。

(3) 红细胞平均体积（MCV）及红细胞血红蛋白平均浓度（MCHC）的测定：可诊断贫血时红细胞的大小。

(4) 骨髓检查：骨髓穿刺涂片检查，可显示贫血时造血功能的高低及造血组织是否出现肿瘤性改变等。此项检查仍不能明确诊断时应做骨髓活检。

2. 其他检查 有关贫血的特殊实验室检查将在贫血各论中介绍。常根据病因选择其他相关检查，如尿液检查、大便潜血检查及查寄生虫卵、血尿素氮、血肌酐以及肺部 X 线检查等。

（四）诊断

贫血诊断包括贫血的病因、程度和类型三个方面，尤以前者最为重要。在明确病因前，不应盲目用药

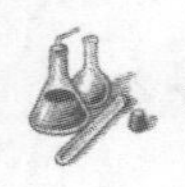

使病情更加复杂而不易诊断。对贫血患者必须详细询问病史、认真进行体格检查、有针对性地选择实验室检查,并对资料进行综合分析,以便得出正确的诊断。

(五) 防治要点

贫血病因不同,治疗方法也应因人而异。

(1) 病因治疗:治疗贫血的根本措施,如慢性失血的患者,应积极寻找失血的原因并加以矫治,以便能彻底治愈。

(2) 药物治疗:在病因诊断未明确时切忌滥用补血药。药物治疗必须严格掌握各种药物的适应证,如铁剂仅用于缺铁性贫血,维生素 B_{12} 及叶酸适用于治疗巨幼细胞性贫血,肾上腺皮质类固醇激素用于治疗自身免疫性溶血性贫血,丙酸睾丸酮用于慢性再生障碍性贫血等。

(3) 输血:能迅速减轻症状和纠正贫血,是治疗贫血的有效方法,但因副作用和并发症较多,必须严格掌握适应证,避免随意输血。重症贫血的患者,合并心肺功能不全者应输红细胞,急性大量失血者应及时输全血。

(4) 脾切除:脾脏是破坏红细胞的重要器官,且与抗体的产生有关。内科治疗无效的自身免疫性溶血性贫血、脾功能亢进所致的贫血、遗传性球形细胞增多症等,脾切除是有效的治疗方法。

(5) 骨髓移植:主要是指骨髓造血干细胞移植。适用于急性再生障碍性贫血早期未经输血的患者,也可用于治疗重型珠蛋白生成障碍性贫血等,如移植成功,可获治愈。

二、缺铁性贫血

铁是合成血红蛋白必需的元素,当人体内储备的铁耗竭时,血红蛋白合成减少引起的贫血称为缺铁性贫血。缺铁性贫血是贫血中最常见的一种,其特点为小细胞低色素性贫血。本病多见于育龄妇女、生长发育期的婴幼儿和儿童。

(一) 铁的代谢

(1) 铁的分布:铁广泛分布于肌体各种组织,正常成年男性体内铁的总量约为 50 mg/kg,女性约为 35 mg/kg,体内铁的 2/3 在血红蛋白内。体内的铁大致可分为两部分:①功能状态铁,包括血红蛋白、肌红蛋白、酶、转铁蛋白结合的铁;②储存铁,以铁蛋白和含铁血黄素两种形式储存于单核-巨噬细胞系统中。

(2) 铁的来源和吸收:正常情况下铁的消耗和补充处于动态平衡中,机体铁含量保持稳定。铁补充主要来源于食物,含铁丰富的食物主要有动物血、肝脏、瘦肉、海带、紫菜、黑木耳、香菇、豆制品等。正常每日饮食含铁 10~15 mg,其中 5%~10%可被吸收,十二指肠和空肠上段为铁吸收的主要部位。饮食中的非血红素铁多以三价铁存在,只有二价铁离子才能被吸收,胃酸、维生素 C、柠檬酸等酸性物质可将三价铁还原为可吸收的二价铁形式。胃切除术或胃酸缺乏减少铁的吸收,蛋清和牛乳抑制铁吸收,肉类和人乳促进铁吸收。

(3) 铁的转运:运铁蛋白是血浆中铁的运载工具。吸收入血的二价铁大部分被氧化为三价铁,与运铁蛋白结合,被输送到机体各部位利用,主要进入骨髓,参与血红蛋白的合成;或者被输送到肝脏、脾脏、骨髓等网状内皮系统以铁蛋白形式储存备用。临床上运铁蛋白的定量常以其结合铁的数量加以衡量,称为总铁结合力(total iron-binding capacity,TIBC),正常人总铁结合力约为 56 μmol/L。正常情况下,只有 1/3 的运铁蛋白与铁结合,即运铁蛋白饱和度约为 33%,此部分与运铁蛋白结合的铁称为血清铁。

(4) 铁的再利用和排泄:人体从食物中补充的铁只是极少的一部分,而大部分合成血红蛋白的铁来自衰老红细胞破坏后,从血红蛋白中分解出来的铁的重新利用。铁的正常排泄量极少,主要由胆汁和肠道排泄,也可通过尿液、出汗等排出少量铁,每日排出量为 0.5~1 mg,与每日吸收量保持平衡,故成年男子和绝经后的妇女一般不发生缺铁性贫血。

(二) 病因及发病机制

(1) 铁的摄入不足:婴幼儿、儿童生长发育速度快,如喂养不合理易发生缺铁性贫血;育龄妇女月经过多、妊娠期及哺乳期对铁需要量增加,如饮食供给铁剂不足易致贫血。

(2) 铁的吸收不良:铁的吸收障碍而发生缺铁性贫血临床少见。胃大部切除术后由于食物迅速进入空肠,食物中的铁未经十二指肠吸收,可发生缺铁性贫血;慢性萎缩性胃炎因长期胃酸缺乏、抗酸剂的使用、各种不同原因引起的长期严重腹泻等均可以引起缺铁性贫血。

(3) 铁的丢失过多:失血,特别是慢性失血,是成年人缺铁性贫血的最常见原因。成年男性消化道出血如消化性溃疡、食道静脉曲张出血、痔出血等可引起慢性失血,老年人应警惕消化道肿瘤的慢性失血,小儿常见钩虫病及反复鼻出血,女性患者月经过多是缺铁性贫血常见的原因。

铁是合成血红蛋白的核心成分,铁进入骨髓后与幼稚红细胞内的原叶啉结合成血红素,血红素再与珠蛋白结合成血红蛋白。铁也是人体其他许多生理过程中不可缺少的物质,细胞中许多有重要功能的酶,如细胞色素C、过氧化物酶、细胞色素还原酶等,均含有与蛋白质结合的铁。

缺铁性贫血的发生是一个缓慢的过程。在早期铁耗减阶段,血清铁蛋白减少,而血清铁正常,并无贫血。随着病情加重,血清铁蛋白和血清铁下降、转铁蛋白饱和度下降、总铁结合力增高、红细胞游离原叶啉增加,可见小红细胞,称为缺铁红细胞生成期。铁剂进一步缺乏,红细胞游离原叶啉更高,血红蛋白合成明显减少,呈典型的小细胞低色素性贫血,称为晚期缺铁性贫血。缺铁除引起贫血外,还可引起许多酶的活性降低,导致组织细胞代谢机能发生紊乱和神经系统功能障碍。

(三) 临床表现

除有原发病的临床表现外,同时具有贫血引起的症状,还有含铁酶活力降低而引起的症状。缺铁性贫血起病隐匿,发展缓慢,患者多心肺功能正常,有足够的代偿适应贫血的能力,早期可无症状,患者常在病情发展到一定程度、血红蛋白降至80 g以下时才出现症状。贫血发生和进展速度快、超过代偿能力时,患者可出现明显的临床表现。

(1) 一般表现:常见的症状、体征有面色苍白、乏力、心悸、头晕、眼花、耳鸣、疲倦、活动后气促等。

(2) 组织缺铁的表现:注意力不集中、烦躁不安、易怒或表情淡漠,部分患者可出现异嗜癖,喜食生米、泥块、沙子、煤渣等。个别患者吞咽困难,儿童及青少年发育迟缓、体力下降、智力低下等。

(3) 各系统的表现:心悸、气短是贫血时呼吸循环系统代偿的表现,体力活动时尤为明显,心脏听诊在二尖瓣区和肺动脉瓣区可闻及收缩期杂音,严重贫血患者可发生心脏扩大和心力衰竭。消化系统有食欲不振、腹泻或便秘等症状,也可出现口腔炎、舌炎、舌乳头萎缩与舌面光滑。

(4) 其他:皮肤干燥无光泽,毛发干枯易脱落,指甲扁平薄脆、不光整甚至反甲。缺铁时过氧化物酶等酶的活性降低,影响吞噬细胞的杀菌和吞噬功能,患者免疫力低下,易发生感染。

知识链接

婴幼儿和成年人的缺铁性贫血有何不同?

我们不能把小儿看作成人的缩影,生长发育是小儿的主要特点之一,年龄越小,生长发育速度越快,需要的营养物质越多,因此,婴幼儿缺铁性贫血的主要原因是摄入不足,而成人则是慢性失血。成年人贫血时,体内的黄骨髓会转变成红骨髓来增加造血,婴幼儿体内全是红骨髓,没有黄骨髓,也就没有造血的潜力,但造血需要增加时,会出现骨髓外造血反应,表现出肝、脾、淋巴结肿大,年龄越小,贫血越严重,肿大就越明显,贫血纠正后,肝、脾、淋巴结恢复正常。

(四) 实验室检查及其他检查

(1) 血常规检查:缺铁性贫血早期可无贫血或仅有轻度贫血,严重时呈典型的小细胞低色素性贫血。血红蛋白浓度降低的程度比红细胞计数减少的程度更为显著。血液中红细胞大小不一,小的较多,中央淡染区扩大。红细胞分布宽度增加,网织红细胞正常或轻度增加。

(2) 骨髓检查:骨髓增生活跃或明显活跃,以中、晚幼红细胞增生为主。细胞质的发育落后于细胞核。骨髓铁染色细胞内外铁均减少,铁粒幼细胞显著减少(减幅在15%以内)。

(3) 生化检查:血清铁蛋白的测定是估计铁储存状态的一种敏感指标,缺铁性贫血时明显降低(少于12 μg/L)。血清铁降低,可低至8.95 μmol/L以下。总铁结合力增高,可高至64.44 μmol/L以上。运铁蛋白饱和度减少(减幅在15%以内)。红细胞游离原叶啉(FEP),正常为0.29～0.65 μmol/L,缺铁性贫血时增高，通常大于0.9 μmol/L。

（五）诊断要点

根据病史、症状及体征，血常规检查可反映小细胞和低色素的两大特征，诊断并不困难。其他实验室检查依据有骨髓红系增生、血清铁蛋白减少、血清铁降低、总铁结合力增高、运铁蛋白饱和度下降、红细胞游离原卟啉增高等，用铁剂治疗有效也有助于诊断。确诊缺铁性贫血后必须查明缺铁原因，并需与下列一些相似的疾病进行鉴别。

(1) 慢性病所致的贫血：常见病因有慢性感染、慢性肾功能衰竭和肿瘤。多数患者呈正细胞性贫血，部分患者呈小细胞低色素性贫血。血清铁降低，而血清铁蛋白正常或升高，骨髓铁正常或增加，有助于诊断。

(2) 铁粒幼细胞性贫血：铁失利用性贫血。血清铁和铁蛋白升高，骨髓中铁粒幼细胞增多，且铁粒围绕细胞核排列呈环形为其主要特点。

（六）防治要点

治疗缺铁性贫血的原则是去除病因，治疗原发病和补充铁剂。

1. 病因治疗 去除病因是根治本病、预防其复发的关键措施。应积极控制慢性失血，如钩虫病的患者应及时驱虫治疗；积极治疗消化性溃疡和痔疮，必要时手术；女性月经量过多者应积极治疗妇科疾病。

2. 铁剂治疗 铁剂治疗为治疗缺铁性贫血的有效措施。铁剂治疗的目的是尽快使血红蛋白恢复正常，增加储存铁。常有的铁剂治疗方法有口服铁剂及注射铁剂两类。

(1) 口服铁剂：这是首选的治疗方法，此法安全且疗效可靠。最常用的有硫酸亚铁、富马酸亚铁等亚铁化合物，进餐同时或饭后服用可以减少胃肠道反应。服药时忌茶、牛奶或碱性药物，以免铁不易吸收。维生素C能促进三价铁和食物中铁的吸收，但用二价铁剂治疗时并无必要。若治疗有效，短时期内网织红细胞计数可明显升高，5～10日可达到高峰，两周后降至正常范围内。血红蛋白多在治疗两周后才开始逐渐升高。血常规指标完全恢复正常需要2个月左右，待血红蛋白完全正常后，继续小剂量铁剂治疗3～6个月，以补足体内铁储存量。如果口服铁剂无效，须考虑下列可能：诊断有误，不是缺铁性贫血；同时并发感染、恶性肿瘤等病干扰了骨髓对铁的利用；腹泻使铁的吸收受影响；仍有明显出血；未按医嘱服药，用量不足等。

(2) 注射铁剂：仅用于不能口服铁剂的患者，其副作用较多且严重，故应严格掌握适应证：①口服不能耐受，减量后仍有严重胃肠道反应；②肠道对铁的吸收不良，如慢性腹泻、胃切除术后等；③口服铁剂后胃肠道疾病症状加重，例如消化性溃疡、溃疡性结肠炎、妊娠反应持续存在等；④铁丢失(失血)过快，口服铁剂补充不及。

给药途径是深部位肌内注射。部分患者注射铁剂后可发生局部疼痛、头痛、发热、荨麻疹等。避免静脉给药，因可引起过敏反应，严重时可危及生命。

3. 辅助治疗 加强营养，增加含铁丰富的食物。血红蛋白低于50 g/L时可输血或输红细胞悬液；心功能不全时，宜多次少量输血，且速度要慢，以防引起不良后果。

（七）预防

(1) 开展预防缺铁性贫血的卫生知识教育，如婴幼儿强调合理喂养，及时添加如蛋黄、青菜、肉类和肝等含铁丰富的辅食。妊娠期、哺乳期妇女食用含铁多的食物如瘦肉、动物肝、蛋黄、豆类、海带、紫菜、木耳等。偏食是造成缺铁性贫血的主要原因之一，患者应养成均衡饮食的习惯。

(2) 积极防治能引起慢性失血的原发病，如消化性溃疡、钩虫病、月经过多等，本病的预后取决于原发病根治情况，若能根治，则贫血可彻底治愈。

(3) 做好饮食指导，注意营养均衡，多食高热量、高蛋白质、高维生素类食物，烹调要注意色、香、味俱全，以促进食欲、增加营养，预防贫血。

知识链接

缺铁性贫血患者的饮食

一般要给予高热量、高蛋白质、多维生素、含丰富无机盐的饮食，以助于贫血的恢复。

(1) 补充富含铁的食物：各种肉类、禽蛋类及动物的血、肝、肾等；海带、紫菜、黑芝麻、黑木耳、香菇、豆类及其制品；桑葚干、桂圆肉、红枣、紫葡萄干等水果。动物性食物中铁的吸收率(20%)明显高于植物性食物(1%～7%)。

(2) 多吃樱桃、石榴、草莓、橘子、猕猴桃、青椒等富含维生素C的新鲜蔬菜和水果，因维生素C可促进铁的吸收利用。

(3) 避免饭后饮茶：茶中含有鞣酸，遇到含铁的食物可使铁沉淀，影响铁的吸收。

(4) 避免过食冰冷和粗糙的食物影响脾胃功能，从而影响铁的吸收。

三、巨幼细胞贫血

巨幼细胞贫血是由于叶酸和(或)维生素 B_{12} 缺乏，引起细胞核的 DNA 合成障碍所致的贫血，其特点是红细胞体积增大，骨髓中出现巨幼红细胞。我国巨幼细胞贫血以营养性为多见，其中因叶酸缺乏所致的较多，维生素 B_{12} 缺乏者少见。

(一) 病因及发病机制

(1) 叶酸缺乏的病因：①摄入不足：摄入新鲜蔬菜少，食物烹饪过度使叶酸被破坏。②吸收不良：长期腹泻等。③叶酸需要量增加：生长发育速度快的婴幼儿、妊娠哺乳等特殊时期、慢性溶血、恶性肿瘤等。④叶酸的利用障碍：某些药物影响叶酸代谢或吸收，甲氨蝶呤是直接的叶酸拮抗剂，其他如苯妥英钠、苯巴比妥、氨苯蝶啶等。

(2) 维生素 B_{12} 缺乏：因肉蛋类富含维生素 B_{12}，故营养性摄入不足所致缺乏者并不多见。维生素 B_{12} 的缺乏主要与吸收不良有关，常见于以下情况。①内因子缺乏：如胃切除术后，恶性贫血患者。②肠吸收不足：如回肠切除术后等。③寄生虫或细菌争用维生素 B_{12}：如绦虫病、盲袢综合征等。

四氢叶酸和维生素 B_{12} 都是 DNA 合成过程中重要的辅酶。维生素 B_{12} 在叶酸转变成四氢叶酸时起催化作用，并促进 DNA 的合成，而 DNA 是细胞核发育所必需的。当维生素 B_{12} 或叶酸缺乏达一定程度时，DNA 合成障碍，使红细胞发育时 DNA 合成期延长，幼红细胞分裂迟缓，细胞核成熟速度减慢。细胞质内 RNA 不受影响，血红蛋白合成无障碍，故出现核浆发育不平衡，即出现巨幼红细胞特征。维生素 B_{12} 缺乏时因甲基丙二酰辅酶 A 转变成琥珀酰辅酶 A 减少，影响神经鞘膜的功能，可发生神经系统症状。

(二) 临床表现

(1) 一般表现：贫血、乏力、疲倦、心悸、气促、头晕、眼花、耳鸣等一般性贫血的症状。皮肤呈蜡黄色。

(2) 消化道症状：食欲不振、消化不良、腹胀、腹泻或便秘等。部分患者可发生舌炎，表现为舌痛、舌乳头萎缩、舌面光滑、舌质绛红(牛肉舌)等。

(3) 神经系统症状：见于维生素 B_{12} 缺乏，特别是恶性贫血患者。表现为周围神经症状，如手足麻木等感觉异常，深感觉障碍如位置觉丧失、音叉振动觉消失。进一步发展为共济失调，腱反射减弱、消失或亢进，病理反射 Babinski 征等可为阳性。中枢神经系统症状有嗜睡、表情呆滞等，也可有味觉、嗅觉和视觉异常，痴呆、精神抑郁或妄想等。单纯叶酸缺乏不引起上述临床表现。

(三) 实验室检查及其他检查

(1) 血常规检查：红细胞计数减少比血红蛋白量减少更为明显。可见红细胞大小不均，椭圆形的大红细胞较多，红细胞中央淡染区不明显，异形明显，可见 Cabot 环及 Howell-Jolly 小体。白细胞和血小板计数大多轻度减少，中性粒细胞分叶过多，网织红细胞正常或轻度增多。

(2) 骨髓检查：骨髓增生活跃，以红系细胞增生最为显著。各系细胞均呈巨幼变特征，细胞体积增大，核染色质疏松分散，细胞核发育落后于细胞质，形成“核幼质老”的现象。

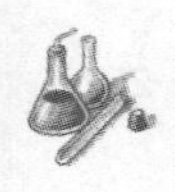

(3) 生化检查:叶酸和维生素 B_{12} 的测定是诊断缺铁性贫血的重要依据。血清叶酸低于 6.81 nmol/L,或者血清维生素 B_{12} 低于 74 pmol/L 即可确诊。

(四) 诊断要点

根据病史、症状、体征、细胞形态学的变化及生化检查结果,一般可明确诊断。巨幼细胞贫血确诊后,须进一步明确引起叶酸缺乏或者维生素 B_{12} 缺乏的原因。

(五) 防治要点

(1) 去除病因:营养缺乏者,应合理饮食,加强营养。要特别注意补充新鲜绿叶蔬菜和肉、蛋类,吸收不良者应寻找并去除病因。

(2) 叶酸缺乏的治疗:一般选用口服制剂。叶酸:每次 5~10 mg,口服,每日 3 次,吸收障碍者可改用注射制剂。甲酰四氢叶酸:每次 3~6 mg,每日 1 次,肌内注射,直至血常规指标完全恢复正常。单用叶酸对维生素 B_{12} 缺乏的神经系统症状无效,甚至可加重,因此,当不能区分是叶酸缺乏还是维生素 B_{12} 缺乏时,可两药合用。叶酸缺乏的患者常同时伴有蛋白质、其他维生素或铁质缺乏,在治疗时应注意补充。

(3) 维生素 B_{12} 缺乏的治疗:维生素 B_{12},每次 100 μg 肌内注射,每日 1 次,直至血常规指标完全恢复。胃切除后的患者及恶性贫血的患者,因维生素 B_{12} 的吸收障碍是不可逆性的,需要终身用药。维生素 B_{12}:每次 100 μg,肌内注射,每月 1 次,维持治疗。

不论是叶酸缺乏,还是维生素 B_{12} 缺乏,有效治疗开始后患者的网织红细胞计数在 4~6 日即可明显上升,10 日左右达高峰,骨髓细胞的巨幼变状况会迅速改善,血红蛋白亦逐渐上升,饮食好转,舌炎消失,多数患者血常规检查和骨髓检查的相关指标在 1~2 个月内完全恢复正常。如果血常规指标的改善开始很明显,以后减缓,应积极查找原因并加以纠正。

(六) 预防

(1) 科学喂养婴幼儿,加强妊娠和哺乳期妇女的营养,预防高发人群发病。

(2) 积极治疗萎缩性胃炎等维生素 B_{12} 吸收障碍的原发病。

(3) 胃切除术后的患者应终身肌内注射维生素 B_{12},以预防恶性贫血的发生。

(4) 对长期素食、偏食者,进行卫生宣教,多摄入肉、蛋类及新鲜的绿色蔬菜,保证合理的膳食结构。

四、再生障碍性贫血

再生障碍性贫血(aplastic anemia,AA)简称再障,是一种由多种原因所引起的骨髓造血功能衰竭的临床综合征。其病理特征为骨髓造血功能低下,红细胞、白细胞和血小板计数均减少。临床上主要表现为贫血、出血和感染。本病可发生于任何年龄,男女发病率无明显差别。

(一) 病因及发病机制

多数患者找不到明确病因,称原发性再障。可找到明确病因的再障,称继发性再障,引起继发性再障的常见原因如下。

(1) 化学因素:包括药物和化学物质,目前认为,与继发性再障高度相关的有苯及其衍生物和各种抗肿瘤药物,如氮芥、环磷酰胺、6-巯嘌呤、马利兰等。特别值得提出的是,人们曾经认为,氯霉素是药物引起再障中最常见的原因,但近年来随着该类抗生素应用的减少,发现它在再障发病中的意义并不突出。苯是常用工业用化学物品,目前认为,苯是非常重要的骨髓抑制毒物。所以,因职业关系长期接触苯的人,患再障的危险性增大,应引起注意。化学物质引起的再障有的与剂量有关,有的与个体敏感性有关。

(2) 物理因素:主要是电离辐射。γ 射线和 X 射线(X 线)的离子辐射可损伤造血干细胞、损伤造血微环境、通过阻止 DNA 的复制影响干细胞的增殖和分化。损伤程度与接触核辐射剂量有关,常见的电离辐射主要与医疗检查和治疗的方法相关,例如,X 线检查、放射性同位素检查和治疗等。生活中也有许多电离辐射,如手机、电脑显示器、电视机等,但一般作用较弱。

(3) 病毒感染:流行病学调查研究表明,再障的发病与多种病毒感染有关,特别是肝炎病毒。肝炎相关性再障多发生于乙型或丙型肝炎之后,可能与病毒抑制造血细胞或者免疫因素有关。另外,流感病毒、风疹病毒也可引起再障,原发性再障病例中不少在起病前有病毒性感染。

再障的发病机制尚未完全明确，目前认为，再障可能与造血干细胞缺陷（“种子”学说）、造血微环境缺陷（“土壤”学说）及免疫功能紊乱（“虫子”学说）有关。

（二）临床表现

再障主要表现为进行性的贫血、出血和感染。

（1）进行性贫血：贫血常逐渐发生，患者出现乏力、活动后心悸、气短、头晕、耳鸣、面色苍白等表现，症状可轻可重，贫血严重时合并贫血性心脏病。

（2）出血：血小板减少所致的出血常常是患者就诊的主要原因，常表现为皮肤黏膜出血，如皮肤淤点和淤斑、牙龈出血和鼻出血等，女性可出现月经过多。严重时可有内脏出血，如泌尿道出血、消化道出血、眼底出血、颅内出血等。若患者出现视物不清、头痛、恶心、呕吐，应高度警惕致命性的颅内出血。

（3）感染：由于白细胞计数减少，机体的免疫防御机能明显下降，易造成各种病原体的侵入而感染。局部感染常见于口腔、齿龈、扁桃体、肛门等部位，重者可出现严重系统性感染，如支气管肺炎等，因白细胞数量少使炎症不能局限，严重者可发生败血症，感染可加重出血而导致死亡。

依据临床表现的严重程度、发病急缓、血指标、骨髓指标及预后，将再障分为重型（SAA）和非重型（NSAA）（表 15-2）。①重型再障（SAA）又称急性再障：起病急骤，症状严重，病情进展快。早期突出的症状是感染和出血，重者可发生败血症、颅内出血而死亡。贫血在发病的早期较轻，但进展迅速。这类病例病情凶险，感染和出血互为因果，使病情日益恶化，预后不良，一般常规治疗方法的疗效欠佳，多数在 1 年内死亡。②非重型再障（NSAA）又称慢性再障：起病缓慢，以贫血为主要表现，感染、出血较轻。出血多限于皮肤黏膜，内脏出血少见；感染以呼吸道感染为主，严重感染少见。病程长，经恰当治疗病情可缓解或治愈，少数病例病情恶化。

表 15-2 重型和非重型再障的区别

区别项目	重型再障	非重型再障
起病	急	缓
出血	重，常发生在内脏	轻，以皮肤、黏膜出血多见
感染	重，可发生败血症	轻，以呼吸道感染为主
血常规检查	中性粒细胞比例＜0.5	中性粒细胞比例＞0.5
血小板计数/(10^9/L)	＜20	＞20
网织红细胞绝对值	＜15	＞15
骨髓检查	多部位增生极度低下	增生低下，常有增生灶
预后	不良，常于 6～12 个月内死亡	较好，病程长，少数死亡

（三）实验室检查及其他检查

（1）血常规检查：主要特征为全血细胞减少，即红细胞、粒细胞和血小板三系均减少。网织红细胞计数降低，淋巴细胞的百分比增高，但绝对值在多数病例中仍是减少的。贫血属正细胞正色素性贫血。

（2）骨髓检查：重型再障骨髓增生低下或极度低下，粒、红两系均明显减少，无巨核细胞。非重型再障骨髓增生低下或灶性增生，不同部位骨髓增生的程度不一致，一般应该多部位骨髓穿刺。

（四）诊断要点

根据进行性贫血、出血及感染的临床表现，红细胞、粒细胞、血小板和网织红细胞均减少的血指标，骨髓增生的情况，排除其他引起全血细胞减少的疾病，无脾大，用一般治疗贫血的药物无效即可确诊，但应仔细询问病史，查找原因。临床上应注意与阵发性睡眠性血红蛋白尿（paroxysmal nocturnal hemoglobinuria，PNH）、骨髓增生异常综合征、非白血性白血病、恶性组织细胞病等相鉴别。

（五）防治要点

（1）病因治疗：再障的治疗首先是寻找和消除病因，避免接触对骨髓有抑制作用的物质，禁用一切对

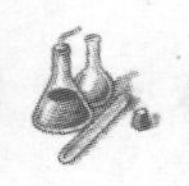

骨髓有抑制作用的药物。

(2) 对症治疗:贫血严重者及时输新鲜血;感染者应尽早选用有效抗生素控制感染;出血者可应用止血药物,内脏出血时输入浓缩的血小板疗效佳。

(3) 雄激素治疗:适用于慢性或轻型再障,作用机制是刺激骨髓造血,常用的有丙酸睾丸酮和司坦唑。雄激素作用缓慢,故疗程不得少于4～6个月。

(4) 免疫抑制剂:主要用于急性或重型再障的治疗。常用的免疫抑制剂有抗胸腺细胞球蛋白、抗淋巴细胞球蛋白和环孢素。环孢素对雄激素治疗失败的非重型再障也有一定疗效。

(5) 骨髓移植是治疗干细胞缺陷引起再障的最佳方法,且能达到根治的目的。一旦确诊严重型或极严重型再障的年轻患者,在有条件的医院应首选异基因骨髓移植,移植后长期无病存活率可达60%～80%。但移植需尽早进行,因初诊者常输红细胞和血小板,这样易使受者对献血员致敏,导致移植排斥发生率升高。未经输血或输血次数很少者,尚未发生感染,预处理用环磷酰胺后可移植。双胞胎之间的骨髓移植,第一次不进行预处理,如第一次失败后,经免疫抑制剂预处理后,行第二次骨髓移植,仍可获得成功。胎肝细胞悬液输注治疗再障国内已广泛开展,可促进或辅助造血功能恢复,其确切的疗效和机制尚待进一步研究。

五、溶血性贫血

溶血性贫血是指各种原因导致红细胞寿命缩短、破坏加速,超过骨髓造血代偿功能时发生的一种贫血。临床上主要表现为贫血、黄疸、脾大、网织红细胞增高及骨髓幼稚红细胞增生。如果骨髓能够增加红细胞生成,足以代偿红细胞的生存期缩短,则可以不发生贫血,这种状态称为代偿性溶血性疾病。

(一) 病因及发病机制

溶血性贫血红细胞寿命缩短的原因,包括红细胞内在缺陷和外部影响因素两种。

1. 红细胞内在缺陷

(1) 遗传性:①红细胞膜的缺陷:包括遗传性球形细胞增多症、遗传性椭圆形细胞增多症,红细胞膜结构的缺陷造成膜容易破碎。②细胞酶的缺陷:有红细胞无氧糖酵解中酶的缺乏和红细胞磷酸己糖旁路中酶的缺乏两类,如丙酮酸激酶缺乏、葡萄糖-6-磷酸脱氢酶缺乏等,任何一种酶缺乏,均可引起红细胞的能量代谢异常,使红细胞膜完整性受损。③血红蛋白结构或生成缺陷:如海洋性贫血患者血红蛋白分子结构异常,使红细胞变硬而易被破坏。

(2) 获得性:如阵发性睡眠性血红蛋白尿,这种症状是获得性的红细胞膜缺陷引起的慢性血管内溶血所致,常睡眠时加重,可伴发作性血红蛋白尿和全血细胞减少症。

2. 红细胞外部影响因素 此类溶血性贫血通常是获得性的,外来影响因素作用于红细胞使其发生某种改变而易被破坏。

(1)机械性或物理性因素:人工机械瓣膜、大面积烧伤、弥散性血管内凝血,均造成红细胞的机械性损伤。

(2)化学毒物或感染因素:如苯、铅、蛇毒或疟原虫、葡萄球菌感染等,直接破坏红细胞膜,使膜溶解。

(3)免疫因素:如自身免疫性溶血性贫血、新生儿同族免疫性溶血、血型不合的输血后溶血等,前两种红细胞在单核-巨噬细胞系统内被破坏和清除,后一种可使红细胞直接在血管内破坏。

知识链接

为什么有人不能吃蚕豆?

蚕豆病属遗传性疾病,患者缺乏红细胞葡萄糖-6-磷酸脱氢酶(G-6-PD),此酶有保护正常红细胞免遭氧化破坏的作用,而新鲜蚕豆是很强的氧化剂,当患者在食用青鲜蚕豆或接触蚕豆花粉后红细胞膜被氧化,红细胞被破坏而致病。男女发病率之比约为7:1,在生吃蚕豆后数小时至数日(1～3天)内突然发热、头晕、烦躁、恶心,尿呈酱油样或葡萄酒色,一般发作2～6天后能自行恢复,但重者若不及时抢救,会因循环衰竭危及生命。

（二）临床表现

溶血性贫血的临床表现主要与溶血持续的时间和溶血的严重程度有关。

(1) 急性溶血：多见于阵发性睡眠性血红蛋白尿、血型不合输血后溶血、输注低渗溶液、感染等因素所致的血管内溶血。起病急骤，突发寒战及高热、腰酸背痛，有时伴有恶心、呕吐、腹痛等消化道症状。这是由于红细胞大量破坏，其分解产物对机体的毒性作用所致。游离血红蛋白在血浆内浓度增高后由尿液排出，表现为血红蛋白尿，尿色如酱油样；患者常有贫血、黄疸；严重时由于溶血产物损害肾小管，引起肾小管坏死和管腔阻塞，可导致急性肾功能衰竭。

(2) 慢性溶血：多见于遗传性球形红细胞增多症、血红蛋白病等所致的血管外溶血。起病缓慢，症状较轻，有贫血、黄疸和脾大三大特征。由于长期高胆红素血症，常并发胆结石和肝功能损害。

（三）实验室检查及其他检查

(1) 红细胞破坏增加：①红细胞计数下降，呈正细胞正色素性贫血；②血清未结合胆红素增多；③血浆游离血红蛋白浓度增高；④尿胆原增多，尿内尿胆原和尿胆素常增加；⑤尿内出现血红蛋白（急性溶血）或含铁血黄素（慢性溶血）。

(2) 骨髓代偿性增生：①网织红细胞增多；②外周血中出现有核红细胞，其数量一般不多；③骨髓内幼红细胞增生明显增多。

(3) 确定溶血性贫血种类的特殊检查。

① 红细胞形态观察：如球形红细胞增多，见于遗传性球形红细胞增多症；靶形细胞增多，常见于海洋性贫血；破碎细胞，常见于机械性溶血性贫血。

② 红细胞脆性试验：遗传性球形细胞增多症时，红细胞脆性增高；海洋性贫血时，红细胞脆性降低。

③ 抗人球蛋白试验（Coombs 试验）：阳性提示自体免疫性溶血性贫血。

④ 酸溶血试验（Hams 试验）：阳性提示阵发性睡眠性血红蛋白尿。

（四）诊断要点

首先明确是否溶血，明确红细胞是否发生溶血时应寻找红细胞破坏增加的证据。然后查明溶血的原因，判断溶血原因时，可根据病史、症状、体征以及实验室等资料进行综合分析，加以判断。

（五）防治要点

(1) 去除病因：如细菌感染所致的溶血，应合理应用抗生素积极地进行抗感染治疗；化学毒物和药物引起的溶血，应避免再次接触和使用；葡萄糖-6-磷酸脱氢酶缺乏者应避免食用蚕豆和氧化性的药物；继发于其他疾病者，应积极治疗原发病。

(2) 糖皮质激素：治疗自身免疫性溶血性贫血的首选药物，常用泼尼松、氢化可的松。

(3) 免疫抑制剂：主要用于糖皮质激素治疗无效者，常用环磷酰胺、硫唑嘌呤等。

(4) 脾切除：适用于红细胞破坏主要发生在脾脏的溶血性贫血，如遗传性球形红细胞增多症、自体免疫溶血性贫血应用糖皮质激素治疗无效者、海洋性贫血伴脾功能亢进者。脾切除虽然不能治愈本病，但可不同程度地缓解症状。

(5) 输血：可暂时改善患者的情况，但在某些患者可造成严重的反应，故应严格掌握适应证。阵发性睡眠性血红蛋白尿患者输全血可诱发溶血，自体免疫性溶血性贫血患者输血后可能加重溶血。因此，输血应视为挽救生命的措施，确有必要输血者，只输红细胞悬液或洗涤红细胞，一般情况下，尽可能少输血。

(6) 其他：严重的急性血管内溶血可造成急性肾功能衰竭、休克等致命并发症，应予积极处理。慢性溶血性贫血并发叶酸缺乏者，应适当补充叶酸，长期血红蛋白尿伴有缺铁时应补充铁剂治疗。

（关雪茹）

第二节 白血病

一、概述

白血病是一类造血干细胞的恶性克隆性疾病。其主要病理变化是白血病细胞的异常增生及分化成熟障碍,浸润并破坏其他组织、器官,正常造血受到抑制。白血病细胞克隆具有增殖失控、分化障碍、凋亡受阻、免疫逃逸的生物学特征。主要临床表现为贫血、出血、感染及肝、脾、淋巴结肿大。

白血病是我国常见的恶性肿瘤之一,是儿童及35岁以下成人最常见的恶性肿瘤之一。男性发病率略高于女性。我国白血病的发生以急性白血病较多见,成人以急性粒细胞白血病多见,儿童以急性淋巴细胞白血病多见。慢性白血病随年龄的增长其发病率逐渐升高,其中慢性淋巴细胞白血病多见于50岁以上的人。

(一)病因及发病机制

人类白血病的病因至今尚未完全清楚,其中认为可能的主要因素有如下几项。

(1)病毒:病毒感染能引起白血病已在动物实验中得到证实。

(2)放射:已有足够的证据证明接触放射线能引起白血病,如在第二次世界大战中日本的广岛和长崎在遭受原子弹袭击后的幸存者中,白血病的发生率较其他地区的人群高数十倍。据有关调查资料证实,接受过放射治疗的人和长期从事放射工作的医师的白血病的发生率也较一般人群明显增高。

(3)化学因素:某些化学物质和药物如苯的致白血病作用已经肯定,氯霉素、保泰松、抗肿瘤药中的烷化剂也有致白血病作用。

(4)遗传因素:家族性白血病约占白血病的7‰。在单卵孪生子中,如果一个人患白血病,另一个人的发病率为20%,较双卵孪生子高12倍。患某些遗传性疾病的患者白血病的发病率也比一般人群明显增高。

(5)其他:有些白血病的发生与免疫功能异常有关,有些白血病可由一些血液病如原发性血小板增多症、真性红细胞增多症、淋巴瘤等发展而成。

(二)分类

1. 按病程和白血病细胞分化程度分类

(1)急性白血病:起病急,病情进展快,病程短,自然病程一般少于6个月,外周血和骨髓中以异常原始细胞和早期幼稚细胞为主,骨髓中原始细胞一般在30%以上。

(2)慢性白血病:起病缓,病情进展慢,病程长,自然病程在一年以上,外周血和骨髓中以异常的接近成熟的幼稚细胞为主,骨髓原始细胞一般在2%以内。

2. 按白血病细胞形态分类

(1)急性白血病:分为急性淋巴细胞白血病(简称急淋,ALL)和急性非淋巴细胞白血病,后者又称急性髓细胞白血病(AML)。

(2)慢性白血病:有慢性淋巴细胞白血病、慢性粒细胞白血病、慢性单核细胞白血病、慢性粒-单核细胞白血病等。

(3)少见类型白血病:有嗜酸性粒细胞白血病、嗜碱性粒细胞白血病、多毛细胞白血病、浆细胞白血病、混合细胞白血病等。

3. 按外周血象分类

(1)白细胞增多性白血病:白细胞总数显著增高,常高于$15\times10^9/L$,伴有大量异常的原始和幼稚细胞。

(2)白细胞不增多性白血病:白细胞总数正常或低于正常,血中难以找到原始和幼稚细胞。

4. 按免疫学分类及MIC分型 近年来根据细胞的免疫学标记将急性淋巴细胞白血病分成T细胞系

ALL 和 B 细胞系 ALL 两大类。根据细胞形态学(M)、免疫学(I)和细胞遗传学(C)对急性白血病进行分型有利于治疗反应和预后的判断,使白血病的分型更加趋于完善。

二、急性白血病

(一) 分类

根据 1976 年 FAB(法、美、英)协作组制订的急性白血病分类诊断标准,我国于 1986 年对急性白血病的分型标准做了修订,其分类如下。

1. 急性淋巴细胞白血病 急性淋巴细胞白血病根据细胞形态和大小分为以下 3 型。

L_1 型:原始和幼稚细胞以小细胞为主,儿童多见,预后较好。

L_2 型:原始和幼稚细胞以大细胞为主,大小不一,成人多见,预后较差。

L_3 型:原始和幼稚细胞以大细胞为主,大小一致,预后最差。

2. 急性非淋巴细胞白血病(急性髓细胞白血病) 急性非淋巴细胞白血病共分以下 8 型。

M_0:急性髓细胞白血病微分化型。

M_1:急性粒细胞白血病未分化型,骨髓中原始粒细胞占非红系细胞的 90%以上。

M_2:急性粒细胞白血病部分分化型,分为两个亚型:①骨髓中原始粒细胞占非红系细胞的 30%～89%,单核细胞小于 20%,其他粒细胞大于 10%为 M_{2a} 型;②骨髓中以异常的中性中幼粒细胞增生为主,中性中幼粒细胞占非红系细胞的 30%以上为 M_{2b} 型。

M_3:急性早幼粒细胞白血病,骨髓中以多颗粒的早幼粒细胞为主,早幼粒细胞占非红系细胞的 30%以上。此型按细胞内颗粒的大小又分为 M_{3a}(粗颗粒)和 M_{3b}(细颗粒)两个亚型。

M_4:急性粒-单核细胞白血病,骨髓中粒系和单核系细胞同时恶性增生,骨髓中原始细胞占非红系细胞的 30%以上,各阶段粒细胞在 30%以上、80%以下,各阶段单核细胞大于 20%。此型根据细胞形态分为四个亚型:①M_{4a}:增生的主要细胞为原始和早幼粒细胞。②M_{4b}:增生的主要细胞为原始和幼稚单核细胞。③M_{4c}:既有原始粒细胞的增生,又有原始单核细胞的增生。④M_4 Eo:除具有 M_4 各型特点外,嗜酸性粒细胞占非红系细胞的 5%以上。

M_5:急性单核细胞白血病,骨髓中原始单核、幼单核及单核细胞占非红系细胞的 80%以上。原始单核细胞大于或等于 80%为 M_{5a} 型,原始单核细胞小于 80%为 M_{5b} 型。

M_6:急性红白血病,骨髓中幼红细胞大于或等于 50%,非红系的原始细胞大于或等于 30%。

M_7:急性巨核细胞白血病,骨髓中原始巨核细胞大于或等于 30%。

1999 年 WHO 对急性白血病提出了新的分类方法,将急性髓性白血病分为:①急性髓性白血病伴重现细胞遗传学异常;②急性髓性白血病伴多系病变;③治疗相关性急性髓性白血病和骨髓增生异常综合征;④急性髓性白血病不另分类或同 FAB 分类;⑤系列不明急性白血病。将急性淋巴细胞白血病分为:①前体 B 细胞急性淋巴细胞白血病;②前体 T 细胞急性淋巴细胞白血病;③Burkitt 细胞白血病。

(二) 临床表现

起病可急可缓,儿童及青年常急性起病,表现为突然高热,严重出血和贫血,全身迅速衰竭。起病缓慢者主要表现为进行性贫血和出血倾向。

(1) 贫血:常为最先出现的表现,并呈进行性加重。主要因正常造血受到干扰、溶血及出血等引起。

(2) 出血:约 40%的患者早期即有出血表现,出血可发生在全身各部位,但以皮肤黏膜多见,表现为淤点、淤斑,鼻、牙龈和口腔黏膜出血,内脏出血可有咯血、呕血、便血、尿血及阴道出血,眼底出血可致视力障碍。颅内出血最为严重,是致死的主要原因之一。

(3) 发热:半数患者以发热为早期表现,可为低热,亦可为高热,且常伴有畏寒、多汗等表现,高热常提示有继发性感染,感染可发生于全身各部位,其中以口腔、牙龈、咽峡最常见,严重者可引起败血症。

(4) 组织和器官浸润的表现。

① 肝、脾和淋巴结肿大:患者一般都有肝、脾和浅表淋巴结的轻度肿大,肿大肝,脾质地柔软或中等硬度,肿大淋巴结质地中等且不融合。小儿急性淋巴细胞白血病可有纵隔淋巴结明显肿大。

② 骨与关节:患者可有骨及关节疼痛,成人以胸骨疼痛多见,儿童以四肢骨及关节疼痛多见,胸骨下段出现局限性压痛有诊断意义。

③ 中枢神经系统白血病:由于多数化疗药物不能通过血-脑屏障,隐藏在脑膜及脑实质内的白血病细胞不能有效被杀灭而引起中枢神经系统白血病。中枢神经系统白血病可发生在疾病的各个时期,但以缓解期最常见,多见于急性淋巴细胞白血病,尤其是儿童。临床上主要出现脑膜炎及颅内压增高表现,轻者表现为头痛,重者出现呕吐、颈项强直、抽搐甚至昏迷。

④ 其他:白血病细胞浸润口腔黏膜引起牙龈肿胀、口腔溃疡;浸润眼引起眼球突出、视力障碍;浸润皮肤引起皮疹、结节、斑块、溃烂坏死;浸润睾丸引起一侧睾丸无痛性肿大。此外,还可使心、肺、胃、肾等受累,但不一定出现临床表现。

(三) 实验室检查及其他检查

(1) 血常规检查:白细胞总数高低不等,大多数患者白细胞总数增高,最高者可达 $100\times10^9/L$,称为高白细胞性白血病;低者可小于 $1.0\times10^9/L$,称为白细胞不增多性白血病。血涂片分类检查原始和幼稚细胞一般占30%～90%,有的可达95%以上,白细胞不增多性白血病一般找不到原始细胞。白细胞明显增高或明显减少提示治疗效果不佳。红细胞和血红蛋白降低,一般为正细胞性贫血,少数患者血涂片可有红细胞大小不等,并能找到幼红细胞,多数患者有血小板减少。

(2) 骨髓检查:多数患者骨髓增生明显活跃或极度活跃,有关系列的原始细胞和幼稚细胞明显增生,原始细胞占非红系细胞的30%以上(WHO分类原始细胞大于或等于20%),成熟阶段细胞少见。少数急性非淋巴细胞白血病患者骨髓增生低下(原始细胞仍大于或等于30%),称低增生性白血病。

(3) 其他检查:血液生化检查有血清尿酸和乳酸脱氢酶增高。白血病细胞的染色体分析绝大多数有染色体组型异常。细胞免疫学检查不仅能区分急性淋巴细胞白血病与急性非淋巴细胞白血病,并能将急性淋巴细胞白血病进行分型。

(四) 诊断要点

根据临床表现及血象变化可考虑本病,确诊需进行骨髓穿刺检查。临床上需与再生障碍性贫血、传染性单核细胞增多症、类白血病反应、特发性血小板减少性紫癜及传染性淋巴细胞增多症、过敏性紫癜等疾病相鉴别。

(五) 防治要点

急性白血病的治疗包括支持治疗、化学治疗、骨髓移植和中医中药等治疗措施。近年来由于化学治疗的进展使该病的完全缓解率和无病存活率明显提高。

1. 支持治疗

(1) 防治感染:感染是白血病常见的并发症,也是其死亡的主要原因,须积极预防和治疗。对患者应加强营养和护理,注意个人卫生,保持皮肤、黏膜的清洁。在化疗期间应住在经过消毒的单一病室,加强消毒隔离。当出现感染征象时,应采集标本进行细菌培养和药敏试验,并立即使用有效抗生素进行治疗。

(2) 控制出血:由血小板减少引起的出血可输浓集血小板悬液,因弥散性血管内凝血所致的出血应立即采取适当的抗凝治疗。鼻及牙龈出血可采取填塞或用明胶海绵止血。

(3) 纠正贫血:贫血严重者可输浓集红细胞或全血,尽快采取有效的方法使病情得到缓解。

(4) 防治尿酸性肾病:在化疗期间因白血病细胞的大量破坏致使血清和尿中尿酸浓度增高,肾小管内易形成结石造成阻塞而引起尿酸性肾病。故应鼓励患者多饮水,碱化尿液,必要时采取静脉补液并同时口服别嘌醇。对少尿或无尿者,应按急性肾功能不全进行处理。

2. 化学治疗 化学治疗是治疗急性白血病的重要方法。其目的是尽快使病情得到完全缓解,使患者长期存活直至治愈。

(1) 化疗原则:急性白血病的化疗应遵循早期、足量、联合、间歇、个体化的原则。一旦明确诊断应及早用药,选择作用机制不同的药物联合应用,以增强疗效;剂量应充足,尽快使病情达到完全缓解;根据白血病细胞增殖周期的特点间歇用药,白血病细胞增殖周期为5日左右,所以一个疗程须持续用药7～10日,间歇1～2周后再进行下一个疗程。间歇用药的目的是使骨髓的正常造血功能得到恢复,使处于休止期的白血病细胞进入增殖期，在下一疗程时更易被杀灭。

(2) 急性淋巴细胞白血病的化疗：①诱导缓解治疗：目前最基本的化疗为 VP 方案，此方案在儿童完全缓解率高达 80%～90%，但成人的完全缓解率较低，仅为 50%，而且容易复发，因此成人急淋白血病常在 VP 方案的基础上加上柔红霉素、门冬酰胺酶进行治疗，以提高疗效。常用化疗方案见表 15-3。②缓解后治疗：包括巩固强化治疗和维持治疗，一般在诱导缓解治疗取得完全缓解后，间歇 1～2 周即应进行巩固强化治疗。其方法可采用原诱导缓解方案治疗 2～4 个疗程或采用其他强有力的化疗方案，也可采取多种药物交替使用的序贯疗法，在巩固强化治疗后继续用甲氨蝶呤、巯嘌呤等维持治疗 3～4 年。

表 15-3　急性白血病常用化疗方案

类型	方　案	药　　物	剂量用法	备　　注
急性淋巴细胞白血病	VP	长春新碱(V)	1～2 mg，静脉注射，每周第 1 日	连续应用 4～6 周，如治疗 6 周未缓解应改方案，小儿完全缓解为 92%，成人 77.8%
		泼尼松(P)	40～60 mg/d，分次口服	
	VLDP	长春新碱(V)	1～2 mg，静脉注射，每周第 1 日	
		柔红霉素(D)	40～60 mg，静脉注射，每周第 1～3 日	
		门冬酰胺酶(L)	5 000～10 000 U，静脉注射，第 16 日起，每日 1 次	
		泼尼松(P)	40～60 mg/d，分次口服，共 35 日	
急性非淋巴细胞白血病	DA	柔红霉素(D)	40 mg，静脉注射，第 1～3 日，每日 1 次	7 日 1 个疗程，间歇 2～3 周，完全缓解率 35%～85%，5～7 日 1 个疗程，间歇 1～2 周，完全缓解率 60%
		阿糖胞苷(A)	150 mg，静脉滴注，第 1～7 日，每日 1 次	
	HVAP	高三尖杉酯碱(H)	4～6 mg，静脉滴注，第 1～5 日或 7 日	
		长春新碱(V)	2 mg，静脉注射，第 1 日	
		阿糖胞苷(A)	150 mg，静脉注射，第 1～5 日或 7 日	
		泼尼松(P)	40～60 mg/d，分次口服	

(3) 急性非淋巴细胞白血病的化疗：①诱导缓解治疗：通常采用 DA 方案或 HVAP 方案进行治疗，5～7 日为 1 个疗程，间歇 1～2 周后再进行下一个疗程，直至缓解。②缓解后治疗：缓解后治疗方法不一，近年来主张采取早期强化，定期巩固的方法进行治疗。巩固强化的方法有：a. 用原诱导方案巩固 4～6 个疗程；b. 以阿糖胞苷为主的强化治疗，阿糖胞苷可单用或与柔红霉素、米托蒽醌、安吖啶等合用；c. 用与原诱导方案无交叉耐药的新方案(如 VP16＋米托蒽醌等)进行治疗。每 1～2 个月化疗 1 次，共 1～2 年，停药后应密切随访观察，如有复发再行治疗。

(4) 中枢神经系统白血病的防治：①预防：在缓解后开始用甲氨蝶呤及地塞米松做鞘内注射，甲氨蝶呤每次 10 mg，地塞米松每次 5 mg，每周 2 次，共 3 周。②治疗：一旦确诊中枢神经系统白血病应立即用甲氨蝶呤 10～15 mg＋地塞米松 5 mg 做鞘内注射，每周 2 次，直至脑脊液恢复正常，然后改为甲氨蝶呤 5～10 mg，每 6～8 周 1 次，直至全身化疗结束。

3. 造血干细胞移植　按造血干细胞的来源不同，可分为：①骨髓移植：包括异基因骨髓移植、同基因骨髓移植和自身骨髓移植；②胎脐血干细胞移植；③外周血干细胞移植；④胎肝干细胞移植。上述四种移植方法各有其优缺点，但费用都较昂贵，目前尚未能推广使用。

三、慢性粒细胞白血病

慢性粒细胞白血病(chronic myelocytic leukemia，CML，简称慢粒白血病)，国内发病率仅次于急性淋巴细胞白血病和急性粒细胞白血病。临床特征为脾大、白细胞异常增多和 Ph 染色体阳性。

(一) 临床表现

起病缓慢，早期常无任何症状，患者往往因为健康检查或其他原因到医院就诊才发现有脾脏肿大或血象异常而确诊，各种年龄均可发病，其中以 20～50 岁年龄的人发病最多见。

(1) 肝脾大：脾大常为最突出的表现，肿大脾脏可平脐甚至在脐以下，质地坚实、平滑、有切迹、无压痛,如脾脏发生梗死则有明显压痛并出现摩擦音。半数患者可有轻度肝大。

(2) 全身症状:随着病情发展,机体代谢亢进,患者可出现乏力、低热、多汗或盗汗,体重减轻等表现。

(3) 其他:部分患者有胸骨中下段压痛。少数白细胞显著增高的患者可有眼底静脉充血及出血、中枢神经系统出血、呼吸窘迫、头晕、言语不清、阴茎异常勃起等表现。

(二) 实验室检查及其他检查

(1) 血常规检查:白细胞总数显著增高,常超过 20×10^9/L,晚期可达 100×10^9/L 以上。血涂片中中性粒细胞明显增多,以中幼、晚幼和杆状核粒细胞为主,原始细胞通常低于5%。嗜酸性、嗜碱性粒细胞增多,是慢粒白血病的特征之一,有助于诊断。早期血小板正常或增多,晚期血小板减少。红细胞和血红蛋白早期正常,晚期减少。

(2) 骨髓检查:骨髓增生明显活跃或极度活跃,以粒细胞为主,分类与外周血相似。红系细胞相对减少,巨核细胞正常或增多,晚期减少。中性粒细胞碱性磷酸酶(NAP)减低或呈阴性反应。

(3) 染色体检查:90%以上的患者血细胞中出现 Ph 染色体。

(4) 血生化检查:血清及尿中尿酸浓度增高,血清乳酸脱氢酶、溶菌酶增高,血清维生素 B_{12} 浓度及其结合力显著增高是本病的特征之一。

(三) 诊断要点

根据脾大、血常规、骨髓检查及 Ph 染色体阳性可作出诊断。慢性粒细胞白血病按病程演变分三期。

(1) 慢性期:可持续2～3年,临床无症状或仅有乏力、低热、多汗、体重减轻等症状,血中原粒细胞小于或等于5%,骨髓中原粒细胞小于或等于10%。

(2) 加速期:脾迅速肿大,出现原因不明的发热、骨骼疼痛、贫血和出血,原来有效的药物变得无效,血或骨髓中原粒细胞大于或等于10%,外周血嗜碱性粒细胞大于20%,血小板进行性减少或增多。此期可持续数月到数年。

(3) 急变期:临床表现与急性白血病类似,血或骨髓原始粒细胞大于或等于20%,多数病例为急粒变,20%～30%为急淋变,其他类型的急性变偶可发生。急性变预后极差,如不积极治疗往往在数月内死亡。

临床上需与血吸虫病、肝硬化等引起的脾大及严重感染、恶性肿瘤等引起的类白血病反应相鉴别。

(四) 防治要点

(1) 化学治疗(化疗):化疗可以迅速改善症状,使异常血象得到控制,但对患者存活期无明显改善。

① 羟基脲:起效快,能使白细胞迅速下降,是目前首选的化疗药物,但维持时间短,停药后白细胞很快回升。为防止尿酸性肾病,应多饮水并同时加服别嘌呤醇,0.3 g/d,分3次口服。

② 白消安:又称马利兰,起效较羟基脲慢,用药2～3周后血白细胞才开始下降,但停药后白细胞下降仍持续2～4周。长期用药可出现骨髓抑制,应掌握剂量,严密观察反应。此药长期使用还可出现皮肤色素沉着,肺间质纤维化,睾丸萎缩和停经,有的可发生急性变。

③ 联合化疗:常用高三尖杉酯碱2 mg+阿糖胞苷100 mg 静脉滴注,每日1次,7～10天为1个疗程。可使 Ph 染色体阳性细胞减少,生存期延长。

(2) 其他:根据病情可使用 α-干扰素、中药、骨髓移植等方法。

(包再梅)

第三节　出血性疾病

一、概述

出血性疾病是由于机体的止血和(或)凝血功能障碍引起的自发性出血或轻微损伤后出血不止的一组疾病。其主要原因有:①血管壁异常;②血小板数量和血小板功能异常;③凝血功能障碍;④纤维蛋白溶解亢进。

（一）分类

按病因和发病机制可分为下列五大类。

1. 血管壁异常 ①遗传性：如遗传性出血性毛细血管扩张症、家族性单纯性紫癜等。②获得性：如败血症、过敏性紫癜、药物性紫癜、维生素C及维生素P缺乏症、结缔组织病等。

2. 血小板异常

(1) 血小板数量异常：①血小板减少：血小板生成减少，如再生障碍性贫血、白血病等；血小板破坏过多，如脾功能亢进、特发性血小板减少性紫癜；血小板消耗过多，如弥散性血管内凝血、血栓性血小板减少性紫癜等。②血小板增多：原发性，如原发性出血性血小板增多症；继发性，如慢性粒细胞白血病、脾切除术后。

(2) 血小板质量异常：①遗传性：如血小板无力症、巨大血小板综合征等。②获得性：可由抗血小板药物、严重肝病、尿毒症、异常球蛋白血症等引起。

3. 凝血异常 ①遗传性：如血友病甲、血友病乙、凝血因子Ⅺ缺乏症及凝血酶原缺乏症等。②获得性：如严重肝病、维生素K缺乏症、尿毒症及弥散性血管内凝血等。

4. 抗凝及纤维蛋白溶解异常 主要为获得性疾病，如蛇咬伤，肝素、双香豆素使用过量，弥散性血管内凝血等。

5. 复合性止血机制异常 ①遗传性：如血管性血友病。②获得性：如弥散性血管内凝血。

（二）诊断要点

1. 病史 对出血性疾病的诊断非常重要，应详细询问，包括出血部位、诱发因素、出血量及持续时间、出血发生的年龄、有无使用过影响血小板及凝血因子的药物、家庭中有无类似出血患者等。

2. 体格检查 应注意出血部位、范围、程度，是否伴有肝、脾及淋巴结肿大，有无黄疸、蜘蛛痣等。

3. 实验室检查 实验室检查是诊断出血性疾病不可缺少的依据。

(1) 筛选试验：通过筛选试验能对血管异常、血小板异常、凝血异常作出初步诊断。常用的筛选试验项目有：出血时间(BT)、毛细血管脆性试验、血小板计数、凝血时间(CT)、血块收缩试验、部分激活的凝血活酶时间(APTT)、凝血酶原时间(PT)、凝血酶时间(TT)等。

(2) 确诊试验：①血小板异常：血小板形态观察、血小板黏附试验、血小板聚集试验、血小板第3因子有效性测定、血小板相关抗体及补体测定等。②凝血异常：凝血活酶生成试验及纠正试验，凝血酶原时间及纠正试验，凝血因子含量或活性测定等。

（三）防治要点

1. 病因防治 对遗传性出血性疾病目前尚无根治措施，应注意防止外伤，尽量避免手术及各种穿刺和注射，必须手术者应于术前补足有关的凝血因子。成人应选择安全适当的职业并使其掌握制止出血的有关急救措施。对获得性出血性疾病应针对病因采取积极有效的措施，如尿毒症、肝胆疾病所引起的出血应对其原发病进行积极治疗。

2. 止血措施

(1) 止血药物：根据出血原因的不同选择有效的止血药物，对血管异常所致的出血可用维生素C、维生素P、安络血、止血敏、糖皮质激素等药物；对纤溶亢进引起的出血可用氨基己酸、对羧基苄胺等药物。

(2) 补充凝血因子或血小板：对有严重出血或持续出血的患者可输新鲜血浆、全血、血小板悬液或相应的浓缩凝血因子制剂。

(3) 局部处理：局部采取填塞或用弹性绷带包扎压迫的方法止血。

二、特发性血小板减少性紫癜

特发性血小板减少性紫癜(idiopathic thrombocytopenia purpura，ITP)，又称为原发性血小板减少性紫癜。临床上主要表现为皮肤、黏膜及内脏出血，血小板减少，骨髓巨核细胞成熟障碍。

（一）病因及发病机制

本病病因尚未完全明了，可能与免疫因素使血小板破坏，肝、脾对血小板的破坏及雌激素抑制血小板

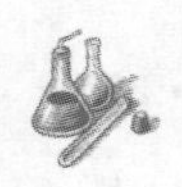

生成和增强单核-巨噬细胞系统吞噬破坏血小板等因素有关。

(二) 临床表现

根据临床表现、发病年龄、血小板减少的持续时间和治疗效果分为急性和慢性两型。

(1) 急性型:多见于儿童,男女发病无明显差别。发病前1～3周常有上呼吸道或其他部位的病毒感染史。起病急骤,出血部位广泛而严重,皮肤有大量淤点和大小不等的淤斑,分布不均,以下肢为多,黏膜出血多见于鼻、口腔、牙龈。严重患者可有胃肠及泌尿系统等内脏出血。颅内出血后果严重,但少见。病程多呈自限性,一般为2～6周,少数可发展成慢性。

(2) 慢性型:起病缓慢,以20～40岁女性多见,主要表现为反复发生的皮肤淤点、淤斑,鼻或牙龈出血,女性患者常以月经过多为主要表现。内脏出血少见。长期反复发作患者可有轻度脾大。

(三) 实验室检查及其他检查

(1) 血常规检查:血小板减少,部分患者可有血小板形态异常,如体积增大、颗粒减少、染色过深等,急性型血小板常低于20×10^9/L,慢性型常在$(30～80)\times10^9$/L之间;出血时间延长;毛细血管脆性试验阳性;血块回缩不良,凝血酶原消耗过多。

(2) 骨髓检查:骨髓巨核细胞数正常或增多,多为未成熟型,产生血小板的巨核细胞数明显减少。粒系细胞和红系细胞正常。

(3) 其他检查:血小板相关免疫球蛋白(PAIg)明显增高,放射性核素测定有血小板寿命缩短。

(四) 诊断要点

根据出血征象、血小板减少及骨髓巨核细胞质和量的异常诊断不难,其诊断标准包括:①出血征象;②多次检验血小板减少;③脾不大或轻度大;④骨髓巨核细胞数正常或增多;⑤具备下列五项中任何一项:a. 泼尼松治疗有效;b. 脾脏切除有效;c. PAIg增多;d. PAC3增多;e. 血小板寿命缩短。

本病须与再生障碍性贫血、白血病、系统性红斑狼疮、脾功能亢进、过敏性紫癜等鉴别。

(五) 防治要点

(1) 一般治疗:出血严重的患者应卧床休息。避免使用可能引起血小板减少和影响血小板功能的药物。

(2) 糖皮质激素:具有抑制血小板抗体产生和单核-巨噬细胞系统对血小板的吞噬和破坏作用,降低毛细血管管壁的通透性,控制出血,为目前治疗本病的首选药物。常用泼尼松,对病情严重的患者可用地塞米松或甲泼尼龙短期静脉滴注,待病情好转后改泼尼松口服。

(3) 脾切除:能够消除破坏血小板的场所,减少血小板抗体的产生,是治疗本病有效的方法之一。其适应证为:①糖皮质激素治疗6个月以上无效者;②需长期使用较大剂量(30 mg/d)泼尼松才能控制出血者;③对糖皮质激素治疗有禁忌者。

(4) 免疫抑制剂:对糖皮质激素和脾切除治疗无效或疗效较差的患者,可用免疫抑制剂与小剂量糖皮质激素进行治疗。

(5) 输血或输血小板悬液:对出血严重、血小板明显减少及需紧急手术的患者,可酌情输浓缩血小板悬液,但不宜反复输注,以免产生同种抗体影响疗效。

(6) 其他治疗:经上述方法治疗无效者,可采用中医中药、血浆置换、丙种球蛋白等方法治疗。

三、过敏性紫癜

过敏性紫癜是一种常见的血管变态反应性出血性疾病。主要因机体对某些致敏物质发生变态反应,导致毛细血管壁的通透性和脆性增加而引起。临床上主要表现为皮肤紫癜、黏膜出血,常伴有腹痛、关节痛和肾损害。

(一) 病因及发病机制

能引起本病的因素很多,但直接病因常难以确定。常见病因有以下几点。

(1) 感染:可由细菌、病毒及寄生虫等感染所致。在细菌感染中以β溶血性链球菌感染最多见,其次为金黄色葡萄球菌和肺炎链球菌;病毒则可由风疹、麻疹、水痘病毒等感染引起;寄生虫以蛔虫最常见,钩虫、疟原虫等亦可引起。

(2) 食物：鱼、虾、蟹、蛋、奶等异性蛋白。

(3) 药物：抗生素、磺胺类、解热镇痛剂、异烟肼等。

(4) 其他：昆虫叮咬、吸入花粉、疫苗接种、天气寒冷等。

上述各种因素通过速发型变态反应或免疫复合物型变态反应致使毛细血管壁的通透性和脆性增加而致病。

(二) 临床表现

本病多见于儿童及青年，男性多于女性。起病可急可缓，多数患者发病前1～3周有上呼吸道感染史。常有低热、乏力、食欲不振、头痛等前驱症状。皮肤紫癜常最先出现，但也可在腹痛、关节痛等之后出现。根据不同临床表现，分为以下几型。

(1) 紫癜型：最常见，损害仅限于皮肤，多突然发生，以皮肤淤点为主要表现，有的可融合成淤斑，多见于双下肢，呈对称性分布，常成批出现，有的高出皮肤表面，经1～2周后逐渐消退，反复发生。部分患者可同时伴有皮肤水肿、荨麻疹等表现。

(2) 腹型：除皮肤紫癜外，主要表现为脐周或下腹部阵发性绞痛或持续性钝痛，可伴有恶心、呕吐、呕血、腹泻、便血等症状。腹部检查可有压痛及肠鸣音亢进，有的可诱发肠套叠，易误诊为外科急腹症。

(3) 关节型：多见于青年，除皮肤紫癜外，主要表现为关节肿胀、疼痛和功能障碍，多发生于膝、踝、肘、腕等大关节，呈游走性，反复发作，经数日而愈，不留后遗症。

(4) 肾型：多见于儿童及少年，病情最为严重，常在紫癜出现后1～2周呈现肾脏损害的表现，主要表现为血尿、蛋白尿和管型尿，有的可出现水肿、高血压，病情多在数周内恢复。少数患者可发展为慢性肾炎或肾病综合征，甚至发生肾功能衰竭。

(5) 混合型：具有两型或两型以上临床表现。

(三) 实验室检查及其他检查

血小板计数、出血时间、凝血时间、骨髓穿刺检查均正常。白细胞计数正常或增多，寄生虫感染者嗜酸性粒细胞增多。半数患者毛细血管脆性试验阳性。肾型患者可有尿检查异常。

(四) 诊断要点

根据典型的皮肤紫癜或伴有胃肠、关节、肾受累的表现，结合实验室检查无特殊异常，一般诊断不难，但各型需与特发性血小板减少性紫癜、风湿性关节炎、急腹症、肾炎相鉴别。

(五) 防治要点

(1) 病因治疗：寻找并消除过敏原，如积极控制感染，治疗肠道寄生虫病，避免使用可疑药物和食物。

(2) 抗组胺类药物：轻症病例可选用下列药物。①氯苯那敏(扑尔敏)4 mg，每日3次；②苯海拉明或异丙嗪25 mg，每日3次；③氯雷他定10 mg，每日1次；④特非那定60 mg，每日2次。此外，还可用10%葡萄糖酸钙溶液10 mL静脉注射。

(3) 糖皮质激素：具有抑制抗原-抗体反应和降低毛细血管通透性的作用。常用泼尼松30～40 mg/d，分3次或顿服，症状缓解后逐渐减量。重症患者可先用氢化可的松100～200 mg/d或地塞米松5～15 mg/d，静脉滴注，待病情好转后再改为泼尼松口服。疗程一般不超过30天。

(4) 免疫抑制剂：对糖皮质激素疗效不佳或伴有严重肾损害的患者，可试用硫唑嘌呤、环磷酰胺等免疫抑制剂，亦可与糖皮质激素合用。

(5) 对症治疗：腹痛较重者可用阿托品或山莨菪碱口服，亦可用阿托品皮下注射；伴发呕血、便血者可用H_2受体拮抗剂；呕吐严重者可用止吐药；频繁腹泻有脱水者应补充水、电解质及维生素。

(6) 其他：对重症或呈急进性肾炎表现的肾型紫癜，除按上述方法治疗外，可采用抗凝疗法进行治疗，首先用肝素钠5 000～10 000 U/d，静脉滴注，4周后改用华法林4～15 mg/d，口服，用药2周后减量至2～5 mg/d，维持治疗2～3个月。此外，可用中医中药治疗，根据中医辨证论治，血热型用犀角地黄汤加减，气虚型用归脾汤加减，阴虚型用六味地黄汤加减。

(包再梅)

第四节 风 湿 热

风湿热好发年龄为6～15岁,一年四季均可发病,以冬春多见,无性别差异。在我国农村和边远地区发病率较高,应引起重视。

一、病因及发病机制

风湿热是A组乙型溶血性链球菌咽峡炎后的晚期并发症。0.3%～3%因该菌引起的咽峡炎患儿于1～4周后发生风湿热。皮肤及其他部位A组乙型溶血性链球菌感染不会引起。

A组乙型溶血性链球菌的抗原性很复杂,各种抗原分子结构与机体器官抗原存在同源性,与人体组织产生免疫交叉反应,导致器官损害,是风湿热发病的主要机制。其他自身免疫反应、遗传背景、毒素等均参与了发病过程。

二、临床表现

急性风湿热发生前1～5周有链球菌咽峡炎病史。主要临床表现为心脏炎、关节炎、舞蹈病、皮下结节和环形红斑。发热和关节炎是最常见的主诉。

1. 一般表现 急性起病者体温在38～40 ℃之间,热型不定,1～2周后转为低热。隐匿起病者仅为低热或无发热。其他表现有精神不振、疲倦、食欲不振、面色苍白、多汗、鼻出血、关节痛和腹痛等,个别有肺炎和胸膜炎。

2. 心脏炎 40%～50%的风湿热患者可累及心脏,心脏炎是风湿热唯一的持续性器官损害。初次发作时以心肌炎和心内膜炎最多见,同时累及心肌、心内膜和心包者,称为全心炎。

(1) 心肌炎:轻者可无症状,重者可伴不同程度的心力衰竭;安静时心动过速,与体温升高不成比例;心脏扩大,心尖搏动弥散;心音低钝,可闻及奔马律;心尖部有轻度收缩期吹风样杂音,75%的初发患儿主动脉瓣区可闻及舒张期杂音。X线检查心脏扩大,心脏搏动减弱;心电图示P-R间期延长,伴有T波低平和ST段异常,或有心律失常。

(2) 心内膜炎:主要侵犯二尖瓣和(或)主动脉瓣,造成关闭不全。二尖瓣关闭不全表现为心尖部2/6～3/6级吹风样全收缩期杂音,向腋下传导,有时可闻及二尖瓣相对狭窄所致的舒张中期杂音;主动脉瓣关闭不全时胸骨左缘第3肋间可闻及舒张期叹气样杂音。超声心电图检查能更敏感地发现临床听诊无异常的隐匿性心瓣膜炎。

(3) 心包炎:积液量很少时,临床上难以发现,可有心前区疼痛,有时于心底部听到心包摩擦音。积液量多时心前区搏动消失,心音遥远,有颈静脉怒张、肝大等心包填塞表现。临床上有心包炎表现者,提示心脏炎严重,易发生心力衰竭。

3. 关节炎 关节炎占急性风湿热总数的50%～60%,典型病例为游走性多关节炎,以膝、踝、肘、腕等大关节为主,表现为关节红、肿、热、痛,活动受限。每个受累关节持续数日后自行消退,预后不留畸形,但此起彼伏,可延续3～4周。

4. 舞蹈病 舞蹈病占风湿热患儿的3%～10%,也称Sydenham舞蹈病,表现为全身或部分肌肉的无目的不自主快速运动,如伸舌歪嘴、挤眉弄眼、语言障碍、书写困难、动作不协调等,兴奋或注意力集中时加剧,入睡后即消失。舞蹈病常在其他症状出现后数周至数月出现,如风湿热其他症状较轻,舞蹈病可能为首发症状。舞蹈病病程为1～3个月,个别病例在1～2年内反复发作。

5. 皮肤症状

(1) 环形红斑:较少见,有环形或半环形边界明显的淡色红斑,大小不等,中心苍白,出现在躯干和四肢近端,呈一过性,或时隐时现呈迁延性,可持续数周。

(2) 皮下结节:见于5%的风湿热患儿,常伴有严重心脏炎,呈坚硬无痛结节,与皮肤不粘连,直径为0.1～1 cm,出现于肘、膝、腕、踝等关节伸面,或枕部、前额头皮,经2～4周消失。

三、实验室检查及其他检查

1. 链球菌感染证据 咽拭子培养可发现A组乙型溶血性链球菌,链球菌感染1周后血清抗链球菌溶血素O(ASO)滴度开始上升,80%风湿热患儿ASO升高。

2. 风湿热活动指标 白细胞计数和中性粒细胞增高、血沉增快、C-反应蛋白(CRP)呈阳性、球蛋白和黏蛋白增高等,但这些仅能反映疾病的活动情况,对诊断本病无特异性。

四、诊断要点

1992年修改的Jones诊断标准:①主要表现;②次要表现;③链球菌感染的证据。在确定链球菌感染证据的前提下,有两项主要表现或一项主要表现伴两项次要表现即可作出诊断(表15-4)。

表15-4 风湿热的诊断标准

主要表现	次要表现	链球菌感染证据
心脏炎	血沉增高	咽拭子培养阳性
关节炎	关节痛	快速链球菌抗原试验阳性
舞蹈病	血沉增高	抗链球菌溶血素O滴度升高
环形红斑	CRP阳性	—
皮下结节	P-R间期延长	—

由于近年来风湿热不典型和轻症病例增多,硬性按照Jones诊断标准,易造成诊断失误。因此,应进行综合判断,方能提高确诊率。

风湿性关节炎需与幼年类风湿性关节炎、急性化脓性关节炎、急性白血病等相鉴别;风湿性心脏炎需与病毒性心肌炎、感染性心内膜炎等相鉴别。

五、防治要点

1. 休息 卧床休息的期限取决于心脏受累程度和心功能状态。急性期无心脏炎患儿卧床休息2周,随后逐渐恢复活动,心脏炎无心力衰竭患儿卧床休息4周,随后于4周内逐渐恢复活动;心脏炎伴充血性心力衰竭患儿则需卧床休息至少8周,在以后2~3个月内逐渐增加活动量。

2. 清除链球菌感染 应用青霉素80万U肌内注射,每日2次,持续2周。青霉素过敏者可改用其他有效抗生素如红霉素等。

3. 抗风湿热治疗 心脏炎早期时使用糖皮质激素,无心脏炎的患儿可用阿司匹林。

4. 其他治疗 有充血性心力衰竭时,可给予大剂量静脉注射糖皮质激素,多数情况在用药后2~3天即可控制心力衰竭,慎用洋地黄制剂,以免发生洋地黄中毒。予以低盐饮食、氧气吸入、利尿剂和血管扩张剂。关节肿痛时应给予制动,舞蹈病时可用苯巴比妥、地西泮等镇静剂。

(包再梅)

第五节 类风湿关节炎

类风湿关节炎(rheumatoid arthritis,RA)是以对称性多关节炎为主要临床表现的异质性、系统性、自身免疫性疾病。临床上可有不同亚型,表现为病程、轻重、预后、结局都会有差异。但本病是慢性、进行性、侵蚀性疾病,如未适当治疗,病情逐渐加重发展,可最终致残。因此早期诊断、早期治疗至关重要。本病呈全球性分布,是造成人类丧失劳动力和致残的主要原因之一。我国RA的患病率为0.32%~0.36%,女性多于男性,男女之比为1∶3。

一、病因及发病机制

病因尚不清楚，可能与感染及遗传因素有关。

二、临床表现

1. 关节表现 本病的关节表现可分滑膜炎表现和关节结构破坏的表现，前者经治疗后有一定可逆性，但后者一旦出现很难逆转。关节损害是类风湿关节炎最突出的表现，主要表现为晨僵、疼痛、肿胀、畸形和功能障碍。

(1) 晨僵：病变关节僵硬以晨起或关节休息后明显，往往持续1 h以上，活动后可减轻。它是RA突出的临床特征，见于95%以上的RA患者。其程度和持续的时间与关节病变的严重程度成正比，常常作为RA活动指标之一。

(2) 疼痛与压痛：关节痛是最早出现的症状，腕关节、掌指关节、近端指间关节常出现，多为对称性、持续性疼痛，疼痛的关节常伴压痛。

(3) 肿胀：受累关节均发生肿胀，多因关节腔积液或周围软组织炎、滑膜肥厚所致。

(4) 关节畸形和功能障碍：由于病变反复发作，组织结构严重破坏，晚期患者可引起各种畸形。最常见的手部畸形为近端指间关节呈梭形肿大、掌指关节半脱位、手指尺侧偏斜、手指“天鹅颈”样畸形、手背峰谷畸形等(图15-1)。关节肿痛和畸形可导致关节功能障碍。美国风湿病学会(ACR)将本病影响生活能力的程度分为以下四级。

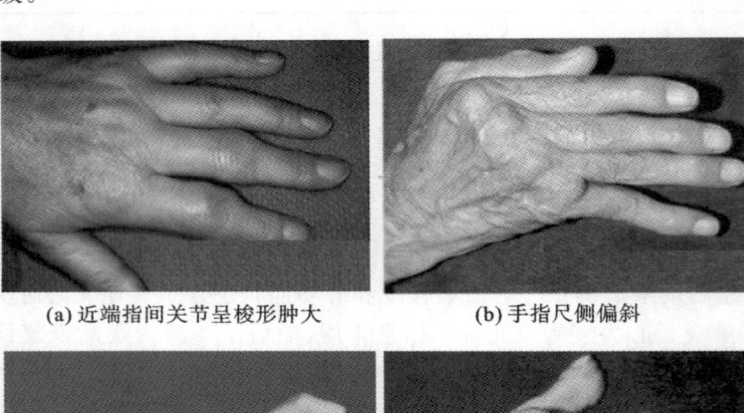

(a) 近端指间关节呈梭形肿大　　(b) 手指尺侧偏斜

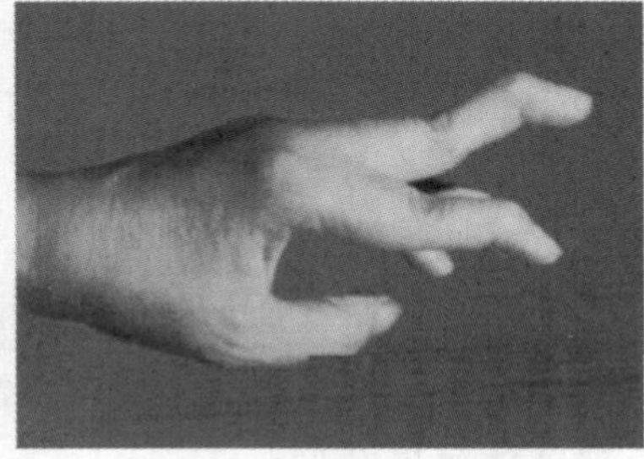
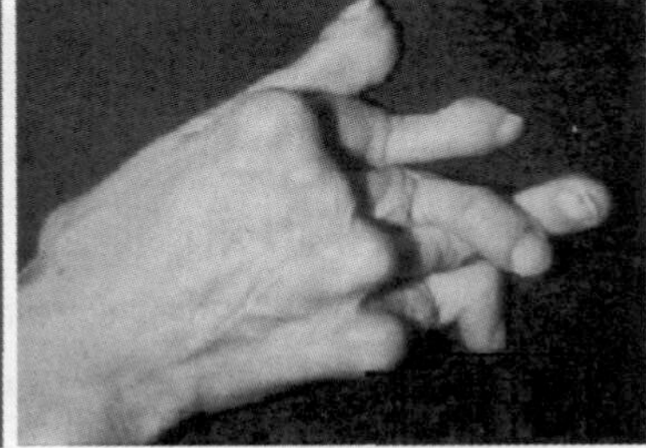
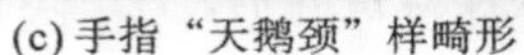

(c) 手指“天鹅颈”样畸形　　(d) 手背峰谷畸形

图15-1 类风湿关节炎常见手部畸形

Ⅰ级：正常活动不受限制。

Ⅱ级：中度受限，能完成日常生活的大部分活动。

Ⅲ级：明显受限，大部分日常工作或活动不能完成。

Ⅳ级：失去活动能力而卧床或仅能利用轮椅活动。

2. 关节外表现

(1) 类风湿结节：约25%的RA患者可出现类风湿结节，病变部位多位于关节隆突部和受压部位，如尺骨鹰嘴突、腕关节、踝关节、枕部。结节大小不一，直径为数毫米至数厘米、质硬无压痛，是本病较特异的皮肤表现，它的存在表示本病的活动。

(2) 类风湿性血管炎：可出现在患者的任何系统。查体可见指甲下或指端出现小血管炎，少数引起局部组织的缺血性坏死。在眼部可造成巩膜炎，严重者因巩膜软化而影响视力。

（3）肺：①弥漫性肺间质纤维化：患者主要表现为慢性咳嗽、进行性呼吸困难。肺功能试验显示肺顺应性减低和限制性通气障碍。②结节性肺病：类风湿关节炎合并尘肺的患者易发生结节性肺病，称Caplan综合征。肺部常出现多发性小结节，也有单发性。患者通常无症状，但可并发感染，形成空洞或破裂引起气胸。单个肺部结节要注意与肺癌相鉴别，血管类风湿因子阳性有助于本病的诊断。③胸膜炎：一般无症状，常在尸检时发现。偶可发生大量胸腔积液引起呼吸困难。胸腔积液呈渗出性，糖含量低，乳酸脱氢酶高，类风湿因子阳性。

（4）心脏：超声检查约30%的患者心包有少量积液，但多无临床相关表现，主要见于类风湿因子（RF）阳性、有类风湿结节的患者。

（5）神经系统：①脊髓受压：由颈椎骨突关节的类风湿病变而引起，表现为渐起的双手感觉异常和力量的减弱，腱反射多亢进，病理反射阳性。②周围神经因滑膜炎而受压，如正中神经在腕管内受压出现腕管综合征。多发性单神经炎则因小血管炎的缺血性病变造成。

（6）血液系统：本病一般出现正细胞正色素性贫血，出现小细胞低色素性贫血，常因服用非甾体抗炎药或因本病而造成胃肠道长期少量出血所致。Felty综合征是指类风湿关节炎者伴有脾大、中性粒细胞减少，有的甚至有贫血和血小板减少。

（7）干燥综合征：30%～40%的本病患者会出现此综合征，表现为口干、眼干、关节痛，但口干、眼干的症状多不明显，必须通过各项检验方可证实有干燥性角结膜炎和口干燥征。

三、实验室检查及其他检查

1. 血常规检查 有轻、中度正细胞正色素性贫血，红细胞比容为30%～35%；白细胞总数及分类多正常；在活动期，嗜酸性粒细胞和血小板计数可增高。

2. 血沉检查 多数患者在病变活动期血沉增快。

3. RF检查 用乳胶凝集法所测得的IgM型RF，约80%的患者此型RF呈阳性，其滴度与本病的活动性成正比。系统性红斑狼疮、硬皮病、混合性结缔组织病、流行性感冒、病毒性肝炎、亚急性感染性心内膜炎等也可表现为RF阳性，但其滴度较低。

4. 免疫复合物和补体检查 70%患者血清中有各种免疫复合物，尤其是活动期和RF阳性患者。在急性期和活动期，患者血清补体均升高。

5. 关节滑液检查 关节滑液中白细胞计数增多达$(2\ 000 \sim 75\ 000) \times 10^6/L$，中性粒细胞计数增多超过70%，黏度降低；糖含量通常低于血糖。

6. X线检查 手指和腕关节的X线检查对诊断最有价值，临床上首选双手相（包括腕）或双手加双足相。美国风湿病学会（ACR）将X线表现分为以下四期。

Ⅰ期：正常或关节端骨质疏松。

Ⅱ期：关节端骨质疏松，偶有关节软骨下囊样破坏或骨侵蚀改变。

Ⅲ期：明显的关节软骨下囊样破坏、关节间隙狭窄、关节半脱位等畸形。

Ⅳ期：除Ⅱ、Ⅲ期改变以外，合并有纤维或骨性强直。

7. 类风湿结节活检 典型的病理改变有助于诊断。

8. CT检查和MRI检查 对X线平片难以显示的病变可以选用。

四、诊断要点

目前RA的诊断沿用ACR 1987年修订的分类标准：①关节周围晨僵持续至少1 h；②至少同时有3个关节区软组织肿胀或积液；③腕关节、掌指关节、近端指间关节区中，至少1个关节区肿胀；④对称性关节炎；⑤有类风湿结节；⑥血清RF阳性（所用方法正常人群中不超过5%阳性）；⑦X线平片改变（至少有骨质疏松和关节间隙狭窄）。符合以上7项中4项者、排除其他关节炎时可诊断为RA。

临床上本病需与骨关节炎、银屑病关节炎、系统性红斑狼疮、强直性脊柱炎、风湿性关节炎等相鉴别。

五、防治要点

因病因和发病机制未完全明确，目前临床上缺乏根治及预防本病的有效措施。治疗目的是缓解或消除关节疼痛、晨僵和关节外症状；控制病情的发展，防止和减少关节、骨的破坏，尽可能保持关节和肌肉功能；改善全身状态，提高生活质量。

1. 一般治疗 因本病为慢性疾病，所以要鼓励患者树立战胜疾病的信心。急性期应卧床休息；慢性期应适当活动和锻炼，以防止关节僵直和肌肉萎缩，促进关节功能恢复。

2. 药物治疗 治疗RA的常用药物分为四大类，即非甾体抗炎药(NSAID)、抗风湿药(DMARD)、糖皮质激素和植物药等。

(1) 非甾体抗炎药：该类药具有镇痛、消肿的作用，是改善关节炎症状的常用药，但不能控制病情，必须与抗风湿药同时使用。常用药物有塞来昔布、双氯芬酸、萘普生、布洛芬等。

知识链接

非甾体抗炎药的不良反应常见，如胃不适、胃痛、恶心、反酸，甚至胃黏膜溃疡、出血、穿孔，使用中必须加以注意，剂量应个体化，应避免两种或两种以上NSAID同时服用。老年人宜选用半衰期短的NSAID，对有溃疡病史的老年人，宜服用选择性COX-2抑制剂以减少胃肠道的不良反应。

(2) 抗风湿药(DMARD)：该类药物有改善和缓解病情的作用，一般认为RA诊断明确者都应使用DMARD，但DMARD起效缓慢、不良反应多，在使用时应密切监测。常用药物有甲氨蝶呤(MTX)、柳氮磺吡啶、羟基氯喹、生物制剂及免疫性治疗药物等。

(3) 糖皮质激素：本类药物具有强大的抗炎作用，小剂量口服及局部注射对于缓解RA患者的病情非常有效，但长时间使用可产生许多不良反应，故应用时需掌握适应证。应用指征为：①严重关节炎应用其他药物无效；②伴有严重关节外表现者，如严重血管炎、心包炎、胸膜炎、神经系统病变、重度巩膜炎、Felty综合征等。为长期控制疾病，糖皮质激素用量应保持在最小有效剂量，对大多数RA患者来说，泼尼松用量每日应不超过10 mg，病情严重者短时间内可给予中等量或大量，取得疗效后再调整至最小剂量。对全身症状已控制，仅留1～2个关节症状较重者，可行关节腔内注射治疗。常用醋酸泼尼松25 mg关节腔内注射。一年中关节腔内用药一般不得超过3～5次。

(4) 植物药：常用药物有雷公藤总苷、青藤碱等。

3. 手术治疗 对于疼痛无法耐受、关节活动范围受限、因关节结构破坏导致的功能受限者可以考虑手术治疗，包括关节置换术和滑膜切除术。

(包再梅)

第六节 系统性红斑狼疮

系统性红斑狼疮(systemic lupus erythematosus，SLE)是一种累及多系统、多器官的自身免疫性炎症性结缔组织病，临床表现复杂多样，病程迁延反复，及早诊断和治疗可改善本病的预后。本病发作时期以青壮年为多见，20～40岁发病者约占半数，女性明显多于男性，更年期前男女之比为1∶9。

一、病因及发病机制

1. 遗传 流行病学及家系调查资料表明SLE患者第1代亲属中患SLE的风险是无SLE患者家庭的8倍，单卵孪生发病率为14%～57%，而异卵孪生发病率为3%，近亲发病率为5%～12%，不同人种发病率有差异。这些均表明本病与遗传有关。

2. 环境 约1/3 SLE患者对日光过敏。某些药物可引发狼疮样综合征，这些药物按化学结构可以分为以下四类:①芳香胺类:普鲁卡因胺、磺胺嘧啶和β受体阻断剂等。②肼类:肼屈嗪和异烟肼等。③巯基化合物:卡托普利、青霉胺、丙基硫氧嘧啶及甲基硫氧嘧啶等。④苯类:氯丙嗪、苯妥英钠等。某些食物成分(如苜蓿芽)可诱发 SLE。

3. 性激素 提示本病与雌激素有关的理由:①本病育龄期女性的发病率比同龄男性的高 9～15 倍;②青春期前和绝经期后的女性发病率显著减少,略高于男性;③SLE 患者不论男女,体内雌二醇的代谢产物 16α 羟基雌酮显著增高;④女性避孕药有时可诱发狼疮样综合征;⑤雌性 NZB-SLE 模型小鼠阉割可使病情缓解,而雄性 SLE 模型小鼠阉割可使病情加重。

4. 感染 近年来引起关注的逆转录病毒被认为是 SLE 的可能病因。已发现 SLE 小鼠和患者体内存在多种抗逆转录病毒抗体。SLE 易感染鼠能够自发产生抗逆转录病毒 gp70 糖蛋白抗体,形成 gp70-抗 gp70 免疫复合物,参与 SLE 肾炎的发生。

二、临床表现

本病虽以多系统受累为主要特点,但在病程的某一周期,可以某一器官或系统症状为突出表现,容易误诊。大多数患者起病缓慢,但也有急性发病者。临床表现为全身症状及各器官受累的相应表现。

1. 发热 发热占临床表现的 90%以上,可呈各种热型,以长期低热较多见,急性起病或活动期可为高热。常伴有疲乏无力、体重减轻、畏寒等症状。

2. 皮肤与黏膜 80%～85%的患者有皮疹,常见于暴露部位,具有典型皮疹者占 43%。损害呈多形性,以水肿性红斑最常见,绿豆至黄豆大小,发生在颧颊经鼻梁处可融合成蝶翼状,称蝶形红斑,其是本病特征性表现。水肿性红斑可见于甲周、指(趾)端和屈面、前额、耳垂,甚至眉梢、肩胛、上臂、四肢大关节伸面、掌跖部。亦可为各式各样的皮损,如有痒痛感的斑丘疹、水疱、大疱和血疱,疱破后可形成糜烂、溃疡、结痂以及瘢痕。红斑消退后,可出现表皮萎缩、色素沉着和角化过度。偶有皮下小结节、网状青斑。黏膜损害见于唇、颊、硬腭、齿龈、舌和鼻腔等部位,常伴有毛细管扩张红斑,或弥漫性潮红,其上可见点状出血、糜烂,少数有水疱和溃疡。其他有杵状指(趾)、雷诺现象和脱发。

3. 骨关节和肌肉 90%以上病例有关节疼痛,为多发的游走大关节酸痛或肿痛,随病情缓解而减轻,也可为多发对称性小关节肿痛,伴晨僵或轻度功能障碍,似类风湿关节炎。最常见于指、腕、膝等关节,肘关节及髋关节较少受累。约 50%患者有肌痛和压痛,约 5%患者可有肌炎。5%～10%病例髋、肩和膝等关节可发生无菌性缺血性坏死,股骨头最常累及,其次是肱骨头、胫骨头等,表现为单侧或双侧受累。

4. 肾 约 75%患者有不同程度肾损害的临床表现。临床表现以慢性肾炎或肾病综合征为常见。肾炎时出现蛋白尿、血尿、各种管型尿,随着病程的发展,出现氮质血症、水肿和高血压等,晚期出现尿毒症,是 SLE 导致死亡的常见原因。肾病综合征分为真性和假性两种。前者具有典型肾病综合征表现,即全身水肿,可伴腹腔积液、胸腔积液和心包积液,大量蛋白尿,血浆白蛋白降低,血胆固醇增高,高血压少见;后者可见血胆固醇正常或低下,肾功能受损和高血压,病情较重且预后差。

5. 心血管 约 70%的患者有心血管表现,其中以心包炎最常见。

(1) 心包炎:多为纤维素性心包炎,主要表现为心前区疼痛和心包磨擦音,也可有心包积液,量多时可出现心脏压塞症状与体征,心影增大,心音减弱,积液中可见狼疮细胞。少数发展为缩窄性心包炎。

(2) 心肌炎:常见,可有气短、心前区疼痛、心动过速、心音减弱、奔马律、心律失常、脉压小、心脏扩大,甚至心力衰竭。心电图可见 ST 段、T 波改变。

(3) 心内膜炎:表现为典型疣状心内膜炎,常与心包炎并存。赘生物常发生于二尖瓣和左室壁心内膜,偶尔同时累及主动脉瓣和三尖瓣,瓣膜和乳头肌粘连、变形或腱索断裂,导致瓣膜狭窄或关闭不全,心尖区可闻及舒张期或收缩期杂音。心内膜形成血栓可脱落引起栓塞。心内膜炎还可成为感染性心内膜炎的基础。

(4) 心律失常:呈房性、室性期前收缩,心动过速及各种传导阻滞,主要由于全心炎症扩展侵犯房室束或左、右束支,冠状动脉炎使传导系统产生局限性退行性变所致。

(5) 动脉炎和静脉炎:50%的病例可发生,较常见的为锁骨下静脉血栓性静脉炎、四肢血栓闭塞性脉管炎及游走性静脉炎,少数可出现冠状动脉炎,偶可导致心肌梗死。

6. 呼吸系统 以胸膜炎多见,多为干性,也可为渗出性,积液少量或中等量。少数患者可发生狼疮性肺炎,表现为发热、干咳、气急,偶见咯血。X线检查显示肺部片状浸润阴影,以两下肺野多见,可伴肺不张,偶可为肺间质病变。

7. 消化系统 约40%病例有食欲减退、吞咽困难、恶心、呕吐、腹痛、腹泻、腹腔积液、便血等消化道症状。少数可发生急腹症,如胰腺炎、肠穿孔、肠梗阻等。10%～30%的病例可有肝大、血清转氨酶升高。

8. 神经系统 本病往往在急性期或终末期出现神经系统损害表现,少数患者可作为首发表现。神经系统损害以中枢神经系统(尤其脑)最常见。可呈现各种精神障碍如躁动、幻觉、猜疑、妄想、强迫等,也可出现头痛、恶心、呕吐、颈项强直、惊厥、癫痫发作或昏迷等中枢神经受累症状,称为狼疮性脑病。脑神经受累时,可出现三叉神经痛、眼睑下垂、偏头痛等。周围神经病变少见。

9. 血液系统 活动性SLE约60%病例有慢性贫血,大多数为正常形态正色素性贫血,约10%属溶血性贫血。约40%病例白细胞减少,活动期T淋巴细胞、B淋巴细胞绝对数和相对数均下降,T淋巴细胞下降程度与疾病活动度呈正相关。约20%病例血小板减少,如减少明显可导致各系统出血。

10. 其他 约半数患者出现无痛性局部或全身淋巴结肿大、质软,以颈、腋下肿大为多见。约1/5病例有脾大。部分患者有眼底变化,包括眼底出血、视神经乳头水肿、视网膜渗出物、玻璃体内出血、巩膜炎等。

三、实验室检查及其他检查

1. 一般检查 血沉增快,血清白蛋白降低,α_2球蛋白和γ球蛋白增高,纤维蛋白原增高,冷球蛋白和冷凝集素可增高。

2. 免疫球蛋白检查 活动期IgG、IgA和IgM均增高,尤以IgG增高显著。

3. 狼疮细胞检查 在患者血液、骨髓、浆膜腔积液和脑脊液中可检出狼疮细胞,约80%活动性SLE患者狼疮细胞呈阳性。其他疾病如约10%硬皮病、RA等也可查见该细胞。

4. 自身抗体检查

(1) 抗核抗体:一组对细胞或细胞质内核酸和核蛋白的自身抗体。95%以上的病例呈阳性反应,但特异性差,仅为65%,其他结缔组织病也可出现。鉴于正常人和某些疾病中也可能出现低滴度的抗核抗体,因此血清效价≥1:80意义较大。

(2) 抗dsDNA抗体:特异性高达95%,阳性率约为70%。其是诊断SLE的标记抗体之一,本抗体滴定度高者常有肾损害,预后差。

(3) 抗Sm抗体:特异性高达99%,阳性率约为30%。其是诊断SLE的标记抗体之一。

(4) 抗核蛋白抗体、抗蛋白抗体、抗SSA抗体、抗SSB抗体:均可在SLE患者体内出现。

(5) 抗磷脂抗体:包括抗心磷脂抗体、狼疮抗凝物等,阳性率为50%～60%。

(6) 类风湿因子:20%～40%病例呈阳性。

5. 补体检查 CH_{50}(总补体)、C_3、C_4减低,尤其在活动期,以C_3、C_4减低明显,阳性率为75%～90%。

6. 皮肤狼疮带试验 用免疫荧光法检测皮肤真皮和表皮交界处是否有免疫球蛋白沉积带。SLE约50%病例的皮肤狼疮带试验呈阳性。

7. 肾活检 对狼疮肾炎的诊断、治疗和估计预后均有价值,尤其对狼疮肾炎的治疗具有重要指导意义。

四、诊断要点

我国多采用美国风湿病学会(ACR)1997年修正的诊断标准(表15-5)。符合4项或4项以上者,在除外感染、肿瘤和其他结缔组织病后,可诊断SLE。该诊断标准的敏感性为95%、特异性可达85%,如结合皮肤狼疮带试验和肾活检,可提高诊断率。

表 15-5 美国风湿病学会(ACR)1997 年修正的诊断标准

名　称	诊断标准
(1) 颊部红斑	固定红斑,扁平或高起,在两颧突出部位
(2) 盘状红斑	片状高起于皮肤的红斑,黏附有角质脱屑和毛囊栓;陈旧病变可发生萎缩性瘢痕
(3) 光敏感	对日光有明显的反应,引起皮疹(从病史中得知或医生观察到)
(4) 口腔溃疡	经医生观察到的口腔或鼻咽部溃疡,一般为无痛性
(5) 关节炎	非侵蚀性关节炎,累及 2 个或更多的外周关节,有压痛、肿或积液
(6) 浆膜炎	胸膜炎或心包炎
(7) 肾脏病变	尿蛋白大于 0.5 g/24 h 或+++,或管型(红细胞管型、血红蛋白管型、颗粒管型或混合管型)
(8) 神经病变	癫痫发作或精神病,除外药物作用或已知的代谢紊乱
(9) 血液学疾病	溶血性贫血,或白细胞减少,或淋巴细胞减少,或血小板减少
(10) 免疫学异常	抗 dsDNA 抗体阳性,或抗 Sm 抗体阳性,或抗磷脂抗体阳性(包括抗心磷脂抗体、狼疮抗凝物,至少持续 6 个月的梅毒血清试验假阳性,三者中具备一项)
(11) 抗核抗体	在任何时候和未用药物诱发"药物性狼疮"的情况下,抗核抗体滴度异常

明确诊断后,须判定其活动性,以便采取相应的治疗措施。目前有多个标准,日本厚生省研究班通过多中心协作,制定出最能反应 SLE 活动性的 9 项指标:①发热;②关节痛;③皮疹;④口腔溃疡或大量脱发;⑤血沉增快(>30 mm/h);⑥低补体血症;⑦白细胞减少;⑧低清蛋白血症;⑨狼疮细胞阳性。符合上述 9 项中 3 项以上者,可判定为活动期。

五、防治要点

本病目前虽不能根治,但合理治疗可使病情缓解,故早期诊断、早期治疗尤为重要,治疗要点为消除炎症的抗感染治疗和免疫调节药物纠正病理过程的治疗。了解脏器受累的范围、程度及疾病的活动性,对 SLE 预后的判断,治疗方法的选择也是非常重要的。

1. 一般治疗 消除对 SLE 的错误认识和恐惧心理,树立乐观情绪。生活规律,活动期避免妊娠,注意休息,急性活动期以卧床休息为主,病情稳定者可适当活动和锻炼。去除各种诱因,包括停用可能加重或诱发本病的食物和药物、预防感染、避免日光暴晒和紫外线照射。

2. 轻型治疗 约 1/4 患者仅有皮疹、低热、关节炎、肌肉痛等,而无重要脏器损害者,可选用非甾体抗炎药如阿司匹林、布洛芬、双氯芬酸、美洛昔康等。该类药能降低肾小球滤过率,使血肌酐上升,对肾功能损害患者慎用。如皮疹明显可用抗疟药如氯喹,每日口服 250 mg,或羟基氯喹每日口服 400 mg,通常在 4 周内可起效,也可用小剂量的糖皮质激素如泼尼松,每日 15~20 mg。

3. 重型治疗 活动度较高,病情严重,伴发热,乏力和体重减轻等全身症状,实验室检查明显异常。

(1) 糖皮质激素:迄今为止治疗 SLE 最重要的药物,有强大的抗炎及免疫抑制作用。重症病例可用泼尼松每日 60 mg,晨起顿服,有时可用到每日 100 mg,一般需 4~6 周。一旦病情好转稳定 1~2 周,则可开始逐步减量,每 2 周可减 10%,直至维持量每日 10~15 mg。采用上述剂量效果不显著时可改用大剂量冲击疗法,即甲基泼尼松龙 500~1 000 mg 加入 100~200 mL 生理盐水中,于 1 h 内静脉滴注,连续 3 日为 1 个疗程,然后每日用泼尼松 100 mg,3~4 周内逐减至维持量。冲击疗法可获得迅速而显著的近期疗效,包括退热、缓解关节痛、消除皮疹、减轻血管炎、挽救重要脏器功能,特别是在合并狼疮脑病、急性狼疮肾炎的情况下,有时可挽救患者生命。

(2) 免疫抑制剂:活动程度较严重的 SLE,尤其是狼疮性肾炎,应同时给予大剂量激素和免疫抑制剂。常用的免疫抑制剂有环磷酰胺、硫唑嘌呤、环孢素、雷公藤总苷、吗替麦考酚酯等。

(3) 大剂量静脉注射免疫球蛋白:近年来逐渐用本法治疗 SLE,对 SLE 的皮肤损害、血细胞及血小板减少、狼疮脑病均有效,且有助于减少激素的用量。常用量为 300~400 mg/(kg·d),连用 5 日,以后每月 1 次维持治疗。不良反应有发热、寒战、肌痛和胸腹痛,主要禁忌证为 IgA 缺乏症。

(4) 其他:免疫增强剂的应用,如左旋咪唑、胸腺素、转移因子等;血浆置换疗法,一般对多脏器损害、器质性脑综合征、全血细胞减少及活动性肾炎等重症病例进行。

(包再梅)

能力测试

1. 贫血如何分类? 如何分度?

2. 缺铁性贫血、巨幼红细胞性贫血、再生障碍性贫血的血常规及骨髓常规有何不同?

3. 患者,女,43岁,近2年月经量多,半年来更明显。1年前无明显诱因头晕、乏力,但能照常上班,近1个月来上述症状加重伴活动后心慌,曾在当地医院诊断为贫血,给予硫酸亚铁口服,但因服后胃部不适仅用过1日,病后进食正常,睡眠好,大小便正常。体格检查:体温36.5 ℃,脉搏105次/分,呼吸20次/分,血压120/70 mmHg,一般状态尚可,面色、口唇苍白,心肺无异常,肝脾不大。实验室检查:红细胞 3.2×10^{12}/L,血红蛋白65 g/L,白细胞 6.5×10^{9}/L,中性粒细胞0.68,淋巴细胞0.32。此患者的临床诊断可能是什么? 诊断依据有哪些? 为确诊,应做哪些进一步检查? 治疗要点有哪些?

4. 试述急性白血病的主要临床表现及治疗要点。

5. 试述特发性血小板减少性紫癜与过敏性紫癜的主要表现及治疗要点。

6. 试述风湿热与系统性红斑狼疮的主要临床表现及治疗要点。

第十六章　内分泌、代谢及营养性疾病

学习要点：本章重点介绍常见的内分泌、代谢及营养性疾病，并根据疾病谱的变化及相关医学类专业对该部分内容的要求，增加了痛风、骨质疏松症等疾病。要求掌握甲状腺功能亢进症、糖尿病、维生素D缺乏症、骨质疏松症的临床表现及糖尿病的并发症和诊断标准。熟悉上述疾病的治疗要点及糖尿病、骨质疏松症的合理用药。了解上述疾病的病因及痛风的临床表现和治疗要点。

知识链接

内分泌是指内分泌器官分泌的激素释放入血，运送到全身发挥效应。内分泌器官包括垂体、甲状腺、甲状旁腺、肾上腺、性腺和胰岛等固有的内分泌腺，也包括分布在脑、心、肝、胃、肠、肾的内分泌组织和细胞。为适应不断改变的外界环境并保持机体内环境的相对稳定性，内分泌系统、神经系统及免疫系统相互配合和调控，共同担负起机体的代谢、生长、发育、生殖、运动、衰老等生命现象。当人体内分泌腺及组织发生病变时，可使分泌的激素增多或减少，引起内分泌功能紊乱而导致内分泌疾病。

第一节　甲状腺功能亢进症

甲状腺功能亢进症简称甲亢，是各种病因所致甲状腺激素（TH）分泌过多导致的临床综合征。在各种致病因素中，以弥漫性毒性甲状腺肿（又称 Graves 病，简称 GD）最为常见，其次是结节性毒性甲状腺肿和甲状腺自主高功能腺瘤（又称 Plummer 病），其他因素所致甲亢较少见。本节重点介绍 GD。

GD 是一种伴 TH 分泌增多的器官特异性自身免疫病，多见于成年女性，男女之比为 1∶(4～6)，以 20～40 岁多见。临床表现除甲状腺肿大和高代谢症候群外，尚有突眼以及较少见的胫前黏液性水肿或指端粗厚等。

一、病因及发病机制

GD 的病因和发病机制迄今尚未完全明了，但公认与自身免疫反应有关，是遗传因素和环境因素相互作用的结果。

1. 遗传因素　部分患者有家族史，存在着易感基因，在外界环境因素作用下，易发生自身免疫反应。

2. 环境因素　精神刺激或精神创伤导致机体的免疫监视功能降低，感染、毒素等可诱发甲状腺自身免疫反应。

3. 免疫学机制　促甲状腺素（TSH）受体位于甲状腺滤泡细胞膜上，以 TSH 受体为抗原，机体可产生抗 TSH 受体抗体（TRAb）。TRAb 可与 TSH 受体结合，作用酷似 TSH，激活甲状腺功能，导致甲状腺肿大和甲亢。眼球后组织和甲状腺存在相同抗原，可导致甲状腺眼病。

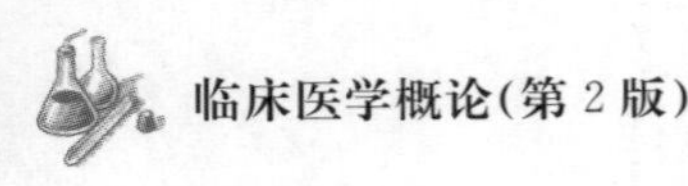

二、临床表现

知识链接

甲状腺激素的生物学作用主要有下列几个方面:①促进骨骼、脑和生殖器官的生长发育;②提高大多数组织的耗氧量,增加产热效应;③在正常情况下促进蛋白质合成,然而甲状腺激素分泌过多,反而使蛋白质,特别是骨骼肌的蛋白质大量分解,因而患者消瘦无力,同时加速糖和脂肪分解氧化,增加机体的耗氧量和产热量;④对维持神经系统的兴奋性有重要的意义,可直接作用于心肌,使心肌收缩力增强及心率加快。

(一)甲状腺激素分泌过多症候群

1. 高代谢症状 由于TH分泌过多和交感神经兴奋性增高,加速物质代谢,产热、散热明显增多,表现为怕热多汗、疲乏无力、体重下降等。

2. 精神、神经系统 精神过敏、易激动、急躁易怒、失眠紧张、焦虑多疑等。伸舌或双手平举向前伸出时出现细震颤。

3. 心血管系统 心悸气短,心动过速,心率多在90～120次/分,休息和睡眠时心率仍高于正常。收缩压上升,舒张压下降,脉压差增大。心尖区第一心音亢进,常有收缩期杂音,心律失常,主要为期前收缩和心房颤动。

4. 消化系统 常有食欲亢进,多食善饥,肠蠕动增快,大便稀薄。老年患者可有食欲减退、厌食。

5. 造血系统 可见血小板减少性紫癜和缺铁性贫血。外周血白细胞总数偏低,淋巴细胞及单核细胞相对增多,血小板寿命缩短。

6. 运动系统 部分患者有甲亢性肌病、肌无力和肌萎缩、周期性瘫痪。

7. 生殖系统 女性患者可出现月经稀少或闭经,男性患者可出现阳痿等性功能障碍。

(二)甲状腺肿大

患者呈弥漫性、对称性甲状腺肿大,程度不等。由于甲状腺血流量增多,可在甲状腺上触到震颤和听到血管杂音。

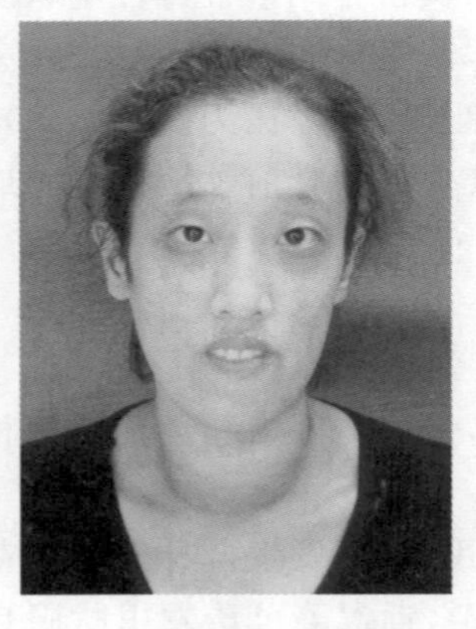

图16-1 甲亢突眼和甲状腺肿大

(三)眼征

有25%～50%的患者伴有眼征,其中突眼为重要而较特异的体征之一(图16-1)。按病变程度可分为非浸润性(良性)突眼和浸润性(恶性)突眼两类。

1. 非浸润性突眼 由交感神经兴奋眼外肌群和上睑肌所致,常见眼征有上眼睑挛缩、移动滞缓,向上看时前额不能皱起,眼裂增宽、眼神惊恐、瞬目减少和凝视,两眼内聚减退。

2. 浸润性突眼 较少见,与眶后组织的自身免疫性炎症有关,眶内和球后组织增生,淋巴细胞浸润和水肿,眼球显著突出,突眼度超过18 mm。自诉眼内有异物感,胀痛、畏光、流泪、复视、斜视、视力下降;体检可见,眼睑肿胀肥厚,结膜充血水肿,眼球活动受限。严重者眼睑闭合不全,角膜外露可致角膜溃疡,甚至失明。

(四)特殊临床表现

1. 甲状腺危象 本症的发生可能与感染、精神刺激、手术、放射碘治疗等诱因的作用下血清游离T_3(FT_3)水平增高有关。早期表现为原有甲亢症状的加重,继而有高热(39 ℃以上)、心率快(140～240次/分),可伴心房颤动或心房扑动、体重锐减、烦躁不安、呼吸急促、大汗淋漓、厌食、恶心、呕吐、腹泻等,甚至虚脱、休克、嗜睡、谵妄或昏迷。部分患者可伴有心力衰竭或肺水肿。外周血白细胞总数及中性粒细胞常升高。血清游离T_3(FT_3)、游离T_4(FT_4)、总甲状腺素(TT_4)升高,但病情轻重与血清TH浓度无平行关系。血清 TSH 显著降低。

2. 甲状腺功能亢进性心脏病 表现为心脏增大、严重心律失常(主要为心房颤动)或心力衰竭,见于久病的青年或老年患者。

3. 淡漠型甲状腺功能亢进症 多见于老年患者,临床表现不典型。由于甲亢长期得不到及时治疗,易发生甲状腺危象。

三、实验室检查及其他检查

(一) 实验室检查

1. 甲状腺功能检查

(1) 血清促甲状腺激素(TSH)测定:TSH 浓度的变化是反映甲状腺功能的最敏感指标。甲亢患者升高的三碘甲状腺原氨酸(T_3)、甲状腺激素(T_4)反馈性抑制垂体 TSH 分泌,导致 TSH 水平明显低于正常范围下限或测不出。正常或高于正常范围,提示为垂体性甲亢(TSH 甲亢)。

(2) 血清总甲状腺素(TT_4)、总三碘甲状腺原氨酸(TT_3)、反 T_3(rT_3)、游离 T_3(FT_3)、游离 T_4(FT_4)测定:血清 TT_4、TT_3、rT_3、FT_3、FT_4是反映血液循环中甲状腺激素水平的指标,其异常说明已经存在显性甲状腺功能病变。

T_4全部由甲状腺产生,可以直接反映甲状腺的功能,而 $T_3$20%由甲状腺产生,80%由 T_4转换而来,因此血清 TT_4、FT_4评价甲状腺功能的意义大于 TT_3、FT_3。但在甲亢初期与复发早期,TT_3比 TT_4上升快,故 TT_3是早期治疗中疗效观察及停药后复发的敏感指标。

TT_4、TT_3主要以与蛋白结合的形式存在,其中 80%～90%与甲状腺激素结合球蛋白(TBG)结合。因此,TT_4、TT_3水平易受 TBG 浓度的影响,其诊断价值不如 FT_3、FT_4。FT_3、FT_4不受 TBG 浓度的影响,是诊断甲亢的重要指标。

rT_3是 T_4在外周组织的降解产物,无生物活性,rT_3先于 TT_3、TT_4而升高,可作为甲亢发病早期或复发的参考指标。

2. 促甲状腺激素受体抗体(TRAb)测定 TRAb 包括甲状腺兴奋性抗体(TSAb)和甲状腺阻断性抗体(TSBAb),未经治疗的 GD 患者血清 TSAb 阳性率可达 80%～100%,是早期诊断 GD 的重要指标,对判断病情活动、是否复发、是否停药有重要意义。

(二) 影像学检查

1. 超声检查 甲状腺呈弥漫性、对称性、均匀性增大,边缘多规则,内部回声多呈密集、增强光点,分布不均匀,部分有低回声小结节状改变。多普勒彩色血流显像示甲状腺腺体内血流呈弥漫性分布,血流量明显增多。

2. 核素扫描(ECT) 可见颈动脉、颈静脉提前到 6～8 s 显像,甲状腺于 8 s 时显像,其放射性逐渐增加,明显高于颈动脉、颈静脉显像。

3. 眼部 CT 检查及 MRI 检查 可测量突眼的程度,评估眼外肌受累的情况。

四、诊断要点

1. 甲亢诊断 ①高代谢症状;②甲状腺肿大伴或不伴血管杂音;③血清 FT_4增高,TSH 减低。具备以上三项诊断即可成立。

2. GD 的诊断 ①甲亢诊断成立;②有弥漫性甲状腺肿大伴震颤或血管杂音、突眼、胫前黏液性水肿、杵状指(趾)或其中之一者;③有阳性家族史和(或)患其他自身免疫性疾病;④TRAb 和 TSAb 阳性。具备前两项者诊断即可成立。

五、防治要点

治疗前应综合分析患者年龄、性别、病情轻重、病程长短、有无并发症及患者意愿等因素,选用适当的治疗方案。常用治疗方法有抗甲状腺药物(ATD)治疗、碘剂治疗、甲状腺大部切除术及放射性碘(^{131}I)治

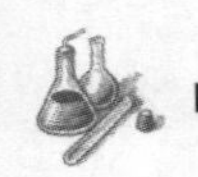

疗。其中抗甲状腺药物治疗应用最广。

(一) 药物治疗

1. 抗甲状腺药物治疗

(1) 药物种类:硫脲类有甲基硫氧嘧啶(MTU)、丙基硫氧嘧啶(PTU),咪唑类有他巴唑(MMI)、甲亢平(CMZ)。

(2) 作用机制:主要是抑制甲状腺激素的合成,有轻度免疫调节作用。PTU在外周组织中可减少 T_4 转变成 T_3。

(3) 适应证:病情轻、年龄小、不宜手术或放射性碘(^{131}I)治疗者。

(4) 剂量和疗程:开始治疗剂量应根据病情轻重决定,MTU或PTU 300~450 mg/d,也可MMI或CMZ 30~40 mg/d,分2~3次口服,待临床症状控制或 T_3、T_4 恢复正常后开始减量。疗程为1.5~2年或更长。

(5) 副作用:主要有粒细胞减少(MTU多见,MMI次之,PTU最少),严重时可致粒细胞缺乏症。此外,药疹较常见,可用抗组胺药控制,不必停药。

(6) 优缺点:优点为疗效肯定,安全、方便,不会造成甲状腺永久性损害;缺点为疗程长,停药后复发率高,且复发率与疗程长短密切相关,因此疗程应力求长些。

2. 碘剂治疗 碘剂治疗仅用于甲亢手术治疗前准备及甲状腺危象的治疗,常用药物为复方碘溶液。碘化物对碘的有机化有短期急性抑制效应,使甲状腺激素合成减少,并抑制甲状腺激素释放。起效快,但这种作用不能持久,长期应用可使症状加重或复发。

知识链接

碘是合成甲状腺激素的一个重要元素,在一定量的限度内,甲状腺激素的合成量随碘的增加而增加,如果剂量超过限度,则暂时性抑制甲状腺激素的合成和释放,使患者症状迅速缓解,但这种抑制是暂时性的。如果长期服用高碘食物或药物,则甲状腺对碘的"抑制"作用产生"适应",甲状腺激素的合成重新加速,甲状腺内的甲状腺激素的积存与日俱增,大量积存的甲状腺激素释放到血液中,可引起甲亢复发或加重。

(二) 甲状腺大部切除术

1. 适应证 ①中、重度甲亢,长期服药无效,停药后复发,或不愿长期服药者;②甲状腺巨大,有压迫症状者;③胸骨后甲状腺肿伴甲亢者;④结节性甲状腺肿伴甲亢者。

2. 禁忌证 ①较重或发展较快的浸润性突眼者;②合并较重心、肝、肾、肺疾病,不能耐受手术者;③妊娠早期(第3个月前)及晚期(第6个月后);④轻症可用药物治疗者。

3. 术前准备 术前必须用抗甲状腺药物充分治疗至症状控制,心率小于80次/分,T_3、T_4 正常。于术前7~10天开始加服复方碘溶液,每次3~5滴,每日3次,以减少术中出血。

4. 并发症 可发生创口出血、呼吸道梗阻、感染、甲状腺危象、喉上与喉返神经损伤,暂时性或永久性甲状腺功能减退及突眼症恶化等。

5. 优缺点 治愈率较高,但并发症多,可造成甲状腺不可逆性损害而导致永久性甲状腺功能减退症(甲减),因此必须严格掌握适应证和禁忌证。

(三) 放射性碘治疗

放射性碘治疗可选择性破坏甲状腺组织,以永久减少甲状腺激素的合成,是治疗甲亢最简便、持久、缓解率最高的方法。

该疗法可用于:①中度甲亢、年龄在25岁以上者;②对抗甲状腺药物有过敏等反应而不能继续使用,或长期治疗无效,或治疗后复发者;③合并心、肝、肾等疾病不宜手术,或术后复发,或不愿手术者;④某些高功能结节性甲亢;⑤非自身免疫性家族性毒性甲状腺肿者。

放射性碘治疗可引起甲状腺自身抗原的大量释放,应用糖皮质激素有助于抑制免疫反应。

（四）并发症的治疗

1. 甲状腺危象的防治 防治感染、手术治疗及放射性碘治疗前以药物控制甲亢症状是预防甲状腺危象发生的关键，一旦发生则应紧急采取以下抢救措施。

（1）降低血循环中甲状腺激素水平及其作用的药物：①应用大剂量 ATD，以抑制甲状腺激素合成，PTU 列为首选；②给予复方碘溶液口服，或碘化钠静脉注射，抑制甲状腺激素释放；③给予普萘洛尔口服或静脉注射，除可阻断 β 肾上腺素能受体外，尚有抑制 T_4 转变成 T_3 的作用；④给予糖皮质激素静脉注射，除可拮抗应激外，亦可减少 T_4 转变为 T_3；⑤必要时可行腹膜透析或血浆置换疗法，以迅速清除血浆中过高的甲状腺激素。

（2）对症支持治疗：①高热者宜采用物理降温，必要时可应用糖皮质激素或人工冬眠疗法；②维持水、电解质平衡；③补充能量及大量维生素；④供氧；⑤积极控制诱因及防治各种并发症。

2. 浸润性突眼 目前尚无满意的治疗方法，但不少浸润性突眼可获自发性缓解，维持甲状腺功能在正常范围是治疗浸润性突眼的重要措施，因此临床上应积极控制甲亢，并对眼睛局部采取保护性措施。对严重的浸润性眼病，可用免疫抑制剂或球后放射治疗。对上述疗法无效而病情进展迅速者可行眼眶减压术。

知识链接

甲亢患者的饮食原则：①高热量：结合临床治疗需要和患者进食情况而定，一般较正常量增加 50%～70%热量；②高蛋白：一般维持每人每天每千克体重 1.5～2 g 蛋白质；③高维生素：主要补充 B 族维生素和维生素 C，同时补充适量钾、镁、钙等；④忌碘。

（杨春兰　宣永华）

第二节 糖 尿 病

糖尿病是因胰岛素分泌相对或绝对不足和（或）胰岛素作用缺陷引起的以慢性血液中葡萄糖（简称血糖）水平增高为主要特征的代谢异常综合征。出现糖、蛋白质、脂肪、水和电解质等的代谢紊乱，临床表现为多尿、多饮、多食和体重减轻（常称为“三多一少”），长期糖尿病可引起急性和慢性并发症，导致组织、器官功能障碍和衰竭，成为致残、病死的主要原因。

一、病因及发病机制

糖尿病的病因和发病机制较为复杂，至今尚未完全阐明，公认是由遗传和环境因素相互作用而引起的。糖尿病分为四大类型：1 型糖尿病、2 型糖尿病、妊娠糖尿病及其他特殊类型糖尿病。

（一）1 型糖尿病

（1）遗传因素：人类白细胞抗原（HLA）位于第 6 对染色体短臂上，是一组密切联系的基因群。研究发现 1 型糖尿病与某些特殊 HLA 类型有关，某些易感基因的存在构成了 1 型糖尿病的遗传易感性，且是多基因、多因素共同作用的结果。

（2）环境因素：某些环境因素可启动胰岛 B 细胞的自身免疫反应。与 1 型糖尿病发病有关的环境因素主要有病毒感染、化学物质及饮食因素等，以病毒感染最为重要。已发现腮腺炎病毒、柯萨奇 B_4 病毒、风疹病毒、巨细胞病毒、心肌炎病毒及肝炎病毒等与 1 型糖尿病发病有关。病毒直接侵袭或诱发自身免疫引起胰岛炎，导致胰岛 B 细胞数量显著减少。

（3）自身免疫：研究发现，1 型糖尿病患者循环血中有多种针对胰岛 B 细胞的抗体，包括抗胰岛 B 细胞表面抗体、抗胰岛 B 细胞胞质抗体及胰岛素自身抗体等，可伴随其他自身免疫疾病。B 细胞破坏的程度和速度在不同个体中差异很大，婴儿和青少年常破坏迅速，而成年人则缓慢（即成人隐匿性自身免疫糖尿病）。

(4) 根据病因和发病机理不同,1型糖尿病分为两个亚型:①免疫介导1型糖尿病:由于胰岛B细胞发生自身免疫反应性损伤,而引起B细胞破坏或功能缺失,导致胰岛素绝对缺乏所引起的糖尿病。②特发性1型糖尿病:无自身免疫机制参与的证据,在某些人种如美国黑人及南亚印度人中所见的特殊类型糖尿病。

(二) 2型糖尿病

2型糖尿病患者约占糖尿病患者总数的95%,胰岛素抵抗和胰岛素分泌缺陷是2型糖尿病的发病基础。

(1) 遗传因素:遗传因素在2型糖尿病的病因中较1型糖尿病更为严重,提示2型糖尿病的异质性。单卵双生患2型糖尿病的一致率为90%。双亲中患2型糖尿病,其子女患病风险率为5%~10%。

(2) 环境因素:流行病学研究表明,肥胖、高热量饮食、体力活动减少和年龄因素导致胰岛素分泌缺陷和胰岛素抵抗,是2型糖尿病患病最主要的环境因素。

(三) 妊娠糖尿病

妊娠糖尿病(GDM)是指妊娠期间发现的糖尿病或糖耐量减退,已知有糖尿病又合并妊娠者不包括在内。在确定妊娠后,若发现有各种程度的葡萄糖耐量降低(IGT)或明显的糖尿病,不论是否需用胰岛素或仅用饮食治疗,也不论分娩后这一情况是否持续,均可认为是GDM。

(四) 其他特殊类型糖尿病

其他特殊类型糖尿病如下:B细胞功能遗传性缺陷、胰岛素作用遗传性缺陷、胰腺外分泌疾病、内分泌疾病、药物或化学品所致的糖尿病,感染、不常见的免疫介导糖尿病,其他与糖尿病相关遗传综合征。

二、临床表现

知识链接

胰岛素是机体内唯一降低血糖的激素,同时促进糖原、脂肪、蛋白质合成,其主要生理作用如下。①促进全身组织细胞对葡萄糖的摄取和利用,并抑制糖原的分解和糖原异生。胰岛素分泌不足或胰岛素受体缺乏常导致血糖升高,若超过肾糖阈,则糖从尿中排出,引起糖尿。②促进脂肪的合成与储存,抑制脂肪的分解氧化。胰岛素缺乏可造成脂肪代谢紊乱,脂肪储存减少,分解加强,血脂升高,久之可引起动脉硬化,进而导致心脑血管的严重疾病;与此同时,由于脂肪分解加强,生成大量酮体,出现糖尿病酮症酸中毒。③促进蛋白质的合成,抑制蛋白质的分解。胰岛素缺乏可造成蛋白质代谢紊乱,蛋白分解加强,患者表现为消瘦、抵抗力下降。

(一) 代谢紊乱症候群

由于胰岛素不足,肝糖原和肌糖原储存减少,细胞摄取和利用葡萄糖不足,大部分葡萄糖随尿排出,带走大量的水分,出现多尿,水分丢失过多引起烦渴多饮,体内缺乏能量,患者常感到饥饿并多食,以补偿缺失糖分。由于葡萄糖不能被利用,蛋白质和脂肪消耗增多,引起乏力和体重减轻,遂形成典型"三多一少"的症候群。

1型糖尿病多在30岁以前的青少年期起病,患者大多起病较快,症状明显,病情较重;2型糖尿病多见于中年人,起病比较缓慢,病情相对较轻,肥胖患者起病后也会体重减轻。患者可有皮肤瘙痒,尤其是外阴瘙痒。高血糖可使眼房水、晶体渗透压改变而引起屈光改变导致视力模糊。

(二) 不典型症状

(1) 相当一部分患者并无明显"三多一少"症状,仅因各种并发症或伴发病而就诊,化验后发现高血糖。

(2) 反应性低血糖:部分2型糖尿病患者餐后3~5 h血浆胰岛素水平不适当地升高,其所引起的反应性低血糖可成为这些患者的首发表现。

(3) 其他：因各种疾病需手术治疗，在围手术期发现高血糖；并无明显症状，仅于健康检查时发现高血糖。

（三）并发症

1. 急性并发症

(1) 糖尿病酮症酸中毒(diabetic ketoacidosis，DKA)：简称酮症酸中毒，DKA是糖尿病急性并发症，也是内科常见急症之一，是由于胰岛素不足及升糖激素不适当升高，引起糖、脂肪和蛋白质代谢紊乱，以致水、电解质和酸碱平衡失调，以高血糖、高血酮和代谢性酸中毒为主要表现的临床综合征。在胰岛素极度缺乏时，脂肪组织大量动员分解，产生大量酮体，若超过机体对酮体的氧化利用能力时，大量酮体堆积形成酮症或发展为酮症酸中毒。1型糖尿病患者有自发酮症倾向。2型糖尿病患者在一定诱因作用下也可发生DKA，常见的诱因如下。①感染：一半以上以呼吸系统、消化系统、泌尿系统及皮肤的感染居多。②饮食不当。③应激：大手术、创伤、分娩以及严重精神刺激等。④胰岛素治疗中断或不适当减量。⑤有时还可以无明显诱因。

多数患者有多尿、烦渴、多饮症状加重，继之疲乏无力、食欲不振、恶心、呕吐；有时伴有剧烈腹痛，酷似急腹症；常伴头痛、烦躁、嗜睡等症状；呼吸深快，呼气中带有烂苹果味。代谢紊乱进一步加重，可出现中至重度脱水征、休克、终至昏迷。化验尿糖、尿酮呈强阳性；血糖、血酮升高，血糖一般在16.7～33.3 mmol/L，血酮多在4.8 mmol/L，血尿素氮及肌酐升高。部分患者以DKA为首发表现。

(2) 高渗性非酮症糖尿病昏迷(hyperosmolar nonketotic diabetic coma，NHDC)：简称高渗性昏迷，多见于老年人，是一种较少见的、严重的急性并发症，其主要临床特征为严重的高血糖、脱水、血浆渗透压升高而无明显的酮症酸中毒。其主要表现为嗜睡、烦躁、癫痫样抽搐甚至昏迷。血糖多大于33.3 mmol/L，血钠大于155 mmol/L，血浆渗透压显著升高，是NHDC的重要特征和诊断依据，一般在350 mmol/L以上，血酮多正常或轻度升高。本病病情危重，病死率高，故强调早期诊断治疗。

2. 慢性并发症 慢性并发症包括大血管并发症、微血管并发症及感染。

(1) 大血管并发症：大、中动脉粥样硬化主要侵犯主动脉、冠状动脉、大脑动脉、肾动脉和肢体外周动脉等，临床上引起高血压、冠心病、脑血管病、肾动脉硬化、肢体外周动脉粥样硬化等。肢体外周动脉粥样硬化常以下肢动脉病变为主，表现为下肢疼痛、感觉异常和间歇性跛行，严重者可致肢体坏疽。与非糖尿病的患者人群相比，糖尿病患者心脑血管病患病率高，发病年龄较轻，病情进展较快，多脏器同时受累较多。

(2) 微血管并发症：机体全身遍布微血管，但通常所指的微血管病变特指糖尿病视网膜病、糖尿病肾病和糖尿病神经病变。糖尿病微血管病变的特征性改变包括微循环障碍、微血管瘤和微血管基膜增厚。①糖尿病视网膜病：最常见的微血管并发症，糖尿病病史超过10年者，半数以上有视网膜病变，是成年人失明的主要原因。眼底检查可见微血管瘤、出血、渗出、新生血管、视网膜脱落等。此外糖尿病还可引起青光眼、白内障、虹膜睫状体炎等。②糖尿病肾病：又称肾小球硬化症，常见于病程超过10年的患者，是1型糖尿病患者的首位死亡原因，在2型糖尿病患者中其严重性仅次于心脑血管疾病。肾功能逐渐减退，最终出现尿毒症。③糖尿病神经病变：以周围神经病变最常见，通常为对称性、多发性病变，下肢较上肢严重，病情进展缓慢。常见症状为肢端感觉异常(如麻木、针刺感、灼热及感觉迟钝等)，呈手套或短袜状分布。④糖尿病皮肤病变：糖尿病性水疱病、糖尿病性皮肤病、糖尿病脂性渐进性坏死等。⑤糖尿病足：为下肢远端神经异常及血管病变导致的足部感染、溃疡和(或)深层组织破坏。轻者表现为足部畸形，皮肤干燥和发凉；重者可出现足部溃疡、坏疽(图16-2)。糖尿病足是截肢、致残的主要原因。

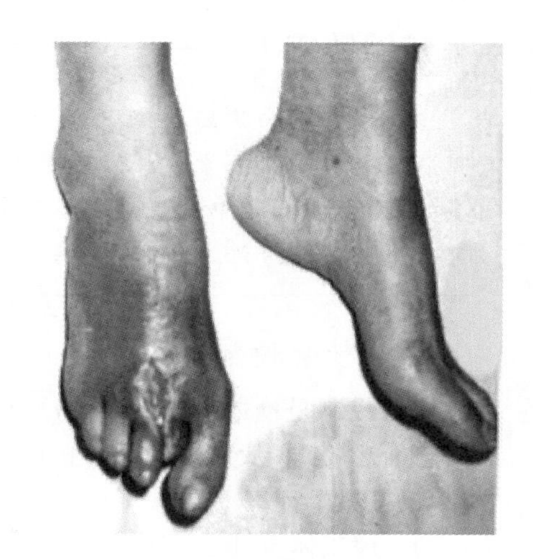

图16-2 糖尿病足

(3) 感染：糖尿病患者蛋白质合成代谢减弱，导致组织修复和抵抗力降低,常发生疖、痈等皮肤化脓性感染;皮肤及生殖器官真菌感染很常见;膀胱炎和肾盂肾炎常见于女性患者,反复发作可转为慢性;糖尿病合并肺结核的发病率高于非糖尿病患者,病灶多呈渗出干酪性,易扩展播散。

三、实验室检查及其他检查

(一) 实验室检查

(1) 尿糖测定:尿糖阳性是诊断糖尿病的重要线索,但要排除假阳性。必要时检测尿酮体、尿微量白蛋白或 24 h 尿蛋白。

(2) 血葡萄糖(血糖)测定:血糖升高是目前诊断糖尿病的主要依据,也是判断糖尿病病情和控制病情的主要指标。

(3) 葡萄糖耐量试验(oral glucose tolerance test,OGTT):当血糖高于正常范围而又未达到糖尿病诊断标准者,须进行 OGTT。

(4) 糖化血红蛋白 A_1(GHbA_1)测定:GHbA_1可反映测定前 8～12 周血糖的平均水平。

(5) 血浆胰岛素和 C 肽测定:评价胰岛 B 细胞功能的重要指标。C 肽和胰岛素以等分子数从胰岛细胞生成及释放,C 肽清除慢,不受外源性胰岛素影响,故能较准确地反映胰岛 B 细胞功能。

(6) 必要时可测定胰岛细胞胞质抗体(ICA)、胰岛素自身抗体(IAA)、谷氨酸脱羧酶抗体(GAD)等。

(7) 其他:必要时查血酮、血浆渗透压、血电解质、血气分析、肝功能、肾功能、血脂等。

(二) 影像学检查

疑诊糖尿病患者出现慢性并发症时,可酌情进行超声、造影等各种影像检查。

四、诊断要点

1. 出现典型糖尿病症状 多尿、烦渴多饮和难以解释的体重减轻。

2. 血糖水平达到下列任一项者

(1) 空腹血糖(FPG)水平≥7.0 mmol/L(126 mg/dL)。

(2) 任意时间血糖水平≥11.1 mmol/L(200 mg/dL)。

(3) OGTT 中 2 h 血糖水平≥11.1 mmol/L(200 mg/dL)。

患者同时具备上述两个条件,可确诊糖尿病。若症状不典型,需另一天再次证实,诊断才成立。

五、防治要点

糖尿病的防治包括五项原则(即“五驾马车”):饮食控制、运动疗法、血糖监测、药物治疗和糖尿病教育。

知识链接

胰岛素是由胰岛 B 细胞分泌的一种蛋白质激素。体内胰岛素的分泌主要受以下因素影响:①血糖浓度是影响胰岛素分泌的最重要因素,口服或静脉注射葡萄糖后,胰岛素释放;②进食含蛋白质较多的食物后,血液中氨基酸浓度升高,胰岛素分泌增加;③进餐可促进胰岛素分泌;④迷走神经兴奋时可促进胰岛素分泌,交感神经兴奋时则抑制胰岛素分泌。

(一) 饮食控制

饮食控制是糖尿病的基础治疗,应严格和长期执行。通过计算理想体重、制定总热量,糖类、蛋白质和脂肪应合理搭配,从而达到改善血糖的目的。

1. 总热量计算

(1) 理想体重(kg)=身高(cm)－105。

(2) 总热卡=理想体重(kg)×热能供给量(kcal/kg · d)。

2. 营养素的热量分配

(1) 糖类:占总热量的50%~60%,为250~300 g/d。

(2) 蛋白质:占总热量的15%,为0.8~1.2 g/(kg·d),儿童、孕妇1.5~2.0 g/(kg·d),糖尿病肾病而肾功能正常者小于0.8 g/(kg·d),血尿素氮升高者限制为0.6 g/(kg·d)。蛋白质来源至少1/3来自动物蛋白。

(3) 脂肪:占总热量的30%,为0.8~1.0 g/(kg·d)。

3. 餐次分配 早、中、晚餐平均分配,各占1/3,或分别占总热量的1/5、2/5、2/5。应用胰岛素或易出现低血糖者,正餐之间或临睡前加餐,占总热量的5%~10%。

(二) 运动疗法

进行有规律的合适运动,能提高胰岛素敏感性,改善血糖控制。活动强度应限于有氧运动,每天1次或每周4~5次,每次30~60 min。

(三) 自我检测

经常观察记录血糖水平,每2~3个月复查$GHbA_1$,每年做1~2次全面复查,了解血脂、心功能、肾功能、神经系统功能和眼底情况。

(四) 口服降糖药治疗

1. 磺脲类(SU)

(1) 作用机制:与B细胞膜上的SU受体特异性结合,使K^+通道关闭,膜电位改变,Ca^{2+}通道开启,膜内Ca^{2+}升高,促进胰岛素分泌。另外,还有改善胰岛素敏感性的胰外效应。

(2)适应证:2型糖尿病患者经饮食控制和体育锻炼2~3个月,血糖得不到良好控制;已用胰岛素治疗,其每日用量在20~30 U以下者;对胰岛素抗药或不敏感,胰岛素每日用量虽超过30 U,亦可加用磺脲类药物。

(3) 禁忌证:1型糖尿病及2型糖尿病合并严重感染、酮症酸中毒、高渗性昏迷、大手术、肝肾功能不全者或孕妇等。

(4) 常见药物:第一代磺脲类代表药有甲苯磺丁脲(D860)、氯磺丙脲;第二代磺脲类代表药有格列苯脲(优降糖)、格列齐特(达美康)、格列吡嗪(美吡达)、格列喹酮(糖适平)、格列波脲(克糖利)等。近年来的趋势是选用第二代磺脲类药物。

(5) 使用原则:治疗应从小剂量开始,第二代磺脲类药物常可餐前服用,肾功能较差者使用格列喹酮较安全,对年老、体弱者慎用格列苯脲,以免发生低血糖。

(6) 副作用:主要副作用为低血糖,与剂量过大、饮食不配合、使用长效制剂或使用增强磺脲类降糖作用的药物等有关,其他还有胃肠道反应、肝功能损害、白细胞减少、粒细胞缺乏、皮疹等。

2. 双胍类

(1) 作用机制:降血糖机理可能是促进肌肉等外周组织摄取葡萄糖,加速无氧糖酵解,抑制葡萄糖异生,抑制肝糖输出,延缓葡萄糖在胃肠吸收,与磺脲类及胰岛素合用有协同作用。本类药物对正常血糖并无降低作用,单独应用不引起低血糖。

(2) 适应证:2型糖尿病,尤其是肥胖者的第一线用药;1型糖尿病胰岛素治疗血糖不稳定者,可辅用二甲双胍。

(3) 禁忌证:1型或2型重度糖尿病,必须用胰岛素治疗者;糖尿病并发酮症酸中毒或高渗性昏迷,或有其他重度合并症不宜采用;糖尿病并发肾、眼底、心、脑血管等器质性病变者,不宜使用;高龄患者慎用。

(4) 副作用:常见副作用为胃肠道反应、过敏、乳酸酸中毒等。

(5) 常见药物:苯乙双胍(降糖灵)可引起乳酸酸中毒,目前已较少应用;二甲双胍是目前国际、国内主要应用的双胍类,引起乳酸酸中毒的机会较少,但仍应警惕。

3. α葡萄糖苷酶抑制剂(AGI)

(1) 作用机制:该类药物通过抑制小肠黏膜上皮细胞表面的α葡萄糖苷酶而延缓糖类的吸收,降低餐后高血糖。单用本药不引起低血糖。

(2) 适应证:用于2型糖尿病治疗,可单独应用,也可与磺脲类或二甲双胍联合应用,提高疗效;加强胰岛素治疗的1型糖尿病血糖控制,但两者应减量,并注意低血糖的发生。

(3) 禁忌证:肝肾功能不全,胃肠功能紊乱,孕妇、哺乳期妇女和儿童。

(4) 副作用:主要为胃肠反应,单用此药一般不引起低血糖,与磺脲类或胰岛素合用可引起低血糖,若发生低血糖应直接应用葡萄糖治疗。

(5) 常用药物:阿卡波糖、伏格列波糖等。

4. 噻唑烷二酮类(TZD)

(1) 作用机制:主要是增强靶组织对胰岛素的敏感性,减轻胰岛素抵抗,故视其为胰岛素增敏剂。

(2) 适应证:2型糖尿病的治疗,尤其存在明显胰岛素抵抗者,可单独应用或与磺脲类、胰岛素等联合应用。

(3) 禁忌证:不宜用于1型糖尿病患者、孕妇、儿童。

(4) 常用制剂:罗格列酮、环格列酮、吡格列酮等。

(5) 副作用:头痛、头晕、乏力、恶心、腹泻、肝功能损害等。

(五) 胰岛素治疗

知识链接

胰岛素(insulin,Ins)按来源不同分为:①动物胰岛素:从猪和牛的胰腺中提取,与人胰岛素相比,有1~3个氨基酸不同,因而易产生抗体。②半合成人胰岛素:将猪胰岛素第30位丙氨酸,置换成与人胰岛素相同的苏氨酸,即为半合成人胰岛素。③生物合成人胰岛素:利用生物工程技术获得的高纯度的生物合成人胰岛素,其氨基酸排列顺序及生物活性与人体本身的胰岛素完全相同,是现阶段临床最常使用的胰岛素。

应在一般治疗和饮食治疗的基础上使用胰岛素。

1. 适应证 ①1型糖尿病;②酮症酸中毒、高渗性昏迷和乳酸性酸中毒伴高血糖;③合并重症感染、消耗性疾病、视网膜病变、肾病、神经病变、急性心肌梗死、脑血管意外;④因伴发病需外科治疗的围手术期;⑤妊娠和分娩;⑥2型糖尿病患者经饮食及口服降糖药治疗未获良好控制;⑦全胰腺切除引起的继发性糖尿病。

2. 胰岛素制剂类型 按起效作用快慢和维持作用时间可分为短(速)效、中效和长(慢)效三类。

(1) 短(速)效:普通胰岛素(regular insulin,RI),为唯一可静脉注射的胰岛素。

(2) 中效:低精蛋白胰岛素(neutral protamine Hagedorn,NPH)。

(3) 长(慢)效:精蛋白锌胰岛素注射液(protamine zinc insulin,PZI)。

3. 治疗方案

(1) RI:每日3~4次(三餐前半小时及睡前)皮下注射,最为常用。如FBG仍高者,睡前RI可改用NPH替代。多用于病情控制不良者,不稳定型、急症者等。

(2) NPH/预混Ins:每日2次(早餐前、睡前/晚餐前)。

(3) 长效:早餐前或后,每日1次,用于病情较稳定者。

知识链接

胰岛素保存注意事项如下:①胰岛素应避免高温和日光直晒,应保存在2~8℃的冰箱中,未开启的胰岛素应在保质期前使用,开启的胰岛素放在冰箱内的保质期一般为1个月,注明开启时间,切记不要将胰岛素放在冰箱的冷冻层,结冰的胰岛素不能使用,只能放在冷藏室内。②注射前从冰箱中取出胰岛素后在室温放置20 min后注射。③安装了胰岛素笔芯的注射笔,不要在冰箱内保存,放在阴凉处即可。④乘飞机旅行时应将胰岛素随身携带,不要放在托运的行李中。

4. 胰岛素治疗时早晨空腹血糖高的原因 ①夜间胰岛素作用不足。②黎明现象:夜间血糖控制良好，无低血糖发生，仅于黎明一段时间出现高血糖，其机制可能与皮质醇、生长激素等对抗激素分泌增多有关。③Somogyi 现象：夜间曾有低血糖，因在睡眠中未被察觉，继而发生低血糖后反跳性高血糖，可通过夜间多次（分别于 0、2、4、6、8 时）测血糖鉴别。

5. 胰岛素副作用 ①低血糖反应：最常见，与剂量过大和（或）饮食失调有关，部分患者注射胰岛素后视力模糊，为晶状体屈光改变所致，常于数周内自然恢复。②过敏反应：由 IgE 引起，出现荨麻疹，可伴恶心、呕吐、腹泻等胃肠症状。③抗药性：人体在接受胰岛素注射 1 个月后，可出现抗胰岛素抗体，极少数患者可表现胰岛素抗药性，即在无酮症酸中毒及拮抗胰岛素因素存在的情况下，每日胰岛素需要量超过 100 U 或 200 U。

6. 胰岛素泵(continuous subcutaneous insulin infusion，CSII) CSII 是一种内装有短效胰岛素的微电脑动力装置，它完全模仿胰岛素的持续基础分泌和进餐时的脉冲式释放，随时释放人体所需胰岛素，因此，它像一个简单的"人工胰脏"，又称"持续皮下胰岛素注射(CSII)"。近年来，国内外已应用胰岛素泵强化治疗糖尿病，为目前胰岛素疗法中的最佳方式。

7. 胰腺移植和胰岛细胞移植 移植对象为 1 型糖尿病患者，病程 2 年以上，长期应用大剂量胰岛素治疗者。

8. 糖尿病合并妊娠的治疗 妊娠期间血糖控制达到满意标准，对确保母婴安全至关重要。育龄期糖尿病妇女在计划怀孕前即应开始接受强化胰岛素治疗，直到妊娠结束。应选用单组分人胰岛素短效制剂，必要时加用中效制剂，忌用口服降糖药。妊娠 32～36 周时宜住院治疗直到分娩。绝大多数妊娠糖尿病患者在分娩后即可停用胰岛素，个别患者仍需小剂量胰岛素治疗。

9. 糖尿病酮症酸中毒(DKA)的治疗 DKA 发病的主要因素是胰岛素缺乏，因此 DKA 的治疗以胰岛素治疗为主，最常采用小剂量胰岛素静脉持续滴注，同时注意补液、纠正电解质紊乱和酸中毒。

（六）三级预防

1. 初级预防 改变人群中与 2 型糖尿病发病有关的环境因素，如过度营养、缺乏体力活动等；加强对高危人群的预防和监测，减少糖尿病的发病率。

2. 二级预防 早期发现和有效治疗糖尿病。

3. 三级预防 防止或延缓并发症的发生或恶化，以减少糖尿病患者的伤残和死亡。

（杨春兰 宣永华）

第三节 维生素 D 缺乏症

维生素 D 缺乏症又称维生素 D 缺乏性佝偻病，是由于缺乏维生素 D 而使体内钙、磷代谢紊乱，产生的一种全身慢性营养性疾病，以正在生长的骨骺端软骨板不能正常钙化造成骨骼病变为其特征。本病常见于婴幼儿。近年来，随着社会经济文化水平的提高，人们的卫生保健意识的增强，维生素 D 缺乏症的发病率逐年降低，且多数患儿属轻症。

一、病因及发病机制

1. 日光照射不足 人体日常所需的维生素 D 主要是利用日光中紫外线照射皮肤而获得。日光中的紫外线照射皮肤后，可使皮肤中的 7-脱氢胆固醇转变为维生素 D_3。日光中的紫外线常被烟雾、尘埃、衣服、玻璃所遮挡或吸收，使内源性的维生素 D 生成减少。居住在寒冷、大气污染、高大建筑物遮挡地区而又缺少户外活动的婴幼儿，因紫外线量明显不足，容易造成维生素 D 缺乏。

2. 维生素 D 摄入不足 乳类（包括母乳和牛乳）中维生素 D 的含量都很少，不能满足小儿生长发育的需要，加上牛乳中钙、磷比例不当（1.2∶1），不利于钙、磷的吸收，所以牛乳喂养较母乳喂养更易患佝偻病。人工喂养多以米糊、稀饭等淀粉类食物为主，因谷类食品含大量植酸和纤维，可与小肠中的钙、磷结合成不溶性植酸钙，也可影响钙、磷的吸收。如婴儿不晒太阳，又不及时补充含维生素 D 的食物，就易患维生素 D 缺乏症。

3. 生长速度过快 生长速度快的婴儿,骨骼发育快,对钙及维生素D的需要量也多,故易导致维生素D缺乏。早产儿及多胎儿则因体内钙和维生素D储备不足,出生后生长速度较快,需要量更大,若维生素D供应不足,也易患佝偻病。患儿2岁后生长速度减慢,且户外活动增多,故佝偻病的患病率较低且活动性佝偻病较少。

4. 疾病影响 慢性胃肠道疾病及肝、胆系统疾病可影响维生素D和钙、磷的吸收及利用,肝和肾是羟化维生素D的器官,肝、肾疾病可影响维生素D的羟化过程,也可影响钙、磷的吸收和利用,都与本病的发生有密切关系。

5. 药物影响 长期服用抗惊厥药物可使用体内维生素D不足,如苯妥英钠、苯巴比妥等可提高肝细胞微粒体氧化酶系统的活性,使维生素D和1,25-$(OH)_2D_3$分解失去活性;糖皮质激素有对抗维生素D转运钙的作用。

维生素D缺乏症可以看成是机体为维持血钙水平而对骨骼造成的损害。1,25-$(OH)_2D_3$与甲状旁腺激素(PTH)和降钙素(CT)共同维持人体的钙、磷平衡。维生素D缺乏时,肠内钙、磷吸收减少,以致血钙、血磷降低。血钙下降引起甲状旁腺功能继发性亢进,加速骨质脱钙,以维持血钙水平。PTH增加又使肾排磷增加,排钙减少,结果使血钙维持正常或接近正常,而血磷下降,钙磷乘积降低,使骨样组织钙化过程发生障碍,造成骨细胞增生,在局部造成骨样组织堆积,碱性磷酸酶的分泌增多,临床上出现一系列维生素D缺乏症的症状和血生化改变。

知识链接

维生素D的生理功能如下:①主要维持血清钙、磷浓度的稳定。血钙浓度低时,诱导甲状旁腺素(PTH)分泌,将其释放至肾及骨细胞。在肾中PTH除刺激1位羧化酶与抑制24位羧基化酶外,还促使磷从尿中排出,钙在肾小管中再吸收。在骨中PTH与1,25$(OH)_2D_3$协同作用,将钙从骨中动员出来。在小肠中1,25-$(OH)_2D_3$促进钙的吸收。从这三条途径使血钙恢复到正常水平,又反馈抑制PTH的分泌及1,25-$(OH)_2D_3$的合成。②促进怀孕及哺乳期输送钙到子代。

二、临床表现

维生素D缺乏症好发于2~3岁的婴幼儿,特别是3个月以下的小婴儿,以神经精神症状出现最早,继而出现生长中的骨骼改变及肌肉松弛,重症维生素D缺乏症患儿还可以出现消化和心肺功能障碍,并可影响智力发育和免疫功能。临床上将维生素D缺乏症分为初期、极期、恢复期和后遗症期四期,初期和极期统称为活动期。症状主要发生在初期,体征主要见于极期、恢复期和后遗症期。

(一) 初期(早期)

多见于6个月以内的婴儿,大多从3个月左右开始发病,多为神经兴奋性增高表现,如易激惹、烦闹、夜间啼哭、睡眠不安、多汗等,其中以多汗最突出,与室温、季节无关。由于多汗可引起局部刺激,小儿经常摇头,使枕部受摩擦而致秃发,称为枕秃(图16-3)。此期常无骨骼改变。

(二) 极期(激期)

早期维生素D缺乏的婴儿如未经治疗,病情可继续加重,引起甲状旁腺功能亢进,出现钙、磷代谢失常的典型骨骼改变。

1. 头部

(1) 颅骨软化:多见于3~6个月的患儿。颅骨薄,前囟边缘较薄,检查者用指尖轻轻压迫枕骨或顶骨的后部,可有压乒乓球样的感觉,又称"乒乓头"。6个月龄后,颅骨软化消失。

(2) 方颅:多见于8~9个月或以上的患儿。因两侧额骨和顶骨骨膜下骨样组织增生呈对称性隆起,变成"方盒样"头型(从上向下看),即方颅(图16-4),严重时呈鞍状或十字状头型,头围也较正常增大。

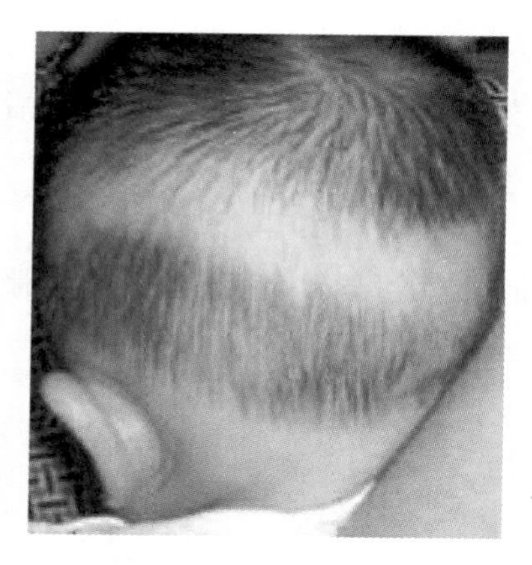

图 16-3 枕秃

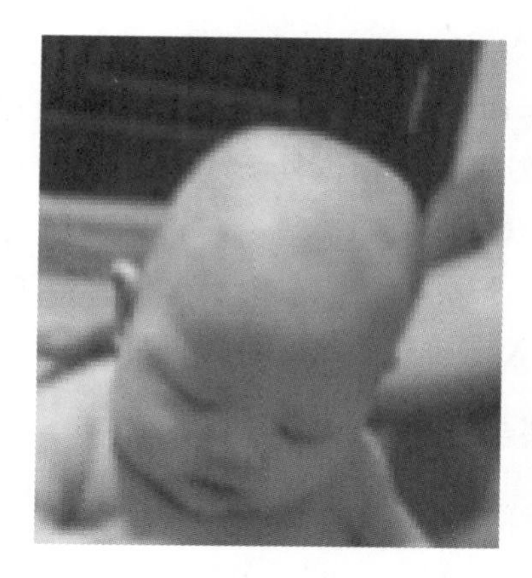

图 16-4 方颅

(3) 前囟闭合延迟：可迟至 2～3 岁，或前囟过大。

(4) 出牙延迟：可迟至 1 岁出牙，牙釉质发育不良，易患龋齿。

2. 胸部

(1) 鸡胸或漏斗胸：1 岁左右的小儿可见胸骨和邻近的软骨向前突起，肋骨骺部内陷，形成鸡胸样畸形；若胸骨剑突部向内凹陷，可形成漏斗胸(图 16-5)。两者均影响呼吸功能。

(2) 串珠肋：多见于 1 岁左右患儿，肋骨骨骺端因骨样组织堆积向四面膨出，在肋骨与肋软骨交界处可摸到明显的半球状隆起，以第 7～10 肋骨最明显。膨大的串珠肋向胸腔内侧隆起压迫肺组织，故易患肺炎。

(3) 哈里森沟：又称肋膈沟，由于骨质变软，吸气时膈肌附着处的肋骨被膈肌牵拉内陷，形成一道横沟，称为哈里森沟。

3. 脊柱与骨盆 小儿学坐后可致脊柱后凸或侧弯(图 16-6)。重者骨盆前后径变短，形成扁平骨盆。

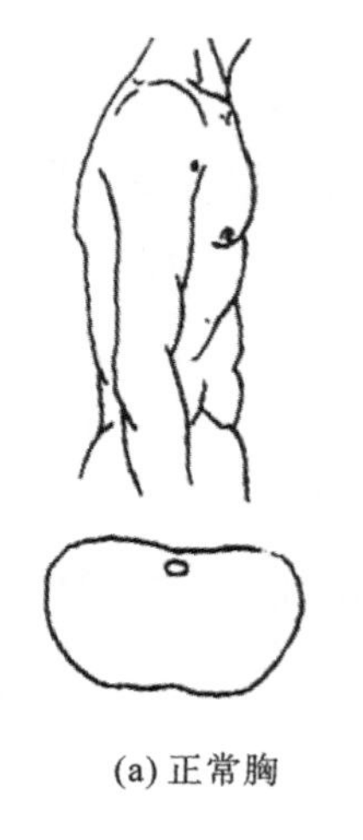

(a) 正常胸

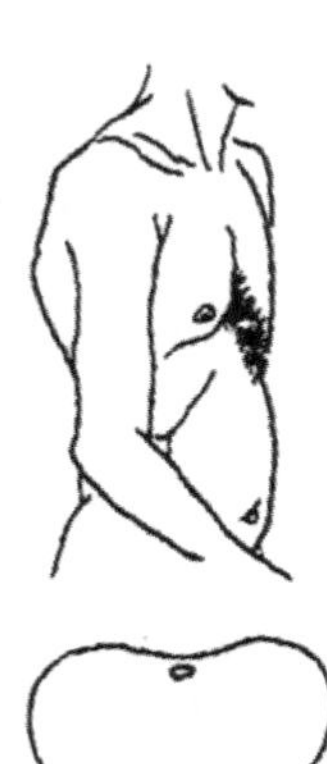

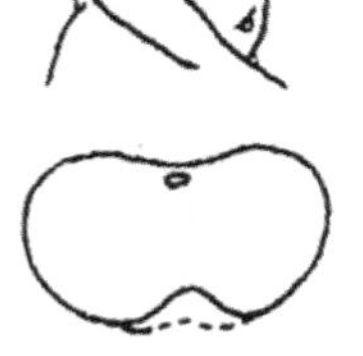

(b) 漏斗胸

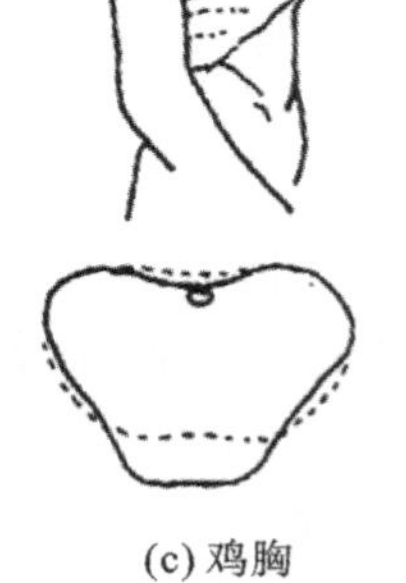

(c) 鸡胸

图 16-5 佝偻病胸

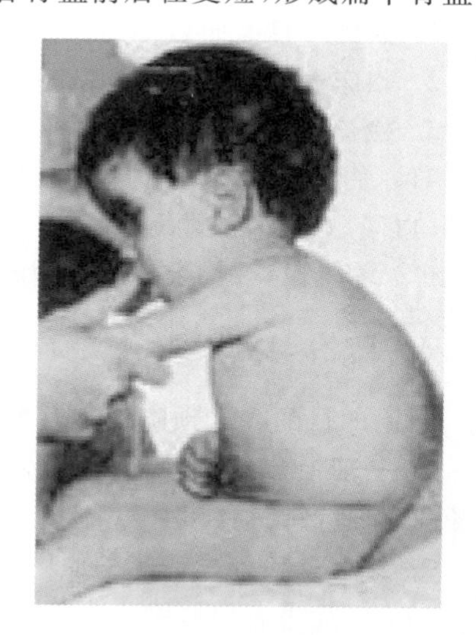

图 16-6 佝偻病脊柱

4. 四肢

(1) 腕踝畸形：多见于 6 个月以上患儿，手腕、足踝部可摸到或看到肥厚的骨骼，形成钝圆形环状隆起，称佝偻病手镯、足镯。

(2) 下肢畸形：由于骨质软化及肌肉关节松弛，小儿双下肢在开始站立与行走后因负重可出现股骨、胫骨、腓骨弯曲，形成严重膝内翻(“O”形腿)或膝外翻(“X”形腿)畸形。详见第五章第六节内容。

5. 肌肉松弛 血磷降低导致肌肉糖代谢障碍，使全身肌肉松弛、乏力，肌张力降低，可见颈软无力，坐、立、行等运动功能发育落后。腹肌张力低下导致腹部膨隆如蛙腹，并易引起脐疝。

6. 其他 重症患儿脑发育亦受累，表现为表情淡漠，语言发育迟缓，条件反射形成缓慢，免疫力低下，容易感染，贫血常见。

（三）恢复期

以上各期经日光照射和经治疗后临床症状减轻或接近消失，肌张力恢复。治疗2～3周后骨骼X线改变有所改善，可逐渐恢复正常。

（四）后遗症期

多见于3岁以后患儿，临床症状消失，因婴幼儿期严重的佝偻病，可导致遗留不同程度的骨骼畸形，血生化正常，X线检查骨骼干骺端病变消失。

三、实验室检查及其他检查

（一）实验室检查

1. 初期 血清1,25-$(OH)_2D_3$下降，血PTH升高，血钙、血磷正常或降低，碱性磷酸酶正常或稍高。

2. 极期 血钙正常或稍低，血磷明显降低，钙磷乘积下降，碱性磷酸酶明显增高。

3. 恢复期 血钙、血磷及钙磷乘积逐渐恢复正常，碱性磷酸酶需1～2个月降至正常水平。

4. 后遗症期 血钙、血磷及碱性磷酸酶均恢复正常。

（二）X线检查

1. 初期 常无骨骼病变，X线骨片可显示正常钙化带稍模糊。

2. 极期 X线骨片显示骨骺端钙化带消失，呈杯口状、毛刷样改变，骨骺软骨带明显增宽，骨质疏松，甚至骨折。

3. 恢复期 临时钙化带重新出现，骨质密度逐渐恢复正常。

4. 后遗症期 仅留临时钙化带增厚，但骨干弯曲可永久存在。

四、诊断要点

1. 病史 日光照射不足、喂养不当。

2. 临床表现 各期典型的症状和体征。

3. 检查

(1) 血生化检查：血清1,25-$(OH)_2D_3$在早期即明显降低，是可靠的诊断标准。必要时检查血PTH、血钙、血磷、碱性磷酸酶等。

(2) X线检查：检查各期典型的骨骼改变。

五、防治要点

防治的目的在于预防疾病发生，控制病情活动，防治骨骼畸形和复发。

1. 一般治疗 孕妇及婴幼儿应多进行户外活动，多晒太阳；多吃含维生素D的食物，必要时可服用维生素D和适量钙剂。

2. 维生素治疗 治疗的原则应以口服为主。

(1) 轻症患者口服维生素D制剂。

(2) 重症或腹泻不能口服患者注射维生素D制剂。

治疗1个月后应复查效果，若临床表现、血生化检测和骨骼X线改变无恢复征象，应与维生素D依赖性佝偻病相鉴别。

3. 钙剂 可用乳酸钙和葡萄糖酸钙口服，不宜与乳类同服，以免结成凝块，影响钙剂吸收。

4. 整形治疗 该病所致的骨骼畸形多数在治疗过程中自行矫正，若严重畸形持续存在，可在4岁后考虑做矫形手术。

（杨春兰　宣永华）

第四节 骨质疏松症

骨质疏松症(osteoporosis,OP)是一种以低骨量和骨组织微结构破坏为特征,导致骨质脆性增加和易于骨折的代谢性骨病。OP可分为原发性和继发性两类。本病多发生于绝经后女性和60岁以上的老年人,女性的发病率为男性的2倍以上。随着我国老年人口的增加,骨质疏松症发病率处于上升趋势,在我国乃至全球都是一个值得关注的健康问题。

一、病因及发病机制

(一)原发性骨质疏松症

原发性骨质疏松症(PMOP)可分为Ⅰ型和Ⅱ型两种亚型。Ⅰ型即绝经后OP;Ⅱ型即老年性OP。PMOP的病因和发病机制仍未阐明。凡使骨的净吸收增加,促进骨微结构紊乱的因素都会促进骨质疏松症的发生。该病与雌激素缺乏、甲状旁腺分泌增多、妊娠、营养不足、缺乏运动及遗传等因素有关。

此外,吸烟,酗酒,高蛋白、高盐饮食,大量饮用咖啡,维生素D摄入不足和光照减少等均为骨质疏松症的易发因素。长期卧床和失重(如太空宇航员)也常导致骨质疏松症。

(二)继发性骨质疏松症

原发病因明确,常由内分泌代谢性疾病如性腺功能减退症、甲亢、甲旁亢、库欣综合征、1型糖尿病等或全身性疾病如器官移植术后、肠吸收不良综合征、神经性厌食、肌营养不良症、慢性肾功能衰竭、骨髓纤维化、白血病、系统性红斑狼疮、营养不良症等引起。

在临床上,有时原发性与继发性骨质疏松症也可同时或先后存在,如多数老年人可能两者并存。本节主要介绍原发性骨质疏松症。

二、临床表现

1. 骨痛和肌无力 轻者无任何不适,重者常诉腰背疼痛或全身骨痛。骨痛通常为弥漫性,无固定部位,检查不能发现压痛区(点)。常于劳累或活动后加重,负重能力下降或不能负重。四肢骨折或髋部骨折时肢体活动明显受限,局部疼痛加重,有畸形或骨折阳性体征。

2. 身材缩短 常见于椎体压缩性骨折,可单发或多发,有或无诱因,身材变矮。严重者伴驼背,但罕有神经压迫症状和体征。骨质疏松症患者的腰椎压缩性骨折常导致胸廓畸形,后者可出现胸闷、气短、呼吸困难,甚至发绀等表现。肺活量、肺最大换气量下降,极易并发上呼吸道感染和肺部感染。胸廓严重畸形使心排血量下降,心血管功能障碍。

3. 骨折 常因轻微活动或创伤而诱发,弯腰、负重、挤压或摔倒后即可发生骨折。多发部位为脊柱、股骨上端和前臂。脊柱压缩性骨折多见于PMOP患者,骨折发生后出现突发性腰痛;股骨上端骨折以老年性骨质疏松症患者多见,通常于摔倒或挤压后发生,骨折部位多在股骨颈部。

三、实验室检查及其他检查

(一)实验室检查

1. 血钙、血磷和碱性磷酸酶 在原发性骨质疏松症中,血钙、血磷及碱性磷酸酶水平通常是正常的,骨折后数月碱性磷酸酶水平可增高。

2. 血甲状旁腺激素 应检查甲状旁腺功能以排除继发性骨质疏松症。原发性骨质疏松症者血甲状旁腺激素水平可正常或升高。

(二)影像学检查

1. X线检查 对于有局部症状的患者应摄取病变部位的X线平片。骨质减少(低骨密度)摄片时可见骨透亮度增加,骨小梁减少及其间隙增宽,横行骨小梁消失,骨结构模糊,但通常需在骨量下降30%以上时才能观察到。即使无脊柱症状的患者也应摄取该部位的侧位片,以免遗漏椎体骨折。椎体骨折时,椎体前缘塌陷呈楔形,亦称压缩性骨折,常见于第11、12胸椎和第1、2腰椎。

2. 骨密度检测 骨密度(bone mineral density,BMD)检测是骨折最好的预测指标。测量任何部位的骨密度,可以用来评估总体的骨折发生危险度;测量特定部位的骨密度可以预测局部骨折发生的危险性。通过与健康成年人的BMD比较,WHO建议根据BMD值对骨质疏松症进行分级,规定如下:正常健康成年人的BMD值加减1个标准差(SD)为正常值;较正常值降低1～2.5 SD为骨质减少;降低2.5 SD以上为骨质疏松症;降低2.5 SD以上并伴有脆性骨折为严重的骨质疏松症。正常骨质和疏松骨质的对比如图16-7所示。测定骨密度的方法有多种,其中定量计算机体层扫描(quantitative computerized tomography,QCT)测量BMD最为准确,单位为g/cm^3,该方法不受骨大小的影响,可用于成人和儿童。但QCT只能测定脊柱的BMD,骨赘会干扰测定值,而且费用较高,同时所受射线影响亦不可低估。

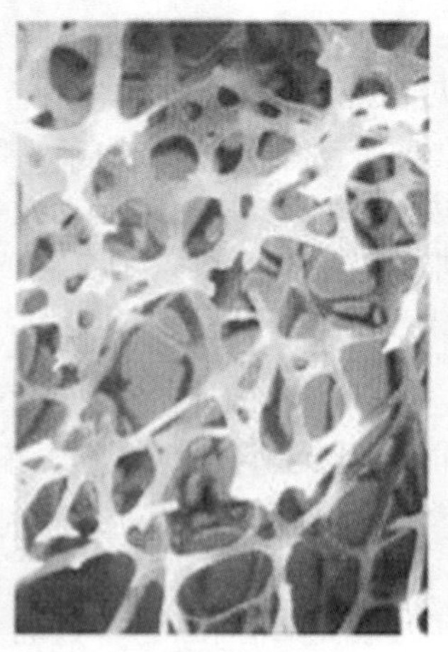

(a) 正常骨质

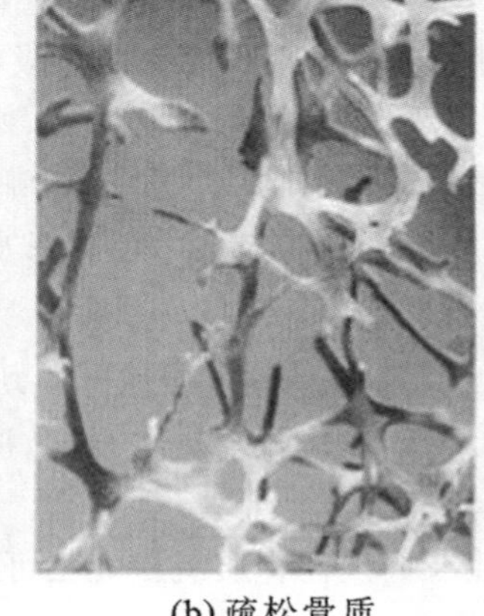

(b) 疏松骨质

图16-7 正常骨质和疏松骨质对比

四、诊断要点

详细的病史和体检是临床诊断的基本依据,凡存在骨质疏松症家族史、骨质疏松性骨折史、消瘦、闭经、绝经、慢性疾病、长期营养不良、长期卧床者应想到本症的可能。但骨质疏松症的确诊有赖于X线检查或BMD检测。

知识链接

如何在日常生活中及早发现骨质疏松?通过国际骨质疏松基金会(IOF)的"一分钟测试法",可以轻松解决这一问题:①您的父母有没有轻微碰撞或跌倒就会发生髋骨骨折的情况?②您是否曾经因为轻微的碰撞或者跌倒就会伤到自己的骨骼?③您经常连续3个月以上服用氢化可的松、波尼松(强的松)等激素类药品吗?④您的身高是否降低了3 cm?⑤您经常过度饮酒吗?⑥每天您吸烟超过20支吗?⑦您经常患痢疾、腹泻吗?女士回答:⑧您是否在45岁之前就绝经了?⑨您曾经有过连续12个月以上没有月经吗(除了怀孕期间)?男士回答:⑩您是否患有勃起功能障碍或性欲缺乏的症状?如果上面任何一条问题的答案为"是",就表明有患上骨质疏松症的危险,但这并不证明受试者就患了骨质疏松症,是否患有这种病症需要进行骨密度检测来得出结论。

五、防治要点

1. 基础治疗 ①适当运动:可增加和保持骨量,运动的类型、方式和量应根据患者的具体情况而定。②补充钙剂:除增加饮食中钙含量外,尚可补充碳酸钙、葡萄糖酸钙、枸橼酸钙等制剂。③补充维生素D:在补充适量钙剂的同时补充维生素D,近年来可直接补充维生素D碳酸钙,每日口服1～2片亦可满足钙和维生素D的需要。④其他辅助性治疗:多从事户外活动,戒除烟、酒等。

2. 对症治疗 ①有疼痛者可用适量非甾体类镇痛药，如阿司匹林、吲哚美辛等；②有骨畸形者做局部固定或矫形，以防止畸形加剧；③有骨折者应予以牵引、固定、复位或手术治疗，尽早辅以康复治疗，努力恢复运动功能，以减少制动或废用所致的骨质疏松症。

3. 特殊治疗 ①雌激素和选择性雌激素受体调节剂：主要用于绝经后或其他原因导致的雌激素缺乏患者，用于预防与治疗骨质疏松症。②雄激素：雄激素能增加骨细胞的分化和增加骨量，用于男性骨质疏松症的治疗。③降钙素：降钙素为骨吸收的抑制剂，可抑制破骨细胞活性，提高骨的生物力学性能。④二磷酸盐：一类与钙有高度亲和力的人工合成化合物，可改变骨基质特性，抑制骨吸收，提高骨质量。

（杨春兰　宣永华）

第五节　痛　　风

痛风是长期嘌呤代谢障碍、血尿酸增高导致组织损伤的一组疾病。临床上以高尿酸血症、急性关节炎反复发作、痛风结节（痛风石）形成、慢性关节炎和关节畸形及在病程后期出现肾尿酸结石和痛风性肾实质病变为特征。本病多见于 40 岁以上的中老年人，男、女之比为 20:1，女性体内雌激素能促进尿酸排泄，并有抑制关节炎发作的作用，故女性多于更年期后发病。本病多发生于人体最低部位的关节，疼痛剧烈，持续 1～7 天，疼痛犹如“风”一样吹过去了，所以称“痛风”。

一、病因及发病机制

血液中尿酸长期增高是痛风发生的关键原因，根据高尿酸血症形成的原因不同把痛风分为原发性痛风和继发性痛风两大类。

（一）原发性痛风

1. 尿酸排泄减少 尿酸排泄障碍是引起高尿酸血症的主要原因，由于多基因遗传缺陷引起肾小球尿酸滤过减少、肾小管重吸收增多、肾小管尿酸分泌减少，尤以肾小管尿酸分泌减少最为重要。

2. 尿酸生成增多 人体尿酸主要来源于两个方面：一是蛋白质分解代谢产生的核酸和其他嘌呤类化合物，经一些酶的作用而生成内源性尿酸，约占总尿酸的 80%；二是食物中所含的嘌呤类化合物、核酸及核蛋白成分，经消化与吸收后，在一些酶的作用下生成外源性尿酸，约占总尿酸的 20%。另外，由于性连锁遗传的嘌呤代谢酶缺陷，也可导致尿酸生成过多。

（二）继发性痛风

由于肾脏疾病导致尿酸排泄减少，某些药物抑制尿酸的排泄；血液疾病如淋巴瘤、白血病或溶血性贫血等引起白细胞增殖，白细胞死亡速率增快导致尿酸产生过多；不加节制的暴食富含嘌呤的食物，尤其同时饮酒可显著使血中尿酸水平增高。

各种因素引起尿酸增高后，血中尿酸呈过饱和状态，最终形成结晶体，积存在无血供或血供相对少的软组织中，如软骨、肌腱、韧带等，出现痛风结节。继发性痛风常见于远端的周围关节及耳廓等温度较低的组织。

二、临床表现

1. 急性发作期 精神紧张、过度疲劳、进食高嘌呤饮食、饮酒、关节损伤、手术、感染等为常见诱因。起病急骤，发作时间通常在后半夜。主要表现为脚踝关节或脚趾、手臂、手指关节处肿胀、发红，伴有剧烈疼痛。早期表现为单关节炎，以第一跖趾及踇趾关节为多见，其次为踝关节、腕关节、膝关节、肘关节及足部其他关节。若病情反复发作，则可发展为多关节炎，受累关节红、肿、热、痛及活动受限，大关节受累时常有渗液。伴有发热，体温可达 38～39 ℃，有时出现寒战、倦怠、厌食、头痛等症状。一般历时 1～2 周症状缓解，关节炎消退，活动完全恢复，局部皮肤由红肿转为棕红色而逐渐完全消去。有时可出现脱屑和瘙痒，为本病特有的症状。

2. 间歇期 间歇期是指痛风两次发病的间隔期，一般为几个月至 1 年，有的患者终身仅发生 1 次，但

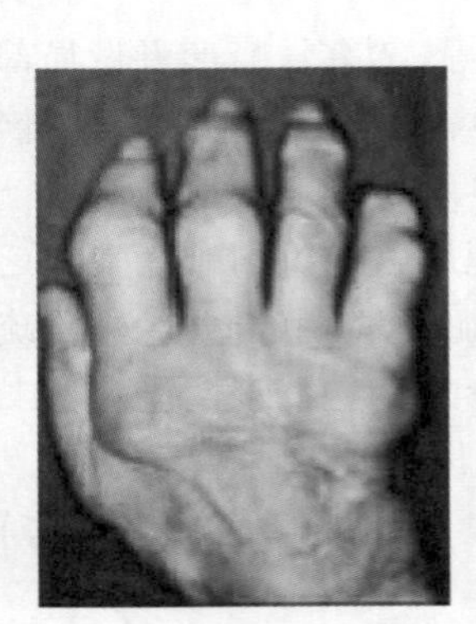
图 16-8 痛风石

多数患者在1年内复发，每年发作1次或发作数次。如未经处理，会出现发作频繁、痛感加重、病程延长。该阶段主要表现为血尿酸浓度偏高。

3. 慢性期 主要表现是存在痛风石(图 16-8)及慢性关节炎。此时痛风频繁发作，身体部位开始出现痛风石，随着时间的延长痛风石逐步增大。除中枢神经系统外，几乎所有组织中均可形成痛风石。最常见于耳廓，亦多见于踇趾的第一跖趾关节、指关节、腕关节、肘关节及膝关节等处。痛风结节也可在关节附近的滑囊膜、腱鞘与软骨内发现。痛风石大小不一，小者如芝麻，大者如鸡蛋。

4. 其他 持续性高尿酸血症，可损害肾脏，引起肾脏病变，出现蛋白尿、多尿等表现，5～10年后病情加重，进而发展为尿毒症，17%～25%患者死于肾功能衰竭。患者常合并有高血压、高脂血症、动脉硬化、冠心病及2型糖尿病。在年长者痛风死亡原因中，心血管因素远超过肾功能不全。但痛风与心血管疾病之间并无直接因果联系，只是两者均与肥胖、饮食因素有关。

三、实验室检查及其他检查

(一) 实验室检查

1. 血常规和血沉检查 在急性发作期，外周血白细胞计数升高，通常为$(10\sim20)\times10^9$/L，很少超过20×10^9/L。中性粒细胞相应升高。肾功能下降者，可有轻、中度贫血。血沉增快，通常小于60 mm/h。

2. 尿常规检查 病程早期一般无改变，累及肾脏者，可有蛋白尿、血尿、脓尿，偶见管型尿；并发肾结石者，可见明显血尿，亦可见酸性尿石排出。

3. 血液尿酸测定 急性发作期绝大多数患者血液尿酸含量升高。一般认为采用尿酸酶法测定，男性大于416 μmol/L(7 mg/dL)，女性大于357 μmol/L(6 mg/dL)，具有诊断价值。

4. 尿液尿酸含量测定 在无嘌呤饮食及未服影响尿酸排泄药物的情况下，正常男性成人24 h尿液尿酸总量不超过3.54 mmol(600 mg)。非肾源性继发性痛风患者尿液尿酸常明显升高，但原发性痛风患者90%尿液尿酸排出量小于3.54 mmol/24 h。故尿液尿酸排泄正常者，不能排除痛风。

5. 痛风结节内容物检查 对痛风结节内容物进行显微镜检查、紫外分光光度计测定、紫尿酸胺试验等方法，可发现尿酸钠结晶，有助于诊断。

(二) 影像学检查

X线平片通常作为了解痛风患者有无骨关节受累的首选影像学检查方法。急性关节炎期可见非特征性软组织改变，表现为偏侧性或非对称性关节旁软组织肿胀。慢性期和反复发作后可见软骨缘破坏，关节面不规则；典型者由于尿酸盐侵蚀骨质，使之呈圆形或不整齐的穿凿样、凿孔样、虫蚀样或弧形、圆形的骨质透亮缺损。CT检查和MRI检查可发现灰度不等的斑点状影像或低至中等密度的块状阴影。两项检查联合进行可对多数关节内痛风石作出准确诊断。

知识链接

痛风的早期发现

在目前尚无条件进行大规模血尿酸检测的情况下，至少应对下列人员进行血尿酸的常规检测：①60岁以上的老年人，无论男、女及是否肥胖；②肥胖的中年男性及绝经期后的女性；③高血压、动脉硬化、冠心病、脑血管病(如脑梗死、脑出血等)患者；④糖尿病(主要是2型糖尿病)；⑤原因未明的关节炎，尤其是中年以上患者，以单关节炎发作为特征；⑥肾结石，尤其是多发性肾结石及双侧肾结石患者；⑦有痛风家族史的成员；⑧长期嗜肉类，并有饮酒习惯的中年以上的人。凡属于以上所列情况中任何一项的人，均应主动去医院做有关痛风的实验室检查，以及早发现高尿酸血症与痛风，不要等到已出现典型的临床症状(如皮下痛风结石)后才去求医。如果首次检查血尿酸正常，也不能轻易排除痛风及高尿酸血症的可能性。以后应定期复查，至少应每年做健康检查一次，这样可使痛风的早期发现率大大提高。

四、诊断要点

1. 病史 中老年男性，常有家族史及代谢综合征表现。

2. 临床表现 在诱因基础上，突然半夜出现典型关节炎发作或尿酸性结石肾绞痛发作。

3. 检查 检测血尿酸增高；关节腔滑囊液或痛风石穿刺液发现尿酸盐结晶；X线检查发现特征性改变。

五、防治要点

(一) 一般治疗

痛风的发作常与饮食不节、着凉、过度劳累有关，因此预防发作应做到以下几点。

(1) 控制每天总热能的摄入，限制蛋白质的摄入，大部分蔬菜、水果可不限。

(2) 限制含嘌呤高的食物：虾、蟹、动物内脏、菠菜、豆类等食物应少食；忌食火锅，严禁饮酒。

(3) 适当运动，避免过度劳累、着凉，不使用抑制尿酸排泄的药物。

(4) 大量饮水，促进尿酸排泄。不要喝浓茶，浓茶容易引起痛风发作。

(5) 多食发面面食、放碱的粥类，因含碱性物质可促进尿酸排泄，保护肾脏，倡导食用蔬菜、水果等，可以降低血液和尿液的酸度。西瓜和冬瓜不但是碱性食品，而且多酚咖啡具有利尿作用，对痛风患者更有利。

(二) 急性痛风性关节炎期治疗

绝对卧床休息，抬高患肢，并积极进行药物治疗。秋水仙碱是治疗急性痛风性关节炎的特效药，其机制是通过抑制炎症因子的释放，缓解炎症反应。目前以口服法使用最广泛，90%的患者服药后48 h内疼痛缓解。症状缓解后继续服药，维持数天后停药。胃肠道不良反应多见，可出现恶心、呕吐、腹泻、厌食等，还可引起骨髓抑制和脱发等。也可选用非甾体抗炎药如吲哚美辛、双氯芬酸、布洛芬等及糖皮质激素类药物，后者起效快、缓解率高，但容易出现"反跳"。

(三) 发作间歇期和慢性期的处理

主要是促进尿酸排泄及抑制尿酸生成，常用药物有丙磺舒、苯溴马隆、别嘌呤醇等。中药如葛根、淡竹叶、绞股蓝、女贞子、虫草菌等也有降低血尿酸的效果。

(杨春兰 宣永华)

能力测试

1. 说出甲状腺功能亢进症、糖尿病、维生素D缺乏症、骨质疏松症及痛风与你所学专业的关系(根据所学专业任选一题)。

(1) 甲状腺功能亢进症、糖尿病、维生素D缺乏症、骨质疏松症及痛风的实验室检查与诊断和治疗的关系。

(2) 甲状腺功能亢进症、糖尿病、维生素D缺乏症、骨质疏松症及痛风的影像学检查与诊断的关系。

(3) 甲状腺功能亢进症、糖尿病、维生素D缺乏症、骨质疏松症及痛风的药物治疗。

2. 病例分析

(1) 患者，女，42岁，突眼、颈部增粗、心悸2个月。患者于2个月前因精神刺激出现心悸，活动时加重，眼睑水肿，眼球逐渐突出，颈部增粗，多食易饥，大便每日4～5次，未曾就诊。既往体健。体格检查：血压130/80 mmHg，眼球突出，甲状腺Ⅱ度肿大，弥漫性对称，质中，无触痛，甲状腺上极可闻及血管杂音，心界不大，心率120次/分，心律不齐，第一心音强弱不等，下肢无水肿，手颤(+)。该患者可能发生了什么情况？为明确诊断需做哪些实验室检查和影像学检查？如何治疗？

(2) 患者，男，40岁，农民，因多食、多饮、消瘦半年，双下肢麻木半个月前来就诊。患者半年前无明显诱因逐渐食量增加，由原来每天400 g逐渐增至500 g以上，最多达750 g，而体重逐渐下降，半年内下降达

5 kg 以上,同时出现烦渴多饮,伴尿量增多,曾看过中医,服中药治疗 1 个多月无好转,未验过血。半个月来出现双下肢麻木,有时呈针刺样疼痛。病后大小便正常,睡眠好。该患者可能发生了什么情况?为明确诊断需做哪些实验室检查和影像学检查?如何治疗?

3. 患儿,男,9 个月。因咳嗽 6 天,加重伴发热、气急 3 天入院。病初为阵发性干咳,2 天后咳嗽加剧,有痰,第 4 日发热伴轻度气促和鼻翼扇动,经口服红霉素和对症治疗无效。体格检查:体温 39 ℃,精神差,轻度方颅,前囟 2 cm×2 cm,平,枕部环形脱发,轻度鼻翼扇动,有三凹征,轻度哈里森沟和肋缘外翻,两肺中下部闻及中细湿啰音,以右肺为著。该患儿可能发生了什么情况?为明确诊断需做哪些实验室检查和影像学检查?如何治疗?

第十七章　神经系统疾病

学习要点：本章重点介绍神经系统常见病及多发病——脑血管疾病、癫痫及阿尔茨海默病，要求掌握神经系统疾病与各相关医学类专业有关的知识。熟悉神经系统疾病的临床表现、诊断要点及防治要点。了解脑血管疾病、癫痫、阿尔茨海默病的病因及发病机制。

第一节　脑血管疾病

脑血管疾病又称脑血管意外或脑卒中，俗称脑中风，是指由于脑部或颈部血管病变所致的脑局部血液循环障碍，引起脑功能损害的一组疾病，常伴有肢体麻木、偏瘫、视力和语言障碍。许多患者都残留轻重不等的偏瘫、失语和痴呆，是目前造成人类死亡和残疾的主要疾病。

脑血管疾病按其性质可分为两大类。一类是缺血性脑血管疾病，包括短暂性脑缺血发作、脑血栓形成、脑栓塞等，临床较多见，占全部脑血管疾病的70%～80%，是由于脑动脉硬化等原因，使脑动脉管腔狭窄，血流减少或完全阻塞，脑部血液循环障碍，脑组织受损而出现一系列症状。另一类是出血性脑血管疾病，包括脑出血和蛛网膜下腔出血，多由于长期高血压、先天性脑血管畸形等因素所致。由于血管破裂，血液溢出，压迫脑组织，血液循环受阻，患者常表现颅内压增高、神志不清等症状。这类患者占脑血管疾病的20%～30%。本节主要介绍短暂性脑缺血发作、脑血栓形成、脑栓塞及脑出血等疾病。

知识链接

脑血管疾病是导致人类死亡的三大疾病之一，在全球范围内，每年死于脑血管疾病约460万人，其中1/3在工业化国家，其余发生在发展中国家，患病和死亡主要在65岁以上的人群。日本是脑血管疾病发病率、死亡率最高的国家之一，脑血管疾病死亡率一直居死因之首。我国也是脑血管疾病高发地区，据估计居民现患脑血管疾病约600万人，每年新发生脑血管疾病130万人、死亡近100万人，在幸存者中约3/4的患者留下偏瘫等后遗症，部分患者丧失劳动能力和生活能力。

一、短暂性脑缺血发作

短暂性脑缺血发作，简称TIA，也称一过性脑缺血发作或小中风，是指由于脑、脊髓或视网膜局灶性缺血引起的短暂性神经功能缺损症状，以反复发作的短暂性失语、瘫痪或感觉障碍为特点，症状和体征在24 h内消失。TIA症状虽轻，但后果严重，若不及时治疗，据统计，有25%～40%患者，在5年内将产生严重的脑梗死，而威胁患者生命。因此，常将TIA看成是脑血管疾病的先兆或危险信号。

（一）病因及发病机制

本病绝大多数是在动脉粥样硬化的基础上，因微血栓脱落、脑血管痉挛、脑血流动力学改变等因素致病。

（二）临床表现

本病常突然发作，历时短暂，一次发作持续数秒至24 h，一般常为5～20 min，可完全恢复，无任何神经功能障碍，但可反复发作。颈动脉系统TIA出现发作性偏瘫或者单侧肢体轻度瘫痪最常见，主侧半球病变常出现失语,也可出现一过性失明或视觉障碍。椎-基底动脉系统 TIA 最常见的症状为阵发性眩晕,伴有恶心、呕吐。

1. 颈动脉系统 TIA 颈动脉系统血管供应局限于大脑前 3/5 的结构。各种原因导致颈动脉系统缺血时,常出现运动功能障碍,主要表现为对侧肢体的无力、笨拙、功能障碍。特别是上臂,有时也累及面部、腿或整个半身,可单独或同时发生。一般被描述为肢体"发沉"、"发死"或"不能活动"。感觉功能障碍主要表现为偏侧舌头或面部针扎样感觉,也可见于同侧肢体的麻木感。颈动脉提供眼部循环的血液,其病变导致发作性黑朦,单眼视力障碍伴对侧肢体症状,提示为颈动脉系统 TIA。

2. 椎-基底动脉系统 TIA 椎-基底动脉系统缺血主要累及脑干、枕叶、额叶内侧。其主要表现为眩晕、共济失调、复视、言语困难、吞咽困难、摔倒发作、单侧或双侧视觉缺失、短暂性遗忘症、单侧或双侧面部麻木、单侧或双侧感觉丧失、偏瘫或双侧肢体瘫痪甚至四肢瘫痪等。眩晕为椎-基底动脉系统缺血最常见的症状,视觉丧失为第二位常见症状。复视是最有代表性的脑干神经功能损害症状;面部及嘴部针刺及麻木感也可出现,可能伴有对侧肢体的感觉及运动症状(如交叉性的感觉、运动障碍);双侧感觉丧失,或不同的发作中出现不同侧的偏瘫,常提示为椎-基底动脉系统 TIA 的发作。

(三) 实验室检查及其他检查

1. 实验室检查 实验室检查包括血液流变学检查、血常规检查、血脂检查、血糖检查及其他血生化检查,必要时可进行特殊检查如免疫学检查等。

2. 影像学检查

(1) 头部 CT 检查:主要目的是明确颅内可能引起 TIA 样表现的其他结构性病变的性质,如肿瘤、慢性硬膜下血肿、巨动脉瘤、血管畸形、脑内小的出血灶等。

(2) 头部 MRI 检查:在发现脑内缺血性病变的灵敏性方面比头部 CT 检查明显高,特别是在发现脑干缺血性病变时更佳。

(3) 脑血管造影。

① 动脉血管造影为脑血管造影技术中的金标准。目前常用的技术为经股动脉穿刺血管造影。TIA 患者脑血管造影主要表现为较大的动脉血管壁(颈内动脉及颅内大动脉)及管腔内有动脉粥样硬化性损害,如溃疡性斑块、管腔狭窄、完全性闭塞等。动脉造影的阳性率为 40%～87%,以颈动脉颅外段及椎动脉为主。

② 无创伤性的脑血管检查包括核磁共振脑血管造影(MRA)、螺旋 CT 检查、数字减影脑血管造影(DSA)。上述检查方法与有创伤的动脉血管造影相比,灵敏度和特异度均较差,但有非创伤性、可重复性和简单易行的优势,当与多普勒技术联合运用时,则可大大提高脑血管检查的可靠性。

(4) 非侵入性脑血管检查:包括经颅多普勒超声(TCD)检查、颈动脉双功能多普勒超声检查及经食管多普勒超声检查等。

(5) 其他检查:如颈椎 CT 检查可以发现颈椎对椎动脉的影响。

(四) 诊断要点

1. 病史 局灶性脑短暂缺血的发作史,是主要的诊断依据。

2. 临床表现 本病具有突发性、反复性、短暂性和刻板性特点。

3. 检查 对于 50 岁以上、首次检查不能明确的患者,建议遵循以下诊断程序。第一步为全面检查:全血及血小板计数;血脂、血糖甚至糖耐量;凝血酶原时间及部分凝血活酶时间;血沉;ECG、TCD、头颅 CT 检查或 MRI 检查。第二步为明确病因,经胸或食管心脏超声检查、MRA、脑血管造影及检查抗磷脂抗体(APAs)、抗心脂抗体(ACAs)等,除脑梗死外。

(五) 防治要点

短暂性脑缺血发作有 1/2～3/4 的患者在 3 年内发展为脑梗死,经过治疗可使短暂性脑缺血发作终止发作或发作减少者占 79.6%,不治疗自动停止发作者仅占 20.4%。因此,对短暂性脑缺血发作应当进行积极治疗,降低血液黏稠度,调整血液的高凝状态,控制和维持血压在正常范围内,终止和减少短暂性脑缺血发作,预防或推迟脑梗死的发生。

1. 抗血小板聚集治疗 主要是抑制血小板聚集和释放，使之不能形成微小血栓。此类药物安全简便，易被患者接受。常用治疗方案如下：肠溶阿司匹林 50～100 mg，每日 1 次；或氯吡格雷 75 mg，每日 1 次；或双嘧达莫 50～100 mg，每日 3 次。

2. 扩容治疗 低分子右旋糖酐及 706 代血浆具有扩容、改善微循环和降低血液黏稠度的作用，常用低分子右旋糖酐或 706 代血浆 500 mL，静脉滴注，每日 1 次，14 天为 1 个疗程。

3. 抗凝治疗 若患者发作频繁，用其他药物疗效不佳，又无出血性疾病，可采用抗凝治疗。常用药物有肝素、双香豆素、藻酸双脂钠等。如肝素可用超小剂量 1 500～2 000 U，加 5%～10%葡萄糖 500 mL 静脉滴注，每日 1 次，7～10 天为 1 个疗程。必要时可重复应用，疗程间隔时间为 1 周，但在应用期间，要注意出血并发症。

4. 扩血管治疗 可选用培他定、脑益嗪、西比灵、喜得镇、卡兰片等。

5. 活血化瘀中药治疗 丹参、川芎、桃仁、红花等，有活血化瘀、改善微循环、降低血液黏稠度的作用，对治疗短暂性脑缺血发作有一定作用，可选用。

6. 手术治疗 脑血管造影或多普勒检查证实有颅内动脉狭窄者，药物治疗无效时，可考虑手术治疗。

二、脑血栓形成

脑血栓形成是脑卒中最常见的类型，是脑动脉主干或皮质支动脉粥样硬化导致血管增厚、管腔狭窄闭塞和血栓形成，引起脑局部血流减少或供血中断，脑组织缺血、缺氧导致软化坏死出现局灶性神经系统症状和体征，故而临床上又称为“动脉粥样硬化性脑血栓”或“血栓性脑梗死”。

（一）病因及发病机制

1. 基本病因 动脉粥样硬化是本病的基本病因，常伴高血压病，两者互为因果，糖尿病和高脂血症也可加速动脉粥样硬化的进程。少数与动脉炎有关。动脉粥样硬化性脑梗死多见于中老年，动脉炎所致者以中青年多见。

2. 阻塞部位 动脉粥样硬化斑块导致管腔狭窄和血栓形成可见于颈内动脉系统和椎-基底动脉系统任何部位，多见于动脉分叉处，好发部位为大脑中动脉、颈内动脉起始部、椎-基底动脉的中下段。脑梗死发生率，颈内动脉系统约占 4/5，椎-基底动脉系统约占 1/5。

当脑动脉内膜损伤后，血小板及纤维素等血中有形成分黏附、聚集形成血栓，或血压下降、血流缓慢、脱水等血液黏度增加致血流减少或血栓形成。闭塞血管内可见动脉粥样硬化或血管炎改变、血栓形成。脑缺血一般形成白色梗死区、脑组织软化、坏死伴脑水肿和毛细血管周围点状出血，大面积脑梗死可发生出血性梗死。

（二）临床表现

常在安静或睡眠中发病，部分病例有 TIA 前驱症状如肢体麻木等局灶性体征，多在发病后十多个小时或 1～2 天达到高峰，患者意识清楚或有轻度意识障碍。缺血导致的脑功能缺失症状和体征主要包括以下两类。

1. 颈内动脉系统脑血栓 颈内动脉主干闭塞导致病灶对侧偏瘫、偏身感觉障碍及偏盲（三偏）；优势半球受累出现完全性失语症。

2. 椎-基底动脉闭塞综合征 基底动脉或双侧椎动脉闭塞是危及生命的严重脑血管事件，可引起脑干梗死出现眩晕、呕吐、四肢瘫痪、共济失调、昏迷和高热等。

（三）实验室检查及其他检查

1. 实验室检查

（1）脑脊液（CSF）常规检查：腰椎穿刺只在不能做 CT 检查且临床上又难以区别脑梗死与脑出血时进行，通常颅内压及 CSF 常规检查正常。

（2）血常规、尿常规、大便常规检查及血生化检查：主要检查与脑血管病有关的危险因素，如高血压、糖尿病、高血脂、心脏病、动脉粥样硬化等。

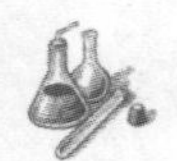

2. 影像学检查

(1) CT检查:应常规进行。多数病例发病24 h后逐渐显示低密度梗死灶,发病后2～15天可见均匀片状或楔形的明显低密度灶。大面积脑梗死伴脑水肿和占位效应出血性梗死呈混杂密度,应注意病后2～3周梗死吸收期,病灶水肿消失及吞噬细胞浸润可造成病灶组织与脑组织等密度,CT检查中难以分辨,称为"模糊效应",增强扫描有诊断意义。梗死后5～6天出现增强现象,1～2周最明显,约90%的梗死灶显示不均匀的病变组织。但有时CT检查不能显示脑干、小脑部位的较小梗死灶。

(2) MRI检查:可清晰显示早期缺血性梗死、脑干及小脑梗死、静脉窦血栓形成等,梗死后数小时即出现T_1低信号T_2高信号病灶,出血性梗死显示其中混杂T_1高信号。钆增强MRI检查较平扫敏感。功能性MRI弥散加权成像(DWI)可早期诊断缺血性脑卒中,发病2 h内即显示缺血病变,为早期治疗提供重要信息。DSA可发现血管狭窄及闭塞部位,显示动脉炎、Moyamoya病、动脉瘤和动静脉畸形等。

(3) 经颅多普勒(TCD)检查:可发现颈动脉及颈内动脉狭窄、动脉粥样硬化斑或血栓形成。超声心动图检查可发现心脏附壁血栓、心房黏液瘤和二尖瓣脱垂。

(四) 诊断要点

1. 诊断依据 中年以上、有高血压及动脉硬化病史,突然发病,一天至数天内出现脑局灶性损害的症状体征,并可归因于某颅内动脉闭塞综合征,临床上应考虑急性血栓性脑梗死可能。

2. CT检查或MRI检查 发现梗死灶可以确诊。

(五) 防治要点

1. 一般治疗

(1) 注意改变不良生活习惯,适度的体育活动有益健康。避免不良嗜好如吸烟、酗酒、暴饮暴食。要以低脂肪、低热量、低盐饮食为主,并要有足够优质的蛋白质、维生素、纤维素及微量元素,饮食过饱不利于健康。讲究精神心理卫生,避免情绪激动。

(2) 注意脑血管病的先兆,例如,突发的一侧面部或上、下肢突然感到麻木、乏力,嘴歪流口水,突然感到眩晕,摇晃不定,短暂的意识不清或嗜睡等。

(3) 发病3天内进行心电监护,预防致死性心律失常(室速和室颤等)和猝死,必要时可给予钙拮抗药、β受体阻滞药治疗。

2. 病因治疗

(1) 预防性治疗:对有明确的缺血性脑卒中危险因素如高血压、糖尿病、心房颤动和颈动脉狭窄等的患者应尽早进行预防性治疗。抗血小板药阿司匹林对脑卒中二级预防有肯定效果,推荐应用;长期用药中要有间断期,出血倾向者慎用。

(2) 高血压患者应将血压控制在一个合理水平,血压过低脑供血不全,微循环淤滞时易形成脑梗死。所以,应防止引起血压急骤降低、脑血流缓慢、血黏稠度增加及血凝固性增高的各种因素。

(3) 积极治疗短暂性脑缺血发作。

3. 溶栓治疗 发病后立即就诊,力争在3～6 h治疗时间窗内进行溶栓治疗,并降低脑代谢,控制脑水肿及保护脑细胞,可能恢复梗死区血流灌注,减轻神经元损伤。

(1) 静脉溶栓疗法:常用溶栓药物有静脉滴注尿激酶(UK)或阿替普酶(重组组织型纤溶酶原激活物,rt-PA)。溶栓治疗必须在具有确诊脑卒中和处理出血并发症能力的医院进行,用药过程中出现严重头痛、呕吐和血压急骤升高时,应立即停用尿激酶(UK)或阿替普酶,并进行CT检查。

(2) 动脉溶栓疗法:作为脑卒中紧急治疗,可在DSA直视下进行超选择介入动脉溶栓,尿激酶动脉溶栓合用小剂量肝素静脉滴注,可能对出现症状3～6 h的大脑中动脉分布区脑卒中患者有益。

4. 对症治疗

(1) 降压:血压升高通常不需紧急处理,病后24～48 h收缩压大于220 mmHg、舒张压大于120 mmHg或平均动脉压大于130 mmHg时可用降压药,切忌过度降压使脑灌注压降低,导致脑缺血加剧;血压过高(舒张压大于140 mmHg)可用硝普钠维持血压在(170～180)/(95～100)mmHg水平。

(2) 脱水及脑保护治疗:发病后2～5天为脑水肿高峰期,可根据临床观察或颅内压监测用20%甘露醇 250 mL 静脉滴注，每 6～8 h 1 次；或呋塞米（速尿）40 mg 静脉注射，每日 2 次；10％人血白蛋白 50 mL 静脉滴注；脱水剂用量过大、持续时间过长易出现严重不良反应如肾损害和水、电解质紊乱等。建议应用多种脑保护剂，可通过降低脑代谢、干预缺血引发细胞毒性机制、减轻缺血性脑损伤。包括自由基清除剂（维生素 E 和维生素 C）以及阿片受体阻断药纳洛酮等。目前推荐早期（＜2 h）应用头部或全身亚低温治疗。

（3）控制血糖：血糖宜控制在 6～9 mmol/L，过高或过低均会加重缺血性脑损伤，如血糖大于 10 mmol/L，宜给予胰岛素治疗，并注意维持水、电解质平衡。

（4）其他：意识障碍和呼吸道感染者宜选用适当抗生素控制感染，保持呼吸道通畅，吸氧，防治肺炎，预防尿路感染和压疮等。卧床患者可用肝素钙（低分子肝素）4000 U 皮下注射，每日 1～2 次，预防肺栓塞和深静脉血栓形成。

（5）中药制剂：银杏制剂、川芎嗪、三七、葛根素（葛根）、丹参和水蛭素等均有活血化瘀作用。

5. 外科治疗 幕上大面积脑梗死有严重脑水肿和脑疝形成征象者，可行开颅减压术；小脑梗死使脑干受压导致病情恶化的患者通过抽吸梗死小脑组织和后颅窝减压术可以挽救生命。

6. 康复治疗 应早期进行并遵循个体化原则制订短期和长期治疗计划，分阶段、因地制宜地选择治疗方法，对患者进行针对性体能和技能训练以降低致残率，促进神经功能恢复，提高生活质量和重返社会。

三、脑栓塞

脑栓塞是指因异常的固态、液态、气态物体（被称为栓子）沿血液循环进入脑动脉系统，引起动脉管腔闭塞，导致该动脉供血区局部脑组织的缺血坏死，临床上表现为偏瘫、偏身麻木、语言不清等突然发生的局灶性神经功能缺损症状。该病占脑血管病的 15％～20％，可发生于任何年龄，但以 40 岁以下的青壮年多见。起病急骤，常于数秒钟至 2～3 min 达到高峰。

（一）病因及发病机制

依据栓子的来源脑栓塞分为以下三类。

1. 心源性脑栓塞 最常见，占脑栓塞的 60％～75％。最多见的直接原因是慢性心房颤动。在青年人中，风湿性心脏病仍是并发脑栓塞的重要原因，风湿性心脏病二尖瓣狭窄，左心房扩大，心脏血流缓慢、淤滞，易使血液凝固和血栓形成。当血流不规则或心房纤颤时，这种附壁血栓容易脱落形成栓子，发生脑栓塞；感染性心内膜炎时瓣膜上的炎性赘生物脱落，心肌梗死或心肌病的附壁血栓、二尖瓣脱垂、心脏黏液瘤和心脏外科手术的并发症等亦常引起。先天性心脏病房室间隔缺损者，来自静脉系统的栓子亦可引起反常栓塞。

2. 非心源性脑栓塞 由主动脉弓及其发出的大血管动脉粥样硬化斑块和（或）附着物脱落，引起的血栓栓塞。也可见于肺静脉血栓、骨折或手术时脂肪栓和气栓、血管内诊断治疗时血凝块或血栓脱落、癌性栓子、寄生虫虫卵栓子、异物栓子等。

3. 来源不明脑栓塞 约 30％脑栓塞不能确定原因。

由于栓子阻塞了脑血管造成血流中断，局部脑组织缺血、缺氧、坏死，而出现相应的神经症状。常有失语、偏瘫或单瘫、感觉障碍、昏迷等局灶性神经体征。依栓塞血管的不同，可出现其他局灶性神经系统体征和身体其他部位血管栓塞及原发病的体征。

（二）临床表现

（1）起病急剧，常在数秒钟或很短时间内症状达高峰，少数呈阶梯式进行性恶化。

（2）部分患者有短暂意识模糊、头痛、抽搐，较大动脉闭塞后数日内发生的继发性脑水肿可使病情恶化并导致意识障碍，严重脑水肿可引起脑疝。

（3）神经系统局灶症状和体征：表现为对侧偏瘫（程度严重）、对侧麻木（感觉丧失）、同向偏盲、失语、失用症、眩晕、复视、眼球运动麻痹、共济失调、交叉瘫、瞳孔异常、四肢瘫痪、进食吞咽困难、意识障碍等脑动脉闭塞性综合征。常突然发生，进展迅速。

（三）实验室检查及其他检查

1. 实验室检查 通过三大常规、肝肾功能、血脂、血细菌培养等检查了解患者其他脏器的功能情况，进行病因诊断和治疗。

2. 影像学检查

(1) CT检查和MRI检查:颅脑CT检查可确诊并能准确判断梗死部位和范围。起病24～48 h以内CT检查正常者可选择MRI检查,能较早地、更为准确地显示脑梗死及脑水肿的部位、范围,并有助于脑梗死的病因诊断。

(2) 其他影像学检查:正电子发射电子脑X线断层扫描(ECT)、脑血管多普勒超声波检查可了解不同脑血管的血流情况及局部血管壁变化情况。颅脑核磁共振血管造影(MRA)和数字减影血管造影(DSA)有助于阻塞血管的定位诊断及病因诊断。

(3) 心电图、超声心动图等检查有助于确定有无心血管疾病。

(四) 诊断要点

(1) 病史及症状:多有心脏病史,有风湿性心脏病或颈部动脉重度粥样硬化等栓子来源或身体其他部位(视网膜、肾、脾)栓塞的证据或以往有脑栓塞史。突然发病,无先兆,常见症状为偏瘫或单瘫、癫痫发作、感觉障碍和失语,有时可迅速昏迷和出现急性颅内压增高症状。病史询问应注意起病的急缓,主要症状,有无类似发作病史及其他系统疾病史。

(2) 体检发现:常有失语、偏瘫或单瘫、感觉障碍、昏迷等局灶性神经体征。根据栓塞血管的不同,可出现其他局灶性神经系统体征和身体其他部位血管栓塞以及原发病的体征。

(3) 颅脑CT检查或MRI检查:显示符合血管分布的单部位或多部位脑组织低密度灶或见符合血管分布的缺血或水肿性病灶。

(五) 防治要点

1. 一般治疗 严密观察生命体征,如意识、瞳孔、体温、脉搏、呼吸、血压等的变化;患者应平卧或取头低位,保证脑部供血充足;饮食应富于营养,易于消化,以低盐、低脂肪、低胆固醇饮食为宜,多食蔬菜水果及豆制品等,多饮水;控制体重;戒烟、酒;生活规律;保持大便通畅;做好皮肤护理,预防压疮,鼓励并指导功能锻炼。

2. 病因治疗 治疗心脏病、高血压、糖尿病、动脉粥样硬化等原发疾病。

3. 对症治疗 抗凝、使用血管扩张剂、降脂,处理脑水肿及合并症等。

4. 康复治疗 病情稳定后,在医生的指导下尽早、适度进行瘫痪肢体等神经功能缺损的康复锻炼,树立恢复生活自理的信心,配合医疗和康复工作,争取早日恢复。由于神经功能损害后的恢复有其自然规律,肌肉力量、感觉、语言等功能障碍的恢复快慢根据脑损害的严重程度不同而异,大多数在病后两周至半年内逐渐恢复。

四、脑出血

脑出血又称脑溢血,是指自发性脑出血。常在情绪激动、腹内压增高时突然发病,表现为失语、偏瘫,重者意识不清,半数以上患者伴有头痛、呕吐。起病急骤、病情凶险、死亡率非常高,是急性脑血管病中最严重的一种,为目前中老年人致死性疾病之一。中老年人是脑出血发生的主要人群,以40～70岁为最主要的发病年龄。

(一) 病因及发病机制

1. 脑动脉粥样硬化 脑血管病变与高脂血症、糖尿病、高血压、血管老化、吸烟等密切相关。脑出血发病的主要原因是长期高血压、动脉粥样硬化。绝大多数患者发病时血压明显升高,导致血管破裂,引起脑出血。

2. 饮酒 饮酒是引起脑出血的另一危险因素,尤其是酗酒,可引起血压增高或凝血机制改变及脑血流加速而促发脑出血。

3. 情绪激动 情绪激动是脑出血的又一重要诱因,由于情绪激动时心跳加快、血压突然升高所致。

4. 腹压增高 腹压过度增高可引发脑出血,尤其是高血压伴便秘者,排便时过度屏气使腹压骤然增高而引发脑出血。

5. 热水浴 洗热水澡时可使血管扩张、脑血流加速而致脑出血。

6. 吸烟 长期吸烟可促发动脉硬化，使血管脆性增加。在特殊情况下，大量吸烟可引起心血管和神经等系统的变化，从而引发脑出血。

知识链接

高血压患者脑血管疾病发病率是正常人的13.1倍。在我国，有关研究显示80%的脑血管疾病与高血压有关，其中86%脑出血和71%的脑血栓形成都有高血压病史，而没有症状的高血压，发生脑血管疾病的机会是正常血压者的4倍，同时，研究中还发现，无论是收缩压升高还是舒张压升高，都大大增加脑血管疾病的发病率。这充分说明高血压是脑血管疾病的首要危险因素。

（二）临床表现

1. 先兆表现 一般起病较急，发病时间只有数分钟或数小时。约50%的患者有先兆症状，主要表现如下：①突然感到一侧身体麻木、无力、活动不便，手持物掉落，嘴歪、流涎，走路不稳；②与人交谈时突然讲不出话来，或吐字含糊不清，或听不懂别人的话；③暂时性视物模糊，以后可自行恢复正常，或出现失明；④突然感到头晕，周围景物出现旋转，站立不稳甚至晕倒在地。

2. 典型表现 一侧肢体突然麻木、无力或瘫痪，患者常会在毫无防备的情况下跌倒，或手中的物品突然掉地；同时，患者还会口角歪斜、流口水、语言含糊不清或失语，有的还有头痛、呕吐、视觉模糊、意识障碍、大小便失禁等现象。不同部位脑出血，其临床表现有以下几类。

（1）内囊出血：内囊是最常见的出血部位。其典型临床表现为对侧“三偏”（偏瘫、偏身感觉障碍、偏盲）。内囊出血病变范围较大，神经损害症状较重。

（2）脑桥出血：脑桥是脑干出血的好发部位。早期表现为病变同侧面瘫，对侧肢体瘫，称为交叉性瘫。这是脑桥出血的临床特点。若出血量大，则影响对侧，出现四肢瘫痪、瞳孔缩小、高热、昏迷等症状；若血液破入第四脑室则出现抽搐、呼吸不规则等严重症状，预后多不好。

（3）小脑出血：若出血量少，临床表现常先出现头晕，继而有剧烈头痛、频繁呕吐、走路不稳、讲话不清；如果出血量大，压迫延髓生命中枢，严重者可突然死亡。

（4）脑室出血：一般分为原发性和继发性。原发性脑室出血为脑室内脉络丛破裂出血，较为少见；继发性者是由于脑内出血量大，穿破脑实质流入脑室。临床表现为呕吐、多汗、皮肤发紫或苍白。患者发病后1～2 h便陷入深昏迷，出现高热、四肢瘫痪或呈强直性抽搐、血压不稳、呼吸不规律等。病情多较严重，预后不良。

3. 并发症

（1）肺部感染：肺部感染是脑出血的主要并发症之一和主要死亡原因之一。脑出血后3～5天内，昏迷患者常合并肺部感染。

（2）上消化道出血：可由应激性溃疡引起，其是脑血管病的严重并发症之一。

（3）压疮：长期卧床，使局部组织受压缺血坏死所致，常见于骨隆起处。

（三）实验室检查及其他检查

1. 实验室检查 进行三大常规、肝肾功能、血脂、血糖检查，以便了解患者其他脏器的功能情况，进行病因诊断和治疗。

2. 影像学检查

（1）CT检查和MRI检查：怀疑脑出血患者首选CT检查，呈高密度出血影，可显示出血的部位、血肿的大小、对周围脑组织的影响等，并能估计出血量，诊断价值大。脑出血急性期MRI检查的显示效果不如CT检查，但对脑干出血及病程4～5周后则显示效果优于CT检查。

（2）其他影像学检查：数字减影血管造影（DSA）有助于了解血管病变的性质以及有无动脉瘤、血管畸形。

（四）诊断要点

1. 病史 多数有高血压病史，中老年人多见，寒冷季节发病较多，注意询问有无诱发因素。

2. 临床表现 大多在活动状态时起病,突发剧烈头痛伴呕吐,多有意识障碍,发病时血压较高,神经系统症状与出血的部位和出血量有关。

3. 辅助检查 CT检查呈高密度出血影。

(五) 防治要点

1. 一般处理 保持安静、绝对卧床,并密切观察病情变化。应在当地进行抢救,不宜长途运送及过多搬动,以免加重出血。昏迷患者应保持呼吸道通畅,迅速松解患者衣领和腰带,保持室内空气流通。将患者头偏向一侧,随时吸除口腔分泌物或呕吐物,以防痰液、呕吐物吸入气管。若昏迷患者发出强烈鼾声,常提示有舌后坠,可用手帕或纱布包住舌头,轻轻向外拉出。在患者病情稳定送往医院途中,车辆应尽量平稳行驶,以减少颠簸震动;将患者头部抬高20°;局部冷敷等。

2. 手术治疗 根据出血部位、病因、出血量及患者身体状况决定是否手术,常采用血肿穿刺抽液、脑室引流、开颅清除血肿等手术。

3. 对症处理 降压、止血、控制脑水肿、防治并发症等。

4. 康复治疗 进入恢复期应及时进行康复治疗,以促进瘫痪肢体的恢复,方法有患肢的被动和主动运动锻炼、理疗、针灸、按摩等。开始时做深呼吸及简单的主动运动,着重偏瘫一侧手脚的伸展运动:肩外展、上肢伸展、下肢弯曲。可逐步增加坐、立、行走练习,进行正确步态行走、上下楼。注意加强保护,防止跌伤等意外。加强自理能力练习,如进餐、梳洗、穿脱衣等。情况进一步好转后,可进行写字、编织、园艺等运动训练。运动间隙用枕垫、木架维持肢体功能位,防止上肢屈曲、足下垂等畸形。

5. 预防要点

(1) 定期健康检查:40岁以上者应定期体检,及早发现有无高血压或动脉硬化。

(2) 控制血压:避免情绪激动、剧烈运动、饱餐、用力排便、性交等可能诱发血压升高的因素。

(3) 均衡膳食:少吃动物性脂肪、高胆固醇及高盐饮食;戒烟、限酒。

(宣永华 杨春兰)

第二节 癫 痫

癫痫是由多种原因引起的大脑局部神经元异常高频放电,导致短暂的大脑功能障碍的一种慢性脑病,常突然发生、反复发作。由于异常放电的神经元在大脑中的部位不同,而有多种多样的表现。癫痫是神经系统最常见疾病之一,其俗称为"羊癫疯"或者"羊角风",估计我国约有600万癫痫患者,全国每年新发癫痫患者65万~70万人,其中75%通过治疗可获满意疗效,25%为难治性癫痫。根据癫痫病因不同分为特发性癫痫和症状性(继发性)癫痫两大类。

一、病因及发病机制

(一) 特发性癫痫

该种类型病因至今未明,脑部并无可以解释症状的结构变化或代谢异常。经谱系、双生子及脑电图研究和流行病学调查等,充分证明特发性癫痫有遗传性,部分患者是单基因遗传,部分患者是多基因遗传,但不一定都表现为临床发作。

(二) 症状性癫痫

该类型是由于多种脑部病损和代谢障碍引起的,可能也有遗传因素参与。

1. 先天性疾病 见于染色体异常、遗传代谢障碍、脑畸形、先天性脑积水等所致神经元缺失。

2. 产前期或围生期疾病 因产伤或脑挫伤、水肿、出血、梗死等导致局部脑硬化而形成癫痫灶,多有脑性瘫痪。产伤是婴儿期癫痫的常见病因。

3. 脑部疾病 脑部感染、寄生虫病、颅内肿瘤、脑血管病、脑外伤等可引起癫痫。

4. 全身疾病 如高热、中毒、营养代谢性疾病等可引起癫痫。

（三）影响发作的因素

1. 年龄因素 年龄对癫痫的发病率、发作类型、病因和预后均有影响。癫痫的初发年龄60%～80%在20岁以前。新生儿正常呈移动性部分性发作，6个月到5岁热性惊厥多见。儿童良性中央-颞棘波灶癫痫多在4～10岁开始，青春期后自愈。成年期多为部分性发作或继发性全身性发作。病因方面，婴儿期首次发作者多为脑器质性特别是围产前期疾病，其后至20岁以前开始发作者常为原发性，对青年至成年人来说则颅脑外伤是一重要原因，中年人以颅脑肿瘤为多，老年人以脑血管病占首位。

2. 觉醒因素 有些全身强直-阵挛性发作患者多在晨醒后及傍晚时发作，称觉醒癫痫；有的则多在入睡后和觉醒前发作，称睡眠癫痫；觉醒及睡眠时均有发作者称不定期癫痫。不定期癫痫多为症状性癫痫。婴儿痉挛症常在入睡前和睡醒后发作，失神发作多为觉醒期发作。

3. 内分泌因素 性腺功能改变对癫痫有一定影响。全身强直-阵挛性发作及部分性发作常在月经初潮期发病，有的在经前或经期发作加频或加剧。少数仅在经前期或经期中发作者称经期性癫痫。妊娠可使癫痫发作次数增加，症状加重，或仅在妊娠期发作，后者称妊娠癫痫。

4. 诱发因素 发热、过量饮水、过度换气、饮酒、失眠、惊吓、刺激、过劳、饥饿、便秘等均可诱发癫痫发作。突然撤除抗癫痫药物，亦可导致癫痫发作。某些患者对某些特定的感觉如视、听、嗅、味等较为敏感，当受刺激时可引起不同类型的癫痫发作，称为反射性癫痫。某些患者在出现强烈情感活动、精神激动、受惊、书写计算、下棋、玩牌时可促使癫痫发作，称为精神反射性癫痫。

本病的发病机制十分复杂，至今尚未完全阐明，公认癫痫发作是由于神经元异常放电所致。

二、临床表现

癫痫表现十分复杂，种类繁多，主要有抽搐、意识和感知觉障碍，并具间歇性、暂时性、刻板性的特点。癫痫具有多种发作形式，1981年国际抗癫痫联盟根据临床和脑电图特点制定的癫痫分类沿用至今，主要分为全面性发作、部分性发作、未分类发作，本节重点介绍全面性发作和部分性发作。

（一）全面性发作

1. 强直-阵挛性发作（大发作） 本型是最常见的发作类型，约占所有癫痫发作的81%，发作分为四期。

（1）先兆期：在意识丧失前感到头晕、恐惧、胸闷、心慌、上腹不适、恶心，出现幻觉、身体局部抽动等。可单项或多项出现，先兆期发生率较低，约占15%。一般时间短促，历时数秒，瞬间即进入发作期。

（2）强直期：患者突然意识丧失，跌倒在地；全身骨骼肌呈强直性收缩，头后仰，双上肢屈曲强直，双下肢伸性强直；由于膈肌、肋间肌强直收缩，使肺空气压出，同时喉部痉挛、咽喉狭窄致发生尖锐的叫声称为痫叫；两眼上翻或斜视，口部先张后闭合，此时可能咬伤唇、舌和颊部；由于呼吸肌强直收缩可导致呼吸暂停；瞳孔扩大，对光反射消失，口唇及全身皮肤青紫，历时20～30 s。之后肢端出现细小震颤渐及全身进入阵挛期。

（3）阵挛期：全身肌肉有节律性抽动，常先从面部开始，因咀嚼肌抽动可咬伤舌唇，口吐白沫或血沫。肢端逐渐呈现细微的震颤，幅度逐渐增大并延及全身，呈现间歇的屈曲痉挛，其频率逐渐减退，常大小便失禁，历时1～3 min。最后在一次强烈阵挛后突然停止，进入恢复期。

（4）恢复期（惊厥后期）：阵挛停止后进入昏睡，历时数分钟或数小时，意识才逐渐清醒，醒后感到全身酸痛、乏力、头昏、头痛，除先兆期症状外，对发作过程不能回忆，部分患者在意识恢复过程中出现意识混浊、兴奋、躁动等精神症状。

（5）癫痫持续状态：指一次癫痫发作持续30 min以上，或持续多次发作，发作间歇意识持续丧失者。患者常有高热、脱水、酸中毒、脑水肿等严重并发症，若不及时治疗可危及生命，常因生命功能衰竭而死亡。感染、过度疲劳、孕产及饮酒、抗癫痫药物使用不当为诱发因素。

2. 失神发作（小发作） 本型主要见于儿童或青年，以短暂意识丧失为特征。主要表现为正在进行的动作突然中断，持物落地，两眼呆视，呼之不应，但不倒地，发作历时5～30 s后停止。发作停止后仍可继续原来的工作，对发作过程毫无意识，一日可发作数次或百次以上。非典型（变异型）发作时，发作和恢复均较缓慢,可伴有肌张力丧失而跌倒等。

(二) 部分性发作

本型发作由局部起始,根据临床特点分为单纯部分性发作和复杂部分性发作。

1. 单纯部分性发作(局限性发作) 多见于症状性癫痫,以局部症状为特征。可见于任何年龄,以成人多见。此型常由脑局灶性器质性病变刺激引起。主要表现为单纯的基本的运动、感觉和自主神经症状发作,不伴有意识丧失,发作时程较短,一般不超过1 min。

2. 复杂部分性发作(精神运动性发作) 常见于成人(占成人癫痫发作的50%以上),病灶多在颞叶,故又称颞叶癫痫。以发作性意识障碍、精神症状、自动症为特点。主要表现为在意识障碍的基础上出现错觉、幻觉、妄想等精神症状,可发生伤人、自伤等暴力行为,以及有神游症、夜游症等自动症表现,如起立徘徊、咀嚼、吞咽、舔唇、清喉、搓手、解扣、脱衣、挪动桌椅等,甚至外出游走、奔跑、乘车上船,也可自言自语或叫喊、唱歌等。发作一般持续数分钟到半个小时,甚至长达数小时至数日,事后对其行为不能回忆。

三、实验室检查及其他检查

1. 脑电图检查 脑电图(EEG)检查是诊断癫痫的重要检查。发作时可见明确病理波如棘波、尖波、棘-慢波或尖-慢波。脑电图检查在患者发作间歇期阳性率为50%以上。如做眼前闪光、快速换气等诱发试验,可提高阳性率。少数正常人亦可出现脑电图异常,癫痫患者反复检查脑电图都正常,必要时可做脑电地形图(BEAM)和动态脑电图(AEEG)监测。

2. CT检查、MRI检查和脑血管造影 若为继发性癫痫应进一步行头颅CT检查、MRI检查和脑血管造影等检查可发现相应的病灶。

3. 血常规、尿常规、粪常规和脑脊液检查 三大常规检查、粪便虫卵检查、血生化检查和脑脊液检查等有助于查找继发性癫痫的病因。

四、诊断要点

1. 病史 详询家族史、脑部疾病史及发作史,可为诊断提供重要依据。

2. 临床表现 典型的临床表现是主要诊断根据,尤其是可靠目击者描述的患者发作详细过程。

3. 辅助检查 脑电图是诊断最常用的辅助检查方法,神经影像学检查可确定脑结构性异常或损坏。

五、防治要点

知识链接

对癫痫发作患者要注意以下几点:①不能限制发作,患者抽搐时,旁人不能用力按压或屈曲其身体;②不要试图在患者口中放任何东西,如放置木筷、勺子等,绝对禁止将自己的手指放在患者的牙齿间;③用软垫保护患者的头部,预防意外伤害,移开周围尖锐、硬、烫之物,以免受伤,可用枕头、棉被等软物围护在患者四周;④发作结束后,轻轻地将患者放置于良好的恢复姿势以改善呼吸,不需做人工呼吸,尤其是口对口人工呼吸,因易将呕吐物挤入肺部,造成窒息;⑤救助者应等到患者完全恢复再离开,不要在患者完全恢复之前给其食用任何东西;⑥不要采取任何措施企图弄醒患者,发作持续超过5 min以上仍不止时需即刻送医。

(一) 一般治疗

(1) 避免各种诱发因素:保持良好的生活规律和饮食习惯;避免过饱、过劳、睡眠不足和情感冲动;戒除烟酒。

(2) 防止发作时受伤:避免攀高、游泳、驾驶车辆、在炉火旁及高压电机旁的工作;不要睡在较高的床上,必要时加防护栏。

(二) 病因治疗

对于病因明确的癫痫,除有效控制发作外,还要积极治疗原发病,颅内占位病变应先考虑手术治疗。

特发性癫痫对药物治疗无效可行手术破坏脑内与癫痫发作的有关区域，彻底消除脑细胞的异常放电，根除癫痫发作。

（三）药物治疗

（1）根据癫痫发作类型选择安全、有效、价廉和易购的药物。强直-阵挛性发作选用苯巴比妥、丙戊酸钠、卡马西平；复杂部分性发作选用苯妥英钠、卡马西平；失神发作选用氯硝安定、安定等。

（2）药物剂量从常用量低限开始，逐渐增至发作控制理想而又无严重毒副作用为宜，给药次数应根据药物特性及发作特点而定。

（3）一般不随意更换、间断、停止用药，应定期监测药物浓度，适时调整药物剂量。

（4）癫痫发作完全控制 2～3 年后，脑电图正常，方可逐渐减量停药。

（四）癫痫持续状态的治疗

应积极有效地控制抽搐，首选地西泮（安定），成人 10～20 mg，小儿 0.25～1 mg/kg，缓慢静脉注射至抽搐停止。随后将 20～40 mg 加入葡萄糖液中，以 10～20 mg/h 速度静脉滴注，持续 10～20 h，每日总量不超过 120 mg。同时积极处理并发症，保持呼吸道通畅。

知识链接

癫痫患者生育注意事项：①从优生观点出发，特发性癫痫患者应考虑禁止生育；②双方有癫痫家族史的应考虑禁止生育；③一方为癫痫患者，对方仅有脑电图异常时也应考虑禁止生育；④一方有家族史，已生过患癫痫的子女，也不应生育第二胎；⑤女性癫痫患者又有明确的家族史者，如已结婚应考虑禁止生育；⑥无家族史和家系脑电图异常的癫痫患者，在育龄期内癫痫治愈（包括脑电图恢复正常）1 年后可生育。

（宣永华　杨春兰）

第三节　阿尔茨海默病

阿尔茨海默病（Alzheimer disease，AD）又称老年痴呆症，是一组病因未明的原发性退行性脑变性疾病。临床上主要表现为进行性记忆力减退和痴呆。本病起病隐匿，病程缓慢且不可逆；女性略高于男性；患病率随年龄而增加，在 30 岁以后均可发病，但以 50 岁以后发病者居多。起病在 65 岁以前者旧称老年前期痴呆，或早老性痴呆。

一、病因及发病机制

AD 的病因和发病机制不明，目前倾向于认为本病的发生与遗传和环境因素有关。

1. 遗传因素　25%～40%的病例有家族史，家族中至少两代人出现阿尔茨海默病患者，可能与位于人类 14 号染色体上的基因缺陷有关，呈常染色体显性遗传。患有唐氏综合征的患者容易发病。出生时父母年龄在 40 岁以上者，患 AD 的危险性增加。

2. 年龄因素　高龄是脑组织退行性病变的唯一明确的危险因素，是阿尔茨海默病最常见的原因，约占 90%。多于 65 岁后发病，约有一半是 85 岁后发病。

3. 社会心理因素　老年人如果无所事事，不善用脑，心情抑郁，意志薄弱，缺乏进取心，易出现智力减退现象。

4. 疾病因素　如高血压、糖尿病、冠心病、神经精神疾病、感染、免疫系统衰退、甲状腺疾病及脑外伤等。

5. 其他因素　铝和硅的蓄积中毒、烟酒不良嗜好、滥用药物等。

在遗传因素和上述环境因素的作用下，AD 患者的脑组织发生了一系列病理变化。主要表现为脑皮层弥漫性萎缩,尤以额叶和颞叶明显。脑沟增宽变浅,脑回变窄,脑室扩大。皮层细胞大量死亡后脱失,伴有胶质细胞增生。本病经典的病理改变为:病变部位出现散在的由退变的神经轴突围绕一淀粉样蛋白质的核心组成的细胞外老年斑或轴突斑,神经元细胞质内可见神经原纤维缠结和颗粒空泡变性,以及血管壁淀粉样蛋白质沉积。近年来研究结果表明,胆碱乙酰化酶及乙酰胆碱含量显著减少,脑内胆碱能传递功能紊乱、淀粉样β蛋白质沉积及基因突变等因素可能在AD的发病机制中起重要作用。

二、临床表现

1. 记忆障碍 记忆障碍是AD早期的最突出症状。早期主要累及近期记忆,记忆保存障碍(3 min内不能记住三个无关词)和学习新知识困难。主要表现为好忘事,严重时刚说过的话或做过的事转眼即忘,凡事需别人提醒或靠"备忘录"。疾病早期学习新知识和掌握新技术的能力减退,只能从事简单刻板的工作。随着病程进展,远期记忆也受损,不能回忆自己的工作经历、生活经历甚至自己的年龄。严重时,连家中有几口人及他们的姓名、年龄和职业都不能准确回忆。可出现似曾相识和旧事如新症,如遇陌生人热情招呼,犹如亲人,而熟人熟地却感到陌生。为了弥补记忆方面的缺损,有的患者以虚构或错构来填充记忆的空白。

2. 视空间技能障碍 视空间技能障碍是AD的早期症状之一,表现为患者在已熟悉的环境中迷路,找不到自己的家门,甚至在自己家中也发生走错房间或找不到厕所。

3. 智能障碍 AD患者表现为全面的智力减退,包括理解、推理、判断、抽象概括和计算等认知功能减退。首先是计算困难,不能进行复杂运算,直至两位数以内的加减运算也不能完成。患者逐渐出现思维能力迟钝缓慢,不能进行抽象逻辑思维,不能区分事物的异同,不能进行分析归纳。看不懂小说、电影情节等,听不懂他人谈话。不能完成或胜任已熟悉的工作和技术,最后完全丧失生活能力。

4. 言语障碍 言语障碍是大脑皮层功能障碍较敏感的指标,故言语障碍的特殊模式有助于本病的诊断。AD患者言语障碍特点因疾病不同阶段而有所差异。最早的言语异常是自发言语空洞,找词困难,用词不当,说话赘述不得要领,不能列出同类物品的名称。也可出现阅读困难,继之命名不能,在命名测验中对少见物品的命名能力首先丧失,随后对常见物品命名亦困难。之后出现感觉性失语,不能进行交谈,可有重复言语、模仿言语、刻板言语,最后患者仅能发出不可理解的声音,或者缄默不语。

5. 失认症和失用症 以面容认识不能最常见,患者不能从面容辨别人物,不认识自己的亲属和朋友,甚至丧失对自己的辨认能力而出现"镜综合征"。失用症表现为不能正确地以手势表达方法做出连续的复杂动作,如穿衣、用餐等。

6. 人格改变 常出现在疾病的早期。最初的人格改变表现为患者变得主动性不足,活动减少,孤僻,冷漠,易激惹。进而缺乏羞耻及伦理感,行为不顾社会规范,不修边幅,常拾捡破烂,乱取他人之物据为己有,争吃抢喝恰似孩童。病情严重时,可表现本能活动亢进,当众裸体,甚至出现性行为异常等。

7. 痴呆行为和精神症状 痴呆行为和精神症状包括幻觉、妄想、错认、抑郁、类躁狂、无目的漫游和徘徊、躯体和言语性攻击、喊叫、大小便失禁及睡眠障碍等。

8. 神经系统症状 部分患者在病程中可发生意识障碍,如意识模糊和谵妄状态,通常为躯体疾病因素所诱发,如无症状性肺炎、前列腺肥大、泌尿系统感染、外伤骨折、营养不良、镇静剂过量、电解质紊乱等。抽搐发作可见于疾病的晚期,并有锥体系和锥体外系症状和体征,包括震颤、肌强直和肢体屈曲等,也可出现强握、吸吮等原始反射。

三、实验室检查及其他检查

(一)实验室检查

甲状腺功能检查和血清维生素B_{12}水平测定是确定AD其他特殊原因的必查项目,同时检查全血细胞计数、血尿素氮、血清电解质、血糖水平及肝功能。当病史特征或临床情况提示AD的原因可能为感染、炎性疾病或暴露于毒性物质时,则还应进行梅毒血清学检查、血沉检查、人类免疫缺陷病毒抗体检查或重金属筛查等特殊检查。

（二）影像学检查

1. 脑电图检查 AD患者的脑电地形图中δ及Q节律波弥漫性对称性增强，α节律波功率在大部分区域下降。

2. 脑CT检查 在弥漫性脑萎缩的CT诊断中，颞叶和海马萎缩，下角扩大（横径大于7.7 mm）有助于AD患者与正常脑老化的鉴别，CT检查示海马萎缩可作为早期诊断的标志。脑CT检查可排除由脑积水、慢性硬膜下血肿、脑肿瘤和脑梗死等所致的与AD有相似症状和临床病程的器质性脑病。AD早期脑CT检查可能正常。

3. 脑MRI检查 脑MRI检查可提供大脑结构性改变的更新的诊断信息，用MRI检查测颞叶前部和海马结构的体积及乳头体垂直直径，发现AD组乳头体有明显萎缩。

4. 单光子发射计算机断层摄影术(SPECT)和正电子发射断层摄影术(PET) SPECT和PET可判断大脑皮层脑血流和代谢情况。

四、诊断要点

(1) 老年前期或老年期发病，起病隐袭，呈慢性进行性病程。

(2) 进行性智力衰退，包括远近记忆力、分析判断力、学习工作和社会交往能力等，可伴有行为幼稚、情感不稳等精神障碍及肌张力增高等神经体征。晚期呈去皮层状态。

(3) 神经心理学及量表检查提示智商低于正常。神经心理学及量表检查对痴呆的诊断与鉴别有意义，常用简易精神状态检查量表、韦氏成人智力量表、临床痴呆评定量表和Blessed行为量表等。神经心理测试可确定记忆、认知、语言及视空间功能障碍的程度，建立痴呆的诊断。

(4) 脑电图示α波功率下降，呈弥散性θ和δ节律波；颅脑CT检查示大脑广泛萎缩。

五、防治要点

知识链接

在家照料AD患者服药应注意以下几点：①患者常忘记吃药、吃错药，或忘了已经服过药又过量服用，所以患者服药时必须有人在旁陪伴，帮助患者将药全部服下，以免遗忘或错服；②对伴有抑郁症、幻觉和自杀倾向的患者，家人一定要将药品管理好，放到患者拿不到或找不到的地方；③患者常常不承认自己有病，或者常因幻觉、多疑而认为家人给的是毒药，所以他们常常拒绝服药，这就需要家人耐心说服，向患者解释，可以将药研碎拌在饭中吃下，对拒绝服药的患者，一定要看着患者把药吃下，让患者张开嘴，看看是否咽下，防止患者在无人看管后将药吐掉；④患者服药后常不能诉说其不适，家属要细心观察患者有何不良反应，及时调整给药方案。

本病由于病因未明，无特效治疗药物和方法，重点在于护理和维持治疗。目前治疗主要从以下方面着手进行。

1. 一般治疗 注意患者饮食，保证各种营养及水和电解质平衡。改善睡眠，鼓励适当活动和锻炼，预防感染尤其是呼吸道及尿道感染。

2. 对症治疗 积极治疗各种躯体病。对失眠、焦虑、抑郁、妄想等症状对症治疗，用药及剂量宜特别慎重。

3. 与神经递质障碍有关的治疗 为提高胆碱能活性的治疗分为如下三类：增强乙酰胆碱合成和释放的突触前用药如胆碱和卵磷脂；限制乙酰胆碱降解以提高其活性的药物如毒扁豆碱；突触后用药即胆碱能激动剂。

4. 改善脑循环和脑代谢 常用药物有：萘呋胺（草酸萘呋胺酯）用于智力损伤的老年人，可改善其日常活动能力、记忆和智力；用大剂量吡拉西坦（脑复康）可延缓AD患者的病情发展，对改善命名、远近记忆有较大作用；银杏叶特殊提取物的制剂可改善神经元代谢，对神经递质障碍有改善作用，用银杏叶制剂治疗原发性退行性痴呆，采用神经心理学的方法观察，证明有显著疗效；钙离子拮抗剂、胞磷胆碱、三磷腺苷

(ATP)、细胞色素C等对AD也有一定的治疗作用。

5. 雌激素治疗 雌激素替代疗法可明显延缓AD的发生,尤其是对老年妇女痴呆有一定作用,其机理尚不清楚。

(宣永华 杨春兰)

能力测试

1. 说出脑血管疾病、癫痫及阿尔茨海默病与你所学专业的关系(根据所学专业任选一题)。

(1) 脑血管疾病、癫痫及阿尔茨海默病的实验室检查与诊断和治疗的关系。

(2) 脑血管疾病、癫痫及阿尔茨海默病的影像学检查与诊断的关系。

(3) 脑血管疾病、癫痫及阿尔茨海默病的药物治疗。

2. 病例分析

患者,男,66岁。退休工人,右利手。突发右侧肢体无力伴发麻2 h。患者早晨起床时头昏,有压抑感;在阳台上打拳数分钟后上厕所,因便秘用力屏气数次后自觉阵麻感,自右侧头面部放射扩散至右半身和右侧肢体;数分钟后感到头昏加重,右手不灵活,无法折叠手纸;站起时右下肢无力,拖行,站立摇晃、行走踉跄。2 h后有头痛、右上肢上举困难,无法下床。急送入医院。既往有近10年高血压病史,规律服用复方降压片治疗,血压控制不佳,常有波动,最高155/90 mmHg。否认糖尿病、关节病、慢性腹泻、水肿和心脏疾病史,无药物过敏史,其父死于高血压脑出血。体格检查:血压175/100 mmHg,神志清楚,对答切题。右鼻唇沟浅,伸舌向右,脑神经检查无异常。右侧上肢(肩、肘、腕、手部)肌力均为3级;右下肢(髋、膝、踝、足部)肌力均为2级。右侧肢体肌张力略高于左侧。右侧肱二头肌反射、肱三头肌反射及右侧膝反射、踝反射均高于左侧。右侧Babinski征阳性。右侧偏身痛觉、温觉、触觉和振动觉较左侧减弱。该患者可能发生了什么疾病?为明确诊断需做哪些实验室检查和影像学检查?如何治疗?

3. 作为一名相关医学类专业学生,如果遇到癫痫大发作患者突然发病,你能采取哪些措施来帮助患者?

第五篇　妇产科常见疾病

第十八章　妊 娠 诊 断

学习要点：本章主要介绍不同时期妊娠诊断的相关知识，要求掌握不同时期妊娠的临床表现和诊断要点，熟悉早、中、晚孕检，了解分娩前准备。

第一节　早期妊娠诊断

一、症状

1. 停经　健康育龄妇女，性生活正常，平素月经规律，如果月经过期 10 天甚至到 28 天以上，应高度怀疑妊娠。停经是最早的妊娠症状，并不是妊娠的特有症状。

2. 早孕反应　多数早孕女性在停经 6 周左右出现畏寒、嗜睡、头晕、乏力、流涎、食欲不振、厌食油腻、喜食酸物、恶心、晨起呕吐等现象，称为早孕反应。早孕反应大多在 12 周左右自行消失，可能与血中人绒毛膜促性腺激素（HCG）增多、胃排空减慢及胃液减少有关。

3. 尿频　妊娠早期可出现尿频症状，这是由于膀胱被前倾增大的子宫压迫，如果子宫超出盆腔后，那么症状会随之消失。

二、体征

1. 乳房　自觉乳房轻度胀痛，检查可见乳房逐渐增大，静脉显露明显，乳头着色加深伴疼痛，乳晕周围出现蒙氏结节。在哺乳期妇女，妊娠后乳汁常明显减少。

2. 生殖器官　阴道壁及子宫颈充血，呈紫蓝色。停经 6～8 周后，出现黑加征，即双合诊检查子宫峡部极软，子宫颈与子宫体似不相连。子宫随妊娠进展增大变软呈球形，当子宫底超出骨盆腔时，可在耻骨联合上方触及。

三、实验室检查及其他检查

（一）实验室检查

1. 妊娠试验　妊娠妇女血中和尿中 HCG 明显升高，可通过检测血中 HCG 浓度诊断早期妊娠，也可用早孕试纸检测受检者尿液，若为阳性表明受检者尿中含有 HCG，以此来协助诊断早期妊娠。

2. 子宫颈黏液检查　如果子宫颈黏液稀薄，涂片干燥后在光镜下可见到羊齿植物叶状结晶，那么早期妊娠可能性不大；如果子宫颈黏液量少且黏稠，涂片在光镜下可见珠豆状椭圆体，则结合月经过期，可协助诊断早期妊娠。

3. 基础体温测定　双相型体温的妇女高温相持续 18 天甚至 21 天，结合月经过期，可以协助诊断早期妊娠。

（二）影像学检查

妊娠早期 B 超检查是确定宫内孕的金指标。B 超最早在妊娠 5 周时可见到妊娠环，若妊娠 6 周可见

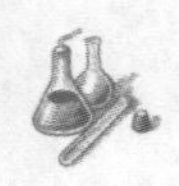

到胚芽和原始心管搏动，可确诊为早期妊娠活胎。

四、诊断要点

根据病史、临床表现的症状与体征，结合实验室检查等不难诊断出结果。需要注意的是诊断早孕，不能将妊娠实验作为唯一的诊断依据，应该结合病史、症状、体征、实验室检查及其他检查综合考虑。如果不能确诊为早期妊娠时，应于2周后复查。另外，需与子宫肌瘤、假孕等区别。

一般以末次月经的第一天为起点，加280天，即最后一次月经第一天的月份减去3(不足者加上9)，日数加上7为预产期。还可以受精日(根据基础体温测量知道排卵日期及同房日期即可知道受精日)加266天即为预产期。如果月经周期不准，可以根据B超测量胎囊或胎儿推算孕周和预产期。妊娠后期也可以根据子宫底高度测定怀孕周数。

五、防治要点

1. 早孕反应处理 早孕反应是生理现象，不用过分紧张。早孕反应较轻的不需特殊治疗，如果程度严重，甚至有全身消瘦、脱水、无力等危重情况，应该暂时用药物控制，保证孕妇与胎儿的健康。另外保持心情愉快，清淡饮食，少食多餐，合理运动有助于缓解早孕反应。

2. 早孕注意事项 怀孕前3个月是胚胎发育的重要时期，容易造成胚胎伤害甚至造成流产，所以早孕妇女需要注意妊娠3个月之前应避免或减少性生活；多休息，预防先兆流产；注意补充叶酸，预防神经管缺陷胎儿；避免病毒感染如感冒等疾病；如果需用药，需先咨询医生。

3. 终止妊娠方法 早期妊娠可用药物流产和人工流产两种方法终止。在10周之内可以用钳刮术终止妊娠；等于和大于10周，可以采用负压吸宫术终止妊娠；中、晚期妊娠终止可用依沙吖啶(利凡诺)引产，或采用水囊引产，前列腺素引产(米非司酮+米索前列醇)，天花粉结晶蛋白引产，芫花类药物引产，剖宫取胎等方式。

知识链接

妊娠共40周，分为三个时期：妊娠第13周末之前称为早期妊娠；第14～27周末称为中期妊娠；第28周及其以后称为晚期妊娠。

(郑　丽)

第二节　中、晚期妊娠诊断

一、症状

1. 停经等 有停经史和早孕反应史。

2. 腹部膨大 孕妇腹部随妊娠时间增加而逐渐增大。

3. 胎动 孕妇多在妊娠20周左右自觉胎动。

二、体征

1. 子宫增大 根据手测子宫底高度或尺测耻上子宫长度(表18-1)大致判断孕周。

表18-1　不同妊娠周数的手测子宫底高度及尺测耻上子宫长度

妊娠周数	手测子宫底高度	尺测耻上子宫长度/cm
12周末	耻骨联合上2～3横指	—
16周末	脐耻之间	—

续表

妊娠周数	手测子宫底高度	尺测耻上子宫长度/cm
20周末	脐下1横指	18(15.3～21.4)
24周末	脐上1横指	24(22.0～25.1)
28周末	脐上3横指	26(22.4～29.0)
32周末	脐与剑突之间	29(25.3～32.0)
36周末	剑突下2横指	32(29.8～34.5)
40周末	脐与剑突之间或略高	33(30.0～35.3)

2. 胎动　胎动是指胎儿的躯体活动。胎动在妊娠18周时通过B超可见，3～5次/小时，可在腹壁薄者的腹部看到。胎动随着妊娠周数逐渐增多，到36周左右达到高峰，后逐渐减少。

3. 胎体　胎体可在妊娠20周后经腹壁触及。胎体可在妊娠24周后通过触诊时区分出胎头、胎背、胎臀及胎儿肢体。胎头圆而硬；胎臀宽而软，形状略不规则；胎背宽而平；胎儿肢体高低不平。

4. 胎心音　胎心音在妊娠18～20周时可用一般听诊器闻及。胎心音似钟表滴答声，呈双音，110～160次/分，听到胎心音即可确诊为活胎妊娠。

三、实验室检查及其他检查

1. B超检查　可显示胎儿数目、胎产式、胎先露、胎方位等；可通过测量胎体多条径线，了解胎儿生长发育情况；可筛查体表畸形。

2. 彩色多普勒超声　彩色多普勒超声能探出子宫动脉、脐动脉和胎儿动脉的血流速度波形，妊娠中期可评估子痫前期风险，妊娠晚期可判断胎儿贫血的程度。

四、诊断要点

孕妇中期妊娠以后子宫明显增大，自己能感到胎动、触及胎体、听到胎心，可以初步诊断。根据早孕及停经病史，临床表现的症状与体征，结合实验室检查确诊中、晚期妊娠。

1. 中期妊娠诊断　此时除了诊断妊娠外，还要注意诊断胎位。中期妊娠由于羊水较多，胎儿较小，胎位不定，注意调整胎位，为顺利分娩做准备。

2. 晚期妊娠诊断　晚期妊娠除了诊断妊娠外，还要诊断胎产式、胎先露、胎方位等。

五、防治要点

1. 中期妊娠产检　中期妊娠产检一般是4周一次，常规项目为测量身高、体重、血压，听胎心，测子宫高，做唐氏筛查、B超筛查胎儿畸形、糖耐量筛查等重要检查。

2. 晚期妊娠产检　晚期妊娠产检一般是1周一次，除了孕中期的常规项目检查外，增加了胎心监护和骨盆测量等。

3. 分娩前准备　分娩前严禁性生活，预防早产和产后感染。临产前孕妇不要远行，防止意外分娩。孕妇应注意清洁，可用温水擦拭乳头，如果乳头内陷，可每日轻轻拉扯，为哺乳做准备，每天清洗会阴，预防感染。孕妇临产前应充分休息，蓄积体力。分娩前还应准备待产包，包括各种证件、孕妇用品及宝宝用品等，迎接宝宝的到来。

（郑　丽）

能力测试

1. 患者，女，25岁，已婚，月经平素规律，月经过期14天，子宫颈软，子宫正常大小，双附件(－)。诊断妊娠的最可靠方法是什么？

2. 初孕妇，26岁。末次月经不详，行产科检查，子宫底脐上1横指，胎心良好，其妊娠周数大约为多少周？

第十九章　异常妊娠

学习要点：本章主要学习异常妊娠中自然流产、妊娠高血压综合征的相关知识。要求掌握流产的病因及发病机制、临床表现和治疗要点；妊娠高血压综合征的临床表现，中、重度妊娠高血压综合征的治疗要点。熟悉妊娠高血压综合征的高危因素、预防以及常用药物。

第一节　流　　产

妊娠不足28周、胎儿体重不足1000 g而终止者称为流产。流产根据发生原因分为自然流产和人工流产；根据发生时间可分为早期流产和晚期流产，前者发生于妊娠12周之前，后者发生在妊娠12周以后不足妊娠28周。胚胎着床后约三分之一发生自然流产，其中三分之二以上为早期流产。自然流产是本节介绍的主要内容。

流产可分为四种临床类型：先兆流产、难免流产、不全流产、完全流产。先兆流产处理得当仍有希望继续妊娠；难免流产多由先兆流产发展而来；难免流产继续发展，如果妊娠物没有完全排出体外就是不全流产，如果妊娠物完全排出体外就是完全流产。另外，流产有反复自然流产和稽留流产两种特殊情况。反复自然流产旧称习惯性流产，是指同一性伴侣连续发生自然流产3次或以上者。稽留流产是指胚胎或者胎儿已死亡，但仍滞留在子宫腔内尚未自然排出者。

一、病因及发病机制

1. 胚胎因素　早期流产的主要原因是染色体异常，包括数目异常或结构异常，多数结局为难免流产。

2. 母体因素

(1) 全身性疾病　孕妇患严重感染、贫血、高热、心力衰竭及慢性肝肾疾病、高血压等可能引起流产。

(2) 内分泌失调　孕妇黄体功能不全、高催乳素血症、甲状腺功能减退症、严重糖尿病血糖控制不良等可能引起流产。

(3) 生殖器官疾病　孕妇子宫畸形、子宫肌瘤、宫颈粘连、宫颈重度裂伤及内口松弛等可能引起流产。

(4) 免疫因素　抗磷脂抗体、抗 β_2 糖蛋白抗体、狼疮抗凝血因子、抗核抗体、抗精子抗体阳性的孕妇可出现流产，母婴双方免疫不适应等也可导致流产。

(5) 强烈应激及不良习惯　躯体或心理刺激，吸烟、酗酒、过食咖啡等均可引起流产。

3. 环境因素　过多接触有害的化学物质(如铅、砷、苯、甲醛、环氧乙烷等)和某些物理因素(如放射线、高温及噪音等)，均可能引起流产。

二、临床表现

流产的主要临床表现是停经后腹痛和阴道出血。

1. 早期流产　往往是先出血后腹痛。妊娠8周以前绒毛发育不成熟，与母体蜕膜的联系并不牢固，如果流产则出血不多，妊娠8～12周，随着绒毛与母体蜕膜联系逐渐牢固，一旦剥离不全，将发生大出血。流产开始时绒毛与蜕膜剥离，血窦开放，出现阴道流血，子宫收缩，排出胚胎及其他妊娠物，产生阵发性下腹部疼痛，之后，子宫收缩，血窦闭合，出血停止。复发性流产多为早期流产。

2. 晚期流产　与早期流产过程相似往往先腹痛后出血，依次排出胎儿、胎盘，出血不多。若底蜕膜反复出血，胎块被血块包围，往往出血不止，甚至形成血样胎块稽留于子宫腔内。

3. 稽留流产 又称为过期流产，主要症状为子宫不再增大，胎动消失，伴或不伴有先兆流产的症状。

三、实验室检查及其他检查

（一）实验室检查

1. 妊娠试验 可用尿早早孕诊断试纸条法诊断妊娠，也可连续测血 HCG 的水平，辅助判断先兆流产的预后。

2. 孕激素测定 血孕酮水平测定辅助判断先兆流产的预后。

（二）影像学检查

B 型超声检查：对疑为先兆流产者，根据妊娠囊、胎心搏动情况确定胚胎或胎儿是否存活，判断先兆流产预后，对于不全流产及稽留流产也可协助确诊。

四、诊断要点

根据病史、临床表现及辅助检查诊断自然流产比较容易。另外，还需诊断自然流产类型（表 19-1）。

1. 先兆流产 出血量要比平时少，伴有或不伴有下腹痛或腰背痛；检查中可见宫颈口未开，子宫增大，且与妊娠周数相符。

2. 难免流产 多由先兆流产发展而来。难免流产时，阴道流血较先兆流产增多，阵发性腹痛逐渐加剧，或出现阴道流水（胎膜破裂）；检查可见宫颈口已扩张，有组织物堵塞或见胎膜囊膨出，或有水流出，子宫与妊娠周数符合或较小。

3. 不全流产 难免流产排出物不完全；检查可见子宫口多较松弛，有时可见组织堵塞于子宫口，子宫多小于妊娠周数，流血时间过长可引发流产、感染。

4. 完全流产 难免流产排除物完全；检查可见子宫口关闭，子宫接近正常大小。

此外，自然流产还应与异位妊娠、功能性子宫出血、痛经、子宫肌瘤、葡萄胎等疾病相鉴别。

表 19-1 各种流产类型的鉴别要点

类型	病史			妇科检查	
	出血量	下腹痛	组织排出	宫颈口	子宫大小
先兆流产	少	无或轻	无	闭合	与妊娠周数相符
难免流产	从中到多	加剧	无	扩张	相符或略小
不全流产	从少到多	减轻	部分排出	扩张或堵塞	小于妊娠周数
完全流产	从少到无	无	全排出	闭合	正常或略大

五、防治要点

1. 先兆流产 应充分休息，卧床，严禁性生活，心理放松，增强信心。药物可用黄体酮辅以维生素 E 及少量甲状腺素（适用于甲状腺功能低下者）支持治疗，苯巴比妥镇静等。

2. 难免流产 确诊后应尽早清理子宫腔内容物。

3. 不全流产 确诊后应尽快行刮宫术或钳刮术，同时补液或输血，如果感染应先控制感染。

4. 完全流产 一般不需处理。

5. 反复自然流产 应在怀孕前进行必要的检查，对症治疗。已怀孕出现反复自然流产后按先兆流产处理。

6. 稽留流产 由于胎盘组织机化，与子宫紧密相连，处理困难，一般根据孕周采用刮宫或药物使胎儿和胎盘排出，以防发生凝血功能障碍。

知识链接

流产过程中如合并感染时，应控制感染，尽早清除胎儿和胎盘。处理时可用卵圆钳将子宫腔内残留大块组织取出后继续抗感染治疗，再行刮宫，忌用刮匙全面搔刮子宫腔，严防感染扩散。

(郑　丽)

第二节　妊娠高血压综合征

妊娠高血压综合征，简称妊高征，是由于全身小动脉痉挛导致全身各脏器功能障碍的一种妊娠期特有的症候群，多发生在妊娠20周后至产后48 h内，三大临床表现为高血压、水肿、蛋白尿。既往根据血压不同可以将妊高征分为轻度妊高征、中度妊高征和重度妊高征，目前一般分为妊娠期高血压、子痫前期(轻度、重度)、子痫、慢性高血压合并子痫前期、妊娠合并慢性高血压。本节主要介绍前三种疾病。

一、病因及发病机制

病因不明，有免疫学说、胎盘浅着床、血管内皮细胞损伤、遗传因素、凝血与纤溶系统失调学说、一氧化氮(NO)学说、缺钙学说等。高危因素有初产妇、孕妇年龄小于18岁或大于40岁、妊娠间隔时间超过10年、多胎妊娠、慢性高血压、慢性肾炎、糖尿病、血管紧张素基因T235阳性等。

发病机制尚无定论。目前，有子痫前期发病机制“两阶段”学说：第一阶段是病理生理变化形成过程，即子宫螺旋动脉滋养细胞重塑不良导致胎盘血液灌注减少；第二阶段为器官受损阶段，出现各种临床表现。

二、临床表现

临床表现为高血压、水肿、蛋白尿，严重者出现头痛、头晕、眼花、黄疸，甚至抽搐昏迷，母婴死亡，详见表19-2和表19-3。

表19-2　妊娠高血压综合征既往分类

分　类	临床表现
轻度	血压≥140/90 mmHg，＜150/100 mmHg，或较基础血压升高30/15 mmHg，可伴有蛋白尿(＜0.5 g/24 h)或水肿
中度	血压≥150/100 mmHg，＜160/110 mmHg，蛋白尿＋(≥0.5 g/24 h)或伴有水肿，无自觉症状或有轻度头晕等
重度	血压≥160/110 mmHg，蛋白尿＋＋～＋＋＋＋(≥5 g/24 h)伴有水肿 (1) 先兆子痫　在上述基础上有头痛、眼花、胸闷等自觉症状 (2) 子痫　在先兆子痫基础上有抽搐或昏迷(产前及产后24 h内易发)

表19-3　妊娠高血压综合征疾病分类

分　类		临床表现
妊娠期高血压		血压≥140/90 mmHg，妊娠期首次出现，无蛋白尿并于产后12周恢复正常，产后方可确诊
子痫前期	轻度	血压≥140/90 mmHg，妊娠20周以后出现，尿蛋白＋(≥300 mg/24 h)
	重度	血压≥160/110 mmHg，尿蛋白＋＋(≥2 g/24 h)
子痫		先兆子痫孕妇抽搐不能用其他原因解释
慢性高血压并发子痫前期		高血压孕妇妊娠20周以前无尿蛋白，若出现尿蛋白300 mg/24 h或20周前突然尿蛋白增加，血压进一步升高或血小板＜100×10^9/L
妊娠合并慢性高血压		血压≥140/90 mmHg，孕20周以前(包括孕前)或孕20周以后首次诊断高血压并持续到产后12周

三、实验室检查及其他检查

（一）实验室检查

1. 肝、肾功能检查与血、尿常规检查 测定血清谷丙转氨酶、胆红素、尿酸、尿素氮等指标，测定血细胞比容、血红蛋白、血黏度；尿蛋白、尿比重等，这些检查项目妊娠期高血压、子痫前期和子痫的常规检查。

2. 凝血功能系列测定、电解质、动脉血气分析 凝血功能系列测定包括血浆凝血酶原时间、血浆纤维蛋白、凝血酶时间、3P 试验等。电解质、动脉血气分析等监测孕妇身体健康。这些是子痫前期和子痫酌情增加的检查。

（二）影像学检查及其他

眼底检查、超声心动图检查、脑血流图检查、CT 检查或 MRI 检查等多是子痫前期和子痫酌情增加的检查，可酌情选用。

四、诊断要点

根据病史、临床表现、实验室检查和其他检查即可确诊，注意有无并发症和凝血功能障碍。需注意水肿不作为诊断依据，血压较基础血压升高 30/15 mmHg，但低于 140/90 mmHg 时也不作为诊断依据，须严密观察，血压升高以舒张压或收缩压高者为标准，至少出现 2 次以上，子痫可以发生于不断加重的重度子痫前期，也可发生于血压升高不显著、无蛋白尿或水肿的病例。

妊娠高血压需与原发高血压相鉴别，子痫前期需与妊娠合并慢性肾炎相鉴别，子痫需与癔症、癫痫、脑肿瘤、脑出血、糖尿病非酮症高渗性昏迷、低血糖昏迷等鉴别。

五、防治要点

妊娠高血压综合征防治要点是休息（左侧卧位，大于 12 h/d）、镇静、解痉，有指征地降压、利尿，密切监测母胎情况，适时终止妊娠，从而达到控制病情、延长孕周、确保母婴安全的目的。另外，应注意保持环境安静，吸氧，防止窒息，密切观察生命指征、尿量（应保留导尿管监测）等，及早发现并发症并积极处理。另外，应加强孕期健康教育和产前检查，做好孕期保健工作，注意孕妇营养与休息。

妊娠高血压综合征常用药物有：硫酸镁，是预防和控制子痫发作的首选解痉药物，使用时应密切监测镁离子应小于 3 mmol/L，否则可发生中毒；镇静药物地西泮可缓解精神紧张、夜间睡眠不佳等症状；降压药物肼屈嗪、拉贝洛尔、硝苯地平、甲基多巴、硝普钠、卡托普利等在舒张压≥110 mmHg 或平均动脉压≥140 mmHg 时可使用；利尿药物呋塞米或甘露醇等在出现全身水肿、心力衰竭、肺水肿、脑水肿时可用。

1. 妊娠高血压 休息、镇静、酌情降压，监测母胎情况。

2. 子痫前期 治疗镇静、解痉，酌情降压、利尿，密切监测母胎情况。如果患者经积极治疗母胎状况无改善甚至病情持续进展为子痫，考虑终止妊娠。

3. 子痫 处理原则是控制抽搐，控制血压，纠正缺氧和酸中毒，抽搐控制后终止妊娠。产后子痫多发生于产后 24 h 直至 10 天内，故产后不应放松对子痫的预防。

知识链接

妊娠期高血压为孕产妇死亡的主要原因之一，可以导致妊娠妇女羊水过少，在子痫前期和子痫时可发生脑出血、心力衰竭、肝肾功能衰竭、肺水肿、DIC、胎盘早剥、产后出血及 HELLP 综合征，并且易使胎儿早产、宫内窘迫、宫内生长受限，死胎、死产、新生儿窒息及死亡。

（郑　丽）

能力测试

1. 初孕妇，孕31周，双下肢水肿20天，既往无特殊病史，查血压140/90 mmHg，蛋白尿定量≥300 mg/24 h，诊断是什么？

2. 治疗重度妊娠高血压综合征的首选药物是什么？

3. 妊娠高血压综合征患者，如果全身水肿、心力衰竭、肺水肿、脑水肿，可选的药物有哪些？

第二十章　女性生殖系统炎症

学习要点：本章主要介绍女性生殖系统炎症，包括各种类型阴道炎、宫颈炎和盆腔炎的相关知识。要求掌握女性生殖系统炎症的病因及发病机制、诊断要点、临床表现、不同类型阴道炎的主要区别。熟悉女性生殖系统炎症的传播途径和防治要点。

第一节　阴　道　炎

阴道炎包括滴虫性阴道炎、念珠菌性阴道炎、细菌性阴道病、老年性阴道炎等。

一、滴虫性阴道炎

滴虫性阴道炎通常经性接触直接传播，或通过公共浴池、浴盆、游泳池、坐式便器及共用衣物、浴巾等间接传播，或通过污染的器械及敷料等医源性传播。

（一）病因及发病机制

阴道毛滴虫（图 20-1）是滴虫性阴道炎的病原体。虫体呈椭圆形或梨形，体长可达 30 μm，宽 10～15 μm，前端有一个泡状核，核上缘的基体发出 4 根前鞭毛，1 根后鞭毛，活体透明无色。阴道毛滴虫适宜在潮湿环境，适宜温度为 25～40 ℃，pH 值为 5.2～6.6，如果 pH<5.0 或>7.5 则不生长。阴道毛滴虫只有滋养体，生存力较强。因为妇女阴道 pH 值月经后接近中性，月经前后会发生变化，所以阴道毛滴虫常在月经前、后大量繁殖而发病。阴道毛滴虫寄生在妇女阴道、尿道、尿道旁腺、膀胱、肾盂中以及男方的包皮皱褶、尿道或前列腺中。

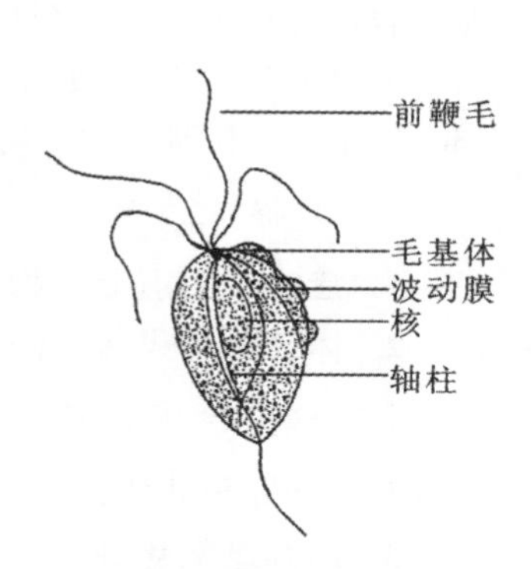

图 20-1　阴道毛滴虫

（二）临床表现

1. 症状　白带增多，稀薄泡沫状，脓性，有臭味，可呈黄绿色。外阴瘙痒，部位主要为外阴及阴道口，伴或不伴有疼痛、灼热、性交痛等。

2. 体征　检查见外阴水肿常伴有抓痕，阴道黏膜充血，甚至“草莓样”宫颈，即宫颈散在出血斑点，后穹窿有多量稀薄或脓性分泌物。带虫者阴道黏膜常无异常改变。

阴道毛滴虫能阻碍乳酸生成，吞噬精子，引起不孕。

（三）实验室检查及其他检查

悬滴法是检查阴道毛滴虫最简便的方法，即加温 0.9%氯化钠一小滴置于载玻片上，取阴道后穹窿处少许分泌物于生理盐水中，迅速在低倍光镜下寻找阴道毛滴虫。镜下可见其虫体呈波状运动，也可见到周围白细胞被推移。悬滴法在有症状的患者中阳性率可达 80%～90%，对可疑患者，若多次悬滴法未能发现虫体时，可送培养再镜下观察，准确性可达 98%左右。悬滴法使用时注意保持分泌物原样（取分泌物前 24～48 h 避免性交、阴道灌洗或局部用药等），及时送检和注意保暖，避免阴道毛滴虫活动力减弱造成诊断困难。

（四）诊断要点

根据临床表现不难诊断，若在阴道分泌物中找到阴道毛滴虫即可确诊。

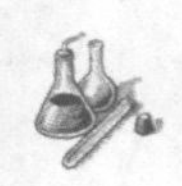

(五)防治要点

因滴虫性阴道炎寄生部位众多,均可导致寄生部位滴虫感染,所以需全身用药,配合局部治疗。

1. 全身用药 可口服甲硝唑、替硝唑等,性伴侣应同时治疗。哺乳期用药者不宜哺乳。

2. 局部治疗 1%乳酸或0.5%醋酸,或白醋水(500 mL水中加白醋1~2汤匙)清除阴道分泌物或坐浴,甲硝唑阴道泡腾片阴道上药。

3. 妊娠合并滴虫性阴道炎 治疗有症状的患有滴虫性阴道炎的孕妇可以减轻症状,减少传播,防止出现胎膜早破、早产及低出生体重胎儿。但是甲硝唑对于改善滴虫性阴道炎的产科并发症的利弊尚不确定,因此,最好取得孕妇及其家属的知情同意再应用。

4. 避免重复感染 患者内裤及洗涤用的毛巾应该煮沸5~10 min,治疗期间禁止性生活。

5. 复查 由于滴虫性阴道炎复发率较高,所以要及时复查。对性活跃的患有滴虫性阴道炎的妇女在最初感染3个月后重新进行筛查,治疗后检查阴道毛滴虫阴性时,应于下次月经后继续治疗一个疗程并应连续3次在月经后复查白带,检查阴道毛滴虫均为阴性方为治愈。

6. 预防原则 注意个人卫生,尤其经期卫生,杜绝传染;严禁带虫者进入游泳池,公共浴池;共用浴巾等衣物及时消毒;医疗单位等部门加强管理,切断医源传播途径。

二、念珠菌性阴道炎

念珠菌性阴道炎主要为内源性传染,白色念珠菌不仅可寄生于阴道还可以寄生在口腔、肠道,可互相传染。此外,少部分患者可经性交直接传染,极少数患者通过污染衣物间接传染。

(一)病因及发病机制

念珠菌性阴道炎,也称外阴阴道假丝酵母菌病,由念珠菌引起的常见的外阴阴道炎,病原体绝大多数为白假丝酵母菌。白假丝酵母菌是机会致病菌,当机体免疫力下降,阴道局部糖原合成增加,pH值下降,它就大量繁殖转变为致病菌丝而导致疾病。白假丝酵母菌适宜环境为酸性(通常pH<4.5),不耐热,(60 ℃加热1 h即死亡),对紫外线、干燥及化学制剂的抵抗力较强。

(二)临床表现

1. 症状 阴道分泌物增多呈白色稠厚凝乳状或豆腐渣样。外阴瘙痒同滴虫性阴道炎。

2. 体征 如果擦去阴道黏膜附有的白色膜状物,可见红色黏膜面,或黏膜糜烂及浅表溃疡。

(三)实验室检查及其他检查

1. 0.9%氯化钠湿片法 同滴虫性阴道炎中的悬滴法。

2. 10%氢氧化钾溶液湿片法 在载玻片上滴一滴10%氢氧化钾溶液,取阴道分泌物于其中,混匀,在光镜下寻找芽孢和假菌丝。因为10%氢氧化钾可溶解细胞的其他成分,所以比0.9%氯化钠湿片法假丝酵母菌的检出率更高。

(四)诊断要点

根据临床表现的症状和体征不难诊断,若在分泌物中找到假丝酵母菌,就可确诊。若多次检查均为阴性而患者有症状,或为确诊顽固病例则可采用培养法后再用10%氢氧化钾溶液湿片法。

(五)防治要点

消除诱因,局部治疗为主,配合全身治疗,随访。

1. 消除诱因 及时停用广谱抗生素、糖皮质激素,积极控制糖尿病,注意阴部卫生,勤换内裤。

2. 局部治疗 阴道局部用药如咪康唑栓剂、克霉唑栓剂、制霉菌素栓剂等。

3. 全身治疗 不愿或不耐受局部治疗,未婚女性者可选用口服药物如伊曲康唑、氟康唑等。

4. 复发病例的治疗 若一年内发作4次或以上称为复发性念珠菌阴道炎。对复发患者应检查原因,消除诱因,治疗分为初始治疗和巩固治疗,治疗可加大抗真菌药物的剂量及延长治疗时间,初始治疗痊愈后,巩固治疗半年。

5. 性伴侣治疗 应行检查及治疗。

6. 妊娠期合并念珠菌阴道炎 局部治疗为主，禁口服唑类药物。

7. 预防原则 与滴虫性阴道炎相同，合理使用糖皮质激素、抗生素，积极控制糖尿病等。

知识链接

阴道细菌多达40余个菌属，100多个菌种，既有乳酸杆菌、双歧杆菌、优杆菌等“有益菌”，又有滴虫、霉菌、大肠杆菌、白色念珠菌、金黄色葡萄球菌、阴道加德纳菌、铜绿假单胞菌、淋球菌、淋病奈瑟菌、梅毒螺旋体等引起各种妇科疾病的“有害菌”和致病微生物。栖居于阴道黏膜上的每一种属的微生物在数量、比例、分布、位置上都彼此恒定，维持阴道微生物平衡。其中乳酸杆菌、双歧杆菌和优杆菌这三类有益性菌群占了阴道内细菌总量的60%以上，而乳酸杆菌作为阴道菌丛中的绝对优势菌群，可以抵抗内源性和外源性病原菌的定植与过度生长，在维护阴道正常菌丛的平衡与防止阴道炎发生的同时，对尿道感染和性传播疾病的防治亦具有重要的作用。

三、细菌性阴道病

细菌性阴道病是阴道内正常菌群失调导致厌氧菌数量增加100～1000倍所致的混合感染。

（一）病因及发病机制

阴道正常菌群发生变化的原因尚不明确。正常时阴道内产生过氧化氢的乳酸杆菌占优势，如果阴道内乳酸杆菌减少而共存的厌氧菌和需氧菌大量繁殖，那么形成了细菌性阴道病。

（二）临床表现

有症状者主要表现为阴道分泌物增多，伴有鱼腥样臭味，外阴瘙痒无或轻微，分泌物呈灰白色，匀质稀薄，易于擦去，阴道黏膜正常。有部分患者并无典型症状。

（三）实验室检查及其他检查

1. 线索细胞 高倍显微镜下寻找分泌物生理盐水涂片上的线索细胞(阴道脱落的表皮细胞)，细胞边缘不清或呈锯齿形，边缘黏附大量的颗粒状物(主要为厌氧菌中的加德纳菌)。

2. 胺臭味试验 在分泌物10%氢氧化钾涂片上，闻到胺臭(鱼腥样臭)味。

（四）诊断要点

采用Amsel临床诊断标准，下列4项条件中3项为阳性者，临床上即可诊断为细菌性阴道病。

(1) 线索细胞阳性。

(2) 胺臭味试验阳性。

(3) 阴道pH>4.5(阴道pH正常值为5.0～5.5)。

(4) 黏附于阴道壁的均质、稀薄的分泌物。

（五）防治要点

治疗要点为选用抗厌氧菌的药物，全身或局部用药。

(1) 全身用药：首选甲硝唑，次选克林霉素。

(2) 局部用药：阴道用药甲硝唑阴道泡腾片或2%克林霉素软膏涂擦阴道。

(3) 性伴侣：不需治疗。

(4) 妊娠期合并细菌性阴道病：应积极治疗，控制症状，避免早产、胎膜早破等不良妊娠。

(5) 随访：细菌性阴道病不需随访。

四、老年性阴道炎

老年性阴道炎是雌激素降低，阴道局部抵抗力下降导致需氧菌感染为主的炎症。

（一）病因及发病机制

本病常见于自然绝经或卵巢去势后女性，以老年女性多见。因老年女性卵巢功能衰退，雌激素水平下降，阴道壁变薄，阴道黏膜萎缩，上皮细胞内糖原下降，阴道酸度下降(pH值为5.0～7.0)，局部抵抗力降低，乳酸菌不再是优势菌，致病菌过度繁殖而引起阴道炎。此外，其他原因导致的卵巢早衰如盆腔放射治疗等，可能出现类似的症状。

(二) 临床表现

1. 症状 分泌物增多，稀薄淡黄色，甚至为脓血性白带。外阴瘙痒有灼热感、性交痛。

2. 体征 黏膜呈老年性改变，萎缩；黏膜充血，有散在的点状出血；有时可见浅表溃疡；或由于引流不畅而形成宫腔积脓或阴道积脓。

(三) 诊断要点

根据患者年龄、绝经或卵巢手术等病史和临床表现，诊断比较容易，需注意的是只有排除其他疾病才能诊断为此病。取阴道分泌物检查，显微镜下见大量基底层细胞及白细胞而无假丝酵母菌及阴道毛滴虫，排除其他类型阴道炎；如有血性白带，需排除宫颈、子宫内膜恶性肿瘤，常规进行宫颈刮片细胞学检查，必要时行分段刮宫；如有阴道壁肉芽及溃疡，需排除阴道癌，可行局部组织活检。

(四) 防治要点

治疗要点为增加阴道抵抗力及抑制细菌生长。

1. 冲洗 用1%乳酸或0.5%醋酸液冲洗阴道。

2. 抗菌 用抗生素抑制细菌生长，甲硝唑或诺氟沙星放于阴道深部。

3. 增加抵抗力 可适当补充少量雌激素增加阴道抵抗力，局部给药或全身给药。可选雌三醇局部涂抹、替勃龙或其他雌孕激素制剂。注意乳腺癌或子宫内膜癌患者禁用雌激素。

阴道炎主要症状为外阴瘙痒，检查多可见阴部抓痕，多为传染性疾病，三种阴道炎的鉴别详见表20-1。

表20-1 各种类型阴道炎鉴别

项　目	滴虫阴道炎	念珠菌阴道炎	细菌阴道炎	老年性阴道炎
症状	分泌物增多 轻度瘙痒	重度瘙痒 烧灼感	轻度瘙痒 烧灼感	分泌物增多 轻度瘙痒
分泌物特征	稀薄、脓性、泡沫状	白色豆腐渣样	匀质稀薄、腥臭	稀薄、淡黄、脓血性
阴道黏膜	散在出血点	水肿、红斑	外观正常	萎缩、充血
阴道pH值	>5	<4.5	>4.5	>5
显微镜检查	阴道毛滴虫 多量白细胞	芽孢及假菌丝 少量白细胞	线索细胞 极少白细胞	基底层细胞 白细胞

(郑　丽)

第二节　宫　颈　炎

宫颈炎指宫颈阴道部及宫颈管黏膜组织发生炎症。宫颈炎分为急性和慢性两类。分娩、流产、手术损伤都可以导致急性宫颈炎。急性宫颈炎如果没有及时治疗则成为慢性宫颈炎，本节主要介绍慢性宫颈炎。

一、病因及发病机制

慢性宫颈炎多因急性宫颈炎迁延而致。另外，即使无急性宫颈炎病史，但是雌激素缺乏或卫生不良也可导致慢性宫颈炎。病原体主要为内源性病原体如葡萄球菌、链球菌、大肠杆菌、厌氧菌，常见的有淋病奈瑟菌、沙眼衣原体和单纯疱疹病毒等。

局部宫颈慢性炎症长期刺激，可引起宫颈息肉、宫颈肥大、宫颈管囊肿、宫颈管炎。另外，慢性宫颈炎与宫颈癌也有一定关系。

二、临床表现

(一) 症状

慢性宫颈炎大多没症状。有症状患者为阴道分泌物增多,伴有或不伴有尿急尿痛,伴有或不伴有性交后出血和经间期出血,下腹坠痛,不孕。分泌物可随病原体、炎症范围及程度变化,可呈乳白色黏液状,或呈黄色脓性,或为血性白带等。

(二) 体征

检查可见宫颈呈糜烂样改变,或有黄色分泌物从宫颈口流出或覆盖在宫颈口,宫颈肥大,有时可见宫颈息肉、宫颈黏膜炎。

1. 宫颈肥大 慢性炎症的长期刺激导致间质和腺体增生。

2. 宫颈息肉 慢性炎症长期刺激使宫颈管间质和腺体局限增生,并向宫颈外口突出形成宫颈息肉,可单个或多个,色红,质脆而软,呈舌形,易出血,其根部多附着于宫颈外口或宫颈管内。

3. 宫颈黏膜炎 宫颈黏膜炎又称宫颈管炎,其病变局限于宫颈管,临床表现可见反复发作的宫颈管黏液及脓性分泌物。

三、实验室检查及其他检查

(一) 实验室检查

常规宫颈刮片或宫颈管吸片:可用巴氏染色或液基超薄技术进行细胞学检查,排除宫颈癌早期,必要时可以活检。

(二) 影像学检查

阴道镜检查:较直观,并且通过在可疑部位取样提高活检准确率。

四、诊断要点

根据病史,临床表现的症状和体征,不难诊断,需注意明确病原。此病需与宫颈柱状上皮异位,宫颈腺囊肿,子宫恶性肿瘤进行鉴别诊断。需鉴别的前两种情况为生理改变,后一种情况为病理改变。

1. 宫颈柱状上皮异位 生理性柱状上皮异位即宫颈外口处的宫颈阴道部外观呈细颗粒状的红色区,被柱状上皮覆盖,由于柱状上皮菲薄,其下透出毛细血管而成红色。“宫颈糜烂”是一种假性糜烂,这时虽为生理改变,但只要有此改变均应宫颈刮片或人乳头状瘤病毒检测,必要时行阴道镜及活组织检查排除宫颈上皮内瘤变或宫颈癌。宫颈柱状上皮异位宫颈细胞检查没有慢性炎性细胞浸润,而慢性宫颈炎有炎性细胞浸润,这点可以进行鉴别。

2. 宫颈腺囊肿 宫颈腺囊肿多是生理性变化,是在宫颈转化区内鳞状上皮取代柱状上皮过程中新生的鳞状上皮伸入腺管或覆盖宫颈腺管口,宫颈局部损伤或宫颈慢性炎症,使腺管口狭窄、堵塞,腺体分泌物潴留形成囊肿。妇科检查见宫颈表面多个或单个青白色小囊泡可进行鉴别。

3. 子宫恶性肿瘤 可以通过宫颈细胞学鉴别诊断。如果宫颈炎有息肉可以通过病理切片进行鉴别。

五、防治要点

以局部治疗为主,可采用物理治疗、药物治疗及手术治疗。治疗前需做宫颈刮片检查以排除早期宫颈癌。

1. 宫颈糜烂 白带正常,无需治疗。伴有白带异常,可用的物理疗法,局部腐蚀剂,中药或手术治疗。常用的物理疗法有冷冻、激光、红外线凝结、电熨及微波治疗等。

2. 宫颈息肉 宫颈息肉者行息肉摘除术,术后切除的息肉应送病理组织学检查。

3. 宫颈管黏膜炎 根据细菌培养和药敏选择抗生素全身治疗。

4. 宫颈腺囊肿 囊肿增大或合并感染,可用物理疗法治疗。

5. 预防 积极控制急性宫颈炎,定期进行妇科检查等。

知识链接

宫颈靠近阴道的是鳞状上皮细胞,它覆盖的宫颈外侧,相对比较光滑,而靠近子宫的是柱状上皮细胞,它覆盖宫颈的中央,看起来像是"糜烂"的部分。柱状上皮细胞和鳞状上皮细胞是处在一个动态的平衡,它们的交界区在医学上被命名为"鳞柱交界区",此处也是宫颈癌的好发区域。宫颈糜烂即宫颈柱状上皮异位,属正常生理现象,不需要进行任何治疗;但如果伴有白带异常时,则是宫颈炎症的表现,需要进行治疗。在宫颈鳞柱交界区持续感染人乳头状病毒时,容易发生癌前病变和宫颈癌。宫颈的定期检查是为了预防宫颈癌而不是为了预防宫颈糜烂。

(郑　丽)

第三节　盆　腔　炎

盆腔炎是指女性上生殖道及其周围的结缔组织的多种感染疾病,包括子宫内膜炎、输卵管炎、输卵管卵巢炎、盆腔腹膜炎等,最常见的是输卵管炎。盆腔炎如未及时处理,严重影响妇女健康,可导致异位妊娠、痛经、不孕等严重后果。盆腔炎分为急性盆腔炎和慢性盆腔炎,生育期妇女是易感人群。

盆腔炎的感染途径主要是沿生殖道黏膜上行蔓延、经淋巴系统蔓延、直接蔓延和经血液循环传播。盆腔炎以混合感染为主,病原体有性传播的病原体,如淋病奈瑟菌、沙眼衣原体、解脲支原体等外源性病原体,也有需氧菌和厌氧菌如大肠杆菌、链球菌、葡萄球菌和消化链球菌、脆弱类杆菌、产气荚膜梭状芽孢杆菌等内源性病原体。

一、急性盆腔炎

(一) 病因及发病机制

急性盆腔炎的原因复杂,主要有:产后及流产后宫腔内手术操作后感染,如刮宫术、输卵管通液术等消毒不严格;下生殖道感染,如衣原体子宫颈炎及细菌性阴道病、盆腔炎上行感染;性卫生不良,如使用不洁月经垫、经期性交等;邻近器官炎症直接蔓延,如腹膜炎、阑尾炎等;性活动,初次性交过早、性伴侣过多或过频、性伴侣携带性传播疾病等;慢性盆腔炎再次急性发作。

急性盆腔炎病理变化主要是受感染组织充血、肿胀并有炎性渗出,甚至累及周围组织,盆腔组织内张力升高,释放化学致痛物质,如前列腺素等作用于神经末梢引起疼痛,具体有急性输卵管炎、输卵管积脓、输卵管卵巢脓肿、急性盆腔腹膜炎、急性子宫内膜炎及子宫肌炎、急性盆腔结缔组织炎、败血症及脓毒血症、Fitz-Hugh-Curtis 综合征(肝周围炎)等。

(二) 临床表现

因炎症累及的范围轻重及病原体差别而有不同的临床表现。

1. 症状 下腹痛,性交痛,发热,分泌物增多。严重者高热、寒战、腹痛,持续性活动或性交后加重,阴道分泌物脓性或脓血性,严重时可有发热或高热、寒战、腹部刺激症状。

2. 体征 轻者无明显体征,典型体征全身检查可见急性病容,体温升高,心率加快;腹部检查可见腹膜刺激征(腹部肌紧张,有压痛及反跳痛);盆腔检查可见阴道有大量脓性白带,宫颈口流出脓液,宫颈充血、举痛,宫体压痛、活动受限,子宫两侧增厚,压痛明显或触及包块且压痛明显。

(三) 实验室检查及其他检查

1. 实验室检查 血常规检查、尿常规检查、血培养等,可见白细胞升高、血沉加速和 CA125 升高、体温>39 ℃等明确感染。宫颈管分泌物或后穹窿穿刺分泌物涂片或细菌培养等明确病原菌。

2. 影像学检查 B超检查明确病灶位置以及盆腔内游离液体、输卵管增粗伴有积液,盆腔肿块等具体情况。

（四）诊断要点

根据病史、临床表现的症状和体征、必要化验等检查及宫颈管分泌物检查可作出诊断。正确诊断盆腔炎并不容易，可参照2010年美国疾病控制中心（CDC）推荐的盆腔炎性疾病的诊断标准（表20-2）诊断。

最低标准提示高危人群若出现下腹痛，妇科检查符合最低诊断标准，即可给予经验性抗生素治疗；附加标准可增加诊断的特异性，若阴道分泌物镜下见不到白细胞并且分泌物正常，应考虑其他引起腹痛的疾病；特异标准基本可诊断盆腔炎性疾病，但是由于费用和有创的原因，仅适用于有选择的病例。腹腔镜诊断盆腔炎性疾病标准是输卵管表面充血，输卵管壁水肿，输卵管伞端或浆膜面有脓性渗出。

临床上本病应与外科和妇科急腹症如阑尾炎、宫外孕、卵巢囊肿蒂扭转等相鉴别。

表20-2 盆腔炎性疾病的诊断标准（美国CDC诊断标准，2010年）

标 准	体征及实验室等辅助检查
最低标准	宫颈举痛或子宫压痛或附件区压痛
附加标准	体温超过38.3 ℃（口表）；宫颈或阴道异常，有黏液脓性分泌物，阴道分泌物湿片出现大量白细胞，红细胞沉降率升高，血C-反应蛋白升高；实验室证实的宫颈淋病奈瑟菌或衣原体阳性
特异标准	子宫内膜活检组织学证实子宫内膜炎；阴道超声或磁共振检查显示输卵管增粗，输卵管积液，伴或不伴有盆腔积液、输卵管卵巢肿块，或腹腔镜检查发现盆腔炎性疾病征象

（五）防治要点

抗生素抗炎为主，结合手术治疗。争取做到早期诊断、早期治疗，有利于保护输卵管功能。针对易感病原体，联合选用最有效的抗生素，剂量疗程足够。抗生素使用原则为经验性、广谱、及时及个体化。

1. 支持治疗 卧床休息，半卧位，有利于炎症局限。营养支持，补充液体，维持酸碱平衡。可采用一些对症治疗，如高热时采用物理降温，腹胀时采用胃肠减压。避免不必要的妇科检查，使炎症局限，有利于康复。

2. 药物治疗 先经验用抗生素，后根据细菌培养和药敏试验结果再调整用药，所有治疗方案必须要对淋病奈瑟菌和沙眼衣原体有效。给药途径首选静脉滴注。临床上常用的方案有第二/三代头孢菌素类药物联合甲硝唑；克林霉素或林可霉素联合氨基糖苷类；喹诺酮类联合甲硝唑；青霉素联合四环素类。

3. 手术治疗 主要用于抗生素控制不良、抗感染治疗不理想的盆腔脓肿或输卵管卵巢脓肿。

4. 中药治疗 治疗要点是清热解毒、活血化瘀，如服用紫血丹、安宫牛黄丸、桂枝茯苓胶囊等。

二、慢性盆腔炎

（一）病因及发病机制

若急性盆腔炎未能彻底治愈或患者体质差、病情迁延会导致慢性盆腔炎（盆腔炎性疾病后遗症）。慢性盆腔炎主要病理改变为广泛粘连、增生及瘢痕形成、组织破坏。慢性盆腔炎可引起慢性输卵管炎，输卵管卵巢囊肿，慢性盆腔结缔组织炎等。

（二）临床表现

1. 症状

（1）慢性盆腔痛 下腹坠胀、疼痛、腰骶部酸痛，多在性交后、劳累及月经前后加重。

（2）不孕及异位妊娠 由输卵管不通导致。

（3）盆腔炎反复发作及月经异常 约四分之一患者复发。盆腔内炎性病变导致月经异常。

（4）全身症状 多不明显，一般仅有低热、易感疲倦，个别患者可出现神经衰弱症状。

2. 体征

累及不同器官，体征不同。若为输卵管炎，在子宫一侧或双侧可触及输卵管呈条索状增粗，伴压痛；若为输卵管卵巢囊肿或输卵管积水，在一侧或双侧可触及活动受限的囊性包块；若为盆腔结缔组织炎时，检查子宫常后倾后屈或偏向一侧，活动受限甚至粘连固定，在子宫一侧或双侧可触及有片状增厚伴压痛，也可触及增粗、变硬的宫骶韧带，有触痛。

(三) 实验室及其他检查

1. 实验室检查 血常规检查、宫颈分泌物涂片及药敏试验。

2. 影像学检查 B超检查、腹腔镜检查可以辅助诊断。

(四) 诊断要点

根据病史及症状、体征结合必要的实验室检查可以诊断。

需与子宫内膜异位症和卵巢恶性肿瘤相鉴别。

(五) 防治要点

根据不同情况选择治疗方案。一般都可采用支持治疗，增强营养，劳逸结合，提高机体抵抗力。

1. 不孕治疗 辅助生育技术，协助怀孕。

2. 慢性盆腔痛 抗生素与其他药物治疗；物理疗法；中药治疗等。两种抗生素联合β-糜蛋白酶或透明质酸酶或糖皮质激素同时应用。物理疗法同急性盆腔炎中药治疗。中药治疗可采用内服、外敷和灌肠等不同治疗方法。

3. 手术治疗 输卵管卵巢囊肿、输卵管积水及反复发作的感染病灶，经抗感染治疗无效者可考虑手术治疗。手术时应尽量保留患者卵巢功能从而保证患者生活质量。

4. 预防 注意个人卫生，增强体质，彻底、及时治疗急性盆腔炎。注意性生活卫生，减少性传播疾病。锻炼身体，增强体质。医务人员严格掌握妇科手术指征，做好术前准备，术中注意无菌操作，预防感染。

(郑 丽)

能力测试

1. 患者，女，33岁，间断腰腹疼痛3年余，数年里反复发作，5天前因劳累后阴道口恶露增多，急性痛苦病容。妇科检查：阴道可见中量淡黄色黏液，无泡沫，黏膜轻度水肿，宫颈光滑，双侧附件无压痛，子宫无举痛。腹部B超示盆腔炎。如何对该患者进行诊断？

2. 患者，女，34岁，上腹部疼痛3天，右下腹疼痛12 h，体温37.8 ℃，既往有溃疡病史，拟诊急性阑尾炎行手术探查。术中发现右髂窝内有较多淡黄色混浊液体，阑尾外观无异常。应考虑该患者的原发病是什么？

3. 2010年美国疾病控制中心(CDC)推荐的盆腔炎性疾病的诊断标准是什么？

第二十一章　妊娠滋养细胞疾病

学习要点： 本章主要介绍妊娠滋养细胞疾病的相关知识。要求掌握葡萄胎、侵蚀性葡萄胎、绒毛膜癌的临床表现、诊断要点、防治要点；熟悉侵蚀性葡萄胎、绒毛膜癌的化疗用药原则；了解葡萄胎、侵蚀性葡萄胎、绒毛膜癌的随访方法。

妊娠滋养细胞疾病来源于胎盘绒毛滋养细胞的病变，根据滋养层细胞增生程度有无绒毛及侵蚀力等其他形态学特性，可分为葡萄胎、侵蚀性葡萄胎、绒毛膜癌、胎盘滋养细胞肿瘤等，前三种又称为妊娠滋养细胞肿瘤。妊娠滋养细胞肿瘤多继发于妊娠，本章主要讨论此类妊娠滋养细胞肿瘤。

葡萄胎是良性疾病，但有一部分发展为侵蚀性葡萄胎甚至绒毛膜癌或直接发展为绒毛膜癌，足月妊娠、流产、宫外孕也可以发展为绒毛膜癌。

知识链接

滋养细胞由孕卵分化形成，来自胚胎外的滋养层。滋养细胞在正常妊娠时对胚胎着床和胎儿发育具有重要作用，能侵蚀破坏周围组织、血管，但是当滋养细胞侵袭和增生超过正常限度时，就可以形成各种滋养细胞疾病。

第一节　葡　萄　胎

葡萄胎是由于胎盘绒毛滋养细胞发生变性、水肿，形成大小不等的半透明水泡，相互间借细蒂相连成串，形态极像葡萄，称为葡萄胎，是一种良性滋养细胞疾病，故又称良性葡萄胎。其病变局限于子宫腔内，不发生远处转移，不侵入子宫肌层。

葡萄胎可以根据临床表现、镜下特点、核型分析分为完全性葡萄胎和部分性葡萄胎两种，其中大多数为完全性葡萄胎，核型为二倍体，恶变率高，少数是部分性葡萄胎，核型为三倍体，恶变较少。本节主要讨论完全性葡萄胎。

一、病因及发病机制

病因不明。葡萄胎的高危因素营养状况不良、社会经济差、年龄过大或过小、流产、不孕、既往有葡萄胎史是高危因素。饮食中缺乏维生素 A 和动物脂肪者发病率上升，东南亚地区发病率比欧美国家高，孕妇年龄大于 40 岁和年龄少于 20 岁，容易发生完全性葡萄胎，但是部分性葡萄胎与孕妇年龄无关。

二、临床表现

（一）症状

1. 停经后阴道流血　绝大多数患者会出现，是最常见的症状。患者多在停经 8～12 周出现阴道不规则出血，若伴有大血管破裂，可以导致大出血甚至休克死亡，若反复出血不及时诊治会继发感染及贫血。

2. 腹痛　常在阴道出血之前，阵发性下腹胀痛或由于急腹症导致疼痛。由于葡萄胎迅速生长和子宫过快扩张引起下腹痛，或由于被滋养细胞增生产生大量的 HCG 刺激卵巢，过度黄素化形成黄素囊肿，若黄素囊肿扭转或破裂者可引起急腹症腹痛。

3. 妊娠呕吐 相对于正常妊娠时间更早,持续时间更长,症状更严重。常发生在子宫异常增大和HCG水平异常增高者。

4. 子痫前期征象 在妊娠24周前出现妊高征症状,约1/4发展为前期子痫,子痫罕见。常发生于子宫异常增大者。

(二) 体征

1. 子宫增大变软 因为宫腔内异常增生的滋养细胞或积血堆积,所以子宫超过正常妊娠大小。

2. 腹部检查 胎儿的活动消失,卵巢增大,出现黄素囊肿。胎心、胎动消失,胎体触及不到;腹部可扪及触及双侧增大的卵巢;葡萄胎排除前B超可见双侧或单侧大小不等的黄素囊肿,或在葡萄胎排出体外后通过妇科检查也可查到。

3. 妊高征 可出现蛋白尿、血压增高和水肿等体征,比正常妊高征严重。

4. 甲状腺功能亢进症 约7%患者有轻度甲状腺功能亢进症状,随着葡萄胎排除而消失。

三、实验室检查及其他检查

(一) 实验室检查

1. HCG水平测定 相对于正常妊娠水平HCG升高且持续不降,葡萄胎清除后HCG水平迅速回落。妊娠早期与正常的HCG区分不易,鉴别意义不大。

2. 血常规、尿常规、肝肾功能等 了解化疗药物对个体的毒性反应。

3. 基因分析 DNA倍体分析或母源表达印迹基因检测等区分完全性和部分性葡萄胎。

(二) 影像学检查等

1. 超声检查 诊断葡萄胎的敏感而可靠的辅助检查方法,常用经阴道彩色多普勒超声。B超典型图像为可见子宫腔增大,与孕周不符,无妊娠囊、胎心及胎儿结构,充满不均质短条或密集状回声,呈现特有的落雪状图像,水疱较大时呈蜂窝状,胎心不能听到。一般胎心在孕6周时就可听到,孕12周时可100%听到胎心。

2. 胸部X线摄片 患者如有咳嗽、咯血等症状,应给予胸部X线摄片,如有阴影,考虑肺部转移。做CT检查诊断脑转移或X线片难以发现的早期肺部病灶。

3. 组织学检查 完全性葡萄胎滋养细胞呈不同程度的增生,绒毛间质水肿,间质内血管消失。

四、诊断要点

凡妇女停经后阴道不规则出血、子宫大于停经月份,都应怀疑葡萄胎。若子宫大如孕20周左右,胎心、胎动消失,胎体不能触及;在阴道排出物中找到葡萄样水疱组织;早期妊娠出现子痫前期,应通过实验室和其他检查明确诊断。诊断时葡萄胎注意与流产、双胎妊娠等相鉴别。

五、防治要点

尽早清宫,预防性化疗,术后加强随访。

1. 清宫 确诊后应在输液、输血准备下及时清除子宫腔内容物葡萄胎,多采用负压吸宫术。负压不宜过高,使用大号吸管吸引,防止发生子宫穿孔。一般不应用催产素,防止发生肺栓塞或远处转移。可根据情况进行1～2次清宫。每次清宫均要送病理检查。

2. 预防性化疗 不常规推荐,非常规用于有高危因素或随访困难的完全性葡萄胎患者。年龄大于40岁;HCG持续高水平或下降后又升高;病理报告提示滋养细胞高度增生或伴有不典型增生;水疱小;出现可疑转移病灶;无条件进行随访完全性葡萄胎患者可选用甲氨蝶呤、氟尿嘧啶或放线菌素D等药物化疗。

3. 子宫切除术 不常规推荐。单纯子宫切除只能阻止病变侵入子宫肌壁,不能控制转移的发生。40岁以上无再生育要求、子宫迅速增大、有恶变可疑者可行子宫切除术,年轻患者尽可能保留附件。

4. 卵巢黄素化囊肿 一般不需处理,在清除葡萄胎时会自行消失。若发生急性扭转,可穿刺吸液,多能复位;若发生坏死,可手术切除病变卵巢。

5. 随访 必须定期随访，对于滋养细胞肿瘤做到早发现，早诊断，早治疗。指导 HCG 测定：患者葡萄胎清宫后 1 次/周，直至 3 次阴性后 1 次/月，共 3 个月，此后每 0.5 次/月，共 3 个月，自第一次阴性后共计 1 年。另外，重点关注妇科疾病和肺部疾病，如阴道出血、咳嗽、咯血等症状，尽早发现滋养细胞肿瘤或肿瘤肺转移。葡萄胎妇女应避孕 1 年。

知识链接

部分性葡萄胎为部分组织呈葡萄串状的改变，与饮食和孕妇年龄无关，可能与避孕药和不规则月经有关，病理上仅部分绒毛呈水疱状，大多没有完全性葡萄胎的典型症状，停经后阴道出血常见，子宫一般小于停经月份，无子痫前期和卵巢黄素化囊肿，不发生转移，可通过刮宫标本的组织学检查确诊。

（郑　丽）

第二节　侵蚀性葡萄胎

葡萄胎组织侵蚀到子宫肌层或转移到子宫以外，具有恶性肿瘤行为称为侵蚀性葡萄胎，少数可并发远处转移。侵蚀性葡萄胎都是由葡萄胎发展而来，一般发生在葡萄胎清宫后 6 个月内，恶性程度不高，预后较好。

一、病因及发病机制

良性葡萄胎中 5%～20%可发展为侵蚀性葡萄胎，恶变率随年龄的增长而增加。

侵蚀性葡萄胎镜下可见子宫肌层及转移病灶有显著增生的滋养细胞，并呈团块状，细胞大小、形态均不一致但仍可见变性的或完好的绒毛结构。侵蚀性葡萄胎有可见的绒毛结构，而绒癌没有绒毛结构，这是鉴别两种疾病的重要依据。

二、临床表现

1. 原发灶表现 最主要的症状是阴道不规则流血，多少不定，葡萄胎排空 28～42 天后子宫复旧不全或受肌层病灶影响不均匀性增大，卵巢黄素化囊肿持续存在，一般无腹痛，但若滋养细胞侵蚀到子宫腔外可引起腹腔内出血及腹痛等急腹症。由于激素影响会出现假孕症状。

2. 转移灶表现 肺是最常见的转移部位，可出现咳嗽、咯血、呼吸困难等症状，也可无明显症状，通过胸部 X 线检查可发现单个或多个小圆阴影确诊；其次是阴道及宫旁组织的转移，可出现紫蓝色结节，转移灶常位于阴道穹窿及前壁；脑转移较少见但是凶险，为主要致死原因，可出现暂时性失语、失明、头痛、呕吐及抽搐昏迷，水肿，生命中枢被压迫直至死亡。

三、实验室检查及其他检查

（一）实验室检查

1. HCG 连续测定 血 HCG 是妊娠滋养细胞肿瘤的主要诊断依据。临床上可排除卵巢黄素化囊肿、葡萄胎残留和再次妊娠，只要符合以下任何一条即可诊断为侵蚀性葡萄胎。①HCG 测定 4 次高水平呈平台状态（±10%），并持续 21 天或更长时间；②HCG 测定 3 次增长（>10%），并至少持续 14 天或更长时间。

2. 血常规、尿常规、肝肾功能等 同葡萄胎。

（二）影像学检查

1. 影像学检查 B 超检查是最常用的诊断子宫原发病灶的方法，可早期发现葡萄胎组织侵入子宫肌层的程度；X 线胸片为常规检查，诊断肺转移有价值；CT 检查对发现肺部较小病灶和脑、肝转移灶有价值；MRI 检查对脑、腹腔、盆腔转移部位的小病灶有较高的诊断价值。

2. 组织学检查 在子宫肌层内或宫外转移的切片中见到退化的绒毛阴影或绒毛，可诊断为侵蚀性葡萄胎。

四、诊断要点

根据病史,临床表现的症状与体征,结合实验室和其他检查不难诊断。若葡萄胎清宫4～6周后仍有阴道不规则流血、子宫复旧不全、卵巢黄素化囊肿持续,出现相应部位转移灶症状,HCG水平异常,组织学检查到有关部位切片有绒毛等可确诊为侵蚀性葡萄胎。

五、防治要点

以化疗为主,手术为辅。

(1) 以化疗为主:详见本章第三节相关内容。

(2) 手术治疗:子宫穿孔时,病灶位于子宫内,化疗效果不理想时可子宫切除。

(3) 随访:出院后严密随访,出院后3个月1次,后每6个月一次共3年,此后每年1次至5年,以后每2年1次。随访内容同葡萄胎,随访期间应避孕。

(郑　丽)

第三节　绒毛膜癌

绒毛膜癌简称绒癌,滋养细胞高度增生,完全丧失绒毛结构,是一种高度恶性肿瘤,具有更广泛的侵蚀和转移能力,是滋养细胞疾病中恶性程度最高的一种。

绒癌可以继发于葡萄胎妊娠,也可以不继发于葡萄胎(继发于流产,足月妊娠及异位妊娠后,有的发生于绝经后妇女),由于早期可经血液循环转移,破坏性较大,在化疗药物问世前,死亡率极高,随着HCG监测技术及化学治疗手段的发展,成为少数可经化疗治愈的恶性肿瘤之一。

一、病因及发病机制

本病病因及发病机制不明。多发生于子宫,常位于子宫肌层内,也可突向宫腔或穿破浆膜,但无固定形态,与周围组织分界清楚,质地软而脆,海绵样,暗红色,伴出血坏死。

镜下特点为滋养细胞不形成绒毛或水疱状结构,成片高度增生,并广泛侵入子宫肌层和破坏血管,造成出血坏死。肿瘤中不含间质和自身血管。

绒毛膜癌的主要转移途径为血液循环播散,较早发生广泛的远处转移,最常见的部位是肺,其次为阴道、盆腔、脑和肝。

二、临床表现

同侵蚀性葡萄胎。侵蚀性葡萄胎肝、脑转移少,而绒癌肝、脑转移相对较多。

临床分期为了更好地实现个体化治疗,采用国际妇产科联盟(FIGO)妇科肿瘤委员会制定的临床分期,该分期包含了滋养细胞解剖学分期和改良FIGO预后评分系统两个部分(见表21-1滋养细胞肿瘤解剖学分期(FIGO,2000年),表21-2改良FIGO预后评分系统(FIGO,2000)),其中规定预后评分在6分及以下者为低危,不低于7分者为高危。

表21-1　滋养细胞肿瘤解剖学分期(FIGO,2000年)

分期	标准
Ⅰ期	病变局限于子宫
Ⅱ期	病变扩散,但仍局限于生殖器官(附件、阴道、阔韧带)
Ⅲ期	病变转移至肺,有或无生殖系统病变
Ⅳ期	所有其他转移

表 21-2 改良 FIGO 预后评分系统(FIGO,2000)

评分	0	1	2	4
年龄	<40	≥40	—	—
前次妊娠	葡萄胎	流产	足月产	—
距前次妊娠时间(月)	<4	4～6	7～12	≥13
治疗前血 HCG(mIU/mL)	$<10^3$	$10^3\sim10^4$	$>10^4\sim10^5$	$>10^5$
最大肿瘤直径(cm)	—	3～4 cm	≥5 cm	—
转移部位	肺	脾、肾	肠道	肝、脑
转移病灶数目	—	1～4	5～8	>8
先前失败化疗	—	—	单药	两种或两种以上联合化疗

三、实验室检查及其他检查

(一) 实验室检查

1. HCG 测定 HCG 测定是诊断滋养细胞疾病的重要手段,如果人工流产和自然流产超过 20～30 天,足月产后超过 12 天,异位妊娠超过 9 天血 HCG 仍持高不下,结合临床表现可以诊断绒癌。若怀疑出现脑转移者,可行腰穿测定脑脊液中 HCG 含量,尤其当血清与脑脊液中 HCG 比值小于 20∶1 时,应高度怀疑脑转移。

2. 血常规、尿常规、肝肾功能等检查 同葡萄胎。

(二) 其他检查

1. 影像学检查 同侵蚀性葡萄胎。

2. 组织学检查 如果仅见成片滋养细胞浸润及坏死出血,找不到绒毛结构者,即可诊断为绒癌。

四、诊断要点

葡萄胎后妊娠肿瘤诊断同侵蚀性葡萄胎,非葡萄胎妊娠排除妊娠物残留或再次妊娠后若足月产、异位妊娠、流产后超过 4 周血清 HCG 仍持续高水平,或一度下降后又上升,可诊断妊娠滋养细胞肿瘤。

绒癌在临床上应与葡萄胎、侵蚀性葡萄胎相鉴别,鉴别要点见表 21-3。

表 21-3 绒癌与主要相关疾病的鉴别要点

项目	葡萄胎	侵蚀性葡萄	绒癌
妊娠史	无	葡萄胎	各种妊娠
潜伏期	无	多在 6 个月以内	常超过 12 个月
绒毛结构	有	有	无
滋养细胞增生程度	轻、中度	轻、中、重度	重度,成团
浸润深度	蜕膜层	肌层	肌层
组织坏死	无	有	有
HCG	+	+	+
转移情况	无	有	有
肝、脑转移	无	少	较容易

五、防治要点

防治要点为采用以化学治疗(简称化疗)为主、手术治疗和放疗为辅的综合治疗,尤其是对侵蚀性葡萄胎的治疗,化疗基本已替代了手术治疗。应该在明确临床诊断的基础上作出临床分期,并根据预后评分将患者评定为高危或低危(高危通常包括分值≥7 分的Ⅰ～Ⅲ期和Ⅳ期患者,低危通常包括分值≤6 分的

Ⅰ～Ⅲ期患者),再结合骨髓功能、肝肾功能及全身其他情况等评估,制订方案,分层治疗。

1. 化学治疗 恶性滋养细胞肿瘤宜采用大剂量的用药方法。常用的一线化疗药物有氟尿嘧啶(5-FU)、环磷酰胺(CTX)、长春新碱(VCR)、甲氨蝶呤(MTX)、依托泊苷(VP-16)、放线菌素D(Act-D)或更生霉素(KSM)等。高危患者选择联合化疗或EMA-CO等方案,低危患者选择单一药物化疗(表21-4,表21-5)。

表21-4 单药化疗推荐表

药　物	剂量、给药途径、疗程日数	疗程间隔
MTX	0.4 mg/(kg·d),肌内注射,连续5日	2周
Act-D(KSM)	8～10 μg/(kg·d),静脉滴注,8～10日	2周
5-FU	28～30 mg/(kg·d),静脉滴注,8～10日	2周
VP-16	200 mg/(m^2·d),口服,连续5日	2周
MTX＋	1 mg/(kg·d)肌内注射,第1,3,5,7日	2周
CF	0.1 mg/(kg·d)肌内注射,第2,4,6,8日	(24 h后用)

注:MTX＋中的“＋”表示浓度加强。

表21-5 联合化疗用药推荐表

药　物	剂量、给药途径、疗程日数	疗程间隔
5-FU＋KSM	26～28 mg/(k·d),静脉滴注8日 6 μg/(k·d),静脉滴注8日	3周
ACM		
Act-D	400 μg静脉滴注,第1、4、7、10、13日	4周
CTX	400 mg静脉滴注,第2、5、8、11、14日	
MTX	20 mg静脉滴注,第3、6、9、12、15日	

注:①EMA-CO:Act-D(KSM)、VP-16、MTX和VCR、CTX联用。

②对阴道转移结节可局部注射5-FU 250 mg/d,隔日1次,结节消退较明显。

2. 手术治疗 病灶穿透子宫出现急腹症时,应立即手术。病变在子宫,化疗效果不理想,可切除子宫。肺转移病灶位于边缘或仅限一叶时,化疗效果差,可考虑手术切除。

3. 介入治疗 对引导转移病灶大出血效果较好。

4. 放射治疗 对肝脑转移和肺部耐药病灶治疗效果较好。

5. 随访 同侵蚀性葡萄胎。也可高危患者包括Ⅳ期随访2年,Ⅰ～Ⅲ期低危患者随访1年,余同侵蚀性葡萄胎。

(郑　丽)

能力测试

1. 葡萄胎、侵蚀性葡萄胎、绒癌三者之间有什么联系?

2. 侵蚀性葡萄胎和绒癌实验室检查中最重要的指标是什么?

3. 患者,女,22岁,停经10周,阴道少量流血,妇科检查提示子宫底高度为脐下一横指,B超检查示宫腔内落雪状回声。该患者最可能的诊断是什么?

第六篇　传染性疾病及皮肤病

第二十二章　常见传染病

学习要点：本章主要介绍临床上各种常见传染病病种。要求掌握各传染病的临床表现、诊断依据；熟悉各传染病的流行病学、实验室检查、治疗及预防措施；了解各传染病的病原学、发病机制。

第一节　总　　论

传染病是由病原微生物（病毒、立克次体、细菌、螺旋体等）或寄生虫（原虫或蠕虫等）感染人体或动物后产生的有传染性的疾病。传染病属于感染性疾病，但感染性疾病不一定有传染性。传染病学是研究传染病在人体内、外环境中发生、发展、传播和防治规律的学科。其重点是研究传染病的临床表现、诊断依据和治疗方法，同时兼顾流行病学和预防措施的研究，以达到治病救人、防治结合的目的。

随着社会发展，科学技术与经济水平的提高，传染病的发病率已有所下降。但在发展中国家（包括我国），许多传染病（如病毒性肝炎）的流行与危害仍很严重。

一、感染与免疫

（一）感染的概念

感染是病原体以一定的方式或途径侵入人体后在人体内的一种寄生过程，也是病原体与人体之间相互作用、相互斗争的过程。构成感染的必备条件是病原体、人体和外环境三个因素。病原体一旦侵入人体，就意味着感染过程的开始。当人体防御能力下降时，病原体便在人体内生长、繁殖，使人致病，临床上便出现相应的症状、体征。

（二）感染过程的表现

病原体侵入人体后，主要有以下 5 种情况。

1. 病原体被清除　病原体进入人体后，可被处于机体防御第一线的非特异性免疫屏障（如胃液等）所清除；也可以由体内的特异性免疫（如自然感染后获得的主动免疫或注射免疫球蛋白而获得的被动免疫等）所清除；还可以从鼻咽部、肠道、尿道等其他通道排出体外。

2. 病原体携带状态　病原体侵入人体后，在体内生长繁殖并不断排出体外，而人体不出现任何疾病的临床表现，此为重要的传染源。按病原体种类不同可将传染源分为带病毒者、带菌者及带虫者等；按宿主状态的不同可分为潜伏期携带者、恢复期携带者、健康携带者；按携带病原体持续时间长短又可分为急性携带者（3 个月以下）和慢性携带者（3 个月以上）。

3. 隐性感染　又称亚临床感染，是指病原体侵入人体后，仅引起机体发生特异性的免疫应答，而机体的损伤较为轻微，临床上多无症状、体征和生化改变，只能通过免疫学检查才能发现。隐性感染过程结束后，大多数人获得不同程度的特异性主动免疫，病原体被清除，少数人转变为病原体携带状态。在大多数传染病中，隐性感染是最常见的表现。

4. 显性感染 又称临床感染，是指病原体侵入机体后，不但引起机体发生免疫应答，而且通过病原体本身的作用或机体的变态反应，而导致组织损伤，人体出现相应的临床症状、体征。显性感染结束后，病原体被清除，感染者可获得较为稳固的免疫力。

5. 潜伏性感染 病原体感染人体后，由于机体自身免疫功能导致人体和病原体可处于相持状态，病原体暂时潜伏起来，一旦机体免疫功能下降时，原来潜伏在体内的病原体乘机活跃，才引起人体发病。

(三) 感染过程中病原体的作用

病原体侵入人体后是否能引起疾病，取决于病原体的致病能力和机体的免疫功能这两个因素，致病能力包括以下几方面。

1. 侵袭力 病原体侵入机体并在机体内生长、繁殖的能力。

2. 毒力 病原体产生各种毒素的能力。

3. 数量 在同一种传染病中，入侵病原体的数量一般与致病能力成正比。病原体侵入的数量越多，出现感染的危险越大，病情也越严重。

二、传染病的流行过程

传染病的流行过程是传染病在人群中发生、传播和终止的过程。决定传染病流行过程的三个基本条件是传染源、传播途径和易感人群。

(一) 流行过程的基本条件

1. 传染源 传染源是指病原体已在体内生长繁殖并不断排出体外的人和动物。传染源包括患者、隐性感染者、病原携带者和受感染的动物等。

2. 传播途径 病原体离开传染源到达另一个易感者的途径称为传播途径。

(1) 空气传播：呼吸道传染病最主要的传播方式。如麻疹、SARS、白喉、结核病等。

(2) 经水、饮食传播：消化道传染病最主要的传播方式。如痢疾、伤寒、霍乱等。

(3) 接触传播：既可传播呼吸道传染病，又可传播消化道传染病。如麻疹、流感、血吸虫病、钩端螺旋体病等。

(4) 虫媒传播：通过吸血节肢动物(如蚊子、跳蚤等)叮咬传播。如疟疾、斑疹伤寒、黑热病等。

(5) 血液、体液传播：病原体存在于患者的血液或体液中，通过应用血制品、分娩、哺乳、性交等方式传播。如乙型肝炎、丙型肝炎、艾滋病等。

3. 易感人群 对某种传染病缺乏特异性免疫力的人称为易感者。人群易感性受人群的一般抵抗力、人口流动、病原体的变异、预防接种推广等因素所影响。

(二) 影响流行过程的因素

影响传染病流行过程的因素有自然因素和社会因素。前者包括地理环境、气候等条件，对流行过程的发生和发展起着重要的影响；后者包括社会制度、生活水平、卫生条件等，对传染病流行过程有着决定性的影响。

三、传染病特征

(一) 基本特征

传染病与其他疾病的主要区别，在于其具有以下四个基本特征。

1. 病原体 每种传染病都是由特异性的病原体所引起的，包括各种致病微生物和寄生虫。这是传染病最基本的特征。

2. 传染性 这是传染病与其他感染性疾病的主要区别。所有传染病都具有不同程度的传染性，患者具有传染性的时期称为传染期，在每一种传染病中都相对固定，可作为隔离患者的依据之一。

3. 流行病学特征 传染病具有流行性、地方性、季节性等特征。

(1) 流行性：按流行的强度可分散发、暴发、流行、大流行。散发是指某传染病在当地的发病率处于常年水平；暴发是指某传染病发病时间的分布高度集中于一个短时间内；流行是指某传染病的发病率显著高于近年来的一般水平；大流行是指某传染病的流行范围甚广，甚至超出国界，在世界范围内传播。

(2) 地方性：某些传染病因其病原体要求栖息地及气候地理条件不同、居民生活习惯差异等原因，常于某一地区发病。

(3) 季节性：某些传染病与气温、湿度、雨量等条件的不同也有一定关系。

4. 感染后免疫 人体感染病原体后，对该传染病产生不再感染性，称免疫性。其免疫力大小在不同传染病中差异很悬殊，有的为终身免疫，如麻疹；有的免疫力很短暂，如普通感冒。

（二）临床特点

1. 疾病发展规律

急性传染病的发生、发展和转归，通常分为以下四个阶段。

(1) 潜伏期：从病原体侵入人体起，至开始出现临床症状为止的时期，称为潜伏期。每一个传染病的潜伏期都有一个范围，其长短不一，但每种传染病的潜伏期是相对恒定的，因此对确定该病的诊断及检疫提供重要依据。

(2) 前驱期：从起病至症状明显开始为止的时期，称为前驱期。在前驱期中的临床表现通常是非特异性的，如头痛、发热、疲乏、食欲不振、肌肉酸痛等。此期一般1～3天。

(3) 症状明显期：急性传染病患者度过前驱期后，绝大多数转入症状明显期，出现该传染病所特有的症状、体征。此期的临床表现是确诊传染病最有利的时期。

(4) 恢复期：患者症状及体征基本消失，临床上称为恢复期。在此期间病原体还未完全清除，许多患者的传染性还要持续一段时间，有些传染病则可出现后遗症。

2. 临床类型 根据传染病的病程长短可分为急性、亚急性、慢性；根据传染病的轻重可分为轻型、中型、重型、暴发型；根据传染病的临床特征可分为典型及非典型。

3. 常见症状

(1) 发热：几乎所有传染病共有的症状。某些传染病常出现某种特定的热型，如伤寒、斑疹可出现稽留热，败血症可出现弛张热，疟疾可出现间歇热，布鲁菌病可出现回归热等。

(2) 出疹：许多传染病在发热期间伴有出疹，称为发疹性传染病。发疹时可出现皮疹和黏膜疹，这在诊断上有重要意义。

(3) 毒血症症状：病原体的毒素及其代谢产物入血引起全身中毒症状。严重者可引起中毒性休克，危及生命。

四、传染病诊断

正确的早期诊断是有效治疗的先决条件，又是早期隔离患者所必需的。传染病的诊断要综合分析下列三方面的资料。

（一）流行病学资料

由于某些传染病在发病年龄、职业、季节及地区分布方面有高度选择性，诊断时必须取得相关流行病学资料作为参考，预防接种史和既往史有助于了解患者免疫状况，当地或同一集体中传染病发生情况也有助于诊断。

（二）临床资料

全面而准确的临床资料来源于详尽的病史和全面的体格检查，应力争在实验室检查结果报出之前做出初步诊断，并进行适当隔离、治疗。

（三）实验室检查

1. 一般常规检查

一般常规检查包括血常规检查、尿液常规检查、粪便常规检查和血生化检查等。血常规检查中以白细胞计数和分类的用途最广。白细胞计数显著增多常见于化脓性细菌感染；革兰阴性菌感染时白细胞计数往往升高不明显甚至减少；病毒感染时白细胞计数通常减少或正常；蠕虫感染时嗜酸性粒细胞通常增多。尿常规检查有助于钩端螺旋体病和流行性出血热的诊断。粪便常规检查有助于蠕虫病和感染性腹泻的诊断。血生化检查有助于病毒性肝炎的诊断。

2. 病原学检查

(1) 病原体的直接检出:许多传染病可通过显微镜或肉眼检出病原体而确诊。

(2) 病原体分离培养:可用人工培养、组织细胞培养及动物接种等方法分离病原体。其结果可靠,但方法较复杂。

3. 免疫学检测 应用已知抗原或抗体检测血清或体液中的相应抗体或抗原,是最常用的免疫学检查方法。若能进一步鉴定其抗体是属于 IgG 型或 IgM 型,对近期感染或过去发生的感染有鉴别诊断意义。

五、传染病治疗

(一) 治疗要点

早期隔离治疗对及时控制传染病的蔓延有重要意义。要坚持综合治疗的原则,即治疗与护理并重、隔离与消毒并重、一般治疗与对症治疗并重的原则。

(二) 防治方法

1. 一般支持疗法 一般疗法包括隔离、护理和心理治疗方法,支持疗法主要是指适当的营养。以上措施对提高患者战胜疾病的信心和调动患者的免疫功能起重要的作用。

2. 病原体特效疗法 针对病原体的特效疗法具有清除病原体的作用,达到根治和控制传染源的目的。常用药物有抗生素、化学合成制剂和血清免疫制剂等。

3. 对症疗法 对症疗法不但有减轻患者痛苦的作用,而且可以减少机体消耗,保护重要器官,使损伤降低至最低限度。

4. 中医中药疗法 此法对调整患者各系统功能起相当重要的作用,某些中药如黄连、鱼腥草、板蓝根等还有抗病原微生物作用。

六、传染病预防

按照《中华人民共和国传染病防治法》规定,国家对传染病应实行预防为主的方针,要认真做好防治结合,分类管理工作。

(一) 管理传染源

传染病报告制度是管理传染源的主要内容。早发现、早诊断、早报告、早隔离、早治疗中,早报告是关键。根据最新规定,将法定传染病分为甲、乙、丙三类共 39 种。

甲类传染病包括:鼠疫、霍乱。

乙类传染病包括:病毒性肝炎、细菌性和阿米巴性痢疾、伤寒和副伤寒、艾滋病、淋病、梅毒、脊髓灰质炎、麻疹、百日咳、白喉、流行性脑脊髓膜炎、猩红热、流行性出血热、狂犬病、钩端螺旋体病、布氏菌病、炭疽、流行性乙型脑炎、血吸虫病、疟疾、肺结核、登革热、新生儿破伤风、传染性非典型肺炎、人感染高致病性禽流感、甲型 H1N1 流感。

丙类传染病包括:流行性感冒、流行性腮腺炎、风疹、急性出血性结膜炎、麻风病、流行性和地方性斑疹伤寒、黑热病、包虫病、丝虫病,除霍乱、细菌性和阿米巴性痢疾、伤寒和副伤寒以外的感染性腹泻病,手足口病。

任何单位和个人发现传染病患者或者疑似传染病患者时,应当及时向附近的疾病预防控制机构或者医疗机构报告。报告时间:甲类传染病为强制管理传染病,城镇要求发现后 2 h 内上报,农村不超过 6 h;乙类传染病为严格管理传染病,城镇要求发现后 6 h 内上报,农村不超过 12 h;丙类传染病为监测管理传染病,应当于发现后 24 h 内上报。

对接触者采取的防疫措施称为检疫。在检疫期内可根据具体情况采取医学观察、留验或卫生处置等不同方式,对接触者也可给予药物预防或预防接种。

对经济价值高的病畜、家禽应尽可能给予治疗,分群饲养,必要时宰杀后加以消毒;若无经济价值(如患狂犬病的病犬)或野生动物(如鼠类),则设法捕杀后焚化或深埋。

（二）切断传播途径

切断传播途径是预防消化道传染病、呼吸道传染病、虫媒传染病及许多寄生虫病的主要措施，主要包括隔离和消毒。

1. 隔离 将传染源在传染期送到传染病院或传染病科进行治疗和护理，将他们与健康人或非传染患者隔开，暂时避免接触，以防病原体向外扩散。

2. 消毒 消毒就是消灭或清除污染环境的病原体及其传播媒介，包括预防性消毒和疫源地消毒。

此外，注意饮食卫生、环境卫生、个人卫生，大力开展除四害（即老鼠、臭虫、苍蝇、蚊子）和群众性卫生运动，这也是切断传播途径的重点。

（三）保护易感人群

可分为一般性措施和特殊性措施两方面。一般性措施包括加强锻炼，养成良好生活习惯，合理安排饮食等；特殊性措施是采用人工免疫法，包括主动免疫和被动免疫。

（王 雪）

第二节 流行性感冒

流行性感冒简称流感，是由流感病毒引起的一种常见的急性呼吸道传染病。其临床特点以急性高热、乏力、头痛、全身酸痛等全身中毒症状重，而呼吸道症状较轻为特点，多见于冬春季节，传染性强。

一、病原学

流感病毒根据其抗原结构不同，分为甲、乙、丙三型。甲型流感病毒最易变异，可感染人和多种动物，为人类流感的主要病原。乙型及丙型流感病毒变异相对较少见，且多感染人类。流感病毒不耐热，对紫外线及常用消毒剂敏感。耐低温和干燥，能在真空干燥或−20 ℃以下长期保存。

二、流行病学

（一）传染源

流感患者及隐性感染者为主要传染源，发病 3 天内传染性最强。

（二）传播途径

流感多通过呼吸道经空气飞沫传播。也可通过接触被污染的手、日常用具等间接传播。

（三）人群易感性

人群普遍易感，患病后有一定的免疫力，但流感病毒不同亚型之间无交叉免疫，可反复发病。

（四）流行特征

流感病毒具有较强的传染性，加之以呼吸道经空气飞沫传播为主要方式，极易引起流行和大流行，一般多发生于冬春季节。

三、临床表现

流感潜伏期为 1～3 天。典型流感起病急，临床表现主要为突然起病、高热、寒战、头痛、肌肉酸痛等全身中毒症状重而体征较轻。查体可见结膜充血，咽部红肿，肺部听诊可闻及干啰音。病程 4～7 天。

四、实验室检查

1. 血常规检查 白细胞计数正常或降低，淋巴细胞可以升高。如合并细菌感染，白细胞计数和中性粒细胞可以升高。

2. 病毒分离 流感确诊的主要依据。急性期患者（起病 3 天内）的含漱液或分泌物接种于鸡胚或组织培养进行病毒分离。

五、诊断要点

在流感流行期间,可根据典型临床表现诊断。但在未流行期间则不易诊断,这时应结合流行病学史、临床表现、实验室检查等综合判断。

六、防治要点

(一) 治疗

1. 一般治疗 卧床休息,多饮水,注意营养,给予易于消化饮食。

2. 对症治疗 高热者给予物理降温或解热镇痛药物。儿童患者避免应用阿司匹林,以免诱发致命的瑞氏综合征。

3. 抗病毒治疗 虽然尚无特效的抗病毒药物,但有研究显示早期应用金刚烷胺有抑制甲型流感病毒的作用。

(二) 预防

1. 控制传染源 及早对流感患者进行呼吸道隔离和早期治疗,隔离时间为1周或至主要症状消失。

2. 切断传播途径 在流感流行期间,减少公众集会及集体娱乐活动。公共场所、居室要注意通风,必要时进行环境消毒。

3. 保护易感人群 其基本措施是疫苗接种。流感减毒活疫苗适用于健康成人及儿童,流感灭活疫苗适用于禁用流感减毒活疫苗者。

(王 雪)

第三节 肺 结 核

肺结核是结核分枝杆菌入侵人体后在一定条件下引起的肺部慢性传染病。病理特点是结核结节、干酪样坏死和空洞形成。本病的临床表现主要为低热、盗汗、乏力、消瘦等结核中毒症状和慢性咳嗽、咳痰及痰中带血等呼吸道症状。

一、病原学

结核病的病原菌为结核分枝杆菌,涂片染色具有抗酸性,故又称抗酸杆菌。结核分枝杆菌包括人型、牛型、非洲型和鼠型四类。导致人群患肺结核的致病菌90%以上为人型结核分枝杆菌,少数为牛型和非洲型结核分枝杆菌。

此菌为需氧菌,对外界抵抗力较强,在阴冷潮湿处能生存5个月以上,在痰内可活6~8个月,在人体内可存活多年,但在烈日下暴晒2 h、75%乙醇浸泡2 min或煮沸1 min均能被杀灭。痰吐在纸上直接焚烧是最简单的灭菌方法。

二、流行病学

(一) 传染源

结核病的传染源主要是排菌的肺结核患者咳出的带菌痰液及未经消毒的牛奶。

(二) 传播途径

主要通过咳嗽、打喷嚏等方式将含有结核分枝杆菌的飞沫排到空气中而传播,故呼吸道传播是结核病最重要的传播途径。还可通过饮用未经消毒的牛奶感染。

(三) 易感人群

各种年龄、性别的人群对结核分枝杆菌均有易感性。婴幼儿、老年人、人类免疫缺陷病毒(HIV)感染者、免疫抑制剂使用者、慢性疾病患者等免疫力低下人群，发病率较高。

三、临床类型

1. 原发型肺结核（Ⅰ型） 初次感染而发病的肺结核，多见于儿童。肺部的原发病灶多发生于通气良好的肺部如上叶底部、下叶上部，与随后引起的淋巴管炎和肺门淋巴结肿大，统称为原发综合征。临床症状轻，预后良好，绝大多数病灶吸收、消散或钙化。X线胸片可见哑铃形阴影，由原发病灶、引流淋巴管炎和肿大的肺门淋巴结共同构成。

2. 血行播散型肺结核（Ⅱ型） 多由原发型肺结核发展而来，包括急性、亚急性、慢性三种。急性血行播散型肺结核（又称为急性粟粒型肺结核）是大量结核分枝杆菌一次或在短时间内侵入血液循环引起，起病急，全身毒血症状重，可有高热、呼吸困难等，可并发结核性脑膜炎；亚急性血行播散型肺结核、慢性血行播散型肺结核临床症状多不明显，病期发展缓慢，临床表现不典型，无显著的中毒症状，具有反复性和阶段性特点。

3. 继发型肺结核（Ⅲ型） 多发生在成人，病程长，易反复。感染来源主要是过去经血行播散潜伏在肺内的结核分枝杆菌重新生长繁殖；其次是与排菌患者密切接触，再次发生感染。包括渗出型肺结核、增殖型肺结核、干酪型肺炎、结核球或空洞等表现。

4. 结核性胸膜炎（Ⅳ型） 胸膜感染结核分枝杆菌或对结核分枝杆菌过敏所致，常见于青壮年。包括干性及渗出性两种，有发热、胸痛、干咳、气促等临床表现。

5. 其他肺外结核（Ⅴ型） 如骨结核、肾结核、肠结核、泌尿生殖系统结核等。

四、临床表现

（一）症状

1. 全身症状 发热为最常见症状，常提示结核病的活动和进展。多为长期午后低热，部分患者有倦怠乏力、盗汗、食欲减退和体重减轻等。

2. 呼吸系统症状

（1）咳嗽和咳痰：这是肺结核最常见症状。一般情况下咳嗽较轻，干咳或有少量黏液痰。有空洞形成时，痰量增多；若合并其他细菌感染，痰液可呈脓性。

（2）咯血：半数患者有咯血。咯血易引起结核病灶播散，大咯血时可发生休克甚至窒息。

（3）胸痛：炎症累及胸膜时可表现为相应部位的胸痛，随呼吸运动和咳嗽加重。

（4）呼吸困难：并发气胸或大量胸腔积液时，呼吸困难加重。

（二）体征

病变范围较小，可以没有任何体征。渗出性病变范围较大或干酪样坏死时，则可以有肺实变体征，如触觉语颤增强、叩诊有浊音、听诊闻及支气管呼吸音和细湿啰音等。空洞性病变听诊可以闻及支气管呼吸音或伴湿啰音，巨大空洞可出现带金属调空瓮音。当有较大范围的纤维条索形成时，气管向患侧移位，患侧胸廓塌陷、叩诊有浊音、听诊呼吸音减弱并可闻及湿啰音。

五、实验室检查及其他检查

1. 结核分枝杆菌检查 结核分枝杆菌检查既是确诊肺结核的主要方法，也是制订化疗方案和考核治疗效果的主要依据。

（1）直接痰涂片法：此法简便易行，抗酸染色较易掌握。痰液涂片检查阳性只能说明痰液中含有抗酸分枝杆菌，不能区分是结核分枝杆菌还是非结核分枝杆菌，由于非结核分枝杆菌少，故痰液中检出抗酸分枝杆菌有极重要的意义。

（2）培养法：结核分枝杆菌培养为痰液结核分枝杆菌检查提供准确、可靠的结果，常作为结核病诊断的金标准，同时也为药物敏感性测定和菌种鉴定提供依据。

2. 影像学检查 胸部X线检查是早期诊断肺结核的重要方法，可以发现早期的结核病变，确定病变范围、部位、形态、密度及与周围组织的关系;判断病变性质、有无活动性、有无空洞、空洞大小和洞壁特点等。肺结核病的影像特点是病变多发生在上叶的尖后段和下叶的背段,诊断最常用的摄影方法是正、侧位胸片。CT检查有助于发现微小或隐蔽区病变及孤立性结节的鉴别诊断。

3. 结核菌素试验 诊断有无结核感染的参考指标。目前,世界卫生组织和国际防痨和肺病联合会推荐使用的结核菌素为纯蛋白衍化物(PPD)。选择左侧前臂内侧中上部1/3处,0.1 mL(5 U)皮内注射,72 h内观察和记录结果。以局部硬结直径为依据,小于5 mm者为阴性,5～9 mm者为弱阳性,10～19 mm者为阳性,大于20 mm或虽小于20 mm但局部出现水疱与坏死者为强阳性反应。结核菌素试验反应愈强,对结核病的诊断,特别是对婴幼儿的结核病诊断愈重要。

六、诊断要点

1. 流行病学资料 询问卡介苗接种史、有无与开放性肺结核患者接触史、既往疾病史等。

2. 临床表现 相应全身症状及呼吸道症状。

3. 实验室及其他检查 结合痰液结核分枝杆菌检查、影像学检查、结核菌素试验等有助于诊断。

七、防治要点

(一) 治疗

合理应用抗结核药物是治疗肺结核、控制和消灭传染源的首要方法。适当休息、增强营养也是辅助治疗的措施。

1. 化学治疗

(1) 化疗原则:早期、联合、适量、规则和全程使用敏感药物。在治疗中不能随意更改药物及缩短疗程,切忌“用用停停”。

(2) 常用化疗药物:抗结核药物分为杀菌剂和抑菌剂两大类。常见杀菌剂有利福平(RFP,R)、异烟肼(INH,H)、链霉素(SM,S)、吡嗪酰胺(PZA,Z)等;常见抑菌剂有乙胺丁醇(EMB,E)等。

(3) 化疗方案:①初治:新发现或已知活动性肺结核,凡未经抗结核药物治疗或治疗未满1个月者为初治。治疗可用异烟肼、利福平和吡嗪酰胺组合为基础的6个月短期化疗方案,即强化期2个月/巩固期4个月。如2HRZE/4HR,即强化期每日4次、2个月,巩固期每日4次、4个月。②复治:凡初治失败、规则用药满疗程后痰菌复阳、不规则化疗超过1个月、慢性排菌患者的治疗均为复治。治疗可用2～3种敏感药物组成,化疗方案为强化期3个月/巩固期5个月。喹诺酮类药物为复治提供了新的选择机会,但必须与其他有效药物联合。

2. 对症治疗

(1) 发热:应以卧床休息及使用抗结核药物为主,不需特殊处理,但高热时可给予小量退热药口服或物理降温等。

(2) 咳嗽、咳痰:剧烈干咳时可服喷托维林或可待因,痰多黏稠者可用氯化铵。

(3) 咯血:患者侧卧位安静休息,吸氧。大咯血时静脉给予止血药,并根据血红蛋白和血压测定酌情输血。

(二) 预防

1. 控制传染源 积极治疗患者,做好患者痰液消毒、用具消毒和居室空气紫外线照射消毒工作。

2. 切断传播途径 勿随地吐痰,保持环境空气清洁和流通。

3. 保护易感人群 接种卡介苗是预防肺结核最有力的措施。

(王　雪)

第四节　病毒性肝炎

病毒性肝炎是由多种肝炎病毒引起的,以肝脏损害为主的一组全身性传染病。各型病毒性肝炎临床表现相似，多以疲乏、食欲减退、厌油、肝大、肝功能异常为主，部分病例可出现黄疸和发热。按病原学分类，目前已确定的病毒性肝炎有甲型、乙型、丙型、丁型、戊型五型。其中甲型和戊型主要表现为急性肝炎，乙型、丙型、丁型主要表现为慢性肝炎，少数病例可发展为肝硬化或肝癌。

一、病原学

1. 甲型肝炎病毒(HAV) HAV 对外界抵抗力较强，耐酸碱，60 ℃下能耐受 30 min，室温下可生存 1 周，在贝壳类动物中能存活数月。80 ℃ 5 min 或 100 ℃ 1 min 才能完全灭活。对紫外线、甲醛、氯仿等敏感。

2. 乙型肝炎病毒(HBV) HBV 的抵抗力很强，对高热、低温、干燥、紫外线及一般浓度的消毒剂均能耐受。100 ℃ 10 min、65 ℃ 10 h 或高压蒸汽消毒可被灭活。

3. 丙型肝炎病毒(HCV) 对有机溶剂敏感，10%氯仿、煮沸、紫外线等可使 HCV 灭活。

4. 丁型肝炎病毒(HDV) HDV 是一种缺陷病毒，必须有 HBV 或其他嗜肝 DNA 病毒的辅助才能复制。

5. 戊型肝炎病毒(HEV) HEV 在碱性环境下较稳定，对高热、氯仿等敏感。

二、流行病学

(一) 传染源

甲型肝炎的主要传染源为急性期患者和隐性感染者；乙型肝炎的主要传染源是患者和病毒携带者，以慢性患者及病毒携带者最重要；丙型肝炎的主要传染源为急、慢性丙型肝炎患者，以慢性患者较为重要；丁型肝炎的主要传染源是急、慢性丁型肝炎患者；戊型肝炎的主要传染源是急性感染者。

(二) 传播途径

甲型、戊型肝炎病毒主要从肠道排出，通过饮食、饮水及日常生活接触而经口传播，即粪-口途径。乙型肝炎主要通过血液、体液排出体外，经输血、注射、手术、针灸、透析等方式传播，母婴垂直传播和性接触也是其主要传播途径。丙型、丁型肝炎传播途径类似乙型肝炎。

(三) 人群易感性

人类对各型肝炎病毒普遍易感。甲型肝炎多发生于儿童或青少年，随着年龄增长，易感性下降。婴幼儿是获得 HBV 感染的最危险时期，成年人除少数易感外，多数人随年龄增长经隐性感染而获免疫力。丙型肝炎多见于成年人。戊型肝炎以青壮年发病较多。

三、临床表现

潜伏期：甲型肝炎为 2～6 周，平均 4 周；乙型肝炎为 1～6 个月，平均 3 个月；丙型肝炎为 2 周至 6 个月，平均 40 天；丁型肝炎为 4～20 周；戊型肝炎为 2～9 周，平均 6 周。

临床上按病程长短、病情轻重、有无黄疸，分为以下各型。

1. 急性肝炎 各型肝炎病毒均可引起急性肝炎，甲型、戊型不转为慢性，乙型、丙型、丁型可转为慢性。

(1) 急性黄疸型肝炎：按病程经过分为 3 期，病程为 2～4 个月。①黄疸前期：主要症状有低热、全身乏力、食欲减退、厌油食、恶心、呕吐、腹胀、肝区痛等。本期平均持续 5～7 天。②黄疸期：发热消退，尿色深黄，自觉症状好转，巩膜及皮肤出现黄疸，1～3 周黄疸达高峰，可有大便颜色变浅、皮肤瘙痒等胆汁淤积性黄疸表现。肝肿大，质较软，有压痛和叩击痛。少数患者可见脾肿大。本期持续 2～6 周。③恢复期：黄疸逐渐消退，症状减轻至消失，精神食欲明显好转，肝、脾回缩，肝功能恢复正常。本期持续 2 周至 4 个月，平均为 1 个月。

(2) 急性无黄疸型肝炎：急性无黄疸型肝炎是一种轻型的肝炎，由于无黄疸而不易被发现，而发生率远高于黄疸型，成为更重要的传染源。临床表现与急性黄疸型肝炎相似，但临床症状较轻。本型患者恢复较快，病程大多在 3 个月内，但部分病情迁延转为慢性。

2. 慢性肝炎 慢性肝炎仅见于乙型、丙型、丁型肝炎。临床表现有反复出现乏力、厌食、恶心、腹胀、肝区痛等症状。肝肿大,质地呈中等硬度,有轻微压痛。病情较重者可伴有慢性肝病面容、蜘蛛痣、肝掌和脾肿大。肝功能可时有异常或持续异常。

3. 重型肝炎(肝功能衰竭)

(1) 急性重型肝炎:又称暴发型肝炎,通常在急性黄疸型肝炎基础上,由于过度疲劳、精神刺激、营养不良、妊娠、合并感染、饮酒及应用损害肝的药物等诱发引起。病情在10天内迅速恶化,出现黄疸迅速加深、明显广泛出血倾向、高热、频繁呕吐,甚至烦躁、谵妄、嗜睡、昏迷等神经系统症状。肝功能损害严重,多数患者出现胆-酶分离现象。部分患者经积极治疗有望康复,但多数患者常合并消化道大出血、脑水肿、感染及肝肾功能衰竭而死亡。本病死亡率高,病程一般不超过3周。

(2) 亚急性重型肝炎:又称亚急性肝坏死。急性黄疸型肝炎起病10天以上,出现极度乏力、食欲缺乏、频繁呕吐、腹胀、黄疸进行性加深。本病病程较长,常超过3周至数月,容易转化为慢性肝炎或肝硬化。

(3) 慢性重型肝炎:临床表现为在慢性肝病(慢性肝炎或肝硬化)的基础上,出现上述重型肝炎的症状,预后差,病死率高。

4. 淤胆型肝炎 淤胆型肝炎又称毛细胆管炎型肝炎,临床上以梗阻性黄疸为主要表现,如皮肤瘙痒、大便颜色变浅、肝大、乏力,但消化道症状较轻。血清胆红素明显升高,以直接胆红素为主,转氨酶中度增高。

四、实验室检查

(一) 肝功能检查

1. 血清酶的检测

(1) 丙氨酸转氨酶(ALT):曾称谷丙转氨酶(GPT),其是判定肝细胞损害的重要指标。血清ALT升高,对肝病诊断的特异性比天冬氨酸转氨酶(AST)的高,因为其他脏器中ALT含量比AST低得多。急性肝炎时ALT明显升高,重型肝炎时由于大量肝细胞坏死,ALT随黄疸迅速加深反而下降,出现胆-酶分离现象。

(2) 碱性磷酸酶(ALP):正常人血清中ALP主要来源于肝和骨组织,ALP测定主要用于肝病和骨病的临床诊断。当肝内或肝外胆汁排泄受阻时,可导致血清ALP明显升高。

2. 胆红素 黄疸型肝炎及部分肝硬化患者血清直接胆红素和间接胆红素测定均升高,但前者幅度高于后者。血清胆红素是判定肝细胞损害程度的重要指标之一。急性肝炎早期尿中尿胆原增加,黄疸期尿胆原和尿胆红素均增加,胆汁淤积性黄疸时尿胆红素呈强阳性而尿胆原可为阴性。

3. 血清蛋白 慢性肝炎患者和肝硬化患者常有血清白蛋白减少和球蛋白增加。形成白蛋白/球蛋白(A/G)值下降,甚至倒置。

4. 凝血酶原活动度 凝血酶原活动度的高低与肝细胞损害程度成反比,凝血酶原活动度小于40%时提示肝细胞损害严重。

(二) 病原学检查

1. 甲型肝炎 当血清抗HAV IgM阳性时提示有HAV现症感染。抗HAV IgG阳性时则表示既往有HAV感染,现已产生免疫。

2. 乙型肝炎

(1) HBsAg与抗HBs:HBsAg阳性即可诊断HBV感染。抗HBs阳性表示对HBV已产生保护性免疫,该指标阴性时说明对HBV易感。

(2) HBeAg与抗HBe:HBeAg阳性是HBV复制活跃与传染性强的指标之一。抗HBe是HBV感染时间较久、病毒复制减弱和传染性降低的指标。

(3) HBcAg与抗HBc:HBcAg阳性表示HBV处于复制状态,有传染性。抗HBc IgM阳性提示是HBV的现症感染。低滴度抗HBc IgG提示既往曾有HBV感染,高滴度抗HBc IgG表示新近感染。

(4) HBV DNA:该指标是病毒复制和传染性的直接标志。

五、诊断要点

1. 流行病学资料 患者病前是否去过疫区，有无与乙型、丙型肝炎患者密切接触史或有输血、输入血制品的病史等。

2. 临床表现 近期出现食欲减退、低热、恶心、厌油、乏力、肝区痛而无其他原因可解释者，体检有肝大伴触痛。

3. 病原学检查 各类型肝炎病原学检查有不同的抗原、抗体阳性。

六、防治要点

（一）治疗

病毒性肝炎目前还缺乏可靠的特效治疗方法。治疗要点以适当休息、合理营养为主，辅以适当的药物治疗，避免饮酒和使用损害肝脏的药物。

1. 急性肝炎 以一般支持治疗及对症治疗为主，强调早期卧床休息，症状明显改善后再逐渐增加活动。给予清淡易消化食物，并保证摄入适量热量、维生素和蛋白质（每日 1.0～1.5 g/kg）。辅以对症药物治疗并注意恢复肝功能，药物不宜太多，以免加重肝脏负担。

2. 慢性肝炎 根据患者具体情况采用综合性治疗方案，包括合理的休息和营养、心理平衡、改善和恢复肝功能、调节机体免疫力、抗病毒和抗纤维化等治疗方法。

3. 重型肝炎 原则是以支持疗法和对症疗法为基础的综合性治疗，促进肝细胞再生，预防和治疗各种并发症。

（1）一般支持疗法：绝对卧床休息，防止患者病情恶化。减少膳食中蛋白质含量，控制肠内氨的产生。注意维持水、电解质平衡，禁用对肝脏、肾脏有损害的药物。

（2）对症治疗：针对出血、肝性脑病、感染等不同症状进行对症治疗，并可用高血糖素-胰岛素疗法或肝细胞生长因子促进肝细胞再生。

（3）肝移植：对于晚期肝硬化及肝功能衰竭患者，可肝移植手术治疗。

（二）预防

1. 控制传染源 各型急性肝炎患者均应实施早期隔离治疗，急性患者应隔离治疗至病毒消失，慢性患者和携带者可根据病毒复制指标评估传染性大小。

2. 切断传播途径 各型肝炎的重点有不同。甲型、戊型肝炎重点在搞好环境卫生和个人卫生，养成良好的卫生习惯，加强水源管理和粪便管理，做好饮水消毒和食品卫生工作。乙型、丙型、丁型肝炎重点则在于防止通过血液和体液传播，推广一次性注射用具，重复使用的医疗器械要严格消毒，生活用具应专用。

3. 保护易感人群

（1）主动免疫：①甲型肝炎：对婴幼儿、儿童和血清抗 HAV IgG 阴性的易感人群，均可接种甲型肝炎减毒活疫苗。②乙型肝炎：凡 HBsAg、抗 HBs 阴性者均可接种乙型肝炎疫苗。

（2）被动免疫：对近期与甲型肝炎患者有密切接触的易感儿童可选用免疫球蛋白肌内注射，注射时间越早越好，不应迟于接触后 7～14 天。对由各种原因已暴露于 HBV 的易感者，均宜用乙型肝炎免疫球蛋白进行被动免疫。免疫力可维持 3 周。

（王　雪）

第五节 流行性乙型脑炎

流行性乙型脑炎简称乙脑，是由乙脑病毒引起的以脑实质炎症为主要病变的急性传染病。本病经蚊虫传播，夏秋季流行，多发于儿童。临床上以高热、意识障碍、抽搐、病理反射及脑膜刺激征为特征。病死率高，部分病例可有严重后遗症。

一、病原学

乙脑病毒易被常用消毒剂所杀灭。不耐热,加热100 ℃ 2 min或56 ℃ 30 min可灭活病毒,对低温和干燥抵抗力较强。

二、流行病学

(一) 传染源

乙脑是人畜共患的自然疫源性疾病。人与许多动物(如猪、牛、马、羊、鸡、鸭、鹅等)都可成为本病的传染源,而猪是最主要的传染源。

(二) 传播途径

蚊虫是乙脑的主要传播媒介。由于蚊虫可带病毒越冬或经卵传代,所以其不仅为传播媒介,也是长期储存宿主。

(三) 人群易感性

人对乙脑病毒普遍易感,感染后多数呈隐性感染,感染后可获得较持久的免疫力。乙脑患者大多数为10岁以下儿童,以2～6岁儿童发病率最高。

(四) 流行特征

乙脑主要分布于亚洲。在我国,乙脑呈季节性流行,80%～90%的病例集中在7、8、9月。乙脑集中暴发少,呈高度散发性,家庭成员中少有多人同时发病者。

三、临床表现

潜伏期4～21天,一般为10～14天。

(一) 初期

初期是指病初1～3天。体温1～2天内高达39～40 ℃,伴头痛、恶心、呕吐,多有嗜睡或精神倦怠,有颈部强直及抽搐。

(二) 极期

极期一般为病程第4～10天,初期症状逐渐加重,主要表现如下。

1. 高热 体温高达40 ℃以上,一般持续7～10天,重者可达3周。

2. 意识障碍 意识障碍包括嗜睡、谵妄、昏迷、定向力障碍等。多见于第3～8天,持续1周左右,重型者可长达1个月以上。

3. 惊厥或抽搐 发生率40%～60%,是病情严重的表现,可由高热、脑实质炎症、脑水肿所致。初为面部或口唇的小抽搐,后为肢体阵挛性抽搐,重者全身抽搐、强直性痉挛,均伴意识障碍。

4. 呼吸衰竭 主要为中枢性呼吸衰竭,多见于重型患者。表现为呼吸节律不规则及幅度不均,最后呼吸停止。

高热、惊厥、呼吸衰竭是乙脑极期的严重症状,三者相互影响,尤以呼吸衰竭常为致死主要原因。

5. 神经系统症状和体征 多在病程10天左右出现,常有浅反射消失或减弱,深反射先亢进后消失,肢体强直性瘫痪、偏瘫或全瘫,伴肌张力增高、锥体束征及脑膜刺激征阳性等。

(三) 恢复期

极期过后,体温逐渐下降,精神神经症状好转,一般2周后可完全恢复,但重型患者需1～6个月才能逐渐恢复。

(四) 后遗症期

患病6个月后仍留有的精神神经症状称为后遗症,5%～20%的重型乙脑患者留有后遗症。主要以失语、肢体瘫痪、意识障碍、精神失常最常见。

四、实验室检查

1. 血常规检查 白细胞计数为(10～20)×10^9/L,疾病早期中性粒细胞数在80%以上,部分患者血常规始终正常。

2. 脑脊液检查 脑脊液压力增高,外观无色透明或微混,白细胞计数为(50～500)×10^6/L。早期以中性粒细胞为主,随后则淋巴细胞增多。

3. 血清学检查 特异性IgM抗体多在病后3～4天出现,2周达到高峰,可作为早期诊断指标。

4. 病毒分离 脑组织中可分离病毒,但脑脊液和血中不易分离到病毒。

五、诊断要点

1. 流行病学资料 明显的季节性(夏、秋季),10岁以下儿童多见。

2. 临床表现 起病急,高热、头痛、呕吐、意识障碍、抽搐、病理反射及脑膜刺激征阳性等。

3. 实验室检查 白细胞计数及中性粒细胞数增高,脑脊液检查符合无菌性脑膜炎改变,血清学检查尤其是特异性IgM抗体测定可助确诊。

六、防治要点

(一)治疗

目前对乙脑治疗尚无有效的抗病毒药物,以积极对症处理和护理为主,尤其对高热、惊厥和呼吸衰竭等危重症状的处理是抢救患者、降低病死率、减少后遗症的关键。

1. 一般治疗 住院隔离,病室内应有防蚊和降温设备。昏迷患者要注意口腔及皮肤的清洁,防止发生压疮。昏迷抽搐患者应设有床栏以防坠床,并防止舌头咬伤。

2. 对症治疗

(1) 高热:采用物理降温为主,药物降温为辅,同时降低室温,可用30%乙醇擦浴,也可在腹股沟、腋下、颈部放置冰袋;还可用降温床或冷褥。

(2) 惊厥或抽搐:①若因高热所致者,降温后即可止惊;②若因呼吸道分泌物阻塞所致脑细胞缺氧者,应及时吸痰、给氧,以保持呼吸道通畅,必要时作气管切开;③若因脑水肿所致者,应立即采用脱水剂治疗;④若因脑实质炎症引起的抽搐,可给予镇静剂或使用亚冬眠疗法。

(3) 呼吸衰竭:①保持呼吸道畅通,定时翻身拍背、吸痰、给予雾化吸入以稀释分泌物,低流量给氧;②中枢性呼吸衰竭时,可使用呼吸兴奋剂,首选洛贝林肌内注射或静脉滴注;③由脑水肿所致者用脱水剂治疗。

(4) 恢复期及后遗症处理:注意进行功能训练,可用理疗、针灸、按摩、体疗、高压氧治疗等方法。

(二)预防

1. 控制传染源 早期发现患者,及时隔离患者至体温正常为止。主要传染源是易感家畜,特别对猪的管理,如改善猪舍环境、人畜居住地分开、流行季节给幼猪做疫苗接种等。

2. 切断传播途径 主要采取防蚊、灭蚊措施,包括灭越冬蚊和早春蚊、消灭蚊虫滋生地等。防蚊可用蚊帐、驱蚊剂等。

3. 保护易感人群 主要通过疫苗的预防注射提高人群的特异性免疫力,接种对象主要为10岁以下的儿童和从非流行区进入流行区的人员。

(王　雪)

第六节　狂　犬　病

狂犬病又称恐水症,是由狂犬病毒引起的一种累及中枢神经系统的人畜共患急性传染病。人主要通过被犬、狼等病兽咬伤或抓伤而感染发病，其临床表现为特有的恐水、怕风、恐惧、流涎、咽肌痉挛、进行性瘫痪等。

一、病原学

狂犬病病毒属弹状病毒科，呈子弹形，属 RNA 病毒，对不利环境的抵抗力非常弱，在表面活性剂、消毒剂(如甲醛、升汞、碘酒等)及酸碱环境下会很快失去活性，并且对热和紫外线极其敏感。

二、流行病学

(一) 传染源

带狂犬病病毒的动物是本病的主要传染源，我国狂犬病的主要传染源是病犬，其次为猫、猪等；狐狸、食血蝙蝠、臭鼬和浣熊等野生动物为发达国家的主要传染源。

(二) 传播途径

狂犬病病毒主要通过咬伤、抓伤传播，也可由带病毒的唾液，经伤口、黏膜和皮肤入侵，少数可在宰杀、剥皮等过程中被感染。

(三) 人群易感性

人对狂犬病普遍易感，兽医、动物饲养者与猎手尤易遭感染。

三、临床表现

(一) 潜伏期

潜伏期长短不一，平均为1～3个月，最长可达10年以上。在潜伏期中感染者没有任何症状。

(二) 前驱期

多有低热、头痛、倦怠、全身不适、食欲不振、恶心、烦躁、恐惧不安，继而对痛、声、光、风等刺激敏感，并有咽喉紧缩感。具有诊断意义的早期症状是已愈合的伤口、伤口附近及其神经通路处有麻木、痒、痛及蚁走感等异常感觉。本期持续2～4天。

(三) 兴奋期

患者各种症状达到顶峰，突出表现为极度恐惧、怕风、咽肌痉挛、呼吸困难等。多数患者在饮水、见水、听见流水声甚至听到“水”字时便可引起咽肌严重痉挛，常因窒息而身亡。患者神志多清醒，但部分患者可出现定向力障碍，甚至幻觉、谵妄、精神失常。本期1～3天。

(四) 麻痹期

痉挛发作减少或停止，患者渐趋安静，肢体呈弛缓性瘫痪，进而进入昏迷期，可因呼吸和循环衰竭而死亡。

四、实验室检查

1. 血常规检查 白细胞计数轻度至中度增多，中性粒细胞增多，一般占80%以上。

2. 脑脊液检查 压力稍增高，蛋白质及细胞稍增多，糖和氯化物正常。

3. 病毒分离 患者唾液、泪液、脑脊液进行细胞培养，可分离到狂犬病病毒。

4. 抗体检查 存活一周以上做血清中和试验或补体结合试验检测抗体，效价上升者有诊断意义。

五、诊断要点

依据有病兽咬伤或抓伤史。出现典型症状如高度兴奋、恐水、怕风、流涎、咽肌痉挛、进行性瘫痪，并结合相关实验室检查可以确诊。

六、防治要点

（一）治疗

目前对该病尚无特殊有效的治疗方法。

1. 隔离患者 安静卧床，防止一切声、光、风的刺激。患者的分泌物、排泄物及其污染物品均须严格消毒。

2. 支持及对症治疗 补充水、电解质及热量。镇静、解除痉挛、给氧，纠正酸中毒，纠正心律失常。有脑水肿时给甘露醇等脱水剂。注意防止因呼吸肌痉挛导致窒息，必要时可做气管切开。

（二）预防

1. 控制传染源 加强犬的管理，控制病毒在宠物间的传播。发病的犬、猫立即击毙、焚毁或深埋。

2. 伤口处理 被动物（如犬、猫、狼等）咬伤后，先自行用肥皂水或新洁尔灭对伤口进行反复彻底清洗，再用2%碘酒或75%乙醇涂擦伤口，被咬的伤口不宜包扎和缝合，尽可能让伤口暴露。然后尽快到卫生防疫部门注射狂犬病疫苗。

3. 预防接种 疫苗接种可用于暴露后预防，也可用于暴露前预防。暴露前预防：接种3次，每次2 mL，肌内注射，于第0、7、21天各接种一次，1～3年加强注射一次。暴露后预防：接种5次，每次2 mL，肌内注射，于第0、3、7、14、30天完成。

（王　雪）

第七节　流行性腮腺炎

流行性腮腺炎是腮腺炎病毒引起的急性呼吸道传染病。本病以腮腺非化脓性肿胀、腮腺区疼痛为临床特征，同时可侵犯其他器官引起脑膜炎、睾丸炎、卵巢炎等，多发生于儿童和青少年。

一、病原学

腮腺炎病毒抵抗力低，紫外线、甲醛和56 ℃均可将其灭活，在4 ℃时其活力可保持2个月，37 ℃保持24 h。人是腮腺炎病毒唯一的宿主。

二、流行病学

（一）传染源

早期患者和隐性感染者为传染源。患者自腮腺肿大前7天至肿大后9天约2周内，可从唾液中分离出病毒，此时患者有高度传染性。

（二）传播途径

本病主要经飞沫传播，密切接触亦可传染。

（三）人群易感性

本患者群普遍易感，多发生在1～15岁的少年儿童，患病后可获持久性免疫力。

（四）流行特征

本病全年均可发病，但以冬、春季为主，呈散发或流行。患者主要是学龄儿童，无免疫力的成人亦可发病。

三、临床表现

潜伏期为14～25天，平均18天。

本病典型临床表现于发病1～2天后出现腮腺逐渐肿大，体温上升可达40 ℃。腮腺肿大先由一侧开始,可累及对侧,肿大以耳垂为中心,向前、后、下发展。肿胀处有坚韧感及压痛,局部皮肤张紧发亮,表面发红,但不化脓。因腮腺管阻塞,故进酸性食物时促进唾液分泌致疼痛加剧。严重者颌下腺、舌下腺、颈淋巴结亦被累及,并出现吞咽困难。腮腺肿胀2～3天达高峰,持续4～5天后逐渐消退。

四、实验室检查

1. 血常规检查 白细胞计数正常或稍有增加,淋巴细胞相对增多。

2. 血清和尿淀粉酶测定 90%患者血清淀粉酶、尿淀粉酶增高,增高程度往往与腮腺肿大程度成正比,有助于诊断。

3. 血清学检查 ELISA法检测血清中腮腺炎病毒核蛋白(NP)的IgM抗体可做出近期感染的诊断。近年来应用特异性抗体或单克隆抗体来检查腮腺炎病毒抗原,可做早期诊断。

4. 病毒分离 早期患者的血、尿、脑脊液、唾液等接种于其他组织中,可分离出病毒,但该法操作较复杂,现不能普遍开展。

5. 脑脊液检查 半数患者脑脊液中白细胞计数轻度增高,且能从脑脊液中分离出腮腺炎病毒。

五、诊断要点

根据发热及以耳垂为中心的腮腺肿大,结合流行病学和发病前有接触史,诊断一般不困难。确诊需依靠血清学检查和病毒分离。

六、防治要点

(一) 治疗

目前尚无特效疗法,主要为对症治疗。患者应隔离、休息至腮腺肿胀消退,给予流质软食,避免酸性食物摄入。保证口腔清洁卫生,保持液体摄入量。高热、头痛、腮腺酸痛较重时,可给予镇静剂及小量退热剂。发病早期可给予抗病毒治疗,抗生素对本病无效。

(二) 预防

早期隔离患者直至腮腺肿胀完全消退为止。对患儿呼吸道的分泌物及其污染的物品应进行消毒,在流行期间应加强托幼机构的晨检。由于症状开始前数天患者已开始排出病毒,因此预防的重点是应用疫苗对易感者进行主动免疫。

(王　雪)

第八节　麻　　疹

麻疹是麻疹病毒引起的急性呼吸道传染病,主要发生于儿童。临床上以发热、流涕、咳嗽、结膜充血、口腔麻疹黏膜斑(Koplik斑)、特殊的皮肤斑丘疹为主要表现。本病传染性极强,易造成地方流行,病后有持久免疫力。

一、病原学

麻疹病毒属副黏病毒科,为RNA病毒。此病毒抵抗力弱,对热、紫外线和一般消毒剂均很敏感,56 ℃ 30 min即可灭活。但耐寒、耐干燥,室温下可存活数日。

二、流行病学

(一) 传染源

人为麻疹病毒唯一宿主,因此患者是唯一的传染源。急性患者为最重要传染源,发病前2天至出疹后5天内均有传染性,前驱期传染性最强,出疹后逐渐降低,疹消退时已无传染性。

（二）传播途径

患者口、鼻、咽及眼部的分泌物中均含有麻疹病毒，主要通过喷嚏、咳嗽和说话等空气飞沫传播。

（三）人群易感性

普遍易感，易感者接触患者后90%以上会发病，病后能获持久免疫力。儿童发病率高，主要在6个月至5岁小儿间流行。

（四）流行特征

麻疹是一种传染性很强的传染病，一年四季均可发病，以冬、春两季为流行高峰。

三、临床表现

（一）潜伏期

潜伏期为6～21天，平均10天左右。曾接触过被动或主动免疫者，可延至3～4周。

（二）前驱期

从发热到出疹为前驱期，一般为3～5天。其临床表现类似于上呼吸道感染卡他症状，急性起病，发热、咳嗽、流涕、流泪、畏光、咽痛、全身不适等，部分患者出现食欲减退、呕吐、腹泻等胃肠道症状。在病程2～3天，约90%患者在口腔两侧颊黏膜靠第一磨牙处，可见0.5～1 mm大小灰白色小点，外有红晕，称麻疹黏膜斑（Koplik斑）。该黏膜斑也可见于唇内、牙龈等处，出现2～3天即可消失，对早期诊断有重要价值。

（三）出疹期

病程3～4天后，发热、呼吸道症状明显加重，开始出现典型皮疹。皮疹从耳后发际开始，渐及前额、面、颈、躯干及四肢，最后达手掌及足底，2～3天遍及全身。皮疹初为稀疏不规则的淡红色斑丘疹，疹间皮肤正常。病情严重者皮疹常融合，大部分皮疹压之褪色，但亦有出现淤点者。此期全身中毒症状重者，体温可达40 ℃，患者可有烦躁不安，甚至谵妄、抽搐，可有全身浅表淋巴结及肝脾肿大，肺部可出现干、湿啰音，可出现心功能衰竭。

（四）恢复期

皮疹达高峰后，常于1～2天内好转，体温下降，全身症状明显减轻。皮疹按出疹的先后顺序消退，可有浅褐色的色素斑沉着，1～2周后消失。

四、实验室检查

1. 血常规检查 白细胞计数减少，淋巴细胞相对增多。

2. 血清学检查 ELISA测定血清特异性IgM和IgG抗体，敏感性和特异性好，具早期诊断价值。IgM抗体病后5～20天最高，测定血清IgM抗体是诊断麻疹的标准方法，IgG抗体恢复期较早期增高4倍以上即为阳性。

3. 病原学检查

（1）病毒分离：早期从鼻咽部及眼分泌物中分离到麻疹病毒可肯定诊断，但阳性率较低，不作为常规检查。

（2）病毒抗原检测：检查取早期患者鼻咽分泌物、血细胞及尿沉渣细胞，用免疫荧光法或免疫酶法查麻疹病毒抗原，如阳性可早期诊断。

五、诊断要点

根据当地有麻疹流行，患者有麻疹接触史，结合典型麻疹的临床表现，如急起发热、上呼吸道卡他症状、结膜充血、口腔麻疹黏膜斑、典型皮疹等即可诊断。难以确诊时可借助实验室检查明确。

六、防治要点

(一) 治疗

对麻疹病毒尚无特效抗病毒药物,主要为加强护理、对症治疗和预防并发症的发生。

1. 一般治疗 患者应单间呼吸道隔离,卧床休息至体温正常;保持室内空气清新,温度适宜;保持皮肤、黏膜清洁;多饮水。

2. 对症治疗 高热者可用小量退热剂,烦躁者可适当给予苯巴比妥等镇静剂,剧咳者用镇咳祛痰剂,继发细菌感染者可给抗生素。

(二) 预防

1. 控制传染源 对患者应严密隔离,对易感的接触者隔离检疫3周;该病流行期间儿童机构应加强检查,及时发现患者。

2. 切断传播途径 在该病流行期间应避免到公共场所或人多拥挤处,出入戴口罩;患儿病室注意通风换气;医护人员接触患者时,应穿隔离衣和洗手。

3. 保护易感人群

(1) 主动免疫:这是预防麻疹的最有效办法,主要对象为婴幼儿。可在流行前1个月,对未患过麻疹的8个月以上幼儿或易感者皮下注射0.2 mL,12天后产生抗体,1个月达高峰,2～6个月逐渐下降,但可维持一定水平,免疫力可持续4～6年,反应强烈的可持续10年以上。

(2) 被动免疫:有密切接触史的体弱、患病、年幼的易感儿应采用被动免疫。在接触患者5天内注射人血丙种球蛋白3 mL可预防发病,若5天后注射可减轻症状,免疫有效期3～8周。

(王　雪)

第九节　细菌性痢疾

细菌性痢疾简称菌痢,是由痢疾杆菌引起的急性肠道传染病,以结肠化脓性炎症为主要病变。主要临床表现为畏寒、高热、腹痛、腹泻、黏液脓血便及里急后重等,重者可出现感染性休克及中毒性脑病。

一、病原学

痢疾杆菌属肠杆菌科志贺菌属,革兰染色为阴性。痢疾杆菌在外界环境生存力极强,且温度越低生存时间越长,但对热敏感,日光直射下30 min或加温至60 ℃15 min即被杀灭,对各种化学消毒剂也很敏感。

二、流行病学

1. 传染源 急性和慢性菌痢患者及带菌者。

2. 传播途径 通过消化道传播。痢疾杆菌污染的水源、食物、生活用品或手经口进入消化道引发感染。

3. 人群易感性 本患者群普遍易感。病后虽有一定免疫力,但持续时间短且不稳定,易反复感染。

4. 流行特征 本病全年均可发生,但夏、秋季多见。发病年龄有两个高峰,一是学龄前儿童,二是青壮年期。

三、临床表现

潜伏期数小时至7天,长短不等,一般1～3天。根据病情特点及病程长短可分为以下类型。

(一) 急性菌痢

1. 普通型(典型) 起病急,患者多有高热、寒战、腹痛、腹泻。初为稀便或水样便,1～2天后转为黏液脓血便,每次量少,常只有脓血而无粪质,血为鲜红色。每天排便达10次以上,常伴里急后重。体检常有左下腹压痛，肠鸣音亢进。病程持续 10～14 天，少数可转为慢性。

2. 轻型（非典型） 本型症状轻微，体温正常或仅有低热，主要表现为腹泻，大便多为黏液稀便，无脓血，腹痛、里急后重较轻，大便次数每日不超过 10 次。病程 3～7 天可痊愈，少数患者亦可转为慢性。

3. 中毒型 儿童多见，临床表现主要为严重毒血症及呼吸、循环功能障碍，消化道症状较轻。根据临床表现可分为以下几种类型。

(1) 休克型（周围循环衰竭型）：临床表现主要为感染性休克。患者面色苍白，四肢冰冷，血压下降，脉搏细弱，尿量减少。重者还可出现肾功能不全及意识障碍。

(2) 脑型（呼吸衰竭型）：临床表现主要以脑部症状为主。患者剧烈头痛、反复呕吐、烦躁不安、嗜睡、抽搐、昏迷、瞳孔不等大、对光反射消失，亦可出现呼吸异常及呼吸衰竭。

(3) 混合型：兼有休克型与脑型两种表现，病情凶险，死亡率高。

（二）慢性菌痢

病情迁延长达 2 个月以上者称为慢性菌痢。根据临床表现可分为如下几型。

1. 慢性迁延型 持续有轻重不等的痢疾症状。长期出现腹痛、腹泻、黏液脓血便，亦可出现腹泻与便秘交替。此型最为多见。

2. 慢性隐匿型 一年内曾有急性菌痢史，经治疗后，诸症状消失，长期无明显腹痛、腹泻，但乙状结肠镜检显示肠黏膜有炎症及溃疡，大便培养痢疾杆菌阳性。此型为菌痢的重要传染源。

3. 急性发作型 有慢性菌痢史，因进食生冷或过劳、受凉等急性发作，出现腹痛、腹泻、脓血便等，但常较急性菌痢轻。

四、实验室检查

1. 血常规检查 急性期白细胞计数增高，多为$(10 \sim 20) \times 10^9/L$，中性粒细胞数亦有增高。慢性期血红蛋白值降低。

2. 大便检查 外观为黏液脓血便，镜检有大量脓细胞、白细胞及红细胞，若发现巨噬细胞更有助于诊断。

3. 细菌培养 在抗菌药物使用前采样，取粪便脓血部分及时送检，早期多次送检可提高细菌培养阳性率，同时应做药敏试验以指导临床合理选用抗菌药物治疗。

五、诊断要点

1. 流行病学资料 夏、秋季节发病，进食不洁食物或与菌痢患者密切接触。

2. 临床表现 急性菌痢患者主要表现为发热、腹痛、脓血便、里急后重感，左下腹可有明显压痛。慢性菌痢患者多于一年内有急性菌痢史，病程超过 2 个月而病情未愈。中毒性菌痢患者中儿童多见，常有高热、惊厥、意识障碍及呼吸和循环障碍。

3. 实验室检查 粪便镜检有大量白细胞、少量红细胞，并可见巨噬细胞。本病的确诊有赖于粪便培养痢疾杆菌阳性。

六、防治要点

（一）治疗

1. 急性菌痢

(1) 一般治疗：按肠道传染病隔离至症状消失后 1 周或大便培养连续两次阴性为止。毒血症明显时要卧床休息，饮食以少渣易消化的全流质饮食或半流质饮食为宜，保证足够水分，及时纠正水、电解质紊乱及酸碱失衡。

(2) 对症治疗：高热者可用退热药及物理降温；腹痛者可用解痉药，如阿托品、颠茄片等；毒血症症状严重者可酌情应用肾上腺皮质激素。

(3) 抗菌治疗：首选喹诺酮类药物。该类药物具有抗菌谱广、口服易吸收等优点。抗生素治疗的疗程一般为5～7天。

2. 慢性菌痢

(1) 一般治疗：同急性菌痢，但要积极治疗原有的慢性消化道疾病或肠道寄生虫病。

(2) 抗菌治疗：选急性发作未曾应用的或用之效果佳的抗生素。必要时联合应用两种类型不同的抗菌药物，用2～3个疗程，有条件时根据药敏试验结果合理选用有效抗生素。

(3) 对症治疗：有肠道功能紊乱者可用镇静或解痉药物。

3. 中毒性菌痢

(1) 抗菌治疗：药物选择同急性菌痢，但应先采用静脉给药，情况好转后改为口服。

(2) 抗休克治疗：①早期迅速扩充血容量纠正代谢性酸中毒，扩容原则为先快后慢，先盐后糖，先多后少；②应用血管活性药物改善微循环障碍，直至面色红润、四肢转暖、血压回升及呼吸改善；③保护心、脑、肾等重要脏器的功能。

(3) 呼吸衰竭治疗：保持呼吸道畅通，给氧，可应用呼吸兴奋剂，必要时应用人工呼吸机；改善脑部微循环，减轻脑水肿，同时应用肾上腺皮质激素有助于改善病情。

(二) 预防

1. 管理传染源 早期发现患者和带菌者，及时隔离和彻底治疗。对从事饮食业、保育、水源管理的人员定期体检。

2. 切断传播途径 养成良好卫生习惯，搞好“三管一灭”，即管好水、粪、饮食，消灭苍蝇。

3. 保护易感人群 可采用口服多价减毒活菌苗，免疫期可维持6～12个月。

(王 雪)

第十节 流行性脑脊髓膜炎

流行性脑脊髓膜炎简称流脑，是由脑膜炎球菌引起的急性化脓性脑膜炎。本病临床上以突起高热、剧烈头痛、频繁呕吐、皮肤黏膜淤点、淤斑和脑膜刺激征为表现特征。流脑在各种化脓性脑膜炎的发病率中占首位，近年来发病率逐渐下降。

一、病原学

引起流脑的病原体为脑膜炎球菌，属革兰阴性双球菌，仅存在于人体，可从带菌者的鼻咽部及患者的血液、脑脊液和皮肤淤点中检出。本菌对寒、热、干燥及一般消毒剂敏感，在体外极易死亡，故采集标本时应及时送检。

二、流行病学

(一) 传染源

带菌者和患者是本病的传染源。在流行期，由于带菌率明显升高，加上病菌存在于带菌者鼻咽部，可通过咳嗽、打喷嚏等方式将病原体排到空气中，故在本病流行期带菌者成为主要传染源。

(二) 传播途径

本病主要经空气飞沫传播。由于该菌在体外生活力极弱，故通过玩具、日用品的使用等方式传播的机会少。

(三) 人群易感性

本患者群普遍易感。6个月以内的婴儿因接受了母体的特异性抗体，故极少患病，6个月至5岁儿童发病率最高。本病在隐性感染及患病后可获得持久免疫力。

(四) 流行特征

流脑的发生具有周期性、季节性和有特定好发年龄三个特征。周期性表现在每3～5年一次小流行，每7～10年一次大流行；季节性表现在本病多见于冬、春季；有特定好发年龄表现在儿童发病率最高。

三、临床表现

本病潜伏期为1～7天，其中多数为2～3天。

（一）普通型

本型最常见，占全部病例的90%以上，起病急，典型经过可分为以下四期。

1. 上呼吸道感染期 本期亦称前驱期，持续1～2天，可有低热、咽痛、咳嗽等上呼吸道感染症状。

2. 败血症期 本期持续1～2天，常突然出现寒战、高热、头痛、肌肉酸痛、全身不适及精神萎靡等毒血症的症状。70%～90%的患者皮肤、黏膜出现淤点或淤斑，开始为鲜红色，后变为紫红色。严重者淤斑迅速扩大，其中心皮肤呈大片紫黑色坏死。少数患者伴有关节肿痛或脾肿大。

3. 脑膜炎期 本期持续2～5天，除有败血症期的毒血症的症状外，患者常出现剧烈头痛、频繁喷射性呕吐、烦躁不安、嗜睡等中枢神经系统症状，严重者出现神志障碍及抽搐。

4. 恢复期 本期持续1～3周，患者经治疗体温逐渐下降至正常，皮肤淤点、淤斑消失，各项症状好转，神经系统检查正常。

（二）暴发型

本型多见于儿童，起病急，病情凶险，如不及时治疗可于24 h内死亡。根据临床表现可分为如下三型。

1. 休克型 除普通型败血症期表现外，循环衰竭是本型特征，表现为面色苍白、口唇发绀、四肢厥冷、皮肤呈花斑状、血压下降、少尿等。脑膜刺激征多阴性。

2. 脑膜脑炎型 本型患者的脑膜及脑实质均受累，以脑实质损害表现为主，除高热、皮肤淤斑外，患者出现剧烈头痛、喷射性呕吐、反复或持续惊厥，并迅速进入昏迷状态。若未及时控制病情，可迅速发展为脑疝。脑膜刺激征阳性。

3. 混合型 兼有上述两型临床表现，同时或先后出现，是最严重的类型，病死率高。

（三）轻型

本型常发生于流脑流行后期，病变轻微。其临床表现为低热、轻微头痛、咽痛等上呼吸道感染症状，皮肤黏膜可有少数细小出血点，脑膜刺激征不明显。患者多不治自愈。

四、实验室检查

1. 血常规检查 白细胞计数及中性粒细胞明显增高。

2. 脑脊液检查 这是明确诊断的重要方法。检查可见压力升高，脑脊液混浊呈脓性，白细胞计数明显升高，蛋白质明显增高，糖和氯化物明显减少。由于初发病1～2天内脑脊液检查可无明显改变，故对临床有脑膜炎症状及体征的患者，应于12～24 h后复查脑脊液，以免漏诊。

3. 细菌学检查 可分以下两种检查方式。

（1）涂片检查：取淤斑处组织液和脑脊液离心沉淀物涂片染色镜检，简便易行，阳性率高达60%～80%。

（2）细菌培养：临床诊断的金标准。此项检查受抗生素治疗的影响，最好在应用抗生素治疗之前，采集血液或脑脊液标本及时送检，多次培养，阳性者可确诊。

五、诊断要点

凡在流行季节突起高热、头痛、呕吐，伴神志改变，体检发现皮肤、黏膜有淤点或淤斑，脑膜刺激征阳性者，即可做出初步临床诊断。脑脊液检查可进一步明确诊断，确诊有赖于细菌学检查。

六、防治要点

(一) 治疗

1. 普通型 确诊后立即隔离治疗。抗菌药物首选青霉素,该药对脑膜炎球菌高度敏感且尚未发现明显的耐药。虽不易透过血-脑屏障,但加大药物剂量能达到有效浓度,疗效良好。第三代头孢菌素类药物对脑膜炎球菌抗菌活性强,易透过血-脑屏障,疗效好,毒副作用小,但价格较高。

2. 暴发型

(1) 休克型:①抗菌治疗:应尽早应用有效抗生素。②抗休克治疗:扩充血容量是治疗感染性休克最基本、最关键的措施,其要点为先快后慢、先盐后糖、先多后少,力争在数小时内逆转休克症状。③糖皮质激素:可减轻毒血症的症状,纠正休克。

(2) 脑膜脑炎型:治疗重点是尽早使用敏感抗生素,快速控制感染、减轻脑水肿,防止脑疝及呼吸衰竭。

(二) 预防

1. 控制传染源 早期发现患者并就地隔离治疗,隔离至症状消失后3天,一般不少于病后7天,密切接触者应医学观察7天。

2. 切断传播途径 流行期间做好卫生宣传工作,搞好室内、外环境卫生,保持室内空气流通,避免到人多拥挤的公共场所活动。

3. 保护易感人群 菌苗注射和药物预防。国内多年来应用脑膜炎球菌A群多糖菌苗,保护率达90%以上;对与患者密切接触者,可用磺胺嘧啶进行药物预防。

(王 雪)

第十一节 沙 眼

沙眼是由沙眼衣原体引起的一种慢性传染性结膜角膜炎,是致盲眼病因素之一。因其在睑结膜表面形成粗糙不平的外观,形似砂粒,故名沙眼。

一、病原学

沙眼衣原体可感染人的结膜和角膜上皮细胞。沙眼衣原体不耐热,在室温下迅速丧失其传染性,加温至50 ℃作用30 min即可将其杀死。但沙眼衣原体耐寒,−70 ℃下能存活数年。常用的消毒剂,如0.1%甲醛可将沙眼衣原体迅速灭活。

二、流行病学

(一) 传染源

沙眼患者的眼部分泌物是传染源。

(二) 传播途径

本病通过接触患者眼部分泌物传染。

(三) 人群易感性

本患者群普遍易感。

(四) 流行特征

新中国成立前沙眼在我国是致盲的首要原因,现在沙眼的发病率已大为降低,但沙眼在我国致盲原因中所占的重要地位仍不容忽视。此外,本病在亚非地区不少发展中国家仍是致盲的主要原因。沙眼多发生于儿童和少年时期。

三、临床表现

本病潜伏期为5～12天，通常侵犯双眼。

（一）急性沙眼

本病多为急性发病，患者自觉痒感、畏光、流泪，有异物感、眼部可见黏液性分泌物。检查可见结膜充血、乳头状增生及穹窿结膜大量滤泡。此期如及时治愈，可不留瘢痕，如未治愈则在数周后进入慢性期。

（二）慢性沙眼

慢性期患者的自觉症状多不明显或仅有轻微的异物感、干涩感、发痒感。检查可发现患者结膜和角膜病变，以结膜病变较为常见。结膜病变表现为活动性病变和退行性病变，活动性病变是指上睑结膜出现血管模糊、滤泡形成、乳头增生；退行性病变是指结膜上瘢痕形成，早期为网状，逐渐发展使结膜全部瘢痕化。角膜病变是指由于炎症使角膜周围血管侵入角膜，又称为沙眼角膜血管翳，若血管翳继续发展则影响视力。

四、实验室检查

1. 涂片检测衣原体包涵体 近年来有报告用染色法检测沙眼衣原体包涵体，敏感性达到83%。检测衣原体包涵体方法简便，是最常用的筛选方法，可用于高危人群的筛选。

2. 细胞培养法 本法被认为是检测沙眼衣原体的金标准，但费时且要求一定的设备技术条件，难以作为临床上常规检测手段。

五、诊断要点

依据患者有异物感、畏光、流泪伴眼部黏液性分泌物，检查可见结膜充血，乳头增生及穹窿结膜大量滤泡，结合实验室检查不难确诊。

六、防治要点

（一）治疗

滴眼液每日局部用药3～6次，一般需持续用药1～3个月，效果较好。急性期或严重的沙眼，除局部滴用药物外，成人可口服磺胺制剂等，连续服用7～10天为1个疗程，停药1周，再服用。一般需治疗2～4个疗程，应注意药物的副作用。必要时手术治疗。

（二）预防

预防沙眼是一个重要的公共卫生问题，因此，应加强卫生宣传教育，普及卫生知识，培养良好卫生习惯，保持面部清洁，忌用手揉眼，手巾、手帕要勤洗、晒干；托儿所、学校、工厂等集体单位睡眠区应进行分隔和通风，应分盆、分毛巾或用流水洗脸，严格毛巾、脸盆等消毒制度；合理处理垃圾，改善如厕环境，减少或消灭苍蝇，并要注意水源清洁，以阻断沙眼传播的途径，减少感染的传播，防止沙眼的感染流行。

（王 雪）

第十二节 急性细菌性结膜炎

急性细菌性结膜炎是一种常见的传染性眼病，俗称“红眼病”或“火眼”。

一、病原学

本病最常见致病菌为肺炎链球菌、Koch-Weeks杆菌、流感杆菌和葡萄球菌等。

二、流行病学

(一) 传染源

患者眼部分泌物是传染源,患者眼部分泌物有很强的传染性。

(二) 传播途径

本病可通过共用毛巾、脸盆、游泳池水、玩具等传播。

(三) 人群易感性

本患者群普遍易感。

(四) 流行特征

每当春夏来临,本病便开始流行起来,特别是一些沿海城市,由于天气湿热利于细菌繁殖,很多人会患急性结膜炎。本病起病急骤、来势凶猛,无论男女老少,一旦被感染上,几小时内即可发病。

三、临床表现

本病急性发病时患者自觉眼部刺痒及有异物感,进而有烧灼感、畏光、流泪、眼红等,有时可因分泌物过多感到视力模糊。检查发现眼睑轻度肿胀,结膜充血、黏液性分泌物增多。

四、实验室检查

细菌学检查是确诊的重要方法,可分以下两种检查方式。

(1) 涂片检查:结膜上皮刮片及眼部分泌物涂片染色镜检。

(2) 细菌培养:临床诊断的金标准,并可同时进行药敏试验。

五、诊断要点

依据患者接触病史和典型的眼部症状及体征结合分泌物或刮片检查致病菌可确诊。

六、防治要点

(一) 治疗

可用生理盐水或3%硼酸溶液洗眼,清除分泌物,再滴抗生素滴眼液。睡前可用眼药膏涂眼,以保持较长药效,滴眼药前应先洗净手。

(二) 预防

急性细菌性结膜炎传染性强,若不重视隔离消毒可能造成流行。学校、托儿所等集体单位,更要积极防治,做好卫生宣教工作。本病流行期间应避免不必要的串门和聚会,少去公共场所。接触患者后要洗手,患者用过的毛巾、手帕、面盆等应煮沸消毒。加强游泳池管理,红眼病患者不得进入,游泳后应滴消炎滴眼液以防止感染。

(王　雪)

第十三节　医院感染

一、概述

医院感染曾称医院内感染、院内感染、医院获得性感染,是指住院患者在医院内获得的感染,包括在住院期间发生的感染和在医院内获得而出院后发生的感染,但不包括入院前已开始或入院时已存在的感染。医院工作人员在医院内获得的感染也属医院感染。

医院感染按病原体来源分为内源性感染和外源性感染。内源性感染又称自源性感染，是指患者自身皮肤或腔道等处定殖的条件致病菌，或从外界获得的定殖菌由于数量或部位的改变而引起的感染；外源性感染亦称交叉感染或获得性感染，是指携带病原微生物的医院内患者、工作人员或探视者，以及医院环境中病原微生物所引起的医院感染。

二、病原学

细菌、病毒、真菌、立克次体等均可引起医院感染。细菌是最主要的病原体，约90%以上的医院感染为细菌所致；其次为真菌感染，以白色念珠菌为主。由于广谱抗菌药物的广泛应用，内置医用装置的应用增多，各种介入性操作、手术的开展、免疫抑制剂的应用，真菌感染的发病率明显上升；病毒也是医院感染的重要病原体，如疱疹病毒、合胞病毒、肠道病毒等。

三、医院感染的相关因素

（一）主观因素

医务人员对医院感染及其危害性认识不足，不能严格地执行无菌技术和消毒隔离制度。医院规章制度不健全，如门急诊预检和分诊制度不健全、住院部卫生处置制度不健全等，使感染源传播。

（二）客观因素

1. 宿主免疫功能减退 糖尿病、肝病、肿瘤、血液病等患者常有免疫力降低。

2. 侵袭性诊疗措施 各种插管、血液透析、手术、内镜检查、人工呼吸机的应用等，为病原体入侵提供直接机会。

3. 抗菌药物使用 广泛使用各种抗生素，造成人体正常菌群紊乱，也可引起条件致病菌和耐药菌的感染（条件致病菌指可寄生于正常人体但不致病，当人体免疫功能低下，或应用抗生素使人体正常菌群紊乱时，方可引起感染的微生物）。

4. 医院内环境 如空气、尘埃、床单、衣服、尿布、食具等，常受到各种病原体的严重污染。若这些物品或环境因素未经严格消毒，其中所含的病原体便可引起医院感染。

四、预防

医院感染的发生必须具备传染源、传播途径、易感宿主三个基本条件，当三者同时存在并有相互联系的机会，就构成了感染链，导致感染。预防和控制医院感染必须采取以下措施。

（一）建立健全医院感染管理组织

1. 医院感染管理委员会 由业务院长、科室主要负责人和抗感染药物临床应用专家组成，医院感染监控系统的领导机构。

2. 医院感染管理科（办公室） 负责实施委员会的决定和组织进行监控、管理的职能机构。

3. 医院感染管理小组 由科主任、护士长及本科兼职监控医师、监控护士组成，负责完成感染管理具体工作。

（二）健全各项制度

1. 管理制度 管理制度是指清洁卫生制度、消毒隔离制度、供应室物品消毒管理制度和患者入院、住院和出院三个阶段的随时、终末和预防性消毒制度及感染管理报告制度等。

2. 监测制度 监测制度包括对消毒灭菌效果和一次性医疗器材及常用医疗器械的监测制度及对感染高发科室，如手术室、供应室、换药室、重症监护室（ICU）、血液透析室、分娩室、母婴室等消毒卫生标准和医院感染患者的监测制度。

3. 消毒卫生标准 各级卫生机构的消毒卫生标准应符合国家卫生行政部门所规定的“医院消毒卫生标准”，如各类环境空气、物品表面、医务人员手部细菌菌落数卫生标准。

（三）人员控制

隔离传染病患者，以防止其传播；对易感患者进行保护性隔离，防止受感染；定期对医院职工进行全面体检,长期在病房工作的职工定期进行鼻部及手部的细菌培养;医院感染患者早期诊断、及时治疗。

(王　雪)

能力测试

1. 何谓隐性感染。
2. 请详细解释乙型肝炎血清标志物及其意义。
3. 简述麻疹出疹的时间、顺序及皮疹形态特点。
4. 试述急性重型病毒性肝炎的临床表现。
5. 试述流行性乙型脑炎极期的主要临床表现。
6. 患者,男,16岁。发热1天,腹泻6~8次,初为稀便,后转为黏液脓血便,伴腹痛、里急后重。病前1天曾生食未洗黄瓜。大便常规检查:黏液脓血便,红细胞、白细胞满视野,并可见巨噬细胞。此病例最可能的诊断是什么?对确诊最有意义的检查是什么?首选的抗菌药物是什么?
7. 患者,男,22岁。发热、头痛3天,于1月12日入院。3天前无明显诱因出现发热,体温高达39.7℃,伴寒战,明显头痛,喷射性呕吐,病后第2天发现皮肤散在紫红色斑点。体格检查:体温39.5℃,脉搏121次/分,呼吸22次/分,血压140/85 mmHg。神志清,全身皮肤密布大小不等的淤点或淤斑,颈部有抵抗感,双下肺可闻及少许细湿啰音,腹软,肝脾未触及,脑膜刺激征阳性。此病例最可能的诊断是什么?对确诊最有意义的检查是什么?首选的抗菌药物是什么?
8. 患者,男,7岁。突起高热3天伴抽搐、意识障碍2天,于8月12日入院。体格检查:体温40.3℃,脉搏107次/分,呼吸32次/分,血压150/90 mmHg。昏迷状态,全身皮肤未见皮疹,两侧瞳孔不等大,左侧3 mm,右侧4 mm,对光反射迟钝,颈部有抵抗感,双肺可闻及痰鸣音,腹软,肝脾未触及,克氏征阳性,双侧巴氏征阳性。血常规:WBC 20.5×10^9/L,N 86%。此病例最可能的诊断是什么?对确诊最有意义的检查是什么?

第二十三章　常见性传播疾病

第一节　淋　　病

淋病是由淋病奈瑟菌(简称淋球菌)所致的泌尿生殖系统的炎症性疾病,临床上以排出大量脓性分泌物为特征,是一种性传播疾病。淋病潜伏期短,传染性强,可导致多种并发症和后遗症。

一、病因和流行病学

知识链接

淋病的流行

淋病是一种在世界上广泛流行的性病。一般来说,发展中国家淋病的发病率仍显著高于发达国家。我国在新中国成立前,淋病的流行十分严重。解放初期淋病占性病的第二位,到20世纪60年代中期,淋病在我国基本消灭。随着我国改革开放的政策的实行,20世纪80年代淋病又重新流行,且流行速度非常快。近年来约有12万例/年,且有缓慢下降的趋势,但在性病的发病中仍居首位。

淋病的病原体是淋病奈瑟菌,为革兰阴性双球菌,在常温潮湿衣物中可存活18～24 h,但在50 ℃的温水、75%乙醇、0.2%过氧乙酸、3%甲酚环境中,则迅速死亡。人是淋球菌的唯一天然宿主,淋球菌感染后侵入男性前尿道、女性尿道及宫颈等处,可引起局部急性炎症,出现充血、水肿、化脓和疼痛;若治疗不及时淋球菌可进入尿道腺体和隐窝,成为慢性病灶。

淋病主要通过性接触传染,淋病患者是其传染源。少数情况下也可因接触含淋球菌的分泌物或被污染的用具(如衣裤、被褥、毛巾、浴盆、坐便器等)而被传染。女性(包括幼女)因其尿道和生殖道短,很易感染;新生儿经过患淋病母亲的产道时,眼部被感染可引起新生儿淋菌性眼炎;妊娠期女性患者感染可累及羊膜腔导致胎儿感染。

二、临床表现

淋病可发生于任何年龄,多发于性生活活跃的中青年。潜伏期一般为2～10天,平均3～5天,潜伏期患者有传染性。临床上5%～20%的男性患者和60%的女性患者感染后无明显症状。

1. 男性急性淋菌性尿道炎(又称急性淋病)　早期表现为尿痛、尿道前部烧灼感,因炎症刺激常出现阴茎痛性勃起、尿频、尿急、终末血尿、血精等。较短时间内出现尿道口红肿、化脓,排出大量脓性分泌物,会阴部坠胀痛。继之尿道口充血、水肿、糜烂,形成浅表性溃疡。可伴发腹股沟淋巴结炎。包皮过长者可引起包皮炎、包皮龟头炎或并发嵌顿性包茎。一般全身症状较轻,当机体抵抗力低下时细菌入血,可出现菌血症,表现为发热、头痛、乏力等全身症状及出血性水疱等皮肤损害。可累及骨关节、心内膜、心包、脑膜等,引起相应部位的炎症。严重者可致淋菌性败血症。

2. 男性慢性淋菌性尿道炎(又称慢性淋病)　多由急性淋病持续3个月以上演变而来。晨起可见尿道口外有黏性分泌物,尿液中有白色丝状物。甚至出现射精痛、脓血精液等,常合并龟头包皮炎、前列腺炎、附睾炎、尿道狭窄等,严重者可致男性不育。

3. 女性急性淋病　好发于宫颈、尿道,60%的女性感染淋病后无症状或症状轻微。淋菌性尿道炎可见尿道口红肿、脓性分泌物,尿痛;侵及膀胱时尿痛加剧,尿频、尿急、终末血尿;淋菌性盆腔炎包括急性淋菌性输卵管炎、子宫内膜炎、卵巢脓肿等,主要临床表现为发热、经血增多、经期延长、白带量多呈脓血性,下腹部压痛,尿道、前庭大腺、宫颈等处有脓性分泌物,双侧附件增厚、压痛。严重者盆腔脓肿破裂,可致腹膜炎、感染中毒性休克。最后可出现输卵管粘连、堵塞,致不孕或宫外孕。

4. 幼女淋菌性外阴阴道炎 多为与患淋病的父母密切接触和共用浴室用具而感染,表现为发热、外阴红肿、灼痛,阴道口脓性分泌物,可累及眼结膜、肛门和直肠。

5. 淋菌性肛门直肠炎 主要见于男性同性恋者,女性可由淋菌性宫颈炎的分泌物直接感染肛门直肠所致。轻者仅有肛门瘙痒、烧灼感,排出黏液和脓性分泌物;重者有里急后重,可排出大量脓性和血性分泌物。

除此之外还可出现淋菌性咽炎、淋菌性结膜炎等,均与接触淋球菌有关。

6. 播散性淋球菌感染 较少见,占淋病患者的1%～3%,常见于月经期妇女。淋球菌通过血管、淋巴管播散全身,发热、寒战、全身不适,常在四肢关节附近出现皮损,开始为红斑,可发展为脓疱、血疱或中心坏死,散在分布,数目常不多;还可发生关节炎、腱鞘炎、心内膜炎、心包炎、胸膜炎、肝周围炎及肺炎等。病情严重,若不及时治疗可危及生命。

三、实验室检查及其他检查

(一) 涂片检查

取患处分泌物或脓液,直接涂片可见白细胞内大量革兰阴性双球菌。阳性率90%左右。因女性患者宫颈分泌物中杂菌多,敏感性和特异性较差,阳性率仅50%～60%,易出现假阳性。

(二) 细菌培养检查

经过氧化酶试验及糖发酵反应阳性证实为淋球菌。淋球菌培养结果是诊断的重要依据,对症状较轻或无症状的患者较敏感,结果阳性可确诊。在基因诊断问世以前,细菌培养是世界卫生组织推荐的筛选淋病的唯一方法。

(三) 抗原检测

抗原检测主要有固相酶免疫试验和直接免疫荧光试验。

(四) 基因诊断

1. 淋球菌的基因探针诊断 淋球菌的基因探针诊断所用的探针包括质粒 DNA 探针、染色体基因探针和 rRNA 基因探针。

2. 淋球菌的基因扩增检测 聚合酶链反应(polymerase chain reaction,PCR)技术和连接酶链反应(ligase chain reaction,LCR)具有快速、灵敏、特异、简便的优点,可以直接检测临床标本中极微量的病原体。

四、诊断要点

依据病史(不洁性接触史、配偶感染史、与淋病患者共用物品史或新生儿的母亲有淋病史等)、典型临床表现和实验室检查结果可明确诊断。

五、防治要点

1. 宣传淋病防治知识 倡导群众洁身自爱,避免不洁性行为;公共场所如浴池、游泳池、酒店等做好卫生消毒工作;严格健康体检制度,加强婚前体检工作。

2. 尽早确诊,及时治疗 早期、足量、规则用药治疗,青霉素类为首选药物。对青霉素过敏者,可选用多西环素。耐青霉素的淋球菌感染,可选用大观霉素、环丙沙星、氧氟沙星等。还可用菌苗免疫疗法。复杂淋病、淋病性关节炎、心内膜炎、脑膜炎等需大剂量青霉素静脉用药。必要时,须行手术治疗。

3. 严格把握治愈标准 应注意坚持追踪观察。

4. 夫妻或性伴侣同治 患者夫妻或性伴侣双方应同时接受检查和治疗。病期内严禁性生活、饮酒,避免刺激性食物。与家庭成员暂时分居,注意污染衣物、用具的消毒。

(谢桂英)

第二节 梅 毒

梅毒是由梅毒螺旋体通过直接、间接接触或胎盘传染引起的性传播疾病。根据传播途径的不同可分为获得性(后天)梅毒和胎传(先天)梅毒;根据病程的不同分为慢性、进行性或隐匿性。可侵犯全身任何器官及组织,产生相应的临床表现,甚至危及生命。通过胎盘传播可引起流产、早产、死产和胎传梅毒。

一、病因和流行病学

梅毒患者是唯一的传染源。90%以上患者通过性接触传染,也可通过接吻、哺乳、输血等方式传染。少数可因接触被梅毒螺旋体污染的物品(如内衣、毛巾、医疗器械等)被传染。

1. 性接触传染 未经治疗的患者在感染后1~2年内具有较强传染性,随着病期延长,传染性越来越小,感染4年以上的患者基本无传染性。

2. 垂直传播 妊娠4个月后梅毒螺旋体可通过胎盘及脐静脉由母体传染给胎儿,称胎传梅毒,可致流产、早产、死产或胎传梅毒。分娩时胎儿也可经产道被传染梅毒,但不属于胎传梅毒。

二、临床表现

(一) 获得性(后天)梅毒

获得性梅毒根据感染时间、临床表现和传染性可分为一、二、三期及隐性梅毒。

1. 隐性梅毒 凡有梅毒感染史,无临床症状或临床症状已消失,除梅毒血清学阳性外无任何阳性体征,且脑脊液检查正常者为隐性梅毒,其发生与机体免疫力较强或治疗暂时抑制梅毒螺旋体有关。

2. 一期梅毒 主要表现为单个无痛性硬下疳。硬下疳好发于外生殖器,男性多见于龟头、冠状沟、包皮及包皮系带,女性多见于阴唇及宫颈等。典型的硬下疳初起为小片红斑,逐渐发展为硬结,呈圆形或椭圆形、肉红色,直径1~2 cm,略高于皮肤,表面溃烂,或覆盖灰色薄痂。表面的浆液性分泌物内含大量梅毒螺旋体,传染性极强。硬下疳未经治疗者2~6周可自愈,遗留轻度萎缩性瘢痕或色素沉着。常伴局部或全身淋巴结肿大,以腹股沟淋巴结多见,行穿刺检查可见大量的梅毒螺旋体。

3. 二期梅毒 一期梅毒未经治疗或治疗不彻底,梅毒螺旋体由淋巴系统进入血液循环播散全身而致,以皮肤黏膜损害为主要表现,常呈广泛性、对称性分布,无融合倾向,无痛感及痒感,全身皮肤均可出现,皮损内含有大量梅毒螺旋体,传染性强,不经治疗一般持续数周可自行消退。皮疹可呈斑疹型、丘疹型和脓疱型,但在一定时期常以一种类型皮损为主。还可侵及骨、内脏及神经系统,出现扁平湿疣、黏膜斑、骨关节炎、秃发、虹膜炎、虹膜睫状体炎、梅毒性脑膜炎等。

二期早发梅毒未经治疗者2~3个月可自行消退。患者免疫力降低可导致二期复发梅毒。

4. 三期梅毒 早期梅毒未经治疗或治疗不充分,2~4年后,约40%发生三期梅毒。除皮肤、黏膜、骨出现梅毒损害外,尚可侵及心血管、中枢神经系统等重要脏器,出现主动脉瓣关闭不全、心肌树胶肿、脑(脊髓)膜血管型神经梅毒等,严重者可危及生命。皮肤黏膜损害主要为结节性梅毒疹和梅毒性树胶肿。

(1) 结节性梅毒疹:好发于头面部、肩部、背部及四肢伸侧。皮损直径为0.2~1 cm,呈簇集排列的铜红色凹凸不平浸润性结节,常无自觉症状。

(2) 梅毒性树胶肿:又称为梅毒瘤,是三期梅毒的特征性标志,也是破坏性最强的一种皮损。好发于小腿,初起常为单发的无痛性皮下结节,逐渐增大,呈肾形或马蹄形,边界清楚,表面有黏稠树胶状分泌物渗出,愈合后形成瘢痕。少数发生于骨骼、口腔、上呼吸道黏膜及内脏。

三期梅毒传染性小,内脏破坏大,皮损数目少、分布不对称、常遗留瘢痕。

(二) 胎传梅毒

梅毒对胎儿的危害较正常孕妇高2.5倍,妊娠合并梅毒时,其围产儿病死率可高达50%。患儿发育迟缓,营养障碍,面部皮肤多皱,呈老人面貌;出生后1～2个月,出现广泛的皮肤黏膜梅毒疹;梅毒性鼻炎可形成马鞍鼻;骨炎和软骨炎累及四肢时不能活动,致假性瘫痪;肝、脾和全身淋巴结均可肿大。标志性损害如下:①Hutchinson齿:门齿游离缘呈半月形缺损,表面宽、底窄,牙齿排列稀疏不齐。②桑葚齿:第一臼齿较小,其牙尖较低,且向中偏斜,形如桑葚。③胸锁关节厚:胸骨与锁骨连接处发生骨疣所致。④角膜基质炎。⑤神经性耳聋:多发生于学龄期儿童,先有眩晕,随后丧失听力。Hutchinson齿、角膜基质炎、神经性耳聋合称Hutchinson三联征。

三、实验室检查

1. 暗视野显微镜检查 可直接检查硬下疳、扁平湿疣或黏膜损害内的梅毒螺旋体。

2. 梅毒血清试验 性病研究实验室试验(VDRL)、不加热的血清反应素试验(USR)和快速血浆反应环状卡片试验(RPR),常用于梅毒的筛查。荧光螺旋体抗体吸收试验、梅毒螺旋体血凝试验及梅毒螺旋体制动试验,可用以确定诊断。近年来,还可检测梅毒特异性IgG型和IgM型抗体。

3. 脑脊液检查 主要用于神经梅毒的诊断,淋巴细胞及蛋白增高。脑脊液VDRL阳性是可靠的诊断依据。脑脊液白细胞计数也常作为判断疗效的敏感指标。

4. 其他 X线检查用于辅助诊断梅毒性主动脉炎、主动脉瘤及梅毒性心脏病等。

四、诊断要点

有不洁性交史,或配偶及父母有梅毒病史;皮肤、黏膜、会阴部、肛门、口腔等见梅毒性皮肤黏膜损害;心脏及神经系统等症状;实验室检查等获相应阳性依据;可明确诊断。

五、防治要点

宣传梅毒防治知识,倡导群众注意个人卫生,洁身自爱,避免不洁性行为。强调婚前及产前检查。梅毒患者为本病传染源,应早期发现、及时隔离、及早治愈。

一经确诊应早期、足量、规则用药治疗,青霉素类为首选药物,对青霉素过敏者,可选用红霉素、头孢氨苄、头孢拉定等。定期复查血清试验结果,血清滴度升高或临床症状复发,应加大剂量。肝肾功能不全、孕妇梅毒及8岁以下儿童禁用四环素。

性伴侣应同查同治。治疗期间严禁性生活。女性梅毒患者在彻底治愈前应避免妊娠;必要时按早期梅毒进行治疗。

(谢桂英)

第三节 尖锐湿疣

尖锐湿疣是由人类乳头瘤病毒所致,发生在肛门及外生殖器等部位的一种性传播疾病。尖锐湿疣是全球范围内最常见的性传播疾病之一,在国外本病发病率占性病的第2位且有不断增加趋势。

一、病因和流行病学

人类乳头瘤病毒(HPV)分为100多种亚型,引起尖锐湿疣的病毒主要是HPVG6型、HPVG11型、HPVG16型、HPVG18型等。人是唯一宿主。HPV主要感染上皮组织,近年来大量文献及基础临床研究已充分肯定HPV在肛门、生殖器癌发生中的致病作用。

主要通过直接性接触传播,好发于性生活活跃的中青年。

二、临床表现

潜伏期1～8个月。以皮肤黏膜上皮乳头样增生为特征。皮损早期为单个或多个散在的淡红色小丘疹,质地柔软,顶端尖锐,逐渐增多、增大,疣体常呈白色、粉红色或污灰色,表面易发生糜烂,可见渗液,尚可合并出血及感染。多数患者无明显自觉症状，少数患者可有异物感、灼痛、刺痒或性交不适等。外生殖器及肛门周围皮肤黏膜湿润区为好发部位，如男性的龟头、冠状沟、尿道口、阴茎部(同性恋者可见于肛门及直肠内)和女性的阴唇、阴道口、阴蒂、阴道、宫颈及肛周。少数患者可见于肛门生殖器以外部位(如口腔、腋窝、乳房、趾间等)。

少数患者还可表现为潜伏感染或亚临床感染。前者局部皮肤黏膜外观正常且醋酸白试验阴性，但通过分子生物学方法可检测到 HPV 的存在，后者表现为肉眼不能辨认的皮损。HPV 潜伏感染是尖锐湿疣复发的主要原因之一。

三、实验室检查及其他检查

1. 醋酸白试验 在可疑病损处涂 3%～5% 醋酸 5～15 min，若见局部皮肤黏膜变白，则为阳性，可作为尖锐湿疣的诊断依据。

2. 病理活检 镜下可见乳头瘤样增生、棘层增厚、棘层上部和颗粒层出现凹空细胞，较正常细胞大，核浓缩，核周围有透亮晕，真皮内血管扩张。

3. 细胞学检查 涂片 PAS 染色可见到空泡化细胞和角化不良细胞，常混合存在。

4. 其他 通过分子生物学方法可检测到 HPV 的存在。

四、诊断要点

主要根据病史、典型临床表现和实验室检查结果进行诊断。

五、防治要点

宣传尖锐湿疣防治知识，倡导群众注意个人卫生，洁身自爱，避免不洁性行为。

1. 药物治疗 可选用 0.5%足叶草毒素酊、10%～25%足叶草酯酊、50%三氯醋酸等局部外用。可配合使用干扰素、抗病毒药物等。

2. 物理治疗 酌情选用激光、冷冻、电灼、微波等，巨大疣体可进行手术切除。

(谢桂英)

第四节 艾 滋 病

艾滋病全称为获得性免疫缺陷综合征(acquired immuno deficiency syndrome，AIDS)，是由人类免疫缺陷病毒(human immunodeficiency virus，HIV)感染引起的一种人类免疫缺陷综合征。其传播速度快、病死率高，目前尚无有效的治愈方法。

一、病因及流行病学

HIV 属于 RNA 反转录病毒，其颗粒多呈圆形或椭圆形，直径 90～120 nm，对 70%乙醇、0.1%次氯酸钠、0.02%戊二醛及加热 100 ℃均敏感，易被灭活。

艾滋病患者与 HIV 携带者是本病的传染源。特别是临床无症状而血清 HIV 抗体阳性的感染者，传染性最强，也是其广泛流行难以控制的主要原因。

艾滋病患者与 HIV 携带者的精液及阴道分泌物中含有大量的病毒，血液、唾液、泪液及乳汁中也含该病毒，均具有传染性。艾滋病主要通过性接触传播。血液传播也较常见，如输入被污染的血制品，与吸毒者共同使用未经消毒的注射器等。另外，母婴传播、医源性感染也不容忽视。

目前，尚未发现 HIV 可以通过呼吸道、食物、握手、共用游泳池和厕所等途径传播者。

知识链接

HIV的由来

1983年5月,法国巴斯德研究所肿瘤病毒室主任乐克·蒙特尼尔(Luc Montagbier)博士等从一个患淋巴结肿大综合征患者的血清中分离出一种新的人类逆转录病毒(retrovirus),将其称为淋巴结病相关病毒,率先在《SCIENCE》杂志上刊登了他们的研究成果。1985年4月,在美国亚特兰大召开的国际艾滋病专题会议上,正式将导致艾滋病的这种逆转录病毒命名为LAV/HTLA-III。1985年6月更名为HIV。在第39届世界卫生组织大会上,世界卫生组织宣布今后艾滋病病毒即以HIV命名,即人类免疫缺陷病毒(Human immunodeficiency virus)。

二、临床表现

AIDS多发生于青壮年,潜伏期长短不一,2～15年。根据其临床表现可分为急性HIV感染、无症状HIV感染和艾滋病三个阶段。

1. 急性HIV感染 多见于大量病毒感染者,潜伏期短。通常发生在接触HIV后1～2周,主要表现为发热、乏力、咽痛及全身不适症状,少数患者可有头痛、皮损、脑膜脑炎或急性多发性神经炎;体检有颈、枕、腋部淋巴结肿大,以及肝、脾肿大。症状一般持续2～3周自行缓解,后维持长时间的无症状期。

2. 无症状HIV感染 临床上可无任何表现,血清中能检出HIV及HIV核心蛋白和包膜蛋白的抗体,传染性强。部分患者可出现持续性淋巴结肿大并维持相当长的时间。此期持续2～10年。

3. 艾滋病 患者有发热、腹泻、体重下降、全身浅表淋巴结肿大等,常合并各种机会性感染(如卡氏肺孢子虫病、念珠菌性食管炎、巨细胞病毒感染等,是多数艾滋病患者死亡的主要原因)和肿瘤(特别是卡波西肉瘤、非霍奇金淋巴瘤)。

90%的HIV感染者或艾滋病患者在病程中可发生皮肤黏膜病变,皮损分为感染性皮损、非感染性皮损和皮肤肿瘤。

三、实验室检查及其他检查

1. HIV检测 如病毒分离培养、抗体检测、抗原检测、病毒核酸检测、病毒载量检测等,我国目前主要进行HIV抗体检测。

2. 免疫缺陷检测 血液中T淋巴细胞绝对计数下降及CD_4^+ T淋巴细胞计数下降,是衡量机体免疫功能的一项重要指标,可作为HIV感染病情进展的衡量标志之一。

3. 病原微生物检查 几乎每例艾滋病患者都至少有一种条件致病菌感染,应根据临床表现进行相应的病原微生物检查。

四、诊断

参照原卫生部2000年颁布的《性病诊断指标》。

(1) HIV抗体阳性,且具有下述任何一项者,可确诊为艾滋病患者:①3～6个月内体重减轻10%以上且持续发热至38 ℃ 1个月以上;②3～6个月内体重减轻10%以上且持续腹泻(3～5次/天)1个月以上;③卡氏肺囊虫肺炎;④卡波西肉瘤;⑤明显的真菌或其他条件致病菌感染。

(2) 若HIV抗体阳性者体重减轻、发热、腹泻症状接近上述第一项标准且具有以下任何一项时,可为实验确诊艾滋病患者:①CD_4^+/CD_8^+淋巴细胞计数值<1,CD_4^+ T淋巴细胞计数下降;②全身淋巴结肿大;③明显的中枢神经系统占位性病变的症状和体征,出现痴呆、辨别能力丧失或运动神经功能障碍。

五、防治要点

AIDS目前尚无特效疗法,关键在于预防。普及AIDS的预防知识;避免不洁性生活;做好输血、血制品的严格检疫;严厉取缔吸毒活动;防止医源性感染,严格执行消毒制度。尽快研制出有效的疫苗。

急性HIV感染者和无症状的HIV感染者无需特殊药物治疗,注意休息,加强营养,避免传染他人。AIDS的治疗原则为抗病毒、抗感染及肿瘤治疗,同时重建或恢复细胞免疫。抗反转录病毒治疗药物如核苷类反转录酶抑制剂(NRT1)、非核苷类反转录酶抑制剂(N-NRT1)、蛋白酶抑制剂(PI)等。调节或重建免疫的药物如干扰素、白细胞介素-2、丙种球蛋白等。

(谢桂英)

能力测试

1. 有关淋球菌感染,下列哪项描述是正确的?( )

A. 淋球菌主要侵袭生殖道黏膜的鳞状上皮

B. 病原体检查取材部位最好是阴道上段

C. 分泌物涂片在多核白细胞内找到数对革兰阴性双球菌可以诊断

D. 淋病患者一般很少伴发尖锐湿疣

2. 艾滋病病毒的英文缩写是( )。

A. AIDS　　B. HBV　　C. HIV　　D. HCV

3. 艾滋病病毒主要存在于以下哪些体液中?( )

A. 血液、唾液、汗液　　B. 血液、泪液、汗液

C. 精液、唾液、阴道分泌物　　D. 血液、精液、阴道分泌物

4. 艾滋病的传播途径为( )。

A. 性接触　　B. 血液传播　　C. 母婴传播　　D. 以上都是

5. 以下哪些情况不会传染艾滋病病毒?( )

A. 与艾滋病患者或艾滋病病毒感染者无保护的性接触

B. 与艾滋病患者或艾滋病病毒感染者握手、拥抱、共同进餐、共用办公用具和公共交通工具

C. 静脉注射吸毒者共用未经消毒的注射器

D. 在理发、美容(纹眉、纹身、穿耳)时共用未经消毒的刀具和针具

6. 预防艾滋病传染的根本措施是( )。

A. 坚持使用安全套　　B. 避免与艾滋病患者发生性关系

C. 定期检查身体　　D. 洁身自爱,遵守性道德

7. 艾滋病病毒主要侵犯人体( )。

A. 呼吸系统　　B. 神经系统　　C. 免疫系统　　D. 消化系统

8. 以下有关艾滋病的描述不正确的是( )。

A. 艾滋病由人类免疫缺陷病毒即艾滋病病毒感染引起

B. 目前还没有疫苗可以预防该病,也没有彻底治愈该病的药物和方法

C. 感染艾滋病病毒后,将导致人体免疫力下降,由此引起一系列感染、肿瘤及神经系统病变,最终可导致死亡

D. 为了预防艾滋病传染他人,对艾滋病患者要进行强制隔离治疗

9. 急性淋病的主要临床表现及治疗是什么?

10. 患者,男,22岁。发热、头痛3天,于1月12日入院。3天前无明显诱因出现发热,伴寒战,明显头痛,喷射性呕吐,病后第2天发现皮肤散在紫红色斑点。体格检查:体温39.3℃,脉搏120次/分,呼吸23次/分,血压140/85 mmHg。神志清,全身皮肤密布大小不等的淤点或淤斑,颈部有抵抗感,双下肺可闻及少许细湿啰音,腹软,肝脾未触及,脑膜刺激征阳性。此病例最可能的诊断是什么?对确诊最有意义的检查是什么?首选的抗菌药物是什么?

第二十四章　常见皮肤病

学习要点：本章重点介绍常见皮肤病。要求掌握：①皮肤病常见症状及外用药物治疗原则；②几种常见皮肤病的特点；③药疹常见的致敏药物、临床表现及防治要点。熟悉其他常见皮肤病的防治要点。了解常见皮肤病的病因和诊断要点。

第一节　总　　论

一、解剖生理概要

皮肤是人体的第一道屏障，被覆于身体表面，也是人体最大的器官。由表皮、真皮和皮下组织构成，其间除皮肤附属器（包括毛发、汗腺、皮脂腺、指甲或趾甲）外，还有丰富的血管、淋巴管、神经和肌肉。成人的皮肤约占总体重的16%，总面积约1.5 m^2，具有保护、感觉、调节体温、分泌和排泄、吸收、代谢等作用。此外，皮肤尚具有免疫作用，机体的许多免疫反应首先产生于皮肤。各种体内外因素均可导致皮肤病，皮肤病不仅是外界因素引起的局部表现，也可是机体内部某些病变的“窗口”。

二、皮肤病常见症状

皮肤病常见症状可分为自觉症状和他觉症状两大类。

（一）自觉症状

自觉症状亦称主观症状，是指患者主观感受到的不适感，常见的有瘙痒、疼痛、烧灼感、麻木、感觉分离和蚁行感等。其轻重与皮肤病的种类、病情严重程度及患者个体差异有关。此外，某些皮肤病可出现畏寒、发热、乏力、食欲不振和关节痛等全身症状。

瘙痒是皮肤性病患者最常见的症状，可轻可重，时间上可为持续性、阵发性或间断性，范围上可为局限性或泛发性，常见于荨麻疹、慢性单纯性苔藓、湿疹、疥疮等。一些系统性疾病，如恶性淋巴瘤、糖尿病等也可伴有瘙痒。

疼痛常见于带状疱疹、皮肤化脓性感染、结节性红斑、淋病和生殖器疱疹等，疼痛性质可为刀割样、针刺样、烧灼样和电击样等，范围多为患处局部。接触性皮炎等引起的疼痛常伴烧灼感。

（二）他觉症状

他觉症状是指可以看到或触摸到的皮肤和黏膜病变，通常称为皮肤损害（简称为皮损）或皮疹。皮损的性质和特点常是诊断皮肤病的主要依据。他觉症状可分为原发性皮损和继发性损害两大类。

1. 原发性皮损　这是皮肤病在其病变过程中，直接发生及最早出现的损害，如斑疹、丘疹、风团、结节、水疱、脓疱等。

（1）斑疹：局限性皮肤颜色的改变，不隆起，也不凹陷，与周围皮肤平齐，只能看到但摸不到。直径一般为1～2 cm，大于3 cm者称为斑片。根据局部颜色的变化，可表现为红斑、色素沉着或减退斑等。

（2）丘疹：局限性实质性隆起的皮肤损害，直径一般小于1 cm，大于2 cm者称斑块。介于斑疹与丘疹之间，稍隆起的皮损称斑丘疹。丘疹顶部有较小水疱或脓疱时，称丘疱疹或丘脓疱疹。

（3）风团：皮肤水肿引起的局限性皮肤损害，常骤然发生，迅速消退，大小不一，边缘不规则，呈淡红色或苍白色。发作时伴有剧痒，消退后不留痕迹。

(4) 结节：发生在真皮或皮下的局限性实质性损害。深在皮下或高出皮面，大小不一，边界清楚，质较硬。

(5) 水疱：内含液体高出皮面的局限性腔隙性损害，疱内液体为浆液性。疱内液体为血性称血疱，疱内液体为脓性称脓疱，直径大于 0.5 cm 者称大疱。

2. 继发性损害 继发性损害常由原发皮损演变而来，也可因治疗处理或机械性损伤（如搔抓等）引起。常见的有鳞屑、糜烂、溃疡、痂、抓痕、皲裂、苔藓样变、瘢痕、皮肤萎缩等。

三、皮肤病常用的实验室检查及其他检查

1. 免疫病理检查 主要有直接免疫荧光法、间接免疫荧光法和免疫酶标法。

2. 真菌检查 可通过涂片、培养、组织切片等方法进行检查。

3. 变应原检测 变应原检测用于确定过敏性疾病患者的致敏物质，特别是对明确职业性皮肤病的病因有重要意义，有助于指导预防和治疗。变应原检测可分为体内试验和体外试验。

4. 滤过紫外线检查 滤过紫外线是高压汞灯（Wood 灯）发射出的波长为 320～400 nm 的光波，可用于色素异常性皮肤病、皮肤感染及卟啉病的辅助诊断，也可观察疗效。

5. 分子生物学技术 分子生物学技术的飞速发展为生物医学研究提供了非常便利的条件。临床实际应用中目前最有前景的是 PCR 技术和基因芯片技术。

四、皮肤病诊断

对皮肤病加以有效防治的关键在于对疾病进行正确的诊断，而后者依赖于医生对患者的病史、临床表现及实验室检查等信息进行综合分析。

1. 问诊

询问主诉、现病史、既往史、个人史、家族式等资料，对于与发病可能有关的因素如曾用药物、饮食、接触物等要详细询问。

2. 体格检查

皮损是诊断皮肤病的重要依据，要全面检查，认真鉴别，明确皮损是原发性皮损还是继发性皮损以及是否多种损害并存；还要进一步观察皮损的部位与排列、形态大小、颜色光泽、界限边缘、质地、活动度、有无压痛等。对伴有全身性或系统性症状的患者，还要进行全身检查，进一步明确诊断。

必要时可采用玻片压疹、鳞屑刮除法和皮肤划痕试验等协助检查。

(1) 玻片压诊：可用以简单区分出血性皮损和充血性皮损，玻片压迫皮损处至少 15 s 后，充血性红斑会消失而出血性红斑及色素斑不会消失。寻常狼疮皮损可出现特有的苹果酱颜色。

(2) 鳞屑刮除法：可用以了解皮损的表面性质，如花斑癣轻刮后可出现糠秕样鳞屑，寻常型银屑病刮除鳞屑后可出现特征性薄膜现象和点状出血。

(3) 皮肤划痕试验：在荨麻疹患者皮肤表面用钝器以适当压力划过，可能出现以下三联反应，称为皮肤划痕试验阳性。①划后 3～15 s，在划过处出现红色线条，这可能是由真皮肥大细胞释放组胺引起毛细血管扩张所致。②划后 15～45 s，在红色线条两侧出现红晕，此为神经轴索反射引起的小动脉扩张所致，麻风皮损处不发生这种反应。③划后 1～3 min，划过处出现隆起、苍白色风团状线条，这可能是由组胺、激肽等引起水肿所致。

知识链接

棘层松解征又称尼氏征（Nikolsky sign），是某些皮肤病发生棘层松解性水疱（如天疱疮）时的触诊表现。可有四种阳性表现：①手指推压水疱一侧，可使水疱沿推压方向移动；②手指轻压疱顶，疱液可向四周移动；③稍用力在外观正常皮肤上推擦，表皮即剥离；④牵扯已破损的水疱壁时，可与水疱以外的外观正常皮肤一同剥离。

五、皮肤病防治要点

皮肤病的防治要点是内外兼治,病因治疗与对症处理相结合,主要治疗方法包括内用药物治疗、外用药物治疗、物理治疗和皮肤外科治疗等。

1. 药物治疗 主要有抗组胺药、糖皮质激素及其他如钙剂、硫代硫酸钠等药物,同时根据病情可选用抗感染药物等治疗。

2. 外用药物治疗 皮肤为人体的最外在器官,为局部用药创造了良好条件。外用药物治疗也是皮肤病治疗的重要手段,局部用药时皮损局部药物浓度高、机体吸收少,因而具有疗效高和不良反应少的特点。其治疗要点如下。

(1) 正确选用外用药物的种类。应根据皮肤病的病因与发病机制等进行选择,例如,细菌性皮肤病宜选抗菌药物,真菌性皮肤病可选抗真菌药物,变态反应性疾病选择糖皮质激素或抗组胺药,瘙痒者选用止痒剂,角化不全者选用角质促成剂,角化过度者选用角质剥脱剂等。

(2) 正确选用外用药物的剂型。应根据皮肤病的皮损特点进行选择,原则如下。①急性皮炎仅有红斑、丘疹而无渗液时可选用粉剂或洗剂,炎症较重或糜烂、渗出较多时宜用溶液湿敷,有糜烂但渗出不多时则用糊剂;②亚急性皮炎渗出不多者宜用糊剂或油剂,如无糜烂宜用乳剂或糊剂;③慢性皮炎可选用乳剂、软膏、硬膏、酊剂、涂膜剂等;④单纯瘙痒无皮损者可选用乳剂、酊剂等。

(3) 向患者详细解释使用方法和注意事项。向患者详细解释使用方法、使用时间、部位、次数和可能出现的不良反应及其处理方法等。

3. 物理治疗 物理治疗包括电疗、光疗、微波疗法、冷冻疗法、水疗法、放射疗法等。

4. 皮肤外科治疗 皮肤外科治疗可用于皮肤肿瘤切除、皮肤创伤清理、活体组织取材、改善或恢复皮肤异常功能及美容整形。

(胡殿宇)

第二节 几种常见皮肤病

一、带状疱疹

由水痘-带状疱疹病毒引起,在儿童初次感染引起水痘,恢复后病毒潜伏在体内,少数患者在成年后病毒再发而引起带状疱疹,故被称为水痘-带状疱疹病毒。

本病好发于成人,春、秋季节多见。

典型表现:发疹前可有轻度乏力、低热、纳差等全身症状,患部皮肤自觉灼热感或神经痛,持续1～3日,亦可无前驱症状即发疹。本病好发部位依次为肋间神经、颈神经、三叉神经和腰骶神经支配区域。患处常首先出现潮红斑,很快出现粟粒至黄豆大小丘疹,簇状分布而不融合,继之迅速变为水疱,疱壁紧张发亮,疱液澄清,外周绕以红晕,各簇水疱群间皮肤正常;皮损沿某一周围神经呈带状排列,多发生在身体的一侧,一般不超过正中线。神经痛为本病特征之一,可在发病前或伴随皮损出现,老年患者常较为剧烈。病程一般为2～3周,老年人为3～4周,水疱干涸、结痂脱落后留有暂时性淡红斑或色素沉着。

本病具有自限性,治疗要点为抗病毒、止痛、消炎、防止并发症。

二、湿疹

湿疹是一种常见的由多种内、外因素引起的表皮及真皮浅层的炎症性皮肤病,一般认为其与变态反应有一定关系。

湿疹是一种容易复发的皮肤病,也是一种过敏性炎症性皮肤病,其临床表现具有对称性、渗出性、瘙痒性、多形性和复发性等特点。湿疹可发生于任何年龄、任何部位、任何季节,但常在冬季复发或加剧。

其治疗要点包括如下几点。①尽可能追寻病因,隔绝致敏源,避免再刺激;同时积极治疗全身慢性疾病，如消化不良、肠寄生虫病、糖尿病、精神神经异常、小腿静脉曲张等。②注意皮肤卫生，勿用热水或肥皂清洗皮损，不使用刺激性止痒药物。③禁食酒类、辛辣刺激性食物，避免鱼虾等易于致敏和不易消化的食物，注意观察饮食与发病的关系。④劳逸结合，避免过度疲劳和过度精神紧张。

三、药疹

（一）病因及发病机制

药疹又称药物性皮炎，是由于人体对某些药物发生变态反应而致。大多数药物都具有引起药疹的可能性，其中包括中草药，但以抗原性较强者引起的居多，常见的有抗生素类、磺胺类、解热止痛类、催眠抗癫痫类、抗毒素血清类等药物。根据药物结构分析，凡带有苯环及嘧啶环的药物具有较强的致敏力。此外，对患有先天过敏性疾病的机体及重要器官患有疾病的患者，发生药疹的危险性比较大。

（二）临床表现

药疹的类型很多，不同类型间皮疹各异。常见的有下列几种。

1. 固定红斑型 本型最常见，常由磺胺类、解热镇痛类、镇静催眠类药物引起。皮损表现为单个或数个边界清楚的圆形或椭圆形水肿性红斑，一般不对称，直径 1～4 cm，重者红斑上可出现大疱。多局部瘙痒，一般无全身性症状。皮损可发生在任何部位，但以皮肤黏膜交界处多见，如口唇、口周、龟头、肛门等。皮损一般于停药一周后消退，留有灰黑色色素沉着斑，经久不退。再次用药时，于数分钟或数小时内原处发痒，继而出现同样皮疹。复发时，其他部位可出现新皮损，随着复发次数增多，皮疹数目不断增多。

2. 荨麻疹型 本型多为青霉素、血清制品等引起，与急性荨麻疹相似，表现为大小不一的风团，可伴有发热、关节痛、淋巴结肿大、血管性水肿等血清病样综合征，并可累及内脏，甚至发生过敏性休克。

3. 麻疹样或猩红热样型 本型多见，常由解热镇痛类、镇静催眠类、青霉素、磺胺类等引起。临床表现为弥漫性鲜红色斑疹或密集红色帽针头至米粒大斑丘疹，类似猩红热或麻疹的皮损，但无猩红热或麻疹的其他症状。

4. 大疱表皮松解型 本型是最严重的一种类型，常由磺胺类、解热镇痛类、抗生素、别嘌呤醇类等引起。起病急，表现为弥漫性紫红色斑，迅速波及全身。红斑处出现大小不等的松解性水疱，大片表皮松解后形成糜烂面，呈现浅Ⅱ度烧伤样。黏膜也可受累。患者全身中毒症状重，如不及时处理，严重者常因继发感染及内脏损害死亡。

5. 剥脱性皮炎型 本型较严重，常由镇静催眠类、磺胺类、青霉素、砷剂等引起，多发生在用药时间较长者。皮疹初起为麻疹样或猩红热样红斑，很快扩大融合，致全身弥漫性潮红、肿胀，伴糜烂、渗液、结痂等。一般 2 周后，红肿减轻，全身皮肤开始呈鳞片状脱屑，手足可呈套状剥脱，头发、指（趾）甲亦可脱落。本型常有明显的全身症状，全身浅表淋巴结可肿大。皮肤剥脱可反复发生，持续数周，重者可危及生命。

（三）防治要点

1. 预防 ①建立药物过敏档案，并嘱患者牢记，每次看病时要告知医生；②用药前应询问药物过敏史，避免使用已知过敏或结构相似的药物；③用药过程中注意观察病情，若出现瘙痒、皮疹及不明原因的发热等应想到药疹的可能性，立即停药观察，及时作出诊断；④按照规定进行皮肤过敏试验，阴性者仍需注意。

2. 治疗要点 首先停止一切可能引起药疹的药物，加强药物的排泄。对轻型药疹者可鼓励患者多饮水，服用抗组胺药、维生素、钙剂等药物，局部对症处理，一般于停药后 2～7 日皮损即可消退。对重型药疹者可选用糖皮质激素，同时加强全身支持治疗、抗感染治疗等综合治疗。

四、脓疱疮

脓疱疮是由金黄色葡萄球菌和（或）乙型溶血性链球菌引起的一种急性化脓性皮肤病。本病临床上可分为三种类型，即寻常型脓疱疮、深脓疱疮（又称臁疮）、大疱性脓疱疮。

1. 寻常型脓疱疮 寻常型脓疱疮亦称接触传染性脓疱疮，常为金黄色葡萄球菌感染或与溶血性链球菌混合感染，传染性强，常在托儿所、幼儿园中引起流行。皮损好发于面部、头部和四肢，面部以口周、鼻孔

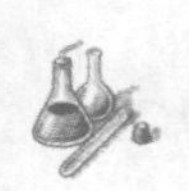

附近、耳廓为主，严重者可泛发全身。初发损害为红斑及水疱，迅速变为脓疱，呈粟粒至黄豆大小，疱壁薄，周围有红晕，初期丰满紧张，以后可松弛，特别是呈半壶水状时，疮上半部为清澈的液体，下半部为混浊的脓液，呈袋状坠积。疱破裂后露出糜烂面，干燥后上覆蜜黄色或灰黄色痂。可因自我传播向周围蔓延，亦可融合成片，自觉瘙痒。单个脓疱于5～7日后可吸收，痂脱自愈。如不及时治疗，可迁延数日。重症者可伴发热，体温甚至高达39～40 ℃，可伴淋巴结炎或淋巴管炎。严重者可并发败血症，由链球菌感染者还可并发急性肾炎。

2. 深脓疱疮 深脓疱疮又称臁疮，主要由溶血性链球菌所致，多累及营养不良的儿童或老人，好发于小腿或臀部。皮损初起为脓疱，渐向皮肤深部发展，表面有坏死和蛎壳状黑色厚痂，周围红肿明显，去除痂后可见边缘陡峭的碟状溃疡。疼痛明显。病程为2～4周或更长。

3. 大疱性脓疱疮 大疱性脓疱疮主要由噬菌体Ⅱ组71型金黄色葡萄球菌引起。皮疹为散在性大疱，直径1～10 mm或更大，壁薄，周围红晕不显，破裂后形成大片糜烂，干燥后结痂呈清漆状，不易剥去，有时大疱中央可自愈。脓疱边缘向四周扩展呈环状，或多个相互连成回状，好发于颜面、躯干及四肢，亦见于掌跖。

本型好发于新生儿，又称新生儿脓疱疮。多发于出生后3个月内，传染性强，易在新生儿中流行。发病急骤，脓疱进展迅速，很快累及全身。常伴39 ℃以上高热，患儿精神萎靡、呕吐、腹泻。如不及时救治，可因败血症或毒血症而危及生命。

本病以外用药物治疗为主，少数病情严重患者可考虑辅以内用药物治疗。

五、寻常型痤疮

寻常型痤疮是青春期常见的一种慢性毛囊皮脂腺炎症性疾病，好发于面部，常伴有皮脂溢出。本病有自限性，至成年时自愈。本病的发生是多因素综合作用的结果，主要与皮脂产生增多、毛囊口上皮角化亢进及毛囊内痤疮丙酸杆菌增殖有关，也有一定的遗传因素。

本病多在青春期发病，女性发病年龄常较男性要早，可出现于月经初潮前半年至一年。皮损主要发生于面部，尤其是前额、双颊部、颏部，其次是胸部、背部及肩部。初起为粉刺，有白头粉刺与黑头粉刺两种，内含角质素及皮脂。白头粉刺亦称封闭性粉刺，为皮色丘疹，针头大小，毛囊开口下明显，不易挤出脂栓。黑头粉刺亦称开放性粉刺，丘疹中央为明显扩大的毛孔，脂栓阻塞于毛囊口，表面呈黑色，是皮脂氧化及黑色素所致，较易挤出黄白色脂栓。

治疗要点是去脂、溶解角质、杀菌及消炎。少吃刺激性食物，常用温水洗涤患处，用含有硫黄的肥皂效果更好。嘱咐患者避免用手挤捏皮损，避免使用含油脂较多的化妆品和长期服用含碘化物、溴化物的药物。

六、荨麻疹

荨麻疹俗称风团、风疹团、风疙瘩、风疹块(与风疹名称相似，但却非同一疾病)，是多种不同因素所致的一种皮肤、黏膜血管反应性疾病。临床上以皮肤、黏膜的局限性、暂时性、瘙痒性红斑和风团为特征，可将荨麻疹分为急性荨麻疹、慢性荨麻疹、血管神经性水肿与丘疹状荨麻疹等。本病常见的病因有食物及添加剂、药物、感染、动植物及吸入物、物理因素、精神因素、遗传因素等。

其皮疹表现为风团、潮红斑，大小不等，形状各异，常突然发生，成批出现，数小时后又迅速消退，消退后不留痕迹，但可反复发作。自觉瘙痒，可伴有腹痛、恶心、呕吐和胸闷、心悸、呼吸困难。少数患者可有发热、关节肿胀、低血压、休克、喉头水肿窒息症状等。病程长短不一，急性荨麻疹病程在6周以内；超过6周为慢性。皮肤划痕试验部分病例呈阳性反应。

本病在临床上有一些特殊类型：①蛋白胨荨麻疹是蛋白胨直接通过肠黏膜吸收所致的抗原-抗体反应；②寒冷性荨麻疹又可分为家族性寒冷性荨麻疹和获得性寒冷性荨麻疹，是由寒冷所致的物理性荨麻疹；③热性荨麻疹又可分为获得性和遗传性两种，接触热水后在接触部位出现风团；④胆碱能性荨麻疹，在热、精神紧张和运动后诱发，多见于躯干和四肢近端，皮疹为1～2 mm大小的风团，周围有红晕；⑤日光性荨麻疹，女性发病较多，暴露日光后发病，皮疹局限于暴露部位；⑥压迫性荨麻疹，在较重和较久压迫4～6

h后发病，受压部位出现弥漫性、水肿性、疼痛性斑块；⑦水源性荨麻疹，在接触水或汗水后于毛孔周围引起细小剧痒风团；⑧血清病性荨麻疹，其病因为接触异体血清、疫苗、药物等，引起的抗原-抗体反应，临床表现为发热、皮疹、关节炎和淋巴结病；⑨自身免疫性黄体酮性荨麻疹，发生于月经前期和中期，是由黄体酮所致。

其治疗要点包括如下几点：①尽可能去除或避免一切可疑原因；②内服抗组胺药物，有全身症状者可使用糖皮质激素或对症治疗；③对检查变应原试验阳性的变应原进行脱敏治疗；④有感染者可采用抗生素治疗但不可长久使用，以免产生依赖性；⑤慢性病例可试用封闭疗法、自血疗法、针刺疗法、氧气疗法、组织疗法、排汗祛毒法等。

七、手足浅表性真菌感染性疾病

手足浅表性真菌感染性疾病常见的是手(足)癣。手癣是指皮肤癣菌侵犯指间、手掌、掌侧皮肤引起的感染；足癣是指足趾间、足跖、足跟、足侧缘的皮肤癣菌感染。

本病主要由红色毛癣菌、须癣毛癣菌、石膏样小孢子菌和絮状表皮癣菌等感染引起，其中红色毛癣菌占50%以上。本病主要通过接触传染，用手搔抓患癣部位或与患者共用鞋袜、手套、浴巾、脚盆等是主要传播途径。

手(足)癣(特别是足癣)是最常见的浅部真菌病，在全世界广泛流行，我国江淮流域以南地区发病较北方多。夏、秋季发病率高，常表现为夏重冬轻或夏发冬愈。本病多累及成年人，男女比例无明显差别。皮损多由一侧传播至对侧。根据临床特点，手(足)癣可分为三种类型。

1. 水疱鳞屑型 本型好发于指(趾)间、掌心、足跖及足侧。皮损初起为针尖大小的深在水疱，疱液清，壁厚而发亮，不易破溃，水疱散在或群集，可融合成多房性大疱，撕去疱壁可露出蜂窝状基底及鲜红的糜烂面。瘙痒明显。水疱经数日后干涸，呈现领圈状或片状脱屑，皮损不断向周围蔓延，病情稳定时以脱屑为主。

2. 角化过度型 本型好发于足跟及掌跖部。局部多干燥，皮损处角质增厚，表面粗糙脱屑，纹理加深，易发生皲裂、出血，皮损还可向足背蔓延。一般无瘙痒，有皲裂时疼痛。

3. 浸渍糜烂型 本型好发于指(趾)缝，尤以第3～4和第4～5指(趾)间多见。临床表现为皮肤浸渍发白，表面松软易剥脱，并露出潮红糜烂面甚至裂隙，可有不同程度的瘙痒，继发细菌感染时有恶臭味。

本病常以一种类型为主或几种类型同时存在，亦可从一型转向另一型，如夏季表现水疱鳞屑型，冬季则表现为角化过度型。治疗不彻底是导致其迁延不愈的主要原因之一。

足癣(尤其浸渍糜烂型)易继发细菌感染，出现脓疱、溃疡，易并发急性淋巴管炎、淋巴结炎、蜂窝织炎或丹毒，炎症反应明显时还可引发癣菌疹。

应注意及时、彻底地治疗浅部真菌病，消灭传染源；穿透气性好的鞋袜，保持足部干燥；日常生活中还应避免酸碱物质对手部皮肤的损伤；不共用鞋袜、浴盆、脚盆等生活用品；伴甲癣者应同时治疗甲癣，以免互相感染。

本病以外用药物治疗为主，治疗成功的关键在于坚持用药，疗程一般需要1～2个月；角化过度型手足癣或外用药疗效不佳者可考虑内服药物治疗。

八、银屑病

银屑病又称牛皮癣，是一种常见的慢性皮肤病，其特征是在红斑上反复出现多层银白色干燥鳞屑。银屑病的确切病因尚未清楚。目前认为，银屑病是遗传因素与环境因素等多种因素相互作用的多基因遗传病，免疫介导是其主要发生机制。

银屑病根据其临床特征，可分为寻常型、关节病型、红皮病型及脓疱型银屑病，其中寻常型占99%以上，其他类型多由寻常型银屑病外用刺激性药物、系统使用糖皮质激素、免疫抑制剂过程中突然停药以及感染、精神压力等诱发。

(一) 寻常型银屑病

初起皮损为红色丘疹或斑丘疹，逐渐扩展成为边界清楚的红色斑块，上覆厚层鳞屑，空气进入角化不全的角质层,由于反光作用而使鳞屑呈银白色,刮除成层鳞屑,犹如轻刮蜡滴(蜡滴现象),刮去银白色鳞屑可见淡红色发光的半透明薄膜(薄膜现象),剥去薄膜可见点状出血(Auspitz征),后者由真皮乳头顶部迂曲扩张的毛细血管被刮破所致。蜡滴现象、薄膜现象与点状出血对银屑病有诊断价值。本病患者可自觉不同程度瘙痒。

皮损可发生于全身各处,但以四肢伸侧,特别是肘部、膝部和骶尾部最为常见,常呈对称性。面部皮损为点滴状浸润性红斑、丘疹或脂溢性皮炎样改变;头皮皮损为暗红色斑块或丘疹,上覆较厚的银白色鳞屑,边界清楚,常超出发际,头发呈束状(束状发);腋下、乳房和腹股沟等皱褶部位皮损常由于多汗和摩擦,导致鳞屑减少并可出现糜烂、渗出及裂隙;少数损害可发生在唇、颊黏膜和龟头等处,颊黏膜损害表现为灰白色环状斑,龟头损害表现为边界清楚的暗红色斑块;指(趾)甲受累多表现为"顶针状"凹陷。

寻常型银屑病根据病情发展可分为如下三期。①进行期:旧皮损无消退,新皮损不断出现,皮损浸润炎症明显,周围可有红晕,鳞屑较厚,针刺、抓挠、手术等损伤可导致受损部位出现典型的银屑病皮损,称为同形反应(Kobner现象)。②静止期:皮损稳定,无新皮损出现,炎症较轻。③退行期:皮损缩小或变平,炎症基本消退,遗留色素减退或色素沉着斑。

急性点滴状银屑病又称发疹性银屑病,常见于青年,发病前常有咽喉部的链球菌感染病史。起病急骤,数日可泛发全身,皮损为0.3～0.5 cm大小的丘疹、斑丘疹,色泽潮红,覆以少许鳞屑,痒感程度不等。经适当治疗可在数周内消退,少数患者可转化为慢性。

寻常型银屑病皮损较大、形如盘状或钱币状时,称为盘状银屑病或钱币状银屑病;皮损不断扩大、融合,呈不规则地图状时,称为地图状银屑病;皮损鳞屑增厚变硬呈蛎壳状时,称为蛎壳状银屑病。

(二) 关节病型银屑病

本型主要临床表现为除皮损外可出现关节病变,关节病变常与皮损同时出现或先后出现,一般先有皮损,后出现关节症状。

(三) 红皮病型银屑病

本型主要临床表现为全身皮肤弥漫性潮红、浸润肿胀并伴有大量糠状鳞屑,其间可有片状正常皮肤(皮岛),可伴有全身症状如发热、浅表淋巴结肿大等。本型病程较长,消退后可出现寻常型银屑病皮损,易复发。

(四) 脓疱型银屑病

脓疱型银屑病又分为局限性和泛发性两种类型。皮疹以局限性脓疱或泛发性脓疱为特征。

银屑病目前尚无特效疗法,要注意解除患者思想顾虑,避免各种诱发因素。局限性银屑病以外用药物治疗为主,皮损广泛严重时给予综合治疗。寻常型银屑病进行期、红皮病型银屑病及脓疱型银屑病应避免外用刺激性强的药物。

(胡殿宇)

能力测试

1. 皮肤病常见的原发性皮损有哪些?常见于何种皮肤病?
2. 如何根据皮肤病的皮损特征选用外用药物?用药时应注意什么?
3. 为预防药疹的发生,应做好哪些工作?

参考文献

CANKAOWENXIAN

[1] 陈文彬,潘祥林.诊断学[M].7版.北京:人民卫生出版社,2005.
[2] 波拉·斯蒂曼.临床诊断学教程(中英对照)[M].北京:北京医科大学、中国协和医科大学联合出版社,1995.
[3] 邝贺龄.内科疾病鉴别诊断学[M].4版.北京:人民卫生出版社,2000.
[4] 乐杰.妇产科学[M].7版.北京:人民卫生出版社,2008.
[5] 陆再英,钟南山.内科学[M].7版.北京:人民卫生出版社,2008.
[6] 沈晓明,王卫平.儿科学[M].7版.北京:人民卫生出版社,2008.
[7] 董荣芹.儿科护理学[M].西安:第四军医大学出版社,2009.
[8] 马宁生.儿科护理学[M].上海:同济大学出版社,2007.
[9] 王立峰.内科护理学[M].西安:第四军医大学出版社,2005.
[10] 杨锡强,易著文.儿科学[M].6版.北京:人民卫生出版社,2007.
[11] 丰有吉.妇产科学[M].北京:人民卫生出版社,2006.
[12] 王泽华.妇产科学[M].北京:人民卫生出版社,2009.
[13] 陈垦.临床医学概论[M].北京:中国医药科技出版社,2008.
[14] 朱明德.临床医学概论[M].北京:人民卫生出版社,2009.
[15] 潘涛,张永涛.临床医学概论[M].北京:中国中医药出版社,2008.
[16] 於平.临床医学概论[M].2版.北京:科学出版社,2009.
[17] 刘森.临床医学概论[M].2版.北京:科学出版社,2010.
[18] 梁谷.临床医学概论[M].郑州:河南科学技术出版社,2007.
[19] 唐省三,郭毅.临床医学概要[M].北京:人民卫生出版社,2009.
[20] 陈孝平.外科学[M].北京:人民卫生出版社,2002.
[21] 赵增荣.临床医学概论[M].北京:中国医药科技出版社,2000.
[22] 叶任高,陆再英.内科学[M].6版.北京:人民卫生出版社,2007.
[23] 朱明德,石应康.临床医学概要[M].2版.北京:人民卫生出版社,2010.
[24] 李大魁.药学综合知识与技能[M].北京:中国医药科技出版社,2008.
[25] 阳晓.临床医学概论[M].北京:高教出版社,2006.
[26] 王吉耀.内科学[M].北京:人民卫生出版社,2006.
[27] 侯熙德.神经病学[M].3版.北京:人民卫生出版社,1998.
[28] 吴在德,吴肇汉.外科学[M].6版.北京:人民卫生出版社,2004.
[29] 陈淑英.新编临床医学概要[M].上海:第二军医大学出版社,2001.
[30] 杨晔.当代内科学[M].北京:中国中医药出版社,2002.
[31] 戴显伟,赵浩亮.外科学[M].2版.北京:人民卫生出版社,2008.
[32] 马家骥.内科学[M].5版.北京:人民卫生出版社,2007.
[33] 邓长生.诊断学[M].6版.北京:人民卫生出版社,2009.
[34] 梁力建.外科学[M].6版.北京:人民卫生出版社,2009.
[35] 祁吉.医学影像诊断学[M].2版.北京:人民卫生出版社,2009.

[36] 袁聿德,陈本佳.医学影像检查技术[M].2版.北京:人民卫生出版社,2009.
[37] 段满乐.生物化学检验[M].3版.北京:人民卫生出版社,2010.
[38] 罗春丽.临床检验基础[M].3版.北京:人民卫生出版社,2010.
[39] 王荣俊.健康评估[M].郑州:河南科学技术出版社,2008.
[40] 吴在德,吴肇汉,郑树.外科学[M].7版.北京:人民卫生出版社,2008.
[41] 刘治民,杨昌南,潘三强.现场急救教程[M].北京:人民卫生出版社,2007.
[42] J. P. Wyatt,R. N. Illingworth,C. E. Robertson,et al. 牛津突发事件与急症手册[M].2版.朱继红,汪波,郑亚安,译.北京:人民卫生出版社,2006.
[43] 包再梅,贺志明,张建欣.内科学[M].武汉:华中科技大学出版社,2010.
[44] 邓长生.诊断学[M].5版.北京:人民卫生出版社,2004.
[45] 罗悦性.诊断学[M].5版.郑州:河南科学技术出版社,2006.
[46] 杨绍基.传染病学[M].7版.北京:人民卫生出版社,2008.